Radiologische Diagnostik
der Lungenerkrankungen

Radiologische Diagnostik der Lungenerkrankungen

Von Sebastian Lange

381 Abbildungen in 598 Einzeldarstellungen
42 Tabellen

1986
Georg Thieme Verlag Stuttgart · New York

Prof. Dr. S. Lange,
Leitender Arzt der Strahlenabteilung
des Krankenhauses Spandau
Lynarstraße 12,
1000 Berlin 20

CIP-Kurztitelaufnahme der Deutschen Bibliothek

Lange, Sebastian:
Radiologische Diagnostik der Lungenerkrankungen / von Sebastian Lange. – Stuttgart ; New York : Thieme, 1986.

Wichtiger Hinweis: Medizin als Wissenschaft ist ständig im Fluß. Forschung und klinische Erfahrung erweitern unsere Kenntnisse, insbesondere was Behandlung und medikamentöse Therapie anbelangt. Soweit in diesem Werk eine Dosierung oder eine Applikation erwähnt wird, darf der Leser zwar darauf vertrauen, daß Autoren, Herausgeber und Verlag größte Mühe darauf verwandt haben, daß diese Angabe genau dem **Wissensstand bei Fertigstellung des Werkes** entspricht. Dennoch ist jeder Benutzer aufgefordert, die Beipackzettel der verwendeten Präparate zu prüfen, um in eigener Verantwortung festzustellen, ob die dort gegebene Empfehlung für Dosierungen oder die Beachtung von Kontraindikationen gegenüber der Angabe in diesem Buch abweicht. Das gilt besonders bei selten verwendeten oder neu auf den Markt gebrachten Präparaten und bei denjenigen, die vom Bundesgesundheitsamt (BGA) in ihrer Anwendbarkeit eingeschränkt worden sind.

Printed in Germany
Satz: R. Hurler, D-7311 Notzingen; gesetzt auf Linotron 202
Druck: Appl, Wemding

ISBN 3-13-689301-8 3 4 5 6

Für Maritta, Constantin
Caroline, Christian und Clemens

Vorwort

Für die Diagnostik der Lungenkrankheiten haben bildgebende Verfahren einen unbestritten hohen Wert. Die Lunge ist deshalb das am häufigsten röntgenologisch untersuchte Organ, und allein in der Bundesrepublik werden jährlich mehr als 20 Millionen Thoraxaufnahmen angefertigt. Erstaunlich gering ist hingegen im deutschen Sprachraum die Zahl der einschlägigen Lehrbücher. Zwar gibt es ausgezeichnete Abhandlungen und Kapitel in Handbüchern, zwar wird in ungezählten Monographien zu Einzelfragen fundiert Stellung genommen, aber ein einheitlich aufgebautes, die gesamte radiologische Lungendiagnostik umfassendes Lehrbuch fehlt.
Ich habe mich deshalb mehrere Jahre lang bemüht, Material zu sammeln, zu ordnen und übersichtlich darzustellen. An vielen Vorbildern konnte ich mich orientieren, und ich nenne mit großem Respekt die amerikanischen Werke von Felson und Fraser/Paré sowie die deutschsprachigen Viel-Autoren-Bücher von Schinz und Teschendorf und das Handbuch der Radiologie.

Die „Radiologische Diagnostik der Lungenerkrankungen" gliedert sich in drei Teile. Die einzelnen Kapitel sind stets nach demselben Schema aufgebaut, so daß sich der Leser schnell im Text zurechtfinden wird.
Der erste Teil – „Technik und Normalbefunde" – erläutert die heute üblichen Methoden der radiologischen Thoraxdiagnostik. Es werden die Indikationen zu den einzelnen Untersuchungen aufgeführt, es wird die Aufnahmetechnik beschrieben und auf ihre Fehlermöglichkeiten hingewiesen, und es werden Kriterien genannt, mit denen sich die technische Qualität der Bilder beurteilen läßt. Relativ breiten Raum nimmt sodann die Beschreibung der Normalbefunde und der Formvarianten ein, denn die Kenntnis der Röntgenanatomie ist selbstverständlich eine unabdingbare Voraussetzung für jeden, der Thoraxradiogramme beurteilen will.

Der zweite Teil des Buches – „Lungenerkrankungen" – vermittelt in systematischer Anordnung die für die Diagnostik notwendigen Grundkenntnisse. Jedes Kapitel beginnt mit der Definition der Erkrankung und der Erörterung, welche diagnostischen Informationen von den radiologischen Verfahren erwartet werden können. Sodann folgen die pathomorphologischen und pathophysiologischen Grundlagen und die klinische Symptomatik. Erst vor diesem Hintergrund lassen sich die radiologischen Veränderungen erläutern und mit dem notwendigen Bezug zum gesamten Krankheitsbild darstellen. Zahlreiche Originalaufnahmen verdeutlichen die radiologischen Befunde, die aber stets auch in schematischen Skizzen zusammengefaßt werden, um dem Leser die Übersicht zu erleichtern.

Der dritte Teil des Buches – „Radiologische Zeichen und Differentialdiagnostik" – handelt von den Bildmustern, wie z. B. den segmentalen Verschattungen, den Verkalkungen, den lokalisierten Hypertransparenzen u. a. Er beginnt dort, wo auch der Diagnostiker ansetzen muß, nämlich bei der unmittelbaren Konfrontation mit dem Bild, bei der Analyse der Details, beim Erkennen von Strukturen und beim Erfassen von Bildinhalten. Jedes Bildmuster gibt zwar gewisse Hinweise auf das pathomorphologische Substrat; diese sind aber leider nur selten eindeutig, und der Radiodiagnostiker muß bei der Bewertung einen breiten Fächer von Interpretationsmöglichkeiten in seine Überlegungen einbeziehen. Ich habe deshalb in jedem Kapitel die möglichen Ursachen für das jeweilige Muster tabellarisch aufgelistet und anschließend beschrieben, wie mit Hilfe anderer radiologischer Zeichen, aber auch mit klinischen und paraklinischen Befunden, die Differentialdiagnose eingeengt werden kann.
Dieses Buch wäre ohne die Unterstützung von vielen kompetenten und hilfsbereiten Kollegen nicht entstanden. Vor allem bin ich meinen Mitarbeitern in der Strahlenklinik Spandau für die lehrreichen Diskussionen dankbar. Wertvolle Ratschläge zur Gestaltung des Manuskripts erteilten mir Dr. Hartmann, Dr. Huzly, Prof. Marx, Dr. Meisel, Dr. Neusetzer und Prof. Schlungbaum. Einzelne Abbildungen erhielt ich freundlicherweise von Dr. Bohlig, Prof. Friedrich, Herrn Grieszat, Dr. Howald, Dr. Hollstein, Dr. Huzly, Prof. Krumhaar, Prof. Kopenhagen, Dr. W. Küster, Dr. Macha, Prof. Rübe, Prof. Wegener, Dr. Weiss, Dr. Sörensen, Dr. Schörner, Prof. Stender und Dr. Stolowski. Ihnen allen gilt mein Dank.

Ich hoffe, daß die „Radiologische Diagnostik der Lungenerkrankungen" dem Anfänger den Weg durch dieses weite und faszinierende Gebiet ebnet und daß auch der Erfahrene gelegentlich das Buch nutzbringend zur Hand nimmt.

Berlin, im Sommer 1986 Sebastian Lange

Inhaltsverzeichnis

Untersuchungstechnik und Normalbefunde

Die radiologische Basisuntersuchung der Thoraxorgane ist die Übersichtsaufnahme in zwei Ebenen. Sie soll möglichst beim stehenden Patienten in tiefer Inspiration angefertigt werden, jedoch muß man, wenn es dem Patienten schlecht geht, oft auch mit Aufnahmen im Sitzen, im Liegen und in Atemmittellage vorlieb nehmen. Sowohl das Ergebnis dieser Übersichtsaufnahme als auch die klinische Verdachtsdiagnose entscheiden darüber, welche radiologischen Zusatzmethoden zur Anwendung kommen. In der klinischen Praxis werden diese Methoden etwa in folgender Reihenfolge abnehmender Häufigkeit eingesetzt: rotierende Durchleuchtung, Tomographie, Szintigraphie, Computertomographie, Sonographie, Angiographie, Bronchographie und NMR. Es kennzeichnet das Wissen, die Erfahrung und das Geschick des Arztes, wie er die verschiedenen Methoden sinnvoll kombiniert. Das Schema der Abb. **1** zeigt die wichtigsten Indikationen, obwohl im konkreten Einzelfall Modifikationen oft nötig sind.

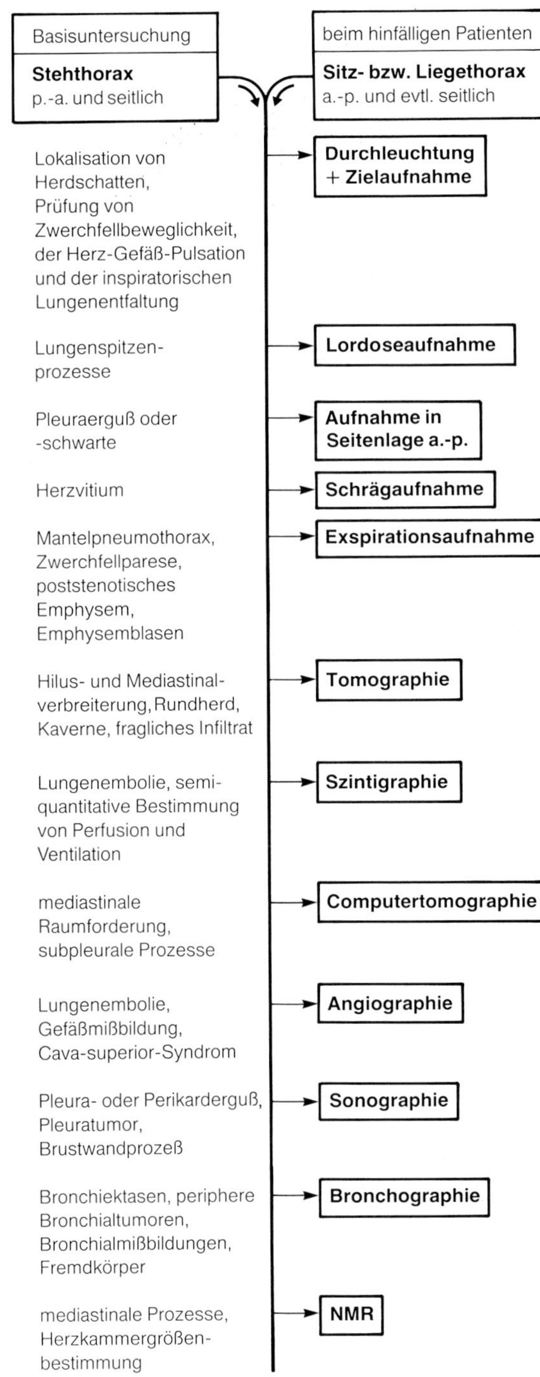

Abb. **1** Flußdiagramm. Rationeller Einsatz verschiedener Methoden und ihre Indikationen.

Röntgenuntersuchung

Thorax im posterior-anterioren Strahlengang

Der stehende Patient lehnt sich mit der Brust gegen das Rasterwandgerät (Abb. **2 a, b**). Um die Schulterblätter herauszudrehen, sind die Handrücken in die Hüfte gestützt und die Ellbogen soweit wie möglich nach vorn gedreht. Schwache Patienten können die Arme zum besseren Halt um das Wandstativ legen.

Der Patient trägt Bleikurzschürzen vorn und hinten. Der obere Kassettenrand liegt in Höhe des 7. Halswirbelkörpers, und es werden je nach Größe des Patienten Filmformate von 35×35 bzw. 40×40 cm verwendet. Mit dem Lichtvisier wird der Strahlenkegel seitlich auf die Hautgrenze der unteren Rippen eingeblendet (69).

Ausgelöst wird die Aufnahme in Atemstillstand nach tiefer Inspiration; der Film-Fokus-Abstand beträgt z. B. 185 cm, die Belichtungsparameter sind 125 kV und etwa 5 mAs, wobei jedoch meist eine Belichtungsautomatik verwendet wird.

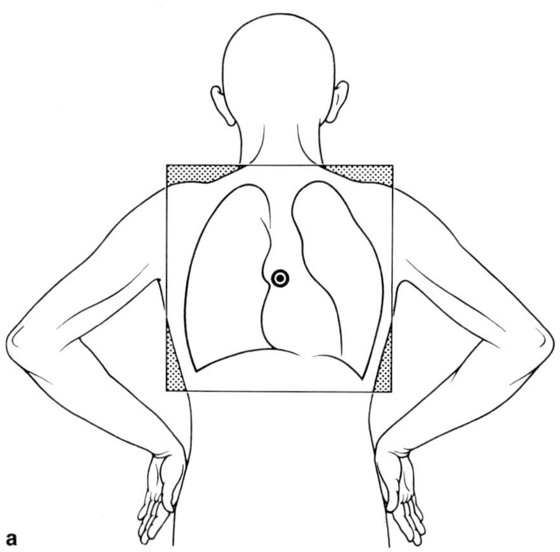

a

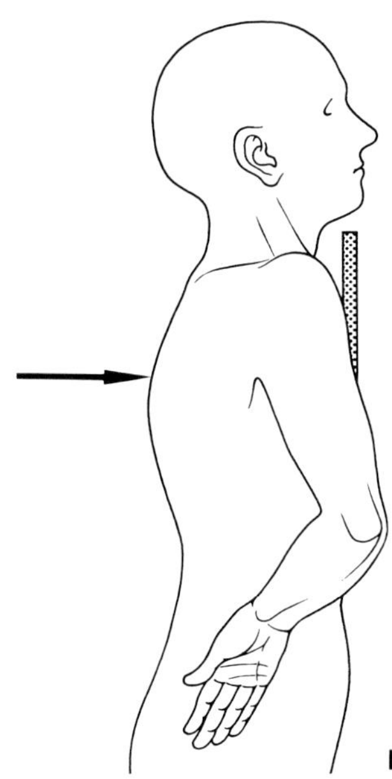

b

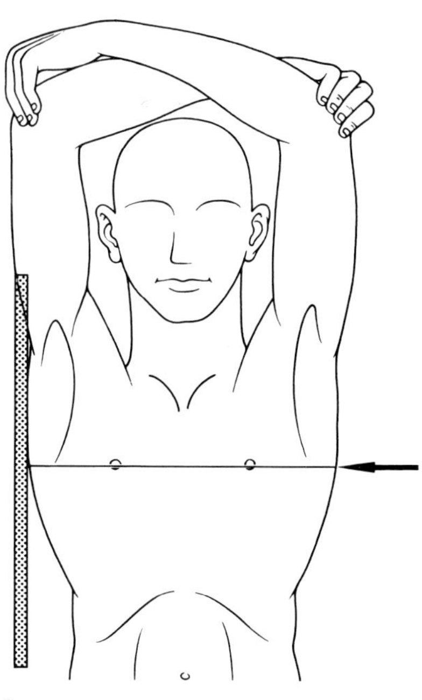

c

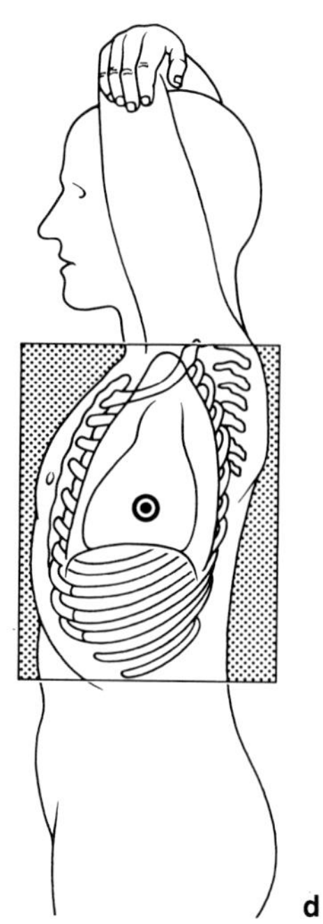

d

Abb. **2 a–d** Stehaufnahme p.-a. und seitlich (aus *W. Schlungbaum:* Medizinische Strahlenheilkunde, 6. Aufl. de Gruyter, Berlin 1979).

Geht es einem Patienten schlecht, so wird er wenn möglich im Sitzen am Wandstativ mit anterior-posteriorem Strahlengang geröntgt (Abb. **3c, d**). Ist er bettlägerig, so erfolgt die Aufnahme in Rückenlage, wobei ebenfalls die Schulterblätter durch Innenrotation der Arme herausgedreht werden (Abb. **4a**).

Merkmale einer *technisch einwandfreien Aufnahme* im sagittalen Strahlengang sind (72):

- Das Thoraxskelett ist dann ohne Drehfehler abgebildet, wenn sich der Processus spinosus des 3. BWK in die Mitte zwischen die Sternoklavikulargelenke projiziert.
- Die Innenränder der Schulterblätter bilden sich außerhalb des knöchernen Brustkorbes ab bzw. berühren die lateralen Rippenanteile.
- Die Thoraxorgane sind vollständig abgebildet, wenn sowohl die Halsorgane als auch beide Sinus phrenicocostales sichtbar sind.
- Die Aufnahme wurde in tiefer Inspiration gemacht, wenn die Zwerchfellkuppe sich kaudal vom dorsalen Anteil der 9. Rippe projiziert.
- Die Belichtung ist ausreichend kurz, wenn Herz, Zwerchfell und große Lungengefäße scharf konturiert sind.
- Eine Überbelichtung ist ausgeschlossen, wenn die Gefäßschatten im randnahen Lungenanteil zu erkennen sind.
- Eine Unterbelichtung ist ausgeschlossen, wenn die größeren Unterlappengefäße und die Brustwirbelsäule im Herzschatten eben noch sichtbar sind.

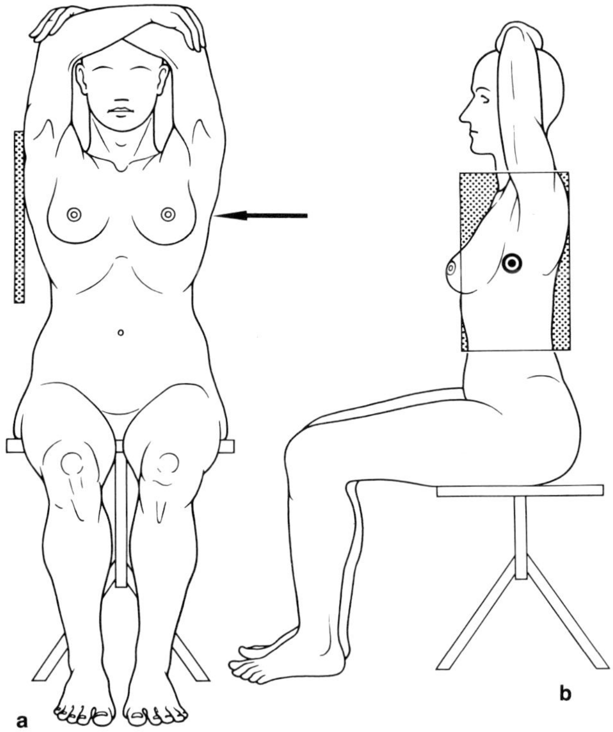

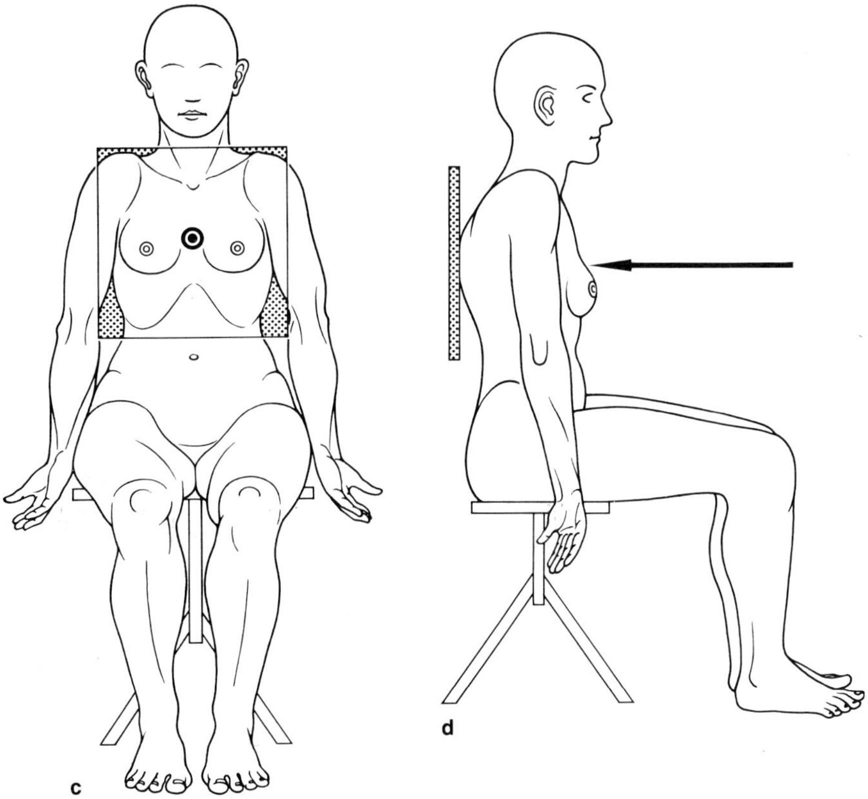

Abb. **3 a–d** Sitzaufnahme a.-p. und seitlich (aus *W. Schlungbaum:* Medizinische Strahlenheilkunde, 6. Aufl. de Gruyter, Berlin 1979).

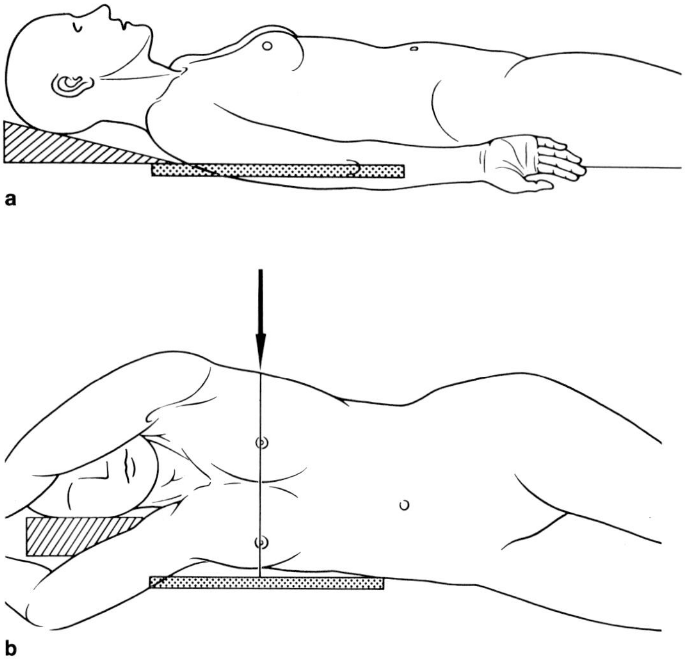

a

b

Abb. **4 a–b** Liegeaufnahme a.-p. und seitlich (aus *W. Schlungbaum:* Medizinische Strahlenheilkunde, 6. Aufl. de Gruyter, Berlin 1979).

Seitliche Röntgenaufnahme

Der mit einem Bleigummischurz versehene Patient steht seitlich mit gehobenen Armen am Wandstativ. Der Zentralstrahl trifft den Körper handbreit unter der Achselhöhle (Abb. **2c, d**).
Die Aufnahme erfolgt in tiefer Inspirationsstellung bei einem Film-Fokus-Abstand von 185 cm und einem Filmformat von 30×40 oder 35×35 mit 125 kV und etwa 8 mAs bzw. mit Belichtungsautomatik.
Der schwache Patient wird im Sitzen geröntgt (Abb. **3a, b**) oder wenn nicht anders möglich in Seitenlage, wobei der Kopf abgestützt wird, die Arme nach oben und vorn gezogen werden und die Beine zur besseren Fixierung leicht angewinkelt sind (Abb. **4b**).
Merkmale der *technisch einwandfreien seitlichen Aufnahme* sind:

- Alle Lungenabschnitte sind abgebildet.
- Die Aufnahme ist nicht verdreht, wenn sich die rechten und linken dorsalen Rippengrenzen aufeinander projizieren.
- Die Arme projizieren sich nicht auf die Lungenstruktur.
- Die Aufnahme wurde nicht überbelichtet, wenn die Lungengefäße auch im Retrokardialraum gut differenzierbar sind.
- Die Aufnahme wurde nicht unterbelichtet, wenn die großen pulmonalen Gefäße auch in Projektion auf den Herzschatten zu erkennen sind.

Schrägaufnahmen des Thorax

Der Patient dreht seine Frontalebene 45 Grad zur Filmebene und berührt das Rasterwandgerät entweder mit der rechten Brust (erster schräger Durchmesser, Fechterstellung; Abb. **5a**) oder mit der linken Brust (zweiter schräger Durchmesser, Boxerstellung) (Abb. **5b**). Inspirationsstellung, Filmformat, Fokus-Film-Abstand und Belichtungsparameter entsprechen im übrigen der posterior-anterioren Aufnahme.

Lungenspitzenaufnahme a.-p. (Lordoseaufnahme)

Der Patient steht etwa 4 cm vor dem Rasterwandstativ und beugt seinen Oberkörper weit nach hinten, um mit den Schultern das Stativ zu berühren. Die Röhre hat einen Fokus-Film-Abstand von 100 cm und ist kaudokranial um 35–45 Grad geneigt. Der Zentralstrahl trifft das Manubrium sterni und die Kassettenmitte (Abb. **6**).
Die technisch einwandfreie Aufnahme zeigt die Lungenspitzen ohne Überlagerung durch die Schlüsselbeine, die sich oberhalb der Lungenspitze auf dem oberen Filmdrittel abbilden.

Durchleuchtung

Die Durchleuchtung ist eine wertvolle Ergänzung der Übersichtsaufnahme, da sie die dynamischen Vorgänge erfaßt und pathologische Veränderungen sicherer lokalisieren läßt. Sie kann aber die Übersichtsaufnahme nicht ersetzen, die ja eine wesentlich bessere Detailauflösung besitzt.

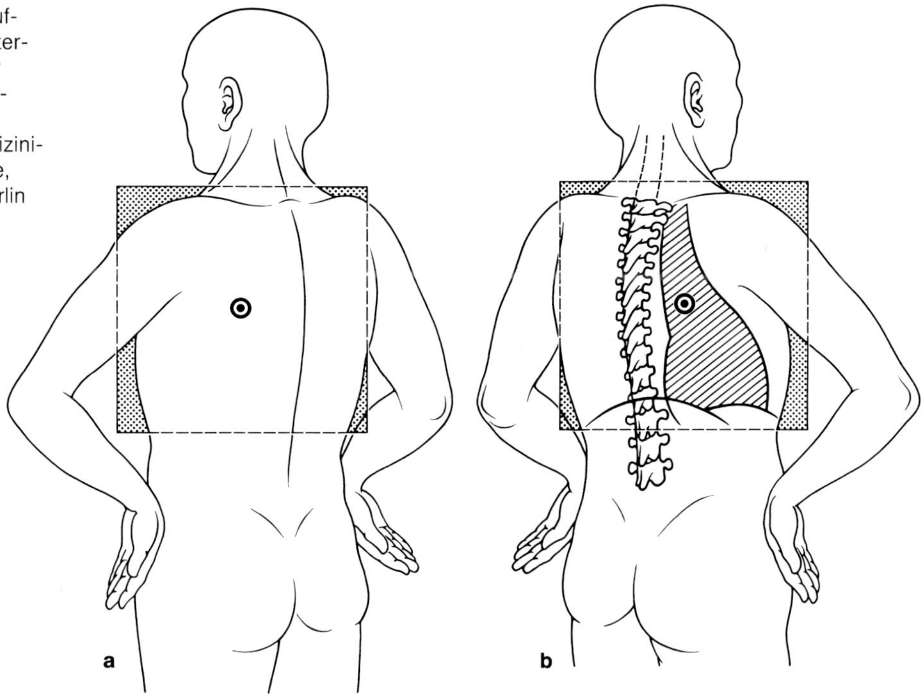

Abb. **5 a–b** Schrägaufnahme. **a** Erster (Fechterstellung) und **b** zweiter (Boxerstellung) Schrägdurchmesser (aus *W. Schlungbaum:* Medizinische Strahlenheilkunde, 6. Aufl. de Gruyter, Berlin 1979).

Die Untersuchung beginnt mit einer Übersichtsdurchleuchtung im a.-p. oder p.-a. Strahlengang mit maximal geöffneter Blende. Dabei wird die Atembeweglichkeit des Zwerchfells und der Thoraxwand im Seitenvergleich erfaßt. Dazu muß der Patient tief ein- und ausatmen, er muß husten und schneuzen, er muß gegen die geschlossene Stimmritze pressen und damit den intrathorakalen Druck erhöhen (Valsalva-Versuch), und er muß schließlich versuchen, bei zugehaltener Nase zu inspirieren und damit den intrathorakalen Druck senken (Müller-Versuch).

Bei der Übersichtsdurchleuchtung wird auch die Pulsation des Herzens, der großen Lungengefäße und der Aorta beobachtet.

Es folgt eine detailliertere Untersuchung mit kleinstmöglicher Blende. Dabei betrachtet man systematisch die Ober-, Mittel- und Unterfelder, die Zwerchfellkuppen, die Hilusstrukturen und das Herz. Gleichzeitig wird der Patient gedreht, so daß von den physiologischen und pathologischen Strukturen ein räumlicher Eindruck gewonnen wird.

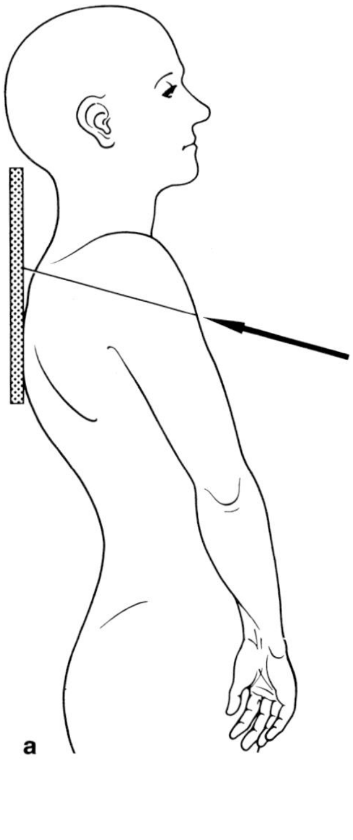

a

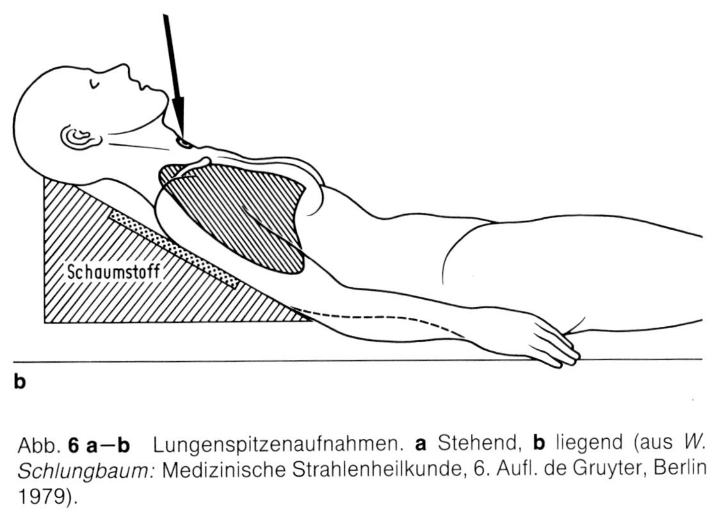

b

Abb. **6 a–b** Lungenspitzenaufnahmen. **a** Stehend, **b** liegend (aus *W. Schlungbaum:* Medizinische Strahlenheilkunde, 6. Aufl. de Gruyter, Berlin 1979).

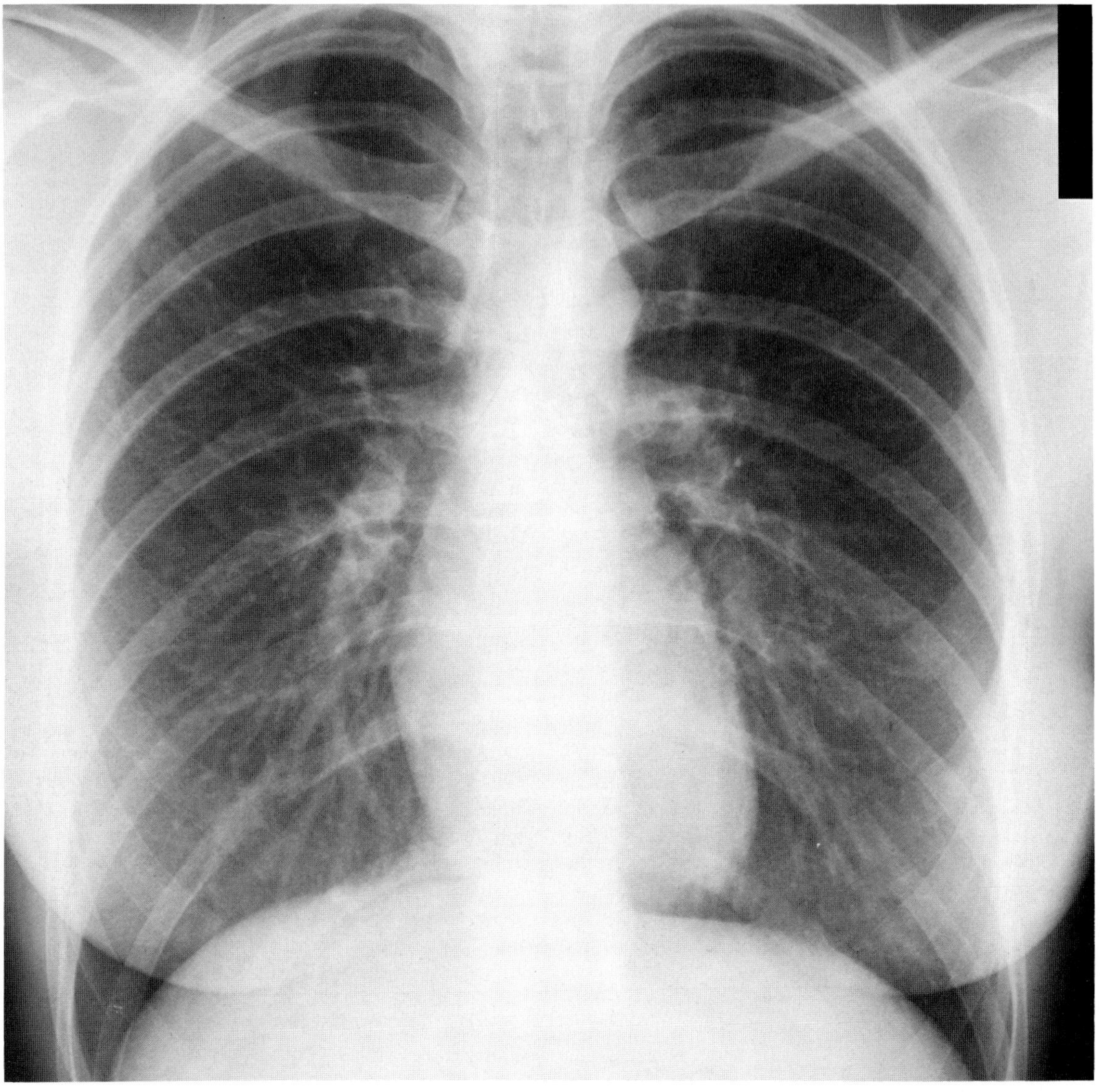

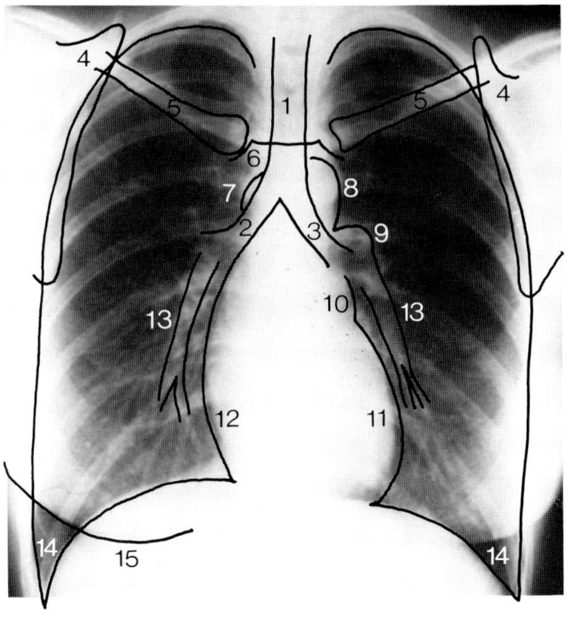

Abb. **7** Thorax p.-a.
1 Trachea
2 rechter Hauptbronchus
3 linker Hauptbronchus
4 Skapula
5 Klavikula
6 Manubrium sterni
7 V. azygos
8 Aortenbogen
9 linke Pulmonalarterie
10 Vorhofbogen des linken Herzens
11 Ventrikelbogen des linken Herzens
12 rechter Vorhof
13 Unterlappenarterien
14 Sinus phrenicocostalis lateralis
15 Mamma

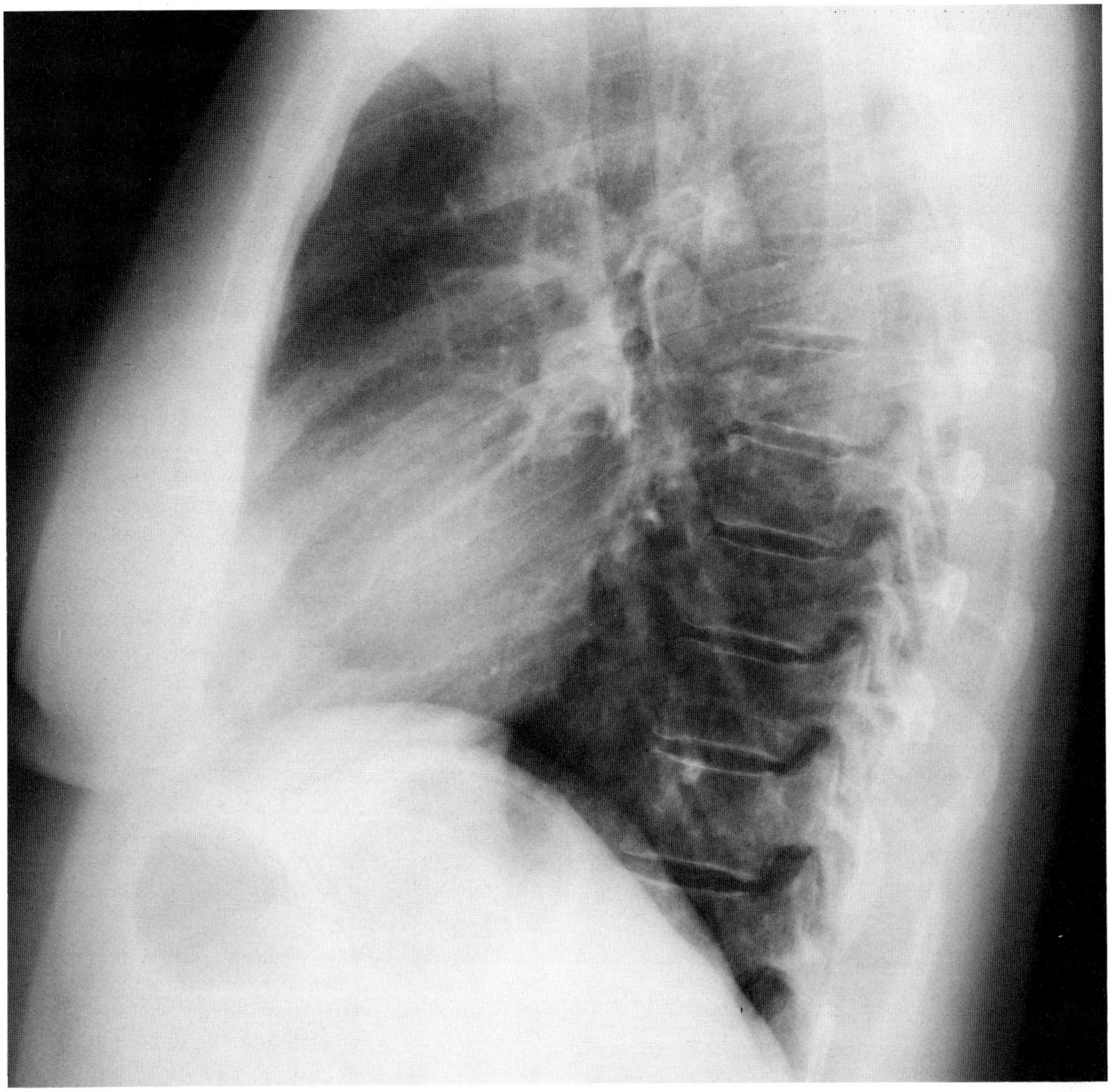

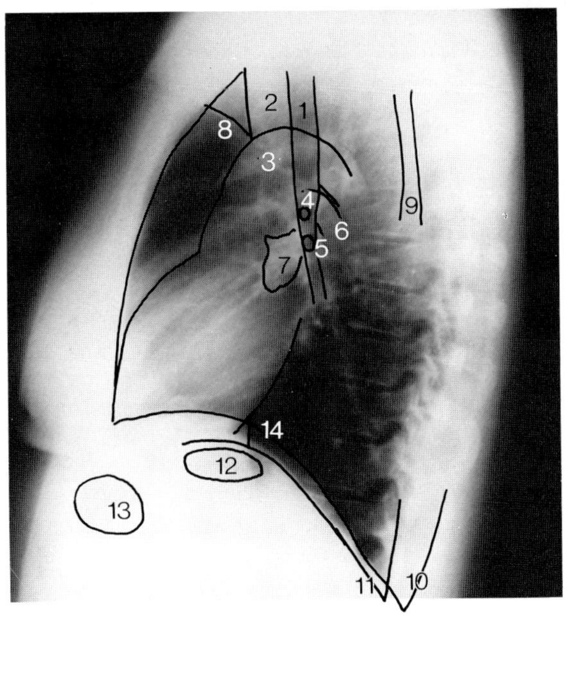

Abb. **8** Thorax seitlich.
1 Trachea
2 prätracheales Gefäßband
3 Aortenbogen
4 Oberlappenbronchus rechts
5 Oberlappenbronchus links
6 linke Pulmonalarterie
7 rechte Pulmonalarterie im prätrachealen Oval
8 Axillarfalte
9 Skapula
10 Sinus phrenicocostalis dorsalis, rechts (weil das dazugehörige Zwerchfell bis zum Sternum sichtbar ist)
11 Sinus phrenicocostalis dorsalis, links (weil das dazugehörige Zwerchfell zum Herzschatten zieht)
12 Magenblase
13 Colon transversum
14 V. cava inferior

Normalbefund der Thoraxröntgenaufnahme

Beurteilt man eine Thoraxröntgenaufnahme (Abb. **7, 8**), so sollte man stets systematisch vorgehen und nacheinander die Strukturen von
- Brustwand,
- Zwerchfell,
- Pleura,
- Lungen,
- Mediastinum

betrachten, analysieren und beschreiben. Auch hier will ich deshalb in dieser Reihenfolge die Regionen abhandeln.

Strukturen der Brustwand

Skelett der Thoraxwand

Zum Skelett der Thoraxwand gehören Rippen, Wirbelsäule, Skapula, Klavikula und Sternum.

● Die *Rippen* verlaufen in ihren dorsalen Partien fast horizontal und ziehen dann ventral von außen oben schräg nach unten innen, wo sie in den Knorpel übergehen, der röntgenologisch nicht sichtbar ist. Die dorsalen Rippenanteile sind dichter, da sie im anatomischen Querschnitt fast rund sind, während die ventralen Rippen abgeplattet und flach und damit radiotransparenter sind. Oft sind die Rippen dorsal an der Unterkante unscharf konturiert, was durch die Abflachung des Knochens am Sulcus subcostalis zustande kommt. Die ventralen Rippenknorpel sind beim älteren Menschen oft fleckig verkalkt.
Auf der Seitenaufnahme projizieren sich die dorsalen Rippenpartien hinter die Wirbelkörper, und die seitlichen Partien sind als kontrastarme, schräg nach unten und vorn laufende Bandschatten zu erkennen.

● Die *Wirbelsäule* ist auf der gut belichteten Aufnahme bis in den Herzschatten hinein zu verfolgen. Auf der p.-a. Aufnahme sind die Wirbelkörper, die Bogenwurzeln, die Dornfortsätze, die Seitenfortsätze zu identifizieren, während auf der Seitenaufnahme zusätzlich die Processus articulares superiores und inferiores abgegrenzt werden können.

● An der *Skapula* sind die Margo medialis und lateralis, der Angulus inferior, die Spina scapulae und der Processus coracoideus zu erkennen. Auf der Seitenaufnahme projizieren sich die tangential getroffenen Schulterblätter als vertikale dichte Streifen auf die Wirbelsäule, und die Verbindung zu den nach oben und vorn gestreckten Oberarmen ist meist auszumachen.

● Die *Schlüsselbeine* ziehen vom Akromioklavikulargelenk horizontal über die Lungenfelder zum Sternoklavikulargelenk. Am sternalen Ende findet sich oft an der Unterkante eine Grube durch den Ansatz des Lig. costoclaviculare (Fossa rhomboidea).

● Vom *Sternum* ist auf der a.-p. Aufnahme meist nur das Manubrium und ein Teil des Korpus sowie die Articulationes sternoclaviculares abzugrenzen. Auf der Seitenaufnahme stellen sich die Kortikalisplatten deutlich dar. Es kann die Synchondrose zwischen Manubrium und Korpus (Angulus Ludovici) erkannt werden. Im Normalfall ist das Sternum nach vorn leicht konvex bogig, bei der Trichterbrust (Pectus excavatus) ist es im Korpusanteil nach dorsal konvex und projiziert sich hinter die ventralen Rippengrenzen; bei der Hühnerbrust (Pectus carinatus) ist das Sternum nach ventral gebuckelt bzw. gewinkelt.

Weichteile der Thoraxwand

Die Weichteile (75) bilden die Kontur der Thoraxwand, zum anderen können sie sich aber auch als Verdichtungsstrukturen und Grenzlinien auf die intrathorakalen Organe projizieren (Abb. **9**):

● *Hautfalten* zeigen sich beim kachektischen Patienten besonders auf Liegeaufnahmen. Es sind vertikale Verdichtungslinien, die gelegentlich mit einem Pneumothorax verwechselt werden können.

● Der *Mammaschatten* vermindert die Transparenz der Lungenunterfelder. Die Mamillen können kleine Rundherde vortäuschen, die auch manchmal seitendifferent abgebildet sind. Voluminöse Mammae haben eine deutliche kaudalkonvexe Kontur, die im lateralen Bereich leicht konkav verläuft und in die vordere Axillarlinie übergeht.

● Die hintere und die vordere *Axillarfalte* sind nach kaudal konkav konturiert, und die Grenzlinie kann sich auf die Lunge projizieren und ebenfalls einen Pneumothorax vortäuschen.

● Der *Klavikulabegleitschatten* ist ein schmaler Weichteilstreifen an der Oberkante der Klavikula, der der in diesem Bereich tangential getroffenen Haut entspricht.

● Der *M. sternocleidomastoideus* ist eine fast senkrecht verlaufende, nach lateral scharf begrenzte Verdichtung am Hals, die unten bogig in den Klavikulabegleitschatten übergeht. Eine Summation mit dem Schatten der ersten Rippe kann gelegentlich einen bikonkaven vertikalen Schatten (Hosenträgerfigur) verursachen.

● Die *Schlüsselgrubenlinie* wird nur bei mageren Menschen sichtbar und projiziert sich dann als feine, horizontal verlaufende Haarlinie auf die

Abb. **9** Weichteilschatten der Brustwand.

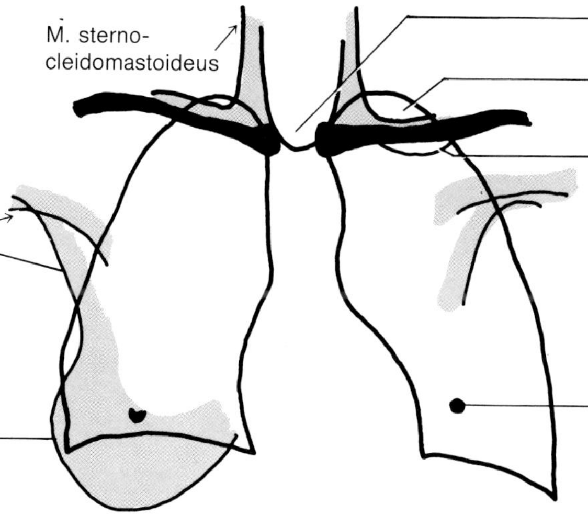

Klavikula oder kaudal von ihr (31). Gegen einen apikalen Pneumothorax kann sie differenziert werden, da sie über die Lunge hinaus weiter nach lateral zieht (Abb. **9**).

- *Drosselgrube (Jugulum).* Beim mageren Menschen sind die beiden Mm. sternocleidomastoidei auch nach medial scharf begrenzt, und ihre Kontur vereinigt sich nach unten U-förmig (60). Dadurch kann gelegentlich eine Erweiterung der Trachea vorgetäuscht werden.

- *Oberarme.* Auf der seitlichen Aufnahme projizieren sich die Weichteile der Oberarme auf die ventroapikalen Lungenanteile. Meist ist sowohl der rechte als der linke Oberarm zu sehen, und beide Konturen gehen nach hinten in die hintere Axillarfalte über (75).

Zwerchfell

Das Zwerchfell schließt als Muskelplatte den Thoraxraum nach unten ab. Es ist zur Lunge hin leicht gewölbt, so daß der Winkel zwischen Thoraxwand und Zwerchfell beim gesunden Menschen auch in Inspiration spitzwinklig ist. Diese Winkel grenzen an das Lungengewebe und sind deshalb auf der p.-a. Aufnahme seitlich und auf der seitlichen Aufnahme ventral und dorsal gut sichtbar (Sinus phrenicocostales laterales und dorsales). Auch der Winkel zwischen Zwerchfell und Herz (Sinus phrenicocardialis) ist meist spitz. Bei tiefer Inspiration wird das Zwerchfell so weit nach unten gedrängt, daß die 10. Rippe im rechten kardiophrenischen Sinus sichtbar wird. Bei der Exspiration steigt die Zwerchfellkuppel um 3–7 cm nach kranial.

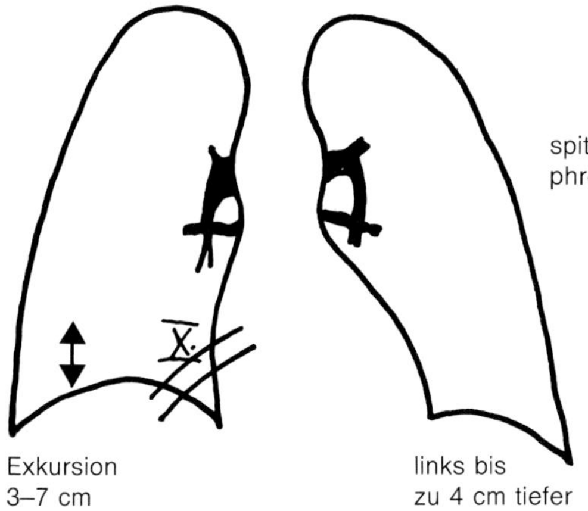

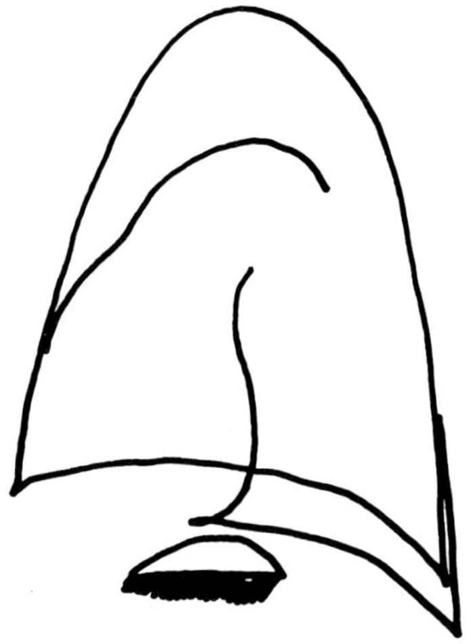

Abb. **10** Röntgenmorphologie der Zwerchfellkuppen.

Die rechte Zwerchfellhälfte kann bis zu 4 cm höher als die linke stehen. Die kaudale Fläche des Zwerchfells ist nicht sichtbar, es sei denn, sie grenzt links an eine große Magenblase oder rechts an die Luft zwischen Leber und Zwerchfell, wie sie beim Pneumoperitoneum und bei der Koloninterposition zwischen Zwerchfell und Leber (Chilaiditi-Syndrom) vorkommen kann.
Als Normvariante kann die sonst glatt durchgezogene Zwerchfellkontur gewellt sein bzw. im Sinus phrenicocostalis lateralis einen stufenförmigen Aspekt bieten, der sich durch einzelne Muskelstränge erklärt. Diese Veränderung findet sich besonders stark beim Emphysem.
Ist der Abstand zwischen Lungenuntergrenze und Magenblase größer als 1 cm, kann ein pathologischer Prozeß, wie z. B. ein subpulmonaler Erguß, vermutet werden.
Auf der Seitenaufnahme kann man den linken vom rechten Zwerchfellbogen daran unterscheiden, daß der linke meist etwas tiefer steht, daß unter ihm die Magenblase lokalisiert ist und daß seine Kontur nur bis zum Herzschatten zieht, während die Kontur des rechten Herzens bis zum Sternum reicht (54) (Abb. **10**).

Pleura

Anatomie und Physiologie

Das Brustfell besteht aus zwei Blättern: Die Pleura parietalis tapeziert die Brusthöhle aus und ist mit Brustwand, Zwerchfell und Mediastinum verwachsen; die Pleura visceralis umgibt die Oberfläche der Lunge und geht am Hilus in die Pleura parietalis über. Zwischen den beiden Blättern besteht ein kapillärer Spaltraum, in dem ein Flüssigkeitsfilm die Verschiebung der beiden Blätter gegeneinander ermöglicht (30).
Das Haften der Blätter wird von einem Unterdruck in der Pleurahöhle (etwa -5 cmH_2O) ermöglicht, der der Retraktionskraft des Lungengerüstes entgegenwirkt.
Durch das Eigengewicht der Lunge ist dieser Unterdruck in den apikalen Partien stärker als an der Basis (63).
Dieser für die Atemexkursion wichtige Unterdruck könnte durch den Einstrom von Serum ausgeglichen werden. Dies wird aber dadurch verhindert, daß die Pleuraflüssigkeit eiweißarm ist und demzufolge der onkotische Sog des angrenzenden Kapillarblutes Flüssigkeit aus dem Pleuraspalt eliminiert. Dieser Unterdruck wird auch dadurch nicht beeinträchtigt, daß täglich etwa 100 ml Flüssigkeit aus der Pleura parietalis in die Pleura visceralis fließt, was sich durch die unterschiedlich hohen hydrostatischen Drücke in Thoraxwand und Lungenkapillaren erklärt (Abb. **11**).

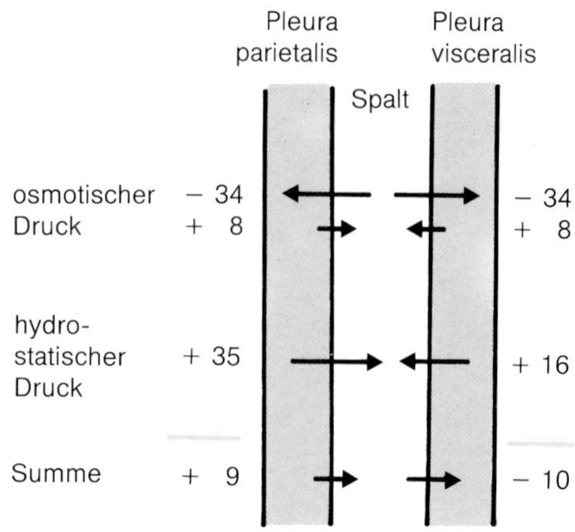

Abb. **11** Hydrostatischer und onkotischer Druck in den Pleurablättern (nach *Paré* u. *Fraser*).

Röntgenanatomie

Die Pleura umgibt als peripulmonale Pleura den Lungenflügel, und als interlobäre Pleura schiebt sie sich zwischen die Lappen und einzelne Segmente. Röntgenologisch bildet sich die peripulmonale Pleura nur als Grenzfläche zwischen Lunge und Weichteilen ab. Die interlobäre Pleura wird hingegen oft als Haarlinie direkt sichtbar.

Peripulmonale Pleura
Dort wo die Lunge an die Thoraxwand, das Zwerchfell und das Mediastinum grenzt, ist gelegentlich ein 0,5 mm breiter, dichter Streifen zu sehen. Dieser Streifen entspricht nicht der Pleura, sondern einem Macheffekt, d. h. einer Scheinwahrnehmung, die in unserem Auge durch die optische Kontrastanhebung entsteht. Davon kann man sich leicht überzeugen, wenn man mit einem Stück Papier die Lunge in der Nachbarschaft des Streifens abdeckt; dann ist auch der Streifen plötzlich nicht mehr sichtbar (Abb. **13**).
Die peripulmonale Pleura hat mehrere röntgenologisch abgrenzbare Segmente (33) (Abb. **12d, e**):

- *Begleitschatten der 2. Rippe.* Die tangential getroffene apikale Pleura bildet sich als 2 mm dikker Streifen an der Unterkante der dorsalen Anteile der 2. Rippe ab (Abb. **14**).

- *Begleitschatten der lateralen Thoraxwand.* Die tangential getroffene Pleuralinie ist in der Regel glatt, gelegentlich wölbt sie sich aber in die Interkostalräume vor und ist dann wellig konturiert. Beim adipösen Menschen kann zwischen Rippeninnenkontur und Lungengrenze ein mehrere Millimeter breiter subpleuraler Fettstreifen sichtbar sein, der nicht mit einer Pleuraschwarte oder einem schmalen Pleuraerguß verwechselt werden darf. Gelegentlich heben die subkostalen Muskelstränge die Pleura stufenförmig ab (Abb. **13**).

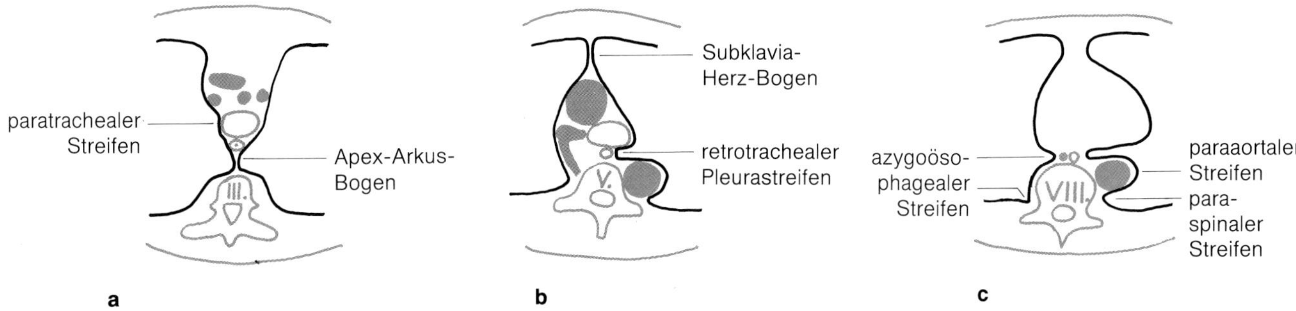

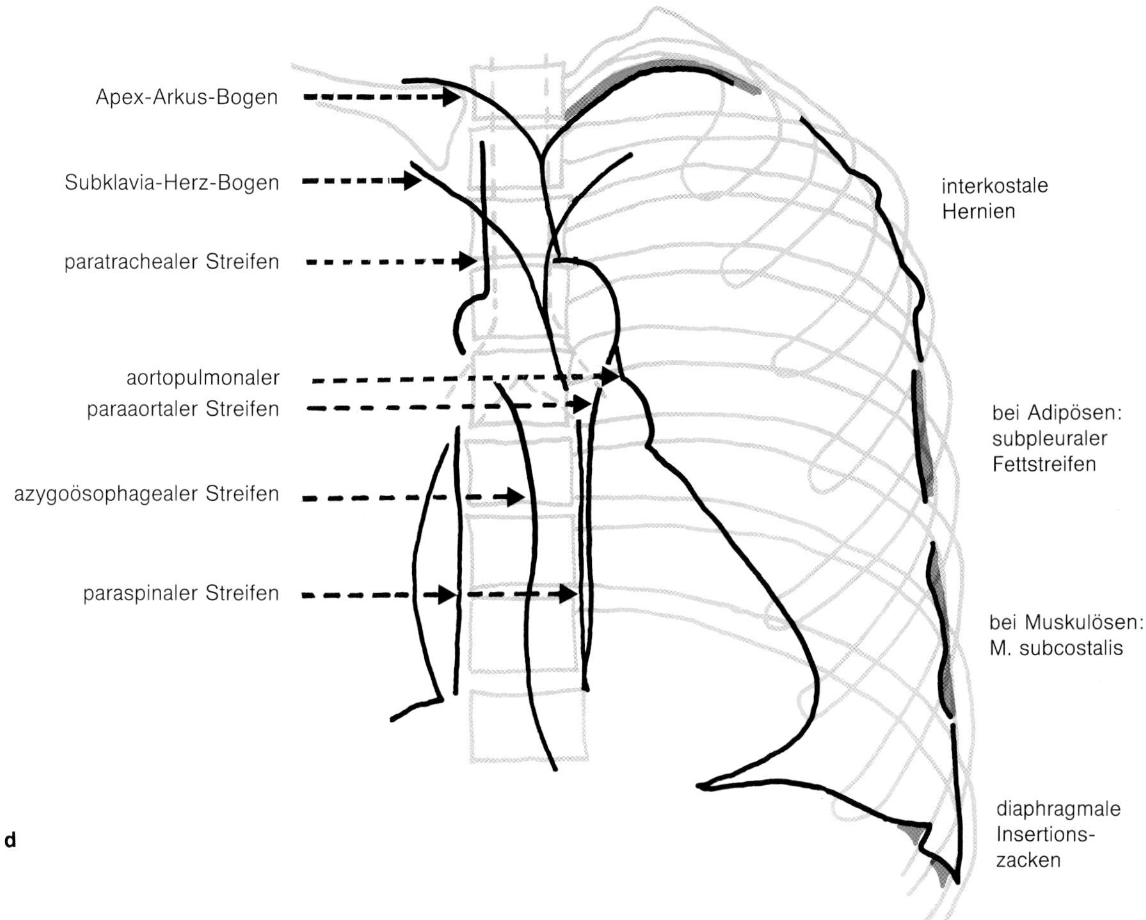

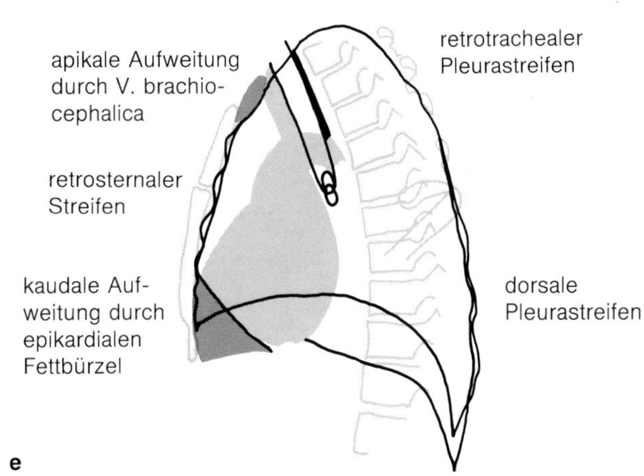

Abb. **12 a–e** Pleuraumschlagsfalten (nach *Coussement* u. *Butori, Heitzmann, Meschan*).

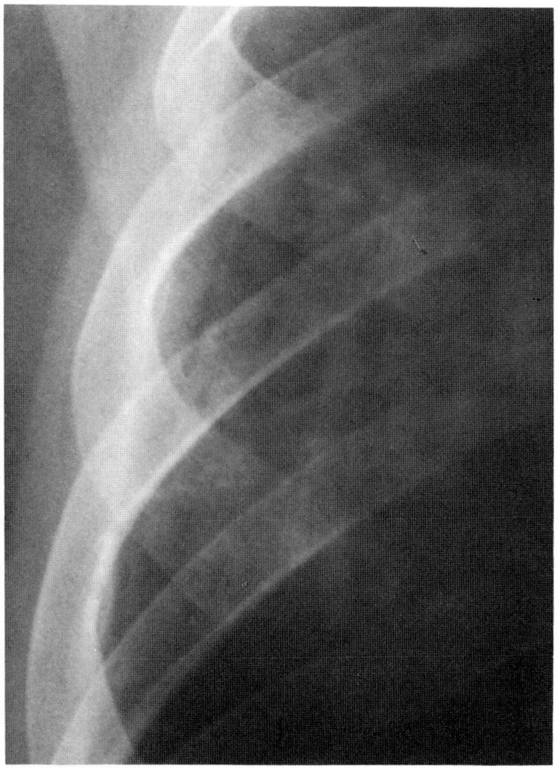

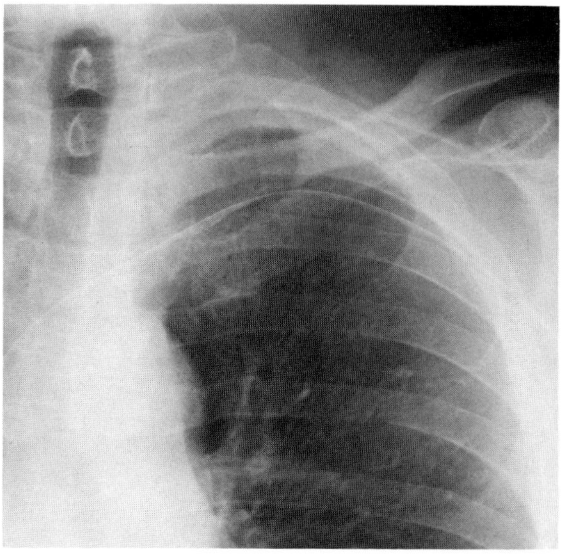

Abb. **14** Begleitschatten der 2. Rippe. Der Katheterverlauf kennzeichnet die V. subclavia.

◁ Abb. **13** Subkostaler Pleurastreifen. Wegen des subpleuralen Fettes ist er besonders gut bei Adipösen zu erkennen.

● *Basale Pleuraumschlagsfalte.* Besonders auf überbelichteten Aufnahmen zieht eine Linie vom tiefsten Punkt des Sinus phrenicocostalis lateralis horizontal nach medial. Sie entspricht der Pleuraumschlagsfalte im Sinus phrenicocostalis dorsalis.

● *Pleurakuppel.* Die Lunge endet ventral in Höhe der Klavikula, reicht aber dorsal über diese hinaus nach oben. Auf dem Seitenbild ist die Lungenkuppel meist vom Weichteilschatten des Oberarms verdeckt. Werden die Schultern aber gesenkt, so sieht man die Lungenspitze mit ihrem Pleurabegleitstreifen.

● *Dorsaler Pleurastreifen.* Auf der Seitenaufnahme ist der dorsale Pleurastreifen dort sichtbar, wo die dorsalen Rippen tangential getroffen werden. Der Pleurastreifen zieht nach unten zum Sinus phrenicocostalis dorsalis und schlägt sich aufs Zwerchfell über. Ist auf der Seitenaufnahme das rechte bzw. linke Zwerchfell identifiziert (s. Abb. **10**), so kann die Pleuralinie verfolgt und der rechten bzw. linken Seite zugeordnet werden.

● *Retrosternaler Streifen.* Auf der Seitenaufnahme ist der retrosternale Streifen in seinem oberen Anteil hinter dem Manubrium sterni relativ breit, da sich dort die V. brachiocephalica zwischen Lunge und Sternum schiebt. In seinem mittleren Anteil ist der Streifen schmaler; es können in ihm die rechte und linke vordere Lungengrenze unterschieden werden; die rechte Pleura wölbt sich in die Interkostalräume vor und hat deshalb eine wellige Kontur oft auch in Superprojektion auf das Corpus sterni. Die linke vordere Pleuragrenze ist infolge des Herzens glatter (48). Im basalen Anteil des retrosternalen Streifens schiebt sich zwischen linke vordere Lungengrenze und Thoraxwand oft ein epikardialer Fettbürzel, so daß eine dreieckige retrosternale Verschattung resultiert.

● *Apex-Arkus-Bogen.* In Fortsetzung der Begleitschatten der 2. Rippe schwingt die Pleura beiderseits nach medial, vereint sich in Höhe des Zwischenwirbelraumes Th 3/4 und zieht dann als vertikaler Streifen bis zum Arcus aortae. Insgesamt resultiert ein Y-förmiger Streifen, der der hinteren Pleuraumschlagfalte entspricht (Abb. **12d, 15**).

● *Subklavia-Herz-Bogen.* Die vordere Pleuraumschlagsfalte läuft unter der V. subclavia. Der Bogen hat eine geschwungene Y-Figur, deren Schenkel an den Unterkanten der Sternoklavikulargelenke entspringen, nach medial und unten laufen, sich vereinigen und bis zum Herzen ziehen (Abb. **12d, 15**).

● *Azygoösophagealer Streifen.* Prävertebral rechts grenzt die Lunge an die V.azygos und den Ösophagus, und die Pleura mediastinalis bildet einen fast in der Medianebene nach unten laufenden Streifen (46) (Abb. **12d, 16**).

● *Paravertebraler Streifen.* Die dorsalsten Lungenpartien legen sich den Wirbelkörpern von der Seite her an. Die in diesem Bereich tangential getroffene Pleura bildet links einen sichtbaren

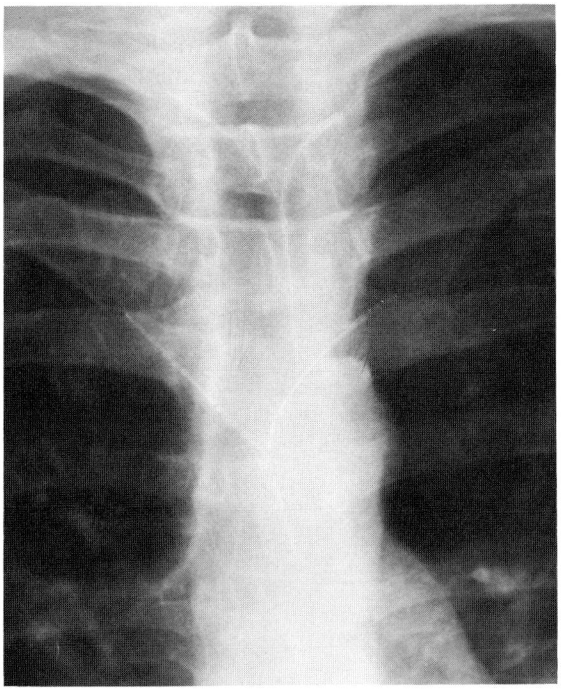

Abb. **15** Hintere und vordere obere Pleuraumschlagfalte (Apex-Arkus-Bogen und Subklavia-Herz-Bogen).

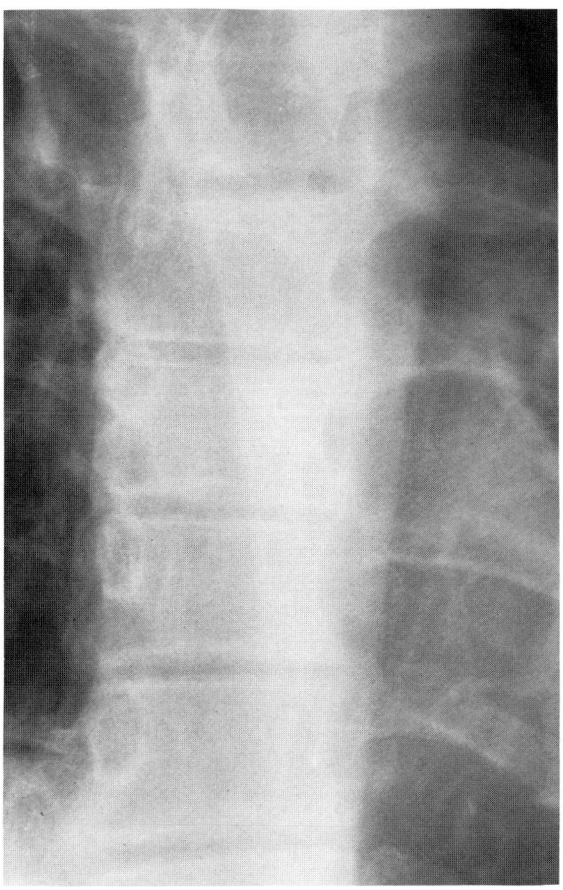

Abb. **16** Azygoösophagealer Streifen, paravertebraler Streifen und paraaortaler Streifen.

Streifen. Rechts ist dieser Streifen nur vorhanden, wenn er durch pathologische Veränderungen wie Osteophyten, Hämatome oder Tumoren verbreitert ist (Abb. **12d, 16**).

- *Paraaortaler Streifen.* Er begleitet die Aorta descendens links. Beim Vergleich von paravertebralen und paraaortalen Streifen zeigt sich ein interessantes optisches Phänomen: Die Aorta grenzt konvexbogig an die Lunge; dadurch wird der positive Anteil des Machphänomens ausgelöscht, und es resultiert ein scheinbar dunkler Streifen neben dem Aortenband. Die paravertebralen Weichteile grenzen konkav an die Lunge; dadurch wird der negative Anteil des Machphänomens unterdrückt, und es resultiert ein scheinbar weißer Grenzstreifen (Abb. **12d, 16**).

- *Paratrachealer Streifen rechts.* Er entspricht der mediastinalen Pleura an der Wand der Trachea. Dieser Streifen verbreitert sich nach kaudal durch die sagittal verlaufende V. azygos. Der paratracheale Streifen soll maximal 4 mm breit sein. Oft ist er aber durch ein oberes Gefäßband verdeckt, so daß zu seiner Breitenbestimmung die Tomographie notwendig ist (68) (Abb. **12d**).

- *Retrotrachealer Streifen.* Auf der Seitenaufnahme erkennt man einen maximal 3 mm dicken Streifen am hinteren Rand der Trachea (51, 64, 70) (Abb. **12e**).

Interlobien

Eine Duplikatur der Pleura visceralis kann sich zwischen die Lungenlappen und die Lungensegmente schieben. Diese Duplikaturen werden sichtbar, wenn der Röntgenstrahl sie auf einer längeren Strecke tangential trifft. Relativ häufig bilden sich ab:

- **Große Lappenspalten (Hauptseptum).** Nur ausnahmsweise zeigt sich auf dem p.-a. Bild eine dornenförmige Zipfelung des Zwerchfells, die der Pleuraumschlagsfalte in das Interlobium entspricht. Auf der Seitenaufnahme zeigen sie sich als Haarlinien, die von oben hinten nach unten vorn ziehen (Abb. **17**).

Um den rechten vom linken Lappenspalt zu unterscheiden, kann man sich zum einen am Ober-Mittellappenspalt orientieren, der in den rechten großen Lappenspalt einmündet. Zweitens verläuft der linke Spalt meist etwas vertikaler als der rechte, und drittens strahlen die Interlobien in die ipsilateralen Zwerchfellkuppen ein, die nach den o. g. Kriterien zu identifizieren sind (Abb. **10**).

- *Kleiner Lappenspalt (Nebenseptum).* Zwischen Ober- und Mittellappen zeigt sich rechts im Mittelfeld ein horizontaler Haarstreifen, der zur Mitte des Hilusschattens zieht (Abb. **18**). Gelegentlich kann dieser Streifen von einem weiteren, parallel verlaufenden begleitet werden. Es han-

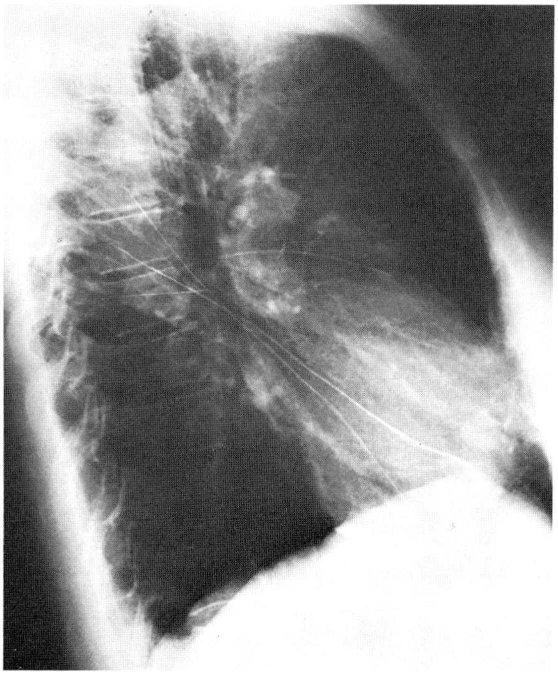

Abb. **17** Rechter und linker großer Lappenspalt, Mittellappenspalt und akzessorisches Interlobium links.

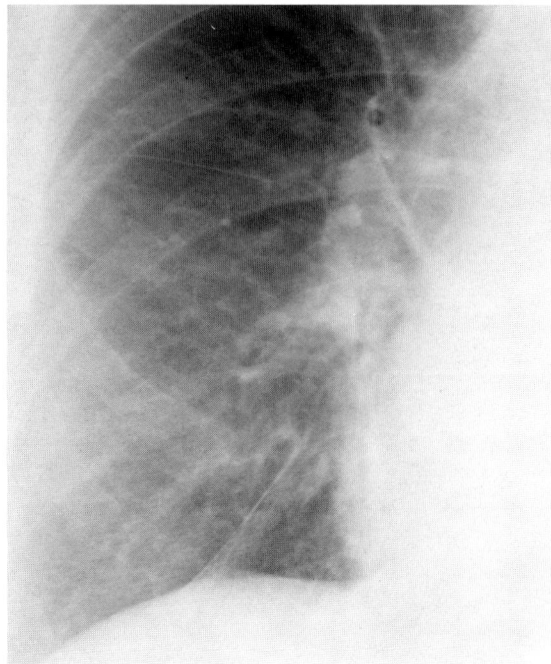

Abb. **18** Mittellappenspalt und Lobus cardiacus.

delt sich dann um einen zweiten Abschnitt des Interlobiums, der tangential zum Röntgenstrahl liegt. Auf der Seitenaufnahme erkennt man das Interlobium als horizontalen Streifen, der vom großen Lappenspalt zum Sternum zieht (Abb. **17**).

- *Lobus venae azygos.* Als Normvariante stülpt sich der horizontale Anteil der V. azygos, der normalerweise medial der Lunge läuft, in den Lungenlappen von oben ein und bildet eine Duplikatur sowohl der Pleura parietalis als auch der Pleura visceralis. Sie liegt als Streifen im rechten Oberfeld und hat die Form eines umgekehrten Kommas (44, 46) (Abb. **19, 20**).

- *Lobus cardiacus.* Gelegentlich besitzt das kardiale Segment des rechten Unterlappens eine eigene Pleura, die auf der p.-a. Aufnahme als Haarlinie den Sinus phrenicocardialis nach lateral begrenzt (Abb. **18**).

- *Akzessorisches Interlobium.* Gelegentlich ist das apikale Unterlappensegment von einem eigenen Interlobium begleitet, das sich auf der Seitenaufnahme als horizontaler Streifen vom großen Lappenspalt zur hinteren Thoraxwand erstreckt. Andere seltene akzessorische Lappen und Interlobien zeigt die Abb. **21, 22**).

a

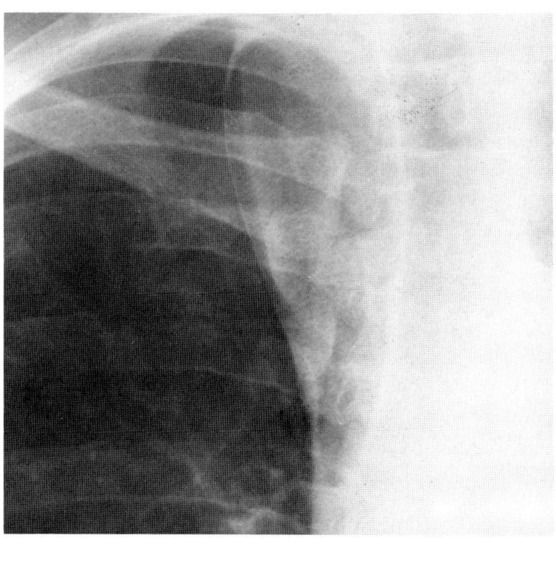

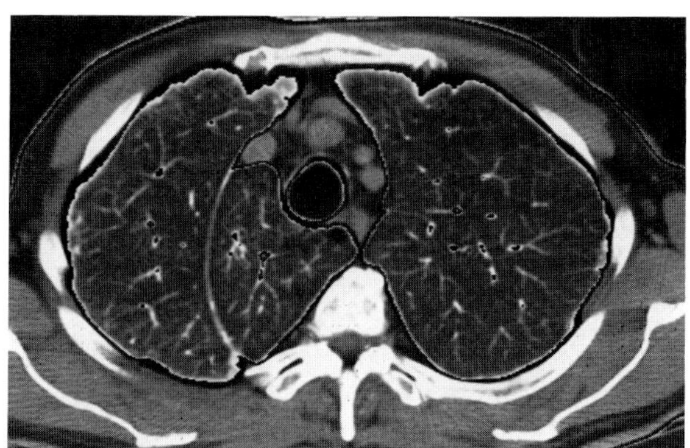

b

Abb. **19 a–b** Lobus v. azygos.

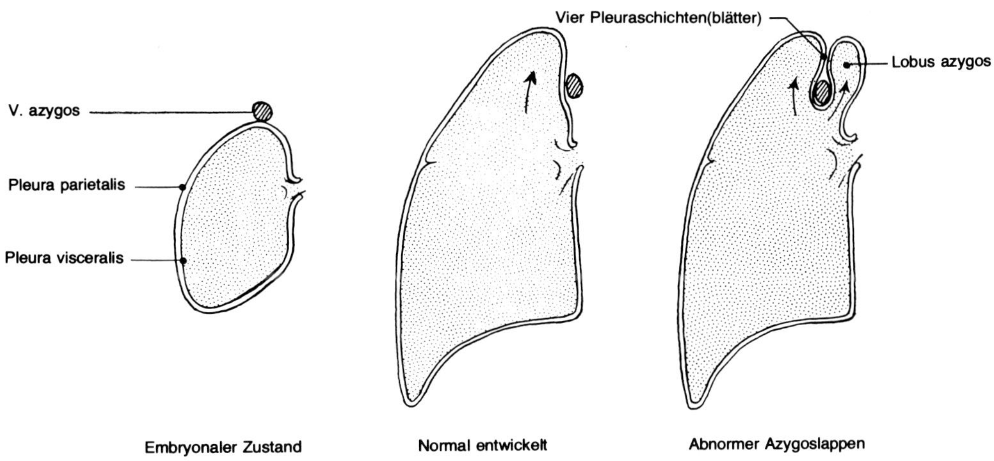

Abb. **20** Entwicklung einer Lobus v. azygos (aus *Meschan:* Analyse der Röntgenbilder, Bd. II. Enke, Stuttgart 1981).

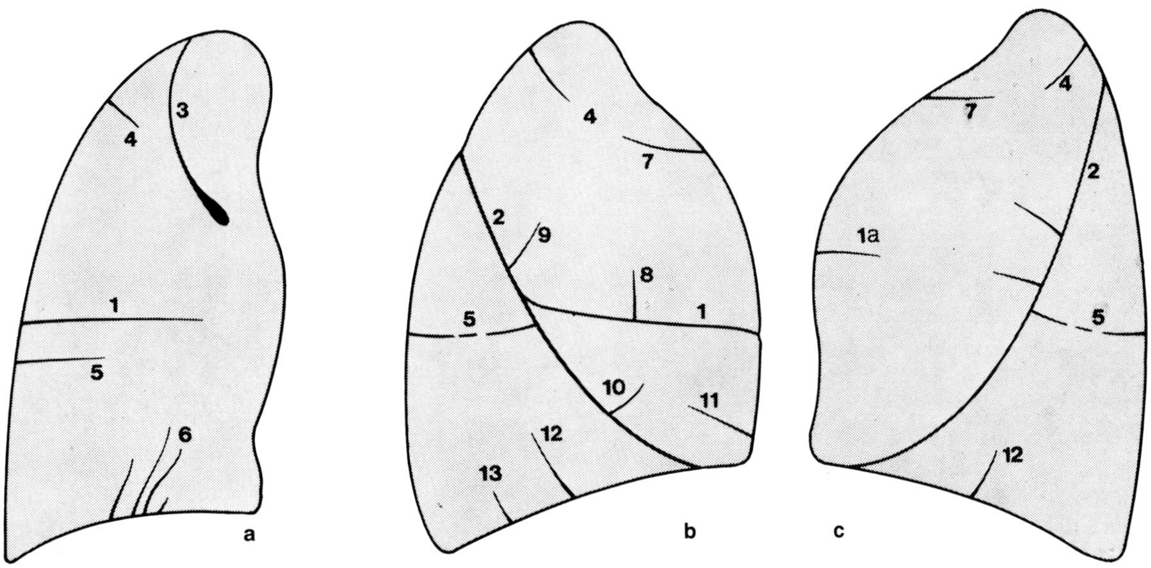

Abb. **21 a–c** Lappenspalte und akzessorische Spalte. **a** Rechte Seite p.-a., **b** rechte Seite seitlich, **c** linke Seite seitlich (aus *H. Uthgenannt:* Streifenschatten. In Teschendorf, W., u. a.: Röntgenologische Differentialdiagnostik, Bd. I/1, 5. Aufl. Thieme, Stuttgart 1975).

1 kleiner Spalt links
1a kleiner Spalt links
2 großer Spalt
3 Spalt des Lobus v. azygos
4 Spalt S 1 und S 2
5 Spalt zwischen S 6 und den basalen Segmenten
6 Grenze von S 7
7 Spalt S 1 und S 3
8 und 9 Spalt S 2 und S 3
10 Spalt S 4a und S 4b
11 Spalt S 4 und S 5
12 Spalt S 8 und S 9
13 Spalt S 9 und S 10

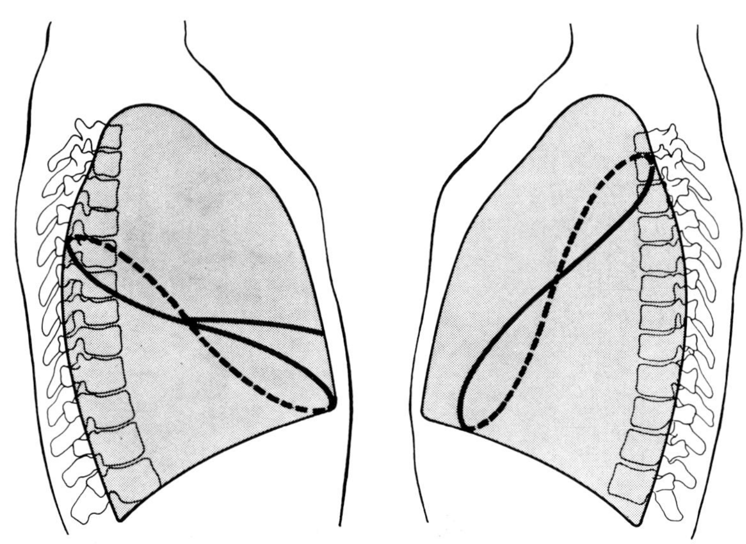

Abb. **22** Interlobäre Fissuren in seitlicher Ansicht. Typische propellerblattartige Figur des großen Lappenspalts. —— Kostale Kante, – – – mediastinale Kante (aus *H. Uthgenannt:* Streifenschatten. In Teschendorf, W., u. a.: Röntgenologische Differentialdiagnose, Bd. I/1, 5. Aufl. Thieme, Stuttgart 1975).

Lungenparenchym

Auf dem p.-a. Thoraxbild erscheinen die Lungen beiderseits des Mediastinums als spitzbogenartige Felder. Zur besseren Orientierung unterteilt man diese Felder in das Obergeschoß, Mittelgeschoß und Untergeschoß, und zwar mit zwei horizontalen Linien, die durch den oberen und unteren Hiluspol gezogen werden (Abb. **23**). Vom oberen Lungengeschoß läßt sich noch ein Spitzengeschoß abgrenzen, das nach unten bis zur Klavikula reicht (31).

Des weiteren unterscheidet man den Lungenkern vom Lungenmantel. Letzterer ist das 4 cm breite Parenchym, das in der Peripherie der Lappen liegt und in dem röntgenologisch keine Gefäßzeichnung sichtbar ist (Abb. **24**).

Eine Unterteilung der Lungen in Ober-, Mittel- und Unterlappen ist zwar bei Kenntnis der Topographie ungefähr möglich (Abb. **25**). Sie gelingt aber nur dann exakt, wenn sich alle Interlobien abbilden, was selten genug der Fall ist.

Das eigentliche Lungenparenchym, die Alveolen, sind wegen ihrer allzu kleinen Dimension auf dem Röntgenbild nicht zu erkennen. Die menschliche Lunge besitzt ca. 300 Millionen Alveolen, die traubenförmig um den weitverzweigten Bronchialbaum angeordnet sind. In der Wand der Alveolen liegen Kapillaren, deren Durchmesser gerade die Passage von Erythrozyten erlaubt. An die Endothelzelle der Kapillare grenzen unmittelbar die Alveolarzellen, deren dünn ausgewalztes Zytoplasma plattenartig die Alveolen austapeziert. In der Wand der Alveole zwischen den Alveolarzellen finden sich 5–8 granuläre Pneumozyten, die den Surfactant-Faktor produzieren, der als oberflächenaktiver Flüssigkeitsfilm die innere Alveolarwand überzieht und dadurch erst ihre Entfaltung ermöglicht (63).

Die Alveolen bilden zusammen mit den Bronchien, den Gefäßen und den Nerven größere funktionelle Einheiten des Lungenparenchyms (Abb. **26**):

- *Primärer Lobulus.* Er stellt die kleinste funktionelle Einheit dar und umfaßt alle Strukturen distal von einem Bronchiolus respiratorius einschließlich der 10–20 Alveolen. Der Mensch besitzt etwa 23 Millionen primäre Lobuli, die wegen ihres geringen Durchmessers röntgenologisch nicht sichtbar sind.

- *Azinus.* Er umfaßt alle distal vom Bronchiolus terminalis gelegenen Strukturen einschließlich Gefäßen, Nerven und Bindgewebe. Er hat einen Durchmesser von etwa 7–8 mm und enthält ca. 400 Alveolen. Nach Paré u. Fraser (63) ist der Azinus die funktionelle Einheit, in der die Perfusion und Ventilation aufeinander abgestimmt werden. Ist er infiltriert, so erscheint er röntgenologisch als runder Fleckschatten mit einem Durchmesser von etwa einem halben cm (s. Abb. **225**).

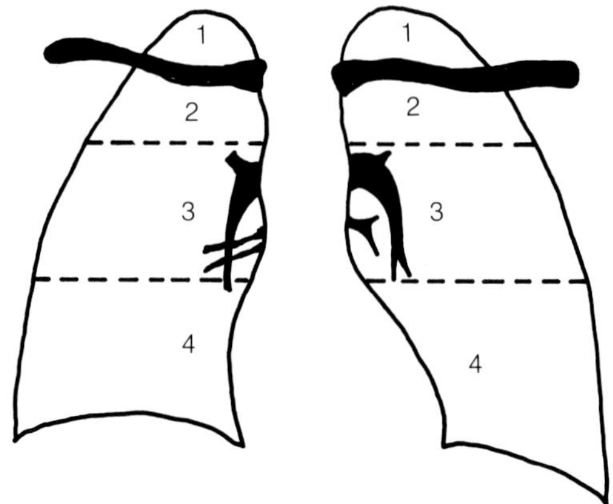

Abb. **23** Flächenhafte Einteilung der Lungenfelder. 1 Spitze, 2 Oberfeld (1 und 2 auch zusammen als Oberfeld bezeichnet), 3 Mittelfeld, 4 Unterfeld. Statt Ober-, Mittel- und Unter*feld* ist auch die Bezeichnung *-geschoß* in Gebrauch (*nach Bohlig*).

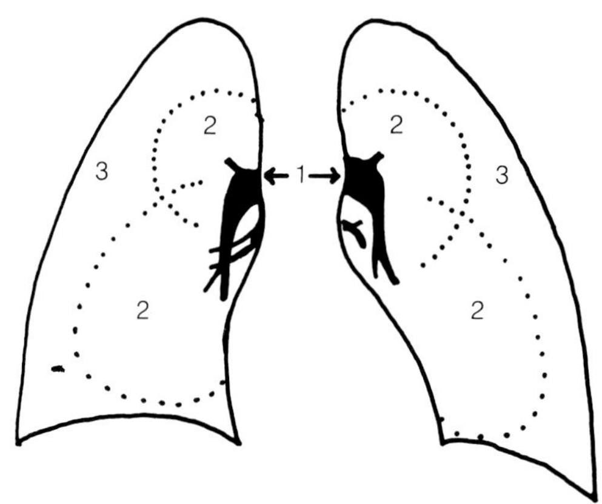

Abb. **24** Räumliche Einteilung der Lungen in 1 Wurzel, 2 Lungenkern und 3 Lungenmantel (-peripherie) (nach *Bohlig*).

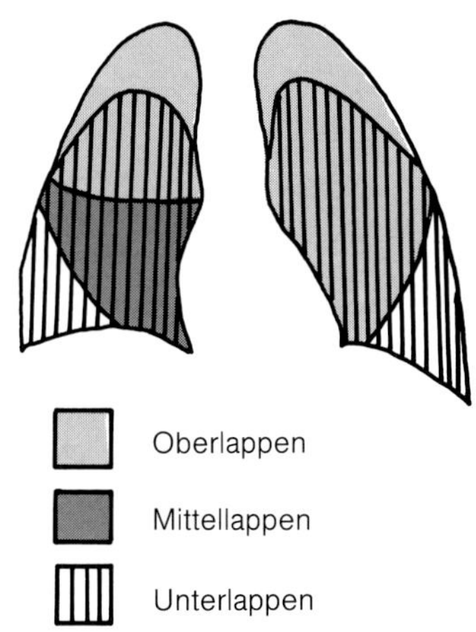

Abb. **25** Projektion der Lappengrenzen auf das p.-a. Bild (nach *Bohlig*).

● *Sekundärer Lobulus.* Es ist der kleinste von Bindegewebssepten umgebene Teil des Lungenparenchyms. Nach Heitzmann (46) ist er die physiologisch wichtigste funktionelle Einheit. Er enthält 30–50 primäre Lobuli und hat einen Durchmesser von etwa 1–2,5 cm. Die Bindegewebssepten des sekundären Lobulus sind im Lungenmantel röntgenologisch gut sichtbar, besonders wenn sie pathologisch verdickt sind (Kerley-Linien s. Abb. **224, 357**).

● *Lungensegmente.* Beiderseits finden sich 10 funktionell unabhängige bronchovaskuläre und bronchopulmonale Einheiten, die Lungensegmente. Sie sind keilförmig, wobei die Spitze des Keils zum Hilus zeigt. Sind sie infiltriert oder atelektatisch, so werfen sie charakteristisch lokalisierte und geformte Schatten, an denen sie identifiziert werden können (Abb. **27**). Selten sind die Segmente auch von einer Pleuraduplikatur gegen die übrigen Lungenanteile getrennt (Interlobien Abb. **21**).

● *Lappen.* Die Lunge ist rechts in drei, links in zwei Lappen unterteilt, zwischen denen eine viszerale Pleuraduplikatur als Interlobium angeordnet ist. Eine Lappeninfiltration oder -atelektase kann aufgrund der charakteristischen Schattenform identifiziert werden (Abb. **22, 27**).

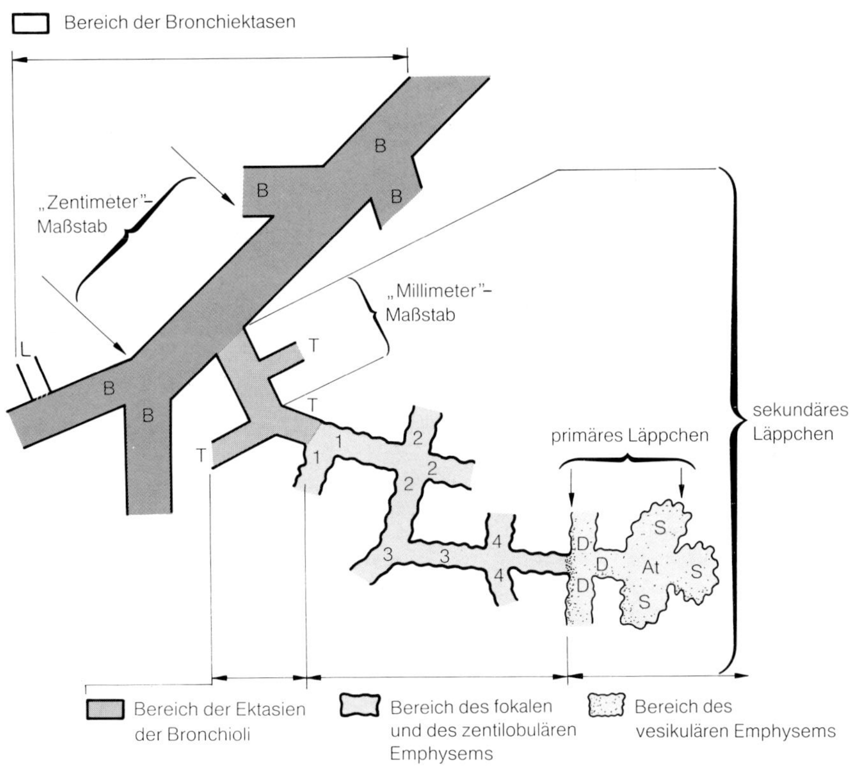

Abb. **26** Verzweigung des Bronchialbaumes (nach *Meschan*).
B Bronchien
L Läppchenbronchiolen
T terminale Bronchiolen
1, 2, 3, 4 respiratorische Bronchioli
D Alveolargänge
At Atrium
S Alveolarsack

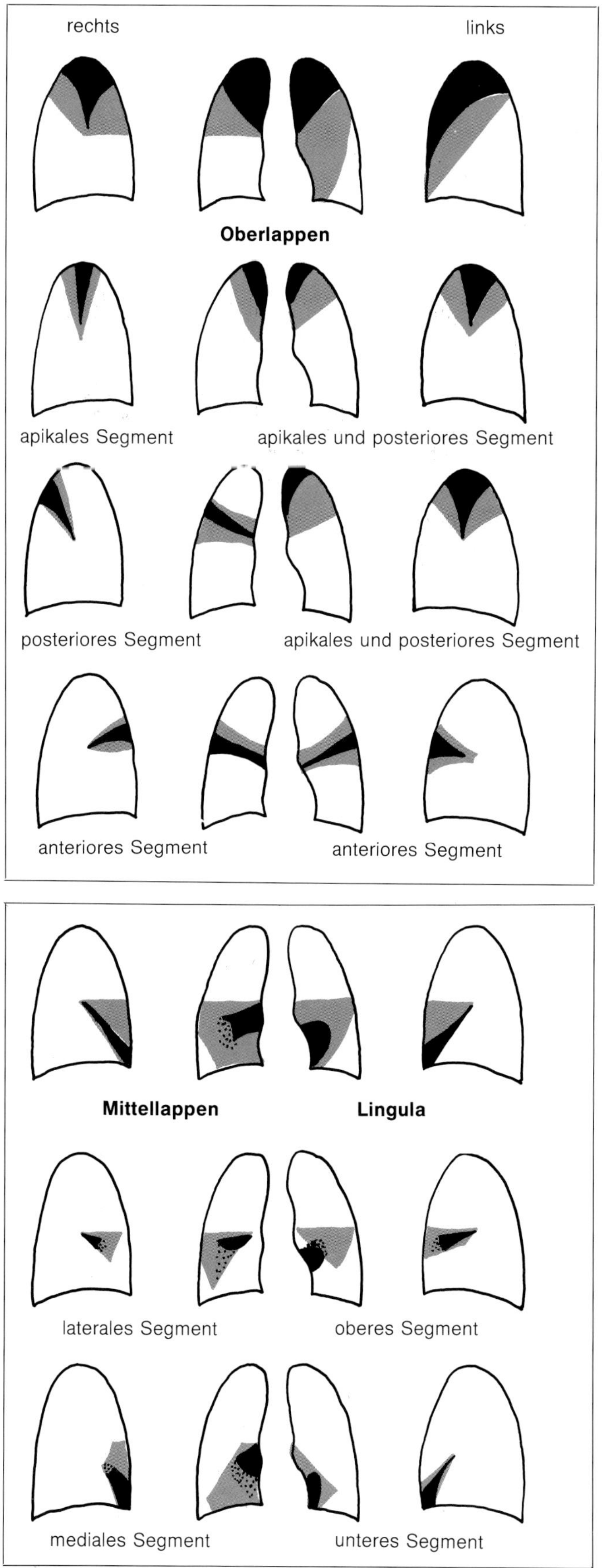

Abb. **27** Pulmonale Segmente (nach *Tobien*).

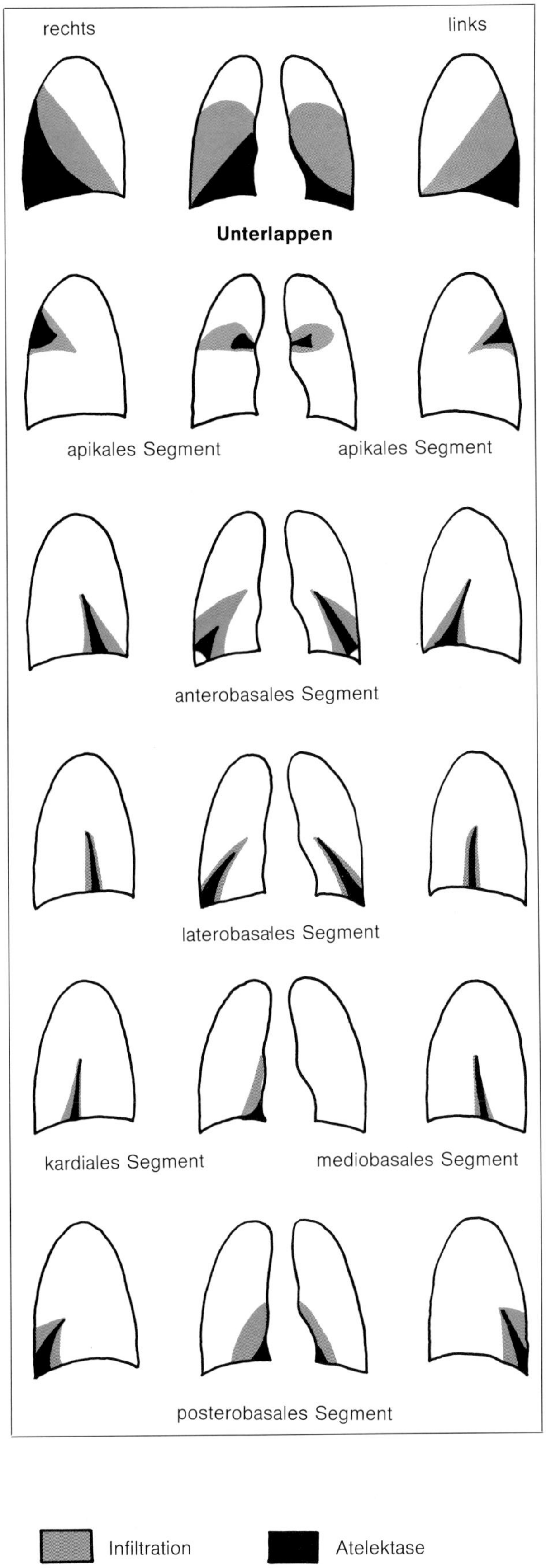

Tracheobronchialsystem

Die Bronchien sind ein baumartig verzweigtes Röhrensystem, in dem die Luft die Alveolen und damit die gasaustauschenden Flächen erreicht. Im Mittel muß die Luft 14 Aufzweigungen (8–25) passieren, ehe sie in die Alveole gelangt.

Die Wand von Trachea und Hauptbronchien sind von zirkulären Knorpelspangen verstärkt, die einen Kollaps des Lumens verhindern. In den Segmentbronchien ist diese Verstärkung nur noch durch kleinere, irreguläre Knorpelplatten erreicht, die im weiteren Verlauf über die Subsegmentbronchien und kleineren Bronchien an Zahl und Größe abnehmen, bis sie schließlich in den Bronchiolen ganz fehlen.

Das Tracheobronchialsystem ist mit einer Schleimhaut austapeziert, die beim Gesunden täglich etwa 10–100 ml Schleim produziert. Die Mukosa enthält reichlich Flimmerzellen, die rhythmisch oralwärts schlagen und inhalierte Fremdkörper aus der Lunge hinaustransportieren.

Im Röntgenbild sind nur Trachea, Haupt- und Lappenbronchien sicher zu identifizieren; ihre Lumina sind transparente Bänder bzw. bei orthograder Abbildung ovale und kreisrunde Aufhellungen, die vom zarten Verdichtungsstreifen der Bronchialwand konturiert sind.

- *Trachea.* auf dem p.-a. Bild läuft das breite Aufhellungsband der Trachea median im oberen Mediastinum; ihre Wände sind parallel, eine leichte Zähnelung der Kontur wird durch die Knorpelspangen verursacht. Meist ist die linke Kontur durch den Aortenbogen, selten die rechte Kontur durch die V. azygos eingedellt. Auf der Seitenaufnahme erkennt man die Trachea im oberen Mediastinum als Aufhellungsband, das leicht schräg von vorn oben nach hinten abwärts zieht.
- *Bifurkation.* An der Bifurkation teilt sich die Trachea dichotom in die beiden schräg nach unten und seitlich ziehenden Hauptbronchien. Bis zum 15. Lebensjahr gehen beide Stammbronchien symmetrisch ab, später ist der Abgang des rechten Hauptbronchus steiler als der des linken. Damit wird erklärt, daß Aspirationen häufiger rechts als links vorkommen. Der Bifurkationswinkel mißt beim Erwachsenen 55–70 Grad (39). Eine Aufweitung über 90 Grad ist pathologisch.
- *Oberlappenbronchien.* Auf dem p.-a. Bild gehen sie in fast horizontaler Richtung aus den Hauptbronchien ab, wobei die Mündung des rechten höher liegt als die des linken. Auf der Seitenaufnahme sind die Oberlappenbronchien orthograd als ovale transparente Löcher unterhalb des Trachealbandes zu sehen. Dabei ist der höherliegende rechte Lappenbronchus inkonstant dargestellt, während der tiefergelegene linke Oberlappenbronchus durch die auf ihm reitende Unterlappenarterie deutlich demarkiert ist (Abb. **28**).

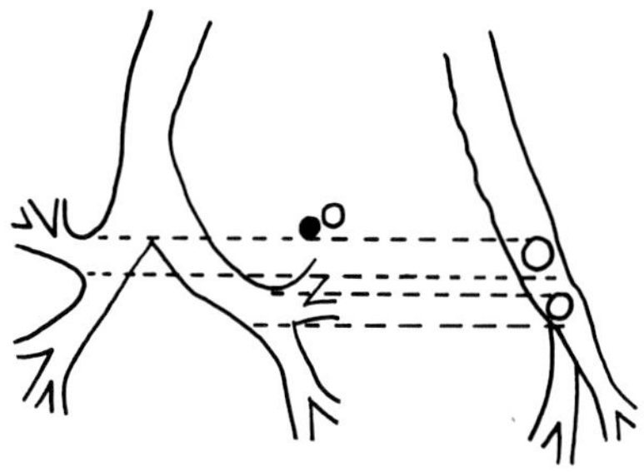

Abb. **28** Sichtbare Bronchien. Auf dem Seitenbild werden der rechte und der linke Oberlappenbronchus orthograd getroffen, auf dem p.-a. Bild wird gelegentlich der anteriore Oberlappenbronchus neben der Arterie orthograd gesehen.

- *Bronchus intermedius* und *Unterlappenbronchien.* Rechts setzen der Bronchus intermedius und der Unterlappenbronchus die Richtung des Hauptbronchus fort. Links teilt sich der Hauptbronchus dichotom, und der Unterlappenbronchus zieht etwas steiler nach kaudal. Auf dem a.-p. Bild sind diese Bronchien zwar nicht immer, aber doch meist als Aufhellungsbänder sichtbar, wobei rechts die Unterlappenarterie lateral an die Bronchien grenzt.

Gefäßsystem

Anatomie und Physiologie

Die Lunge besitzt zwei Gefäßsysteme, die teilweise miteinander kommunizieren: das System der Vasa publica und das System der Vasa privata.

Die *Vasa publica* umfassen die pulmonalen Arterien, die perialveolären Kapillaren und die Lungenvenen. Durch sie strömt das gesamte vom rechten Herzen geförderte Blut, das in den Lungenkapillaren arterialisiert und dann vom linken Herzen in den systemischen Kreislauf gepumpt wird.

Die *Vasa privata* haben vor allem nutritive Funktionen. Die Bronchialarterien entspringen paarig aus der Aorta descendens und begleiten anschließend die Bronchien in ihrem Verlauf. In der perihilären Region wird das Blut über Bronchialvenen in das Azygos-Hemiazygos-System drainiert. In der Lungenperipherie münden die Bronchialarterien aber in das perialveoläre Kapillarnetz, so daß in diesem Bereich die beiden pulmonalen Gefäßsysteme anastomosieren.

Funktionell ähnelt das Lungengefäßsystem dem Venensystem des großen Körpers, denn der Blutdruck ist mit 5–20 mmHg wesentlich geringer als im arteriellen System, und die Gefäße sind sehr dehnbar (Abb. **29**).

In Ruhe fließen beim normalgewichtigen Erwachsenen etwa 5 l Blut pro Minute durch die Lunge. Dabei sind nur etwa 25% der Lungenkapillaren perfundiert. Steigert sich das Herzzeitvolumen bei Belastung, so werden die übrigen Kapillaren rekrutiert und die großen Gefäße dilatiert. Der Druck in der Pulmonalarterie steigt nur wenig an (41, 56) (Abb. **29**).

Die gute Dehnbarkeit der Lungengefäße führt auch zur sog. orthostatischen Kaudalisation (79). Im Stehen und bei tiefer Inspiration sind die Lungenunterfelder stärker durchblutet als die Lungenspitzen. Dies kann röntgenologisch an den breiteren Gefäßschatten in den Unterfeldern erkannt werden. Der hydrostatische Druck ist nämlich in der Lungenbasis etwas höher als in der Lungenspitze und dehnt deshalb die basalen Gefäße stärker. In Exspiration hingegen werden die basalen Gefäße durch das Eigengewicht der Lunge gestaucht und komprimiert, was den Effekt des hydrostatischen Druckes aufhebt (29, 76) (Abb. **30–33**).

Bei einigen pathologischen Prozessen, wie z. B. bei der pulmonalvenösen Hypertonie, kann die orthostatische Kaudalisation fehlen, und die Perfusion wird kranialisiert.

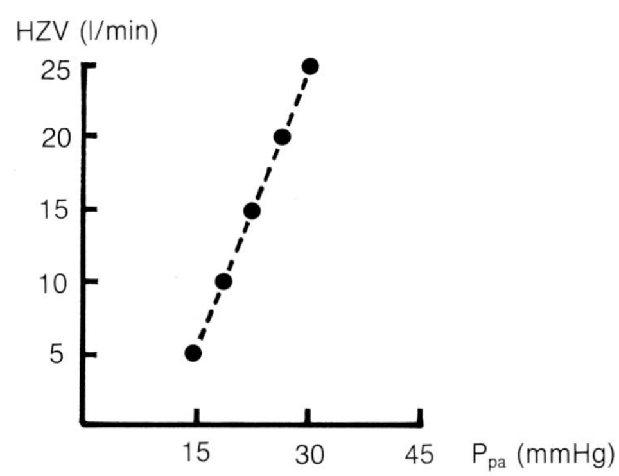

Abb. **29** Compliance des Lungengefäßsystems. Eine Verfünffachung des HZV von 5 auf 25 l pro Minute führt nur zu einer Verdoppelung des mittleren Pulmonalarteriendruckes (P_{pa}) (nach *Hayek*).

Abb. **30** Wasserfallhypothese des Pulmonalkreislaufs. Beim Stehen und in tiefer Inspiration sind die apikalen Gefäße kollabiert, die basalen Gefäße sind erweitert. Basal ist die Durchblutung von der arteriovenösen Druckdifferenz abhängig, in einer Intermediärzone wird die Durchströmung allein vom Verhältnis des arteriellen zum alveolären Druck bestimmt, so daß dort die Durchblutung nicht von der arteriovenösen Druckdifferenz reguliert wird, ähnlich wie bei einem Wasserfall der Fluß unabhängig von der Fallhöhe ist. P_a Pulmonalarteriendruck, P_A Alveolardruck, P_v Pulmonalvenendruck (nach *Fuchs* u. *Voegeli*).

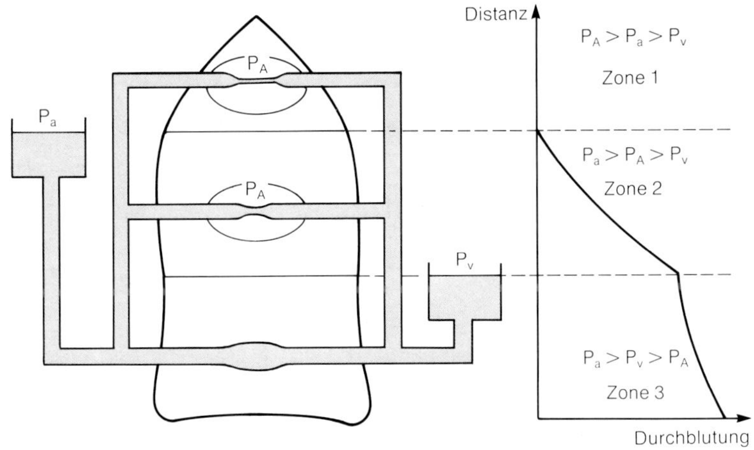

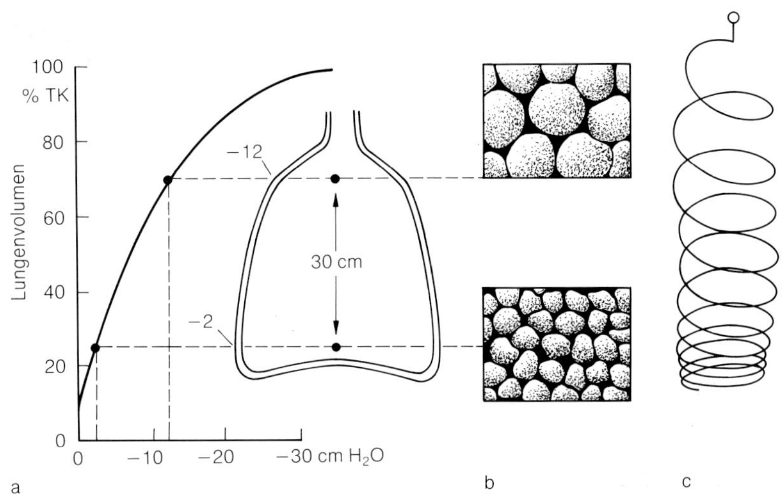

Abb. **31 a–c** Einfluß der Schwerkraft auf die Lunge. **a** Druck-Volumen-Kurve der Lunge. Bedingt durch das Gewicht der Lunge ist der Intrapleuraldruck apikal negativer als basal, damit stärkere Dehnung der apikalen Lungenpartien, die apikalen Alveolen sind größer als die basalen (**b**). Entsprechend dem alinearen Verlauf der Druck-Volumen-Kurve ist ein größerer Druck erforderlich, um die bereits stark gedehnten Spitzenalveolen zu blähen. Die Inspirationsluft wird folglich vor allem auf die basalen Lungenabschnitte verteilt. **c** Aufgehängte Spiralfeder als (nicht völlig einwandfreies) Analogon zur Lunge: Eine zusätzliche Zugkraft wird die unteren Segmente relativ mehr dehnen als die oberen. TK Totalkapazität (nach *Glazier* sowie *Fuchs* u. *Voegeli*).

Abb. **32** Beeinflussung der pulmonalen Durchblutungsverteilung durch den Dehnungsgrad der Lunge. Im Stehen und bei Inspiration ist die Durchblutung der Lungenbasis größer als die der Spitze. Im Liegen und bei Exspiration gleichen sich die Durchblutungswerte in Basis und Spitze an. Auf der Ordinate ist die Durchblutung pro Einheit Lungenvolumen (Q/Vol) aufgetragen (nach *Fuchs* u. *Voegeli*). —— stehend Inspiration; – – – stehend Exspiration, oder im Liegen.

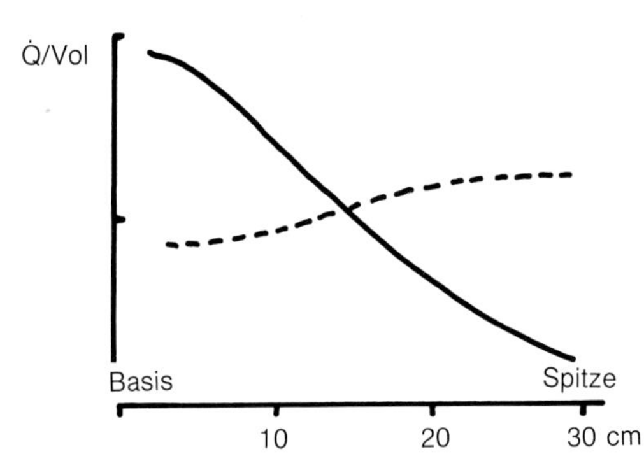

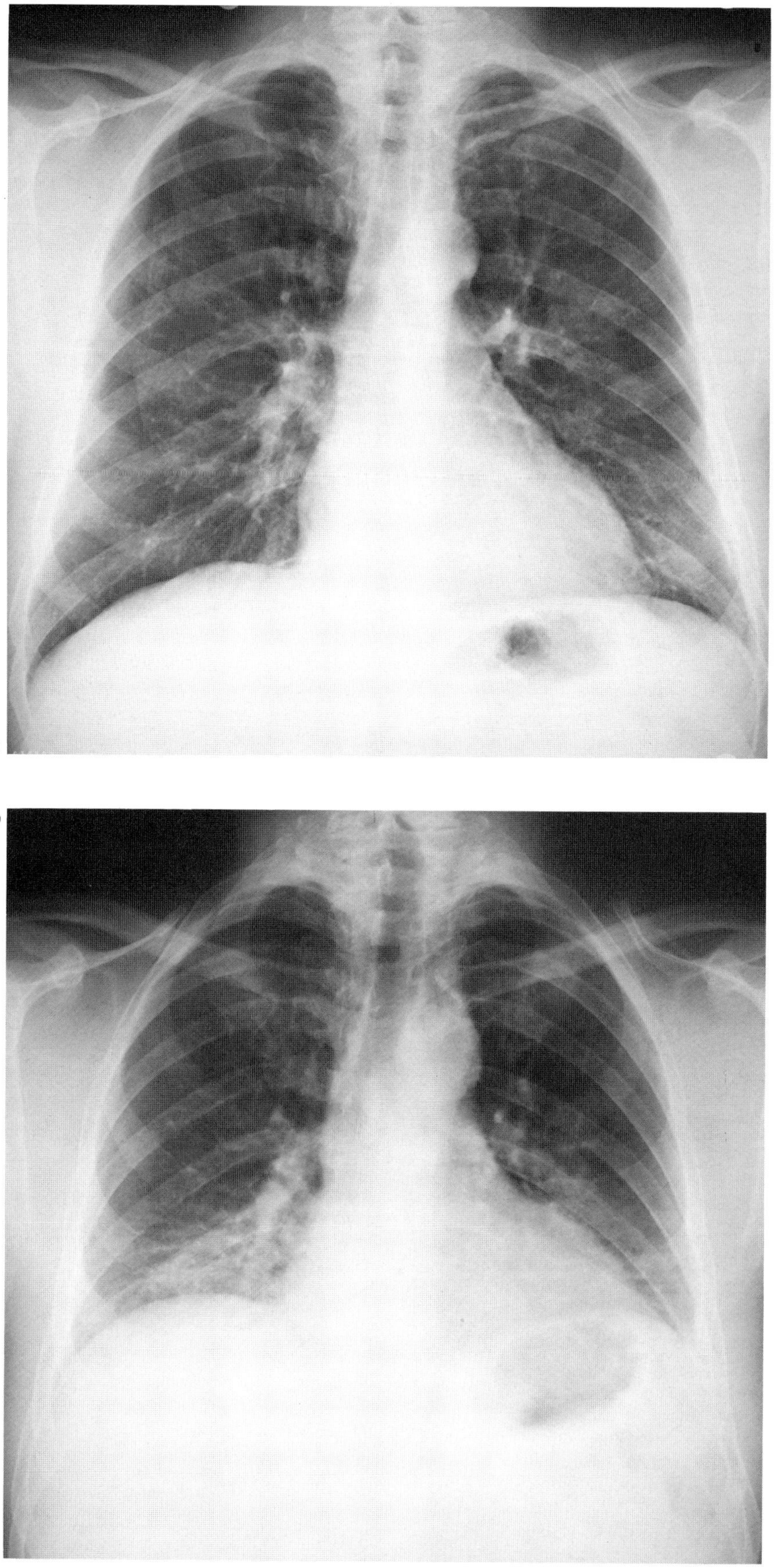

a

b

Abb. **33 a–b** Inspirations- und Exspirationsaufnahme. Beachte die Verkleinerung des Thorax bei der Exspiration, die scheinbare Verbreiterung des Herzens, die Verbreiterung des Mediastinalschattens und die Stauchung der Lungengefäße basal.

Röntgenanatomie des Gefäßsystems

Das morphologische Substrat der pulmonalen Streifenzeichnung sind die Pulmonalarterien und Pulmonalvenen. Andere Strukturen wie Bronchialwände, Bronchialgefäße, Lymphgefäße und das Interstitium sind zu klein oder zu kontrastarm, um abgebildet zu werden. Die kleineren Gefäßschatten bieten das Bild eines sich vielfach überkreuzenden Geästs, so daß Arterien und Venen nicht unterschieden werden können. Einige topographische Besonderheiten unterstützen aber die Identifikation von größeren Venen und Arterien (Abb. **34, 35**):

- Die *Arterien* begleiten die Bronchien, die *Venen* begleiten sie nicht. Ein Gefäßschatten, der neben einem Lappenbronchus liegt, ist also eine Arterie, was besonders deutlich im Tomogramm erkannt wird. Wird ein Bronchus zusammen mit seiner Arterie orthograd getroffen, so resultiert ein charakteristisches Bild, das an eine Schielbrille erinnert (das eine Glas ist trüb (s. Abb. **28**). FELSON (38) nennt es den Seminomaspekt in Anspielung auf die bei dieser Krankheit notwendige Semikastration. Da der Bronchialbaum höchstens bis zu den Segmentbronchien auf dem Thoraxbild sichtbar ist, kann die Nachbarschaft eines Bronchus nur zur Identifikation von großen Arterien dienen (36).

- Der *Abgang der Arterien* aus dem Truncus pulmonalis liegt kranialer als die Mündung der Venen im rechten Vorhof. Deshalb verlaufen die Venen im Lungenunterfeld fast horizontal, und die Arterien ziehen steil nach unten. So können die Venen oft daran erkannt werden, daß ihre Schatten die Unterlappenarterie kreuzen, die ihrerseits am typischen Verlauf und der peribronchialen Lage identifiziert wird. Umgekehrt verlaufen die Venen in den Oberfeldern steiler als die Arterien und auch lateraler.

- Die *großkalibrigen Venen* des Unterlappens münden ventral vom Hauptbronchus in den linken Vorhof, während die Unterlappenarterien dorsal vom Hauptbronchus liegen. Auf der Seitenaufnahme ist das retrokardiale Gefäßbündel immer gut zu sehen: Seine ventralen Anteile sind die Venen, seine dorsalen Anteile sind Arterien.

- *Truncus pulmonalis.* Auf dem Seitenbild begrenzt er den oberen Herzschatten ventral und zieht im ventralkonvexen Bogen zur Trachea. Auf dem p.-a. Bild ist der Trunkus nur dann zu sehen, wenn er infolge einer Herzdrehung in der Herzbucht randbildend wird (verstrichene Herztaille).

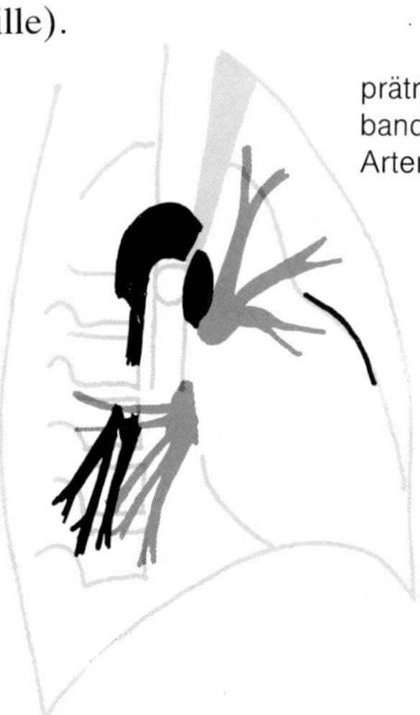

Abb. **34** Gefäßbündel im Seitenbild.

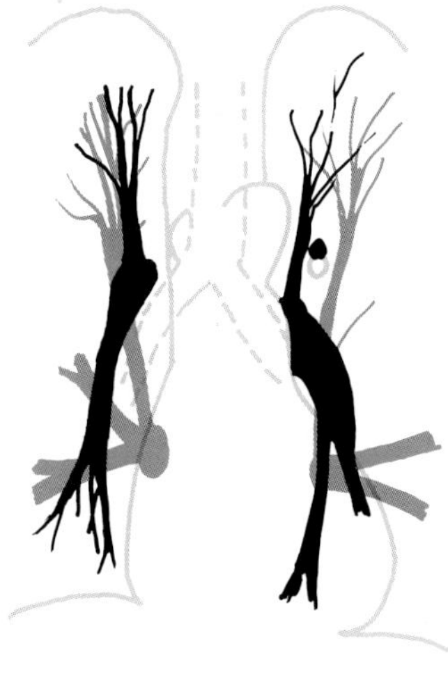
apikales Gefäßbündel (Arterien etwas medialer als Venen)
Arterie immer parabronchial
Venen kreuzen Unterlappenarterien

Abb. **35** Gefäßbündel auf dem p.-a. Bild.

● *Rechte Pulmonalarterie.* Sie zieht vom Trunkus zunächst horizontal vor der Trachea nach rechts. Dieser horizontale Abschnitt wird auf der Seitenaufnahme als prätrachealer Ovalschatten sichtbar. Auf diesen überlagern sich die Verzweigungen der Pulmonalarterie und der -vene, so daß er oft strahlige Ausläufer aufweist. Auf der p.-a. Aufnahme ist der horizontale Anteil nicht zu sehen, dafür bilden seine Aufzweigungen aber die Hauptmasse des rechten Hilusschattens, und zwar den oberen Pol durch die Oberlappensegmentarterien, die mittleren und unteren Hiluspartien durch die A. intermedia und die Unterlappenarterien.

● *Linke Pulmonalarterie.* Kurz nach ihrem Ursprung aus dem Truncus pulmonalis teilt sie sich vor dem linken Hauptbronchus in die nach kranial ziehende Oberlappenarterie und die Unterlappenarterie, die auf dem Hauptbronchus reitet und dann neben dem Unterlappenbronchus nach kaudal zieht. Entsprechend wird der obere Hiluspol auf dem p.-a. Bild von der linken Pulmonalarterie und der Oberlappenarterie gebildet, während die mittleren Anteile des Hilusschattens und sein unterer Pol dem größten Teil der Unterlappenarterie entsprechen. Insgesamt steht der Hilusschatten links etwas höher als rechts. Verfolgt man die Unterlappenarterie weiter nach kaudal, so zieht sie neben dem Herzrand, oder sie projiziert sich auf den Herzschatten. Auf dem Seitenbild imponiert die Unterlappenarterie als charakteristischer Bogenschatten, der auf dem Hauptbronchus reitet. Der Hauptbronchus stellt sich orthograd getroffen als rundes, transparentes Loch dar.

● *Unterlappenvenen.* Sie drainieren beiderseits die Unterlappen und ziehen als horizontale Gefäßschatten zum linken Vorhof. Besonders gut sind sie im p.-a. Tomogramm zu erkennen. Doch lassen sich auch auf der Übersichtsaufnahme Gefäßschatten ahnen, die die steil nach unten ziehenden Arterien horizontal kreuzen. Auf der Seitenaufnahme machen die Venen die vorderen Anteile des retrokardialen Gefäßbündels aus. Manchmal können auch einzelne Venen bis zu ihrer Mündung in den linken Vorhof identifiziert werden.

● *Oberlappenvenen.* Sie drainieren Oberlappen, Lingula und Mittellappen und ziehen von oben außen nach innen unten zum linken Vorhof. In den Oberfeldern entsprechen sie den lateralen Gefäßschatten des apikalen Gefäßbündels. Sie kreuzen rechts die Unterlappenarterie oft in der Höhe des kleinen Lappenspaltes. Auf dem Seitenbild ziehen die Oberlappen-Venen von vorn nach hinten, projizieren sich auf den Herzschatten und konvergieren zur Einmündungsstelle in den linken Vorhof. Dabei kann ihr Schatten mit der A. pulmonalis dexter zu einem größeren prätrachealen Oval konfluieren.

Mediastinum

Das Mediastinum (Mittelfell) liegt zwischen den beiden Lungenflügeln und grenzt nach oben an die obere Thoraxapertur, nach hinten an die Wirbelsäule, nach vorn an das Sternum und nach unten an das Zwerchfell. Es ist üblich, das Mediastinum durch zwei frontale Ebenen in ein vorderes, ein mittleres und ein hinteres Mediastinalkompartiment zu unterteilen (Abb. **36**). Diese Unterteilung hat sich bewährt, da bestimmte pathologische Veränderungen gehäuft in je einem Kompartiment vorkommen (54) (siehe S. 189, Tab. **22**).

Auf der p.-a. Thoraxaufnahme zeigt sich das Mediastinum als Mittelschatten, in dem das luftgefüllte Lumen von Trachea und Hauptbronchien zu erkennen ist. Inkonstant stellen sich auch das Ösophaguslumen durch verschluckte Luft oder Kontrastmittel dar und beim alten Menschen die verkalkte Aortenwand. Die übrigen Mediastinalstrukturen können nur dort differenziert werden, wo sie an die benachbarte Lunge grenzen.

Der rechte Rand des Mediastinalschattens wird oben von den brachiozephalen Gefäßen gebildet, an die sich nach unten der Schatten der V. cava, der horizontal orientierte Anteil der V. azygos und der rechte Vorhof anschließen. Links sind kranial die brachiozephalen Gefäße randbildend, nach kaudal folgen der Aortenknopf, der Pulmonalisbogen, der Vorhofbogen und der Bogen des linken Ventrikels. Sowohl rechts als auch links kann der Winkel zwischen Herzrand und Zwerchfellkuppe von einem perikardialen Fettbürzel ausgefüllt sein.

Eine gut belichtete Aufnahme zeigt darüber hinaus die charakteristischen Pleurastreifen (s. Abb. **16**), die die Aorta descendens ebenso abgrenzen wie das paravertebrale Bindegewebe, die V. azygos und den Ösophagus.

Auf dem Seitenbild ist im Mediastinalschatten das Aufhellungsband der Trachea zu erkennen. Die vordere Kontur des Mediastinalschattens wird unten vom rechten Ventrikel gebildet, der dem Sternum anliegt. Nach oben zieht die Ausflußbahn des rechten Ventrikels, an dem sich die ventrale Kontur der Aorta ascendens und als prätracheales Schattenband die brachiozephalen Gefäße anschließen. Zwischen den Gefäßschatten und dem Sternum zeigt sich der dreieckige transparente retrosternale Raum.

An der dorsalen Kontur des Herzens geht der linke Vorhof ohne scharfe Grenze in den linken Ventrikel über. Der Winkel zwischen dorsaler Herzkontur und Zwerchfell ist oft von einem dreieckigen Schatten ausgefüllt, der der V. cava inferior entspricht.

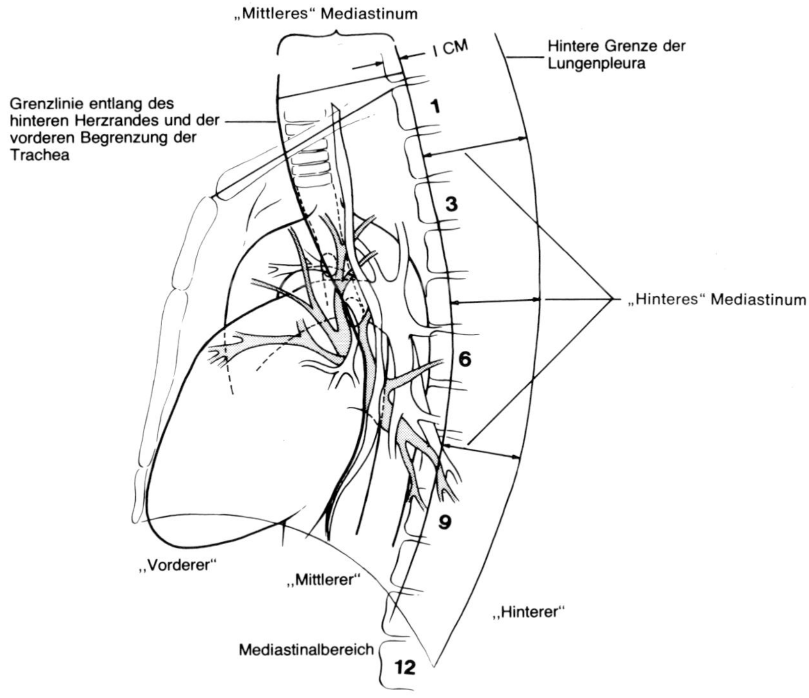

Abb. **36** Kompartimente des Mediastinums (aus *I. Meschan*: Analyse der Röntgenbilder, Bd. II. Enke, Stuttgart 1981).

Tomographie

Technik

Die Tomographie hat das Ziel, einzelne Körperschichten überlagerungsfrei abzubilden. Dies wird erreicht, indem sich während der Aufnahme Röntgenröhre und Film synchron um einen Drehpunkt bewegen, der in der zu untersuchenden Schicht liegt (Abb. **37**). Dadurch werden nur die Objekte dieser Schicht scharf abgebildet, während Objekte außerhalb der Schichtebene auf dem Röntgenbild verwischt und damit unscharf werden (80).

Am besten erfolgt die Untersuchung im Sitzen, sonst in Rücken- oder Seitenlage. Es sollte möglichst in zwei Ebenen geschichtet und ein ausreichend großes Format (24×30 oder sogar 35×35) gewählt werden. Um unnötige Aufnahmen zu vermeiden, bestimmt man anhand der Übersichtsaufnahme die Tiefe der interessierenden Region. Es empfiehlt sich eine lineare Verwischung in kraniokaudaler Richtung mit einem Schichtwinkel von 30–40 Grad und den Belichtungsparametern von etwa 0,6 s, 110 kV, 8–20 mAs. Bei der gleichzeitigen Darstellung von Hilus- und Lungenstrukturen muß ein röhrennahes Ausgleichsfilter verwendet werden (52, 69).

Bei der Simultanschichtuntersuchung wird eine Spezialkassette verwendet, in die man mehrere Filme in gewissen Abständen zueinander legt (Abb. **39**). Auf jedem Film bildet sich dann eine

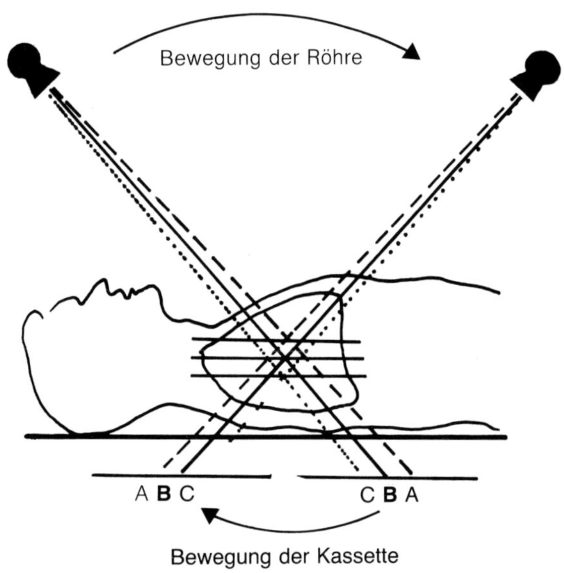

Abb. **37** Tomographie. Während sich Röntgenröhre und Kassette synchron gegeneinander bewegen, werden nur Punkte der untersuchten Schicht scharf dargestellt, während schichtfremde Objektdetails auf dem Film verwischt werden (nach *Netter*).

Normalbefunde Tomographie

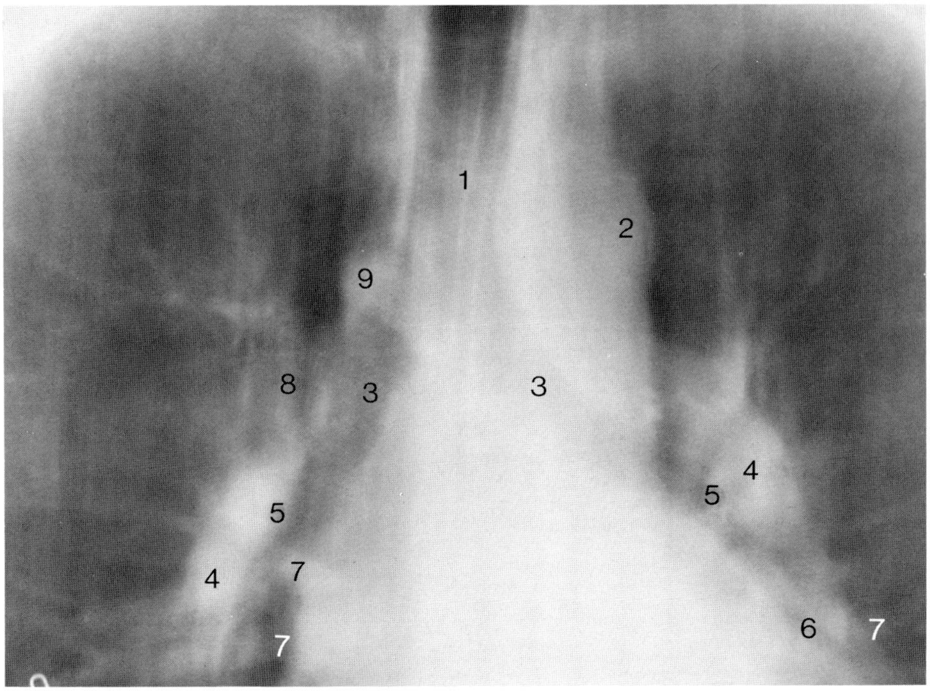

a

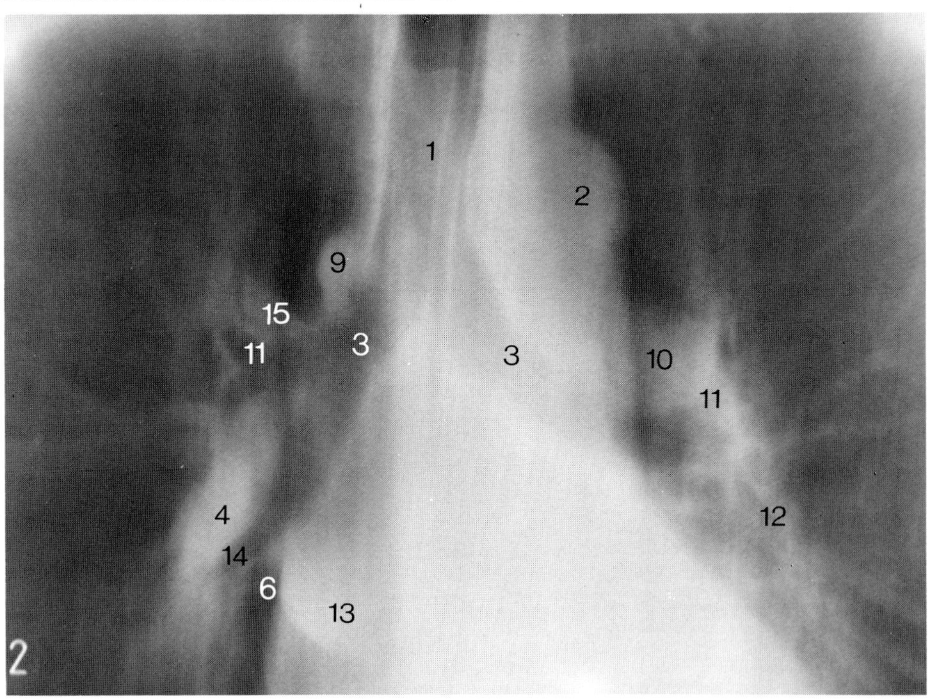

b

Abb. **38 a–e** Thoraxtomogramme.
a A.-p. Tomogramm 10 cm.
b A.-p. Tomogramm 12 cm.
c A.-p. Tomogramm 14 cm.
d Seitliches Tomogramm 5 cm links der Mittellinie.
e Seitliches Tomogramm 7 cm links von der Medianebene.

1 Trachea
2 Aortenknopf
3 Hauptbronchus
4 Unterlappenarterie
5 apikaler Unterlappensegmentbronchus
6 Unterlappenbronchus
7 Vv. laterobasales
8 Oberlappenvene
9 V. azygos
10 A. pulmonalis
11 Oberlappenbronchus

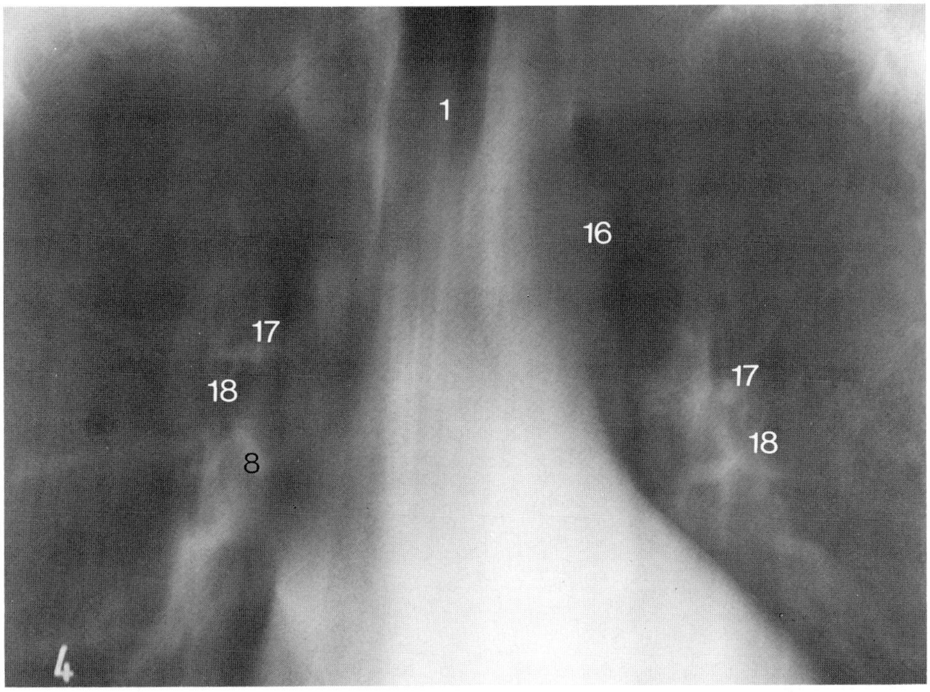

c

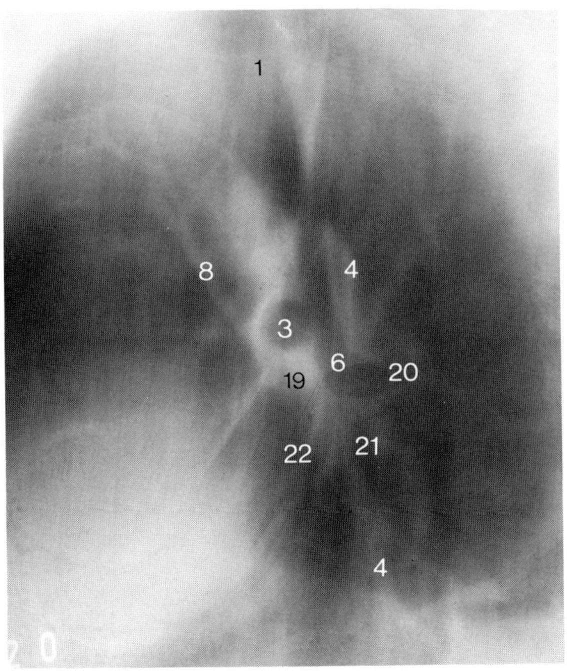

d

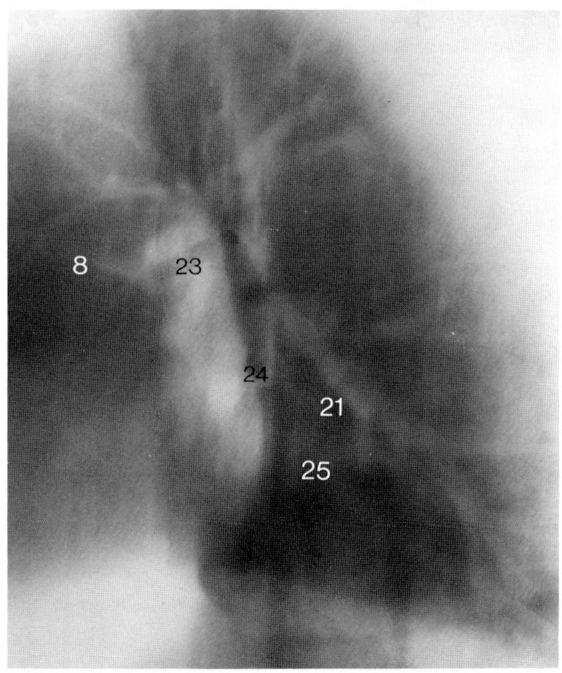

e

12 Lingulabronchus
13 Venentrichter linker Vorhofs
14 Mittellappenbronchus
15 Oberlappenarterie
16 Aorta
17 Arterie anteriores Oberlappensegment
18 Bronchus anteriores Oberlappensegment
19 Venentrichter
20 Apikales Unterlappensegment Bronchus und Arterie
21 Posterobasales Unterlappensegment Bronchus und Arterie
22 Anterobasales Unterlappensegment Bronchus und Arterie
23 Anteriores Oberlappensegment Bronchus und Arterie
24 Laterobasales Unterlappensegment Bronchus und Arterie
25 Unterlappenvene

andere Schichtebene ab, so daß sich Untersuchungszeit und Strahlenbelastung verkürzen.
Die Tomographie ist indiziert, um unklare Befunde der Übersichtsaufnahme (Hilusverplumpung, Rundherde, fragliche Einschmelzungen) weiter abzuklären. Darüber hinaus kann sie bei unauffälligem Übersichtsbild angewendet werden, um die Ursache einer Hämoptyse (z. B. Kaverne) zu erfassen und um präoperativ kleinere Metastasen oder Zysten zu beweisen bzw. auszuschließen.

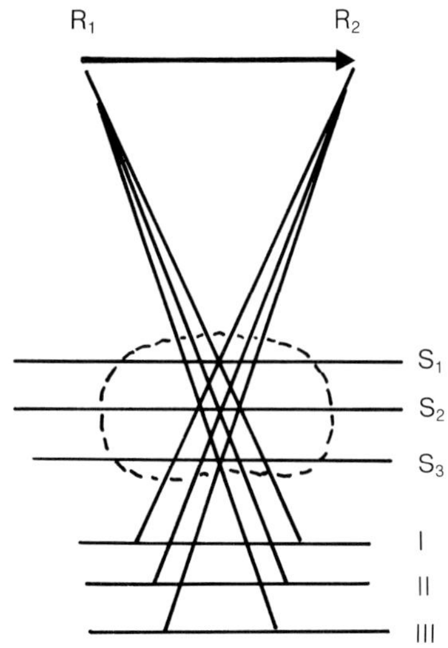

Abb. **39** Simultantomographie. Die Schichtebenen S_1, S_2, S_3 werden auf den Filmen I, II, III abgebildet (nach *Laubenberger*).

Computertomographie

Technik

Das Prinzip der Meßanordnung besteht darin, daß ein schmal eingeblendeter Röntgenstrahl eine transversale Scheibe des Patienten durchsetzt und anschließend von Detektoren, die auf einem Halbbogen angeordnet sind, gemessen wird. Während der Untersuchung rotieren Röntgenröhre und Detektorfeld um den Patienten, so daß die untersuchte Scheibe aus allen Richtungen durchstrahlt wird. Dabei werden zahlreiche, z. B. 400 000 oder mehr, Absorptionswerte registriert, aus denen ein Computer anschließend das Bild der untersuchten Schicht berechnet (Abb. **40**).
Der Patient liegt auf dem Rücken und hält während der wenige Sekunden dauernden Aufnahme den Atem an. Um die Mediastinalstrukturen und Lungengefäße besser zu differenzieren, wird während der Untersuchung Kontrastmittel in die V. cubitalis infundiert (z. B. 100 ml). Um das gesamte Lungenfeld lückenlos darzustellen, sind etwa 50 nebeneinanderliegende Schichten von 8 mm Breite notwendig. Um die Zahl der Schichten zu reduzieren, ist es sinnvoll, vor der Untersuchung ein Übersichtsbild im a.-p. Strahlengang (Topogramm oder Scout view) aufzunehmen und dann nur die interessierenden Thoraxetagen zu untersuchen (40, 47, 61, 62, 62, 66, 67, 77).
Nach jedem Abtastvorgang erscheinen Computertomogramme auf einem Fernsehmonitor und können dann photographisch dokumentiert werden. Vorher müssen mit einer optischen Bildmanipulation die Dichtewerte der interessierenden Strukturen mit geeigneten Graustufen dargestellt werden. Eventuell muß auch eine Schicht mit zwei unterschiedlichen Einstellungen photographiert werden, um Lungenstrukturen und Mediastinalstrukturen zu dokumentieren (Abb. **41**).

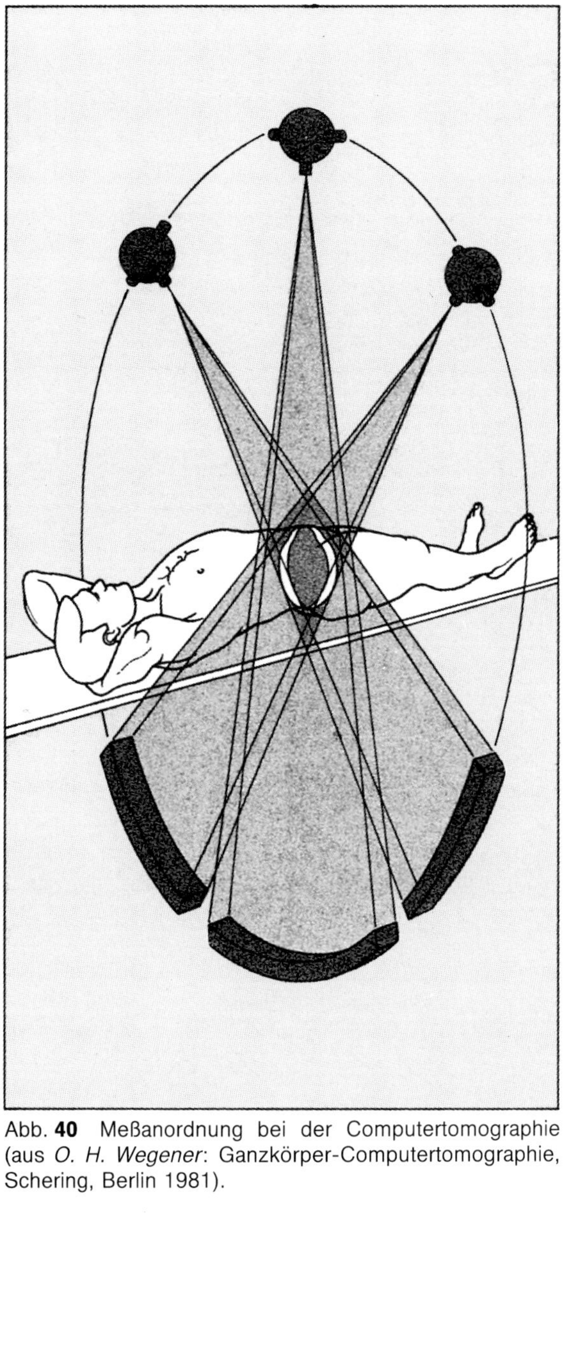

Abb. **40** Meßanordnung bei der Computertomographie (aus *O. H. Wegener*: Ganzkörper-Computertomographie, Schering, Berlin 1981).

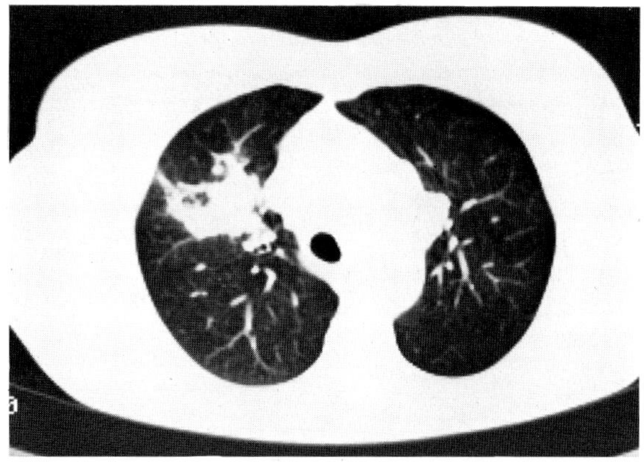

a

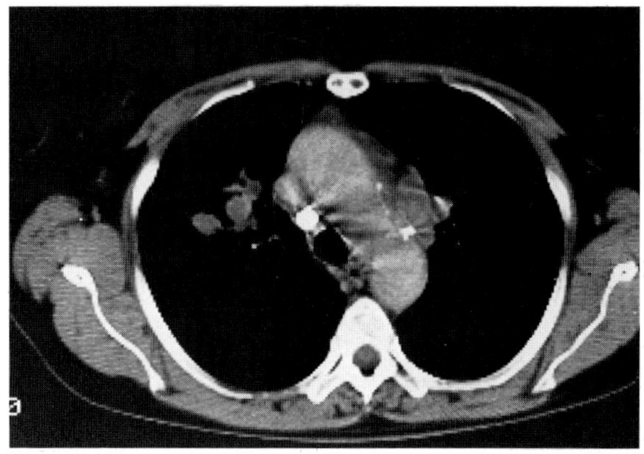

b

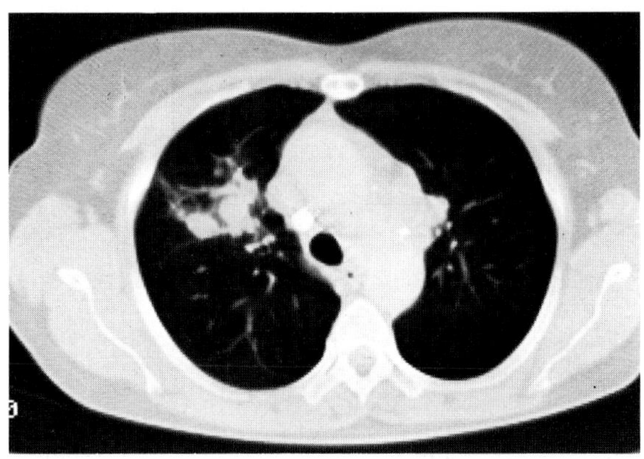

c

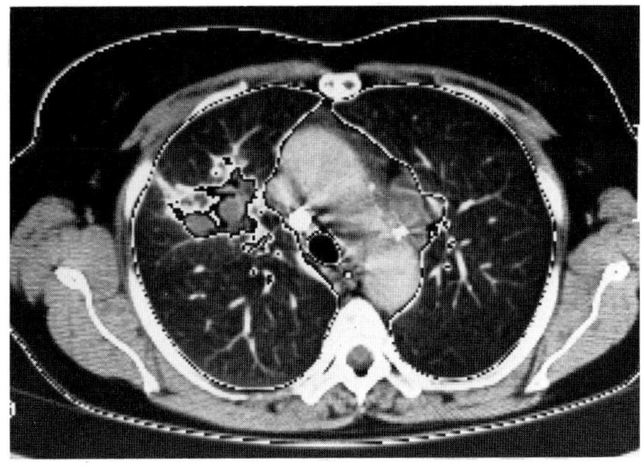

d

Abb. **41 a–d** Verschiedene photographische Darstellungen des Computertomogramms. **a** Lungenfenster (c –47, w 50). **b** Mediastinalfenster (c –30, w 70). **c** Weitfensteraufnahme (c –300, w 1500). **d** Doppelfenstertechnik (w –290, c 60, w 740, c –590).

Normalbefunde (Abb. 42–46)

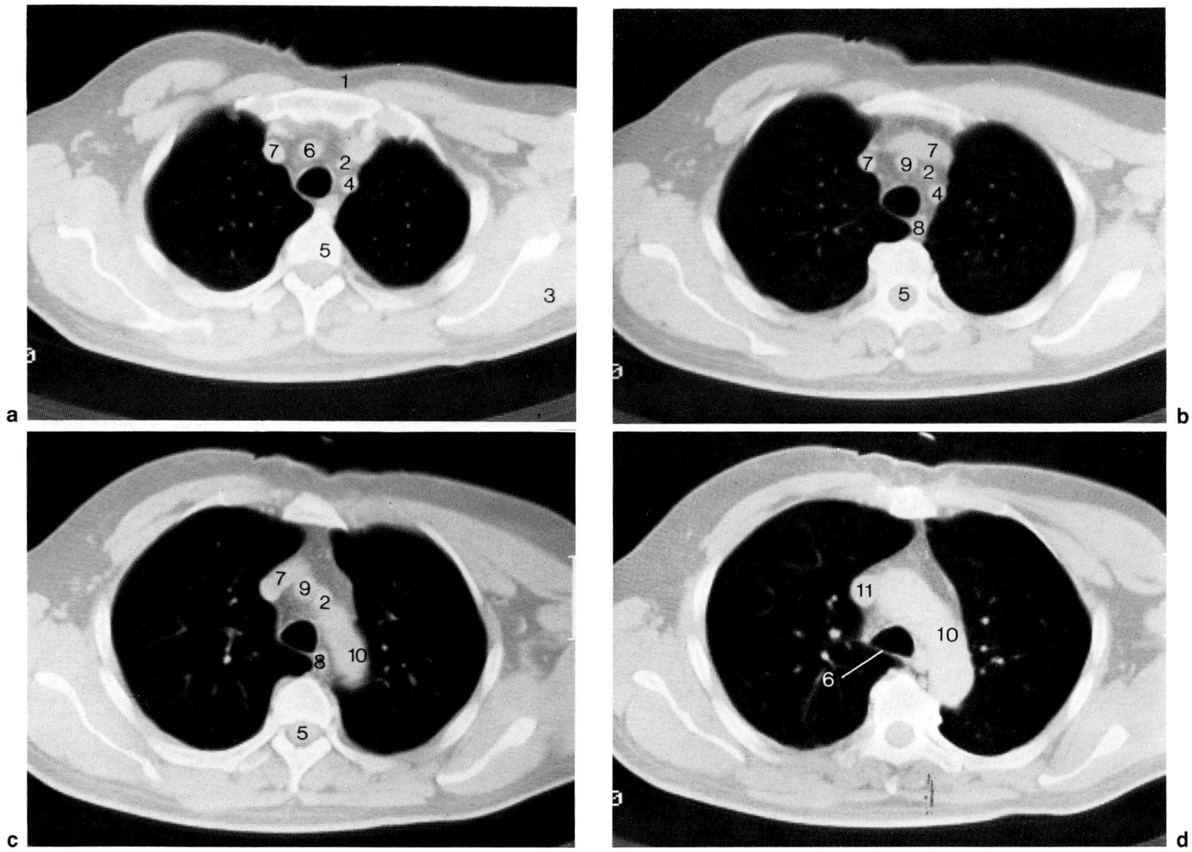

Abb. **42 a–h** Computertomogrammserie der Thoraxorgane.

1 Sternum
2 A. carotis
3 Skapula
4 A. subclavia
5 Vertebra
6 Trachea
7 V. subclavia
8 Ösophagus
9 Truncus arteriosus
10 Aorta
11 V. cava
12 Aorta ascendens
13 A. pulmonalis
14 Oberlappenbronchus
15 Unterlappenarterie
16 Aorta descendens
17 V. azygos
18 Hauptbronchus
19 Unterlappenbronchus und Arterie
20 linker Vorhof
21 rechter Vorhof
22 rechte Herzkammer
23 linke Herzkammer

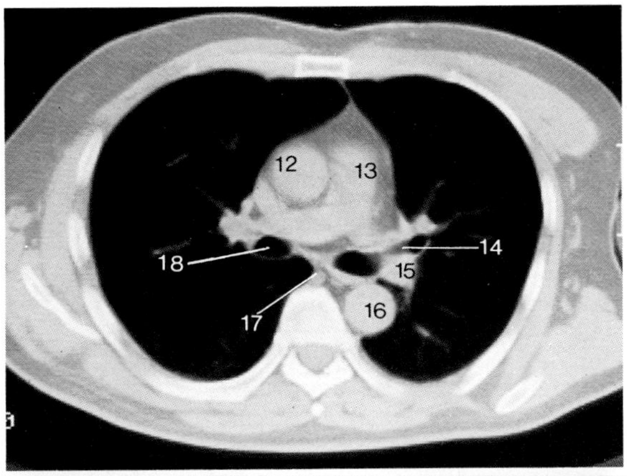

e

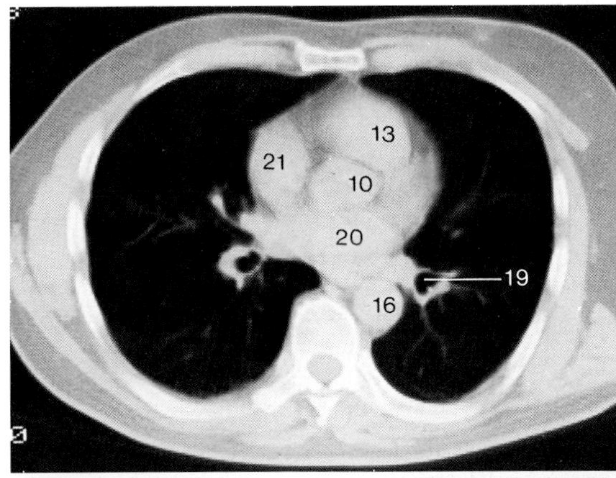

f

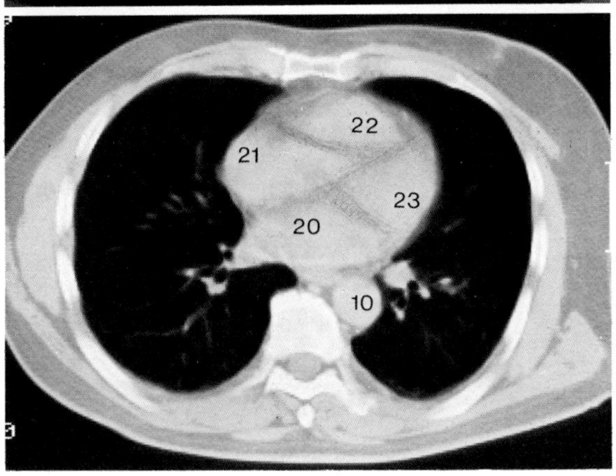

g

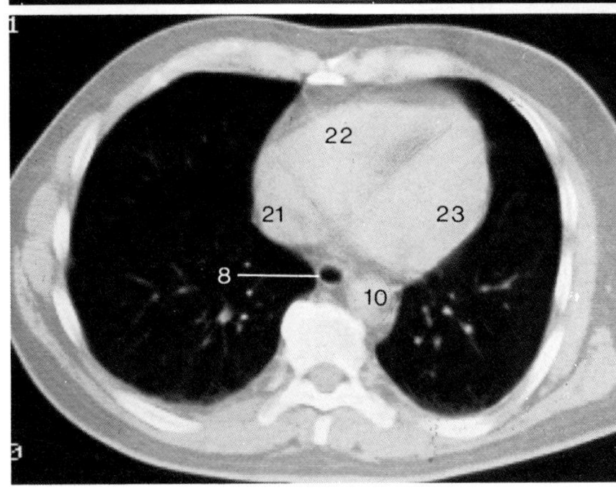

h

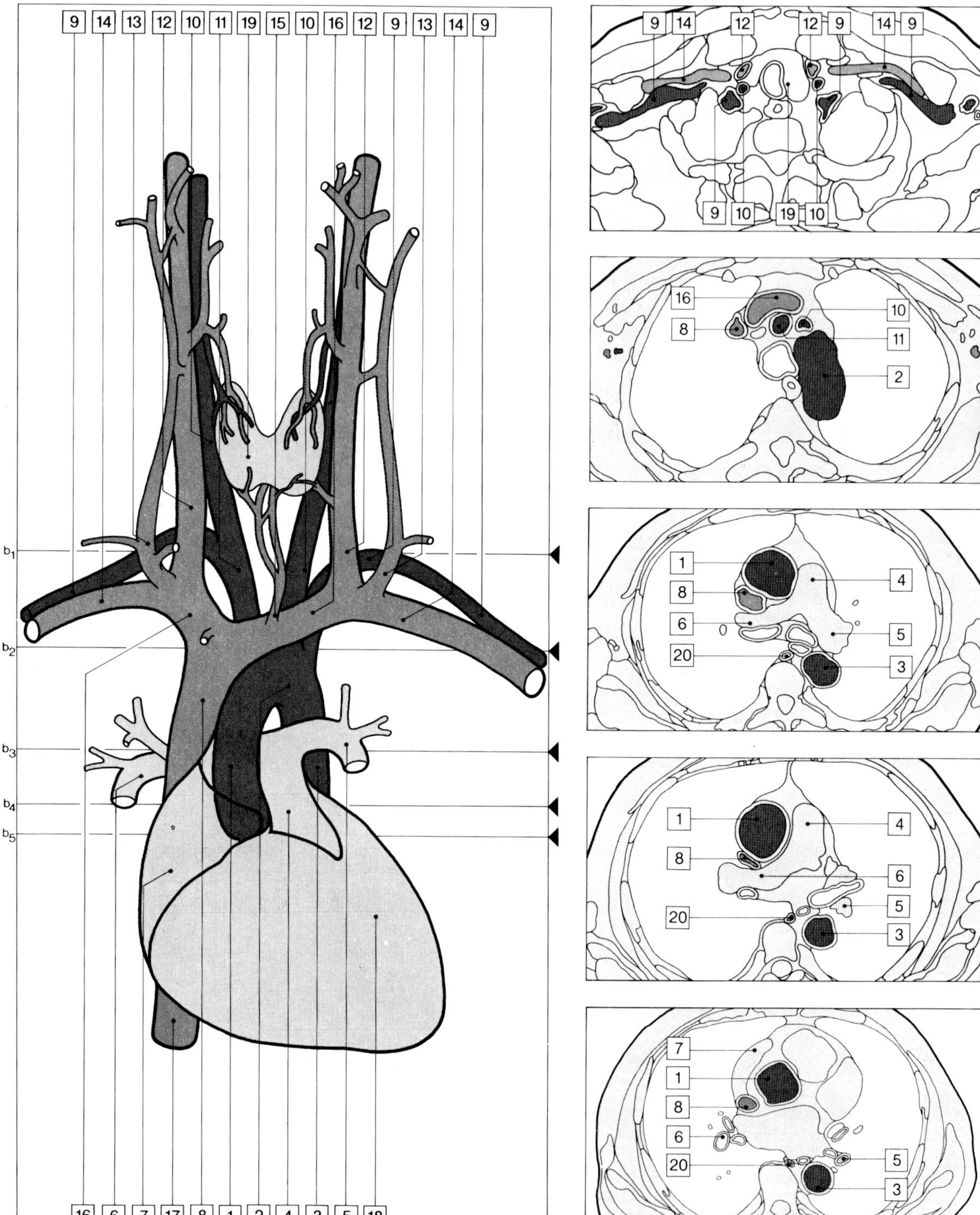

Abb. **43 a–b** Mediastinale Gefäße. **a** Situs. **b** Transversalschnitte (Schnitthöhe in **a** eingezeichnet) (aus *O. H. Wegener*: Ganzkörper-Computertomographie. Schering, Berlin 1981).

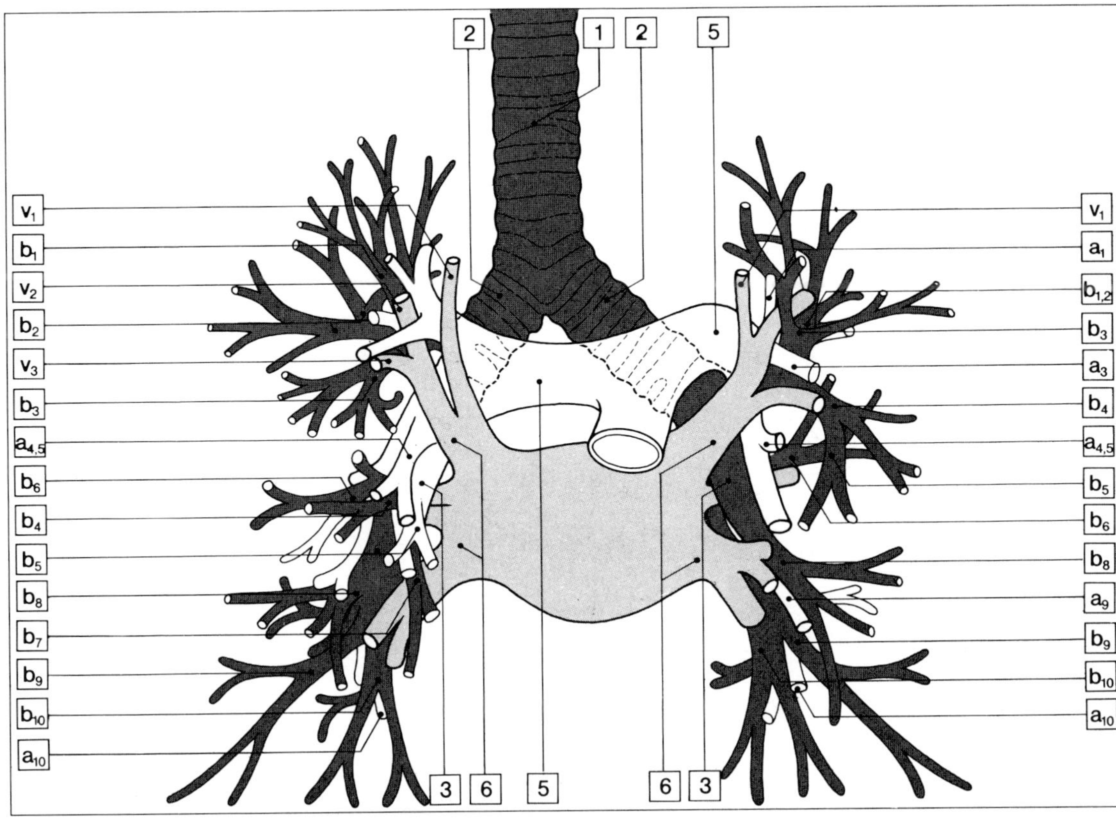

a

b

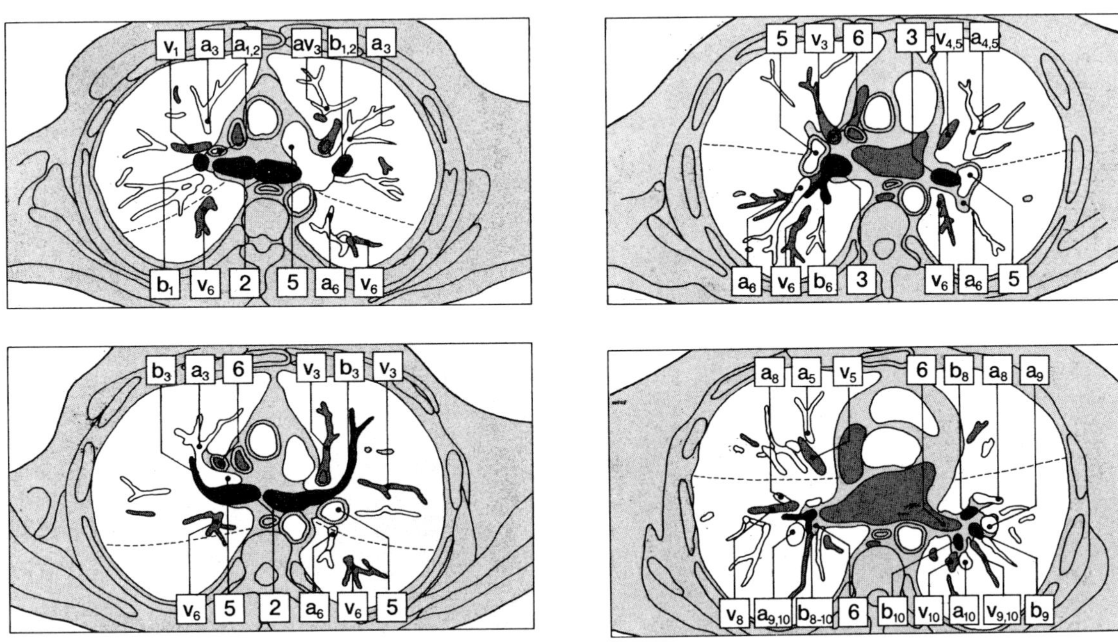

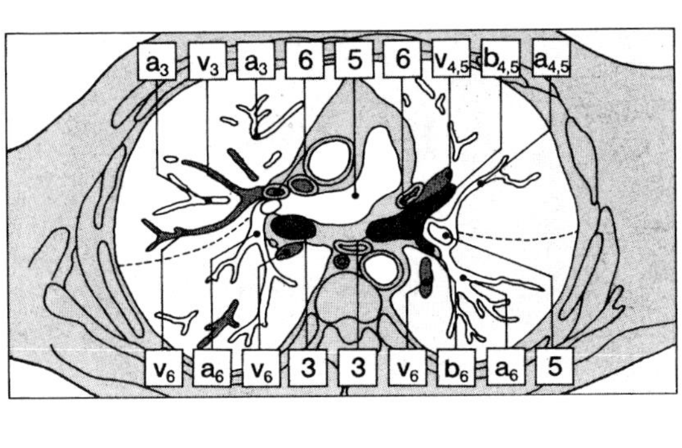

Abb. **44 a–b** Bronchovaskuläre Strukturen des Lungenhilus. **a** Situs von ventral. **b** Transversalschnitte (von kranial nach kaudal) (aus *O. H. Wegener*: Ganzkörper-Computertomographie. Schering, Berlin 1981).

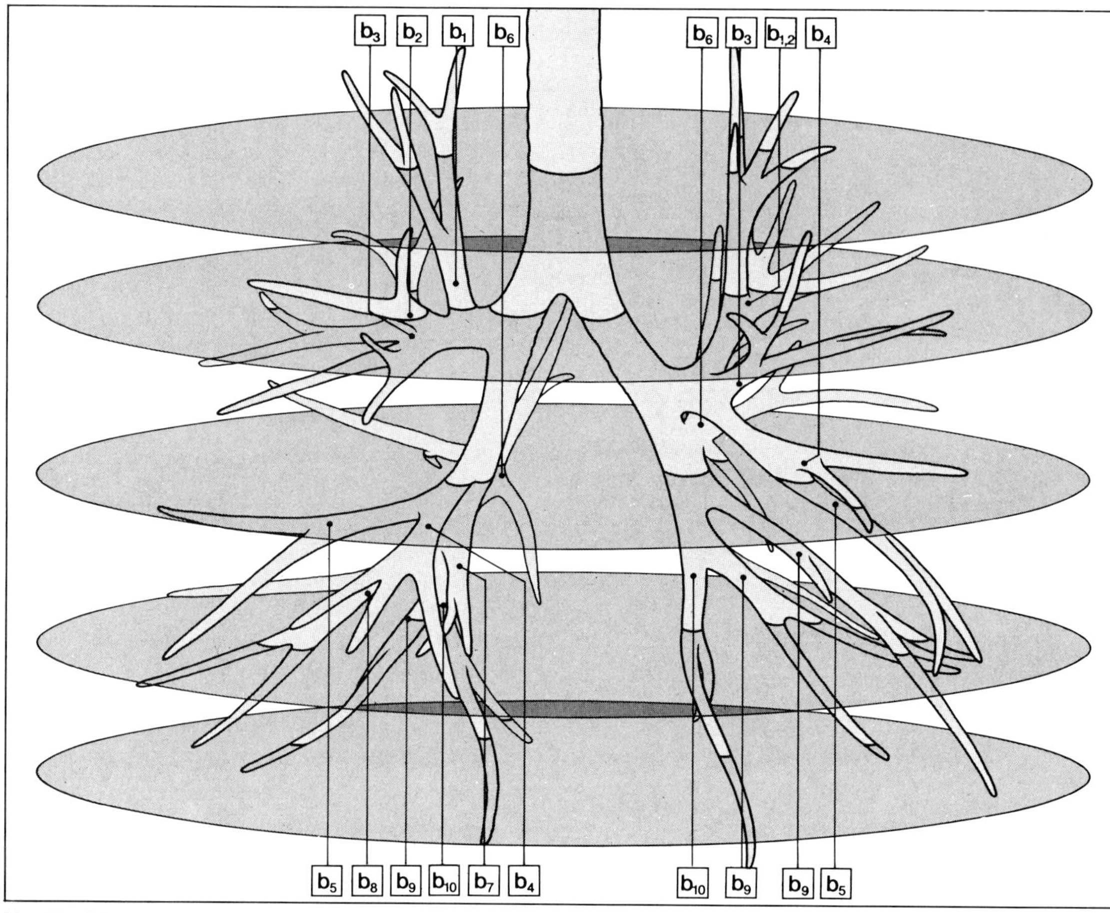

Abb. **45** Räumliche Zuordnung bronchialer Strukturen in Transversalschnitten. b_{1-10} Segmentbronchus 1–10 (aus *O. H. Wegener:* Ganzkörper-Computertomographie. Schering, Berlin 1981).

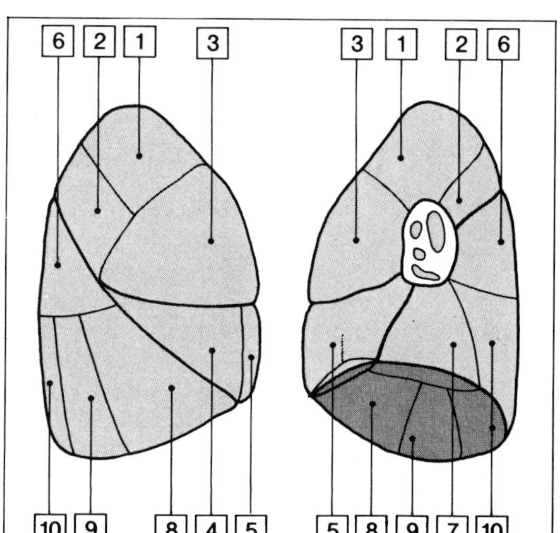

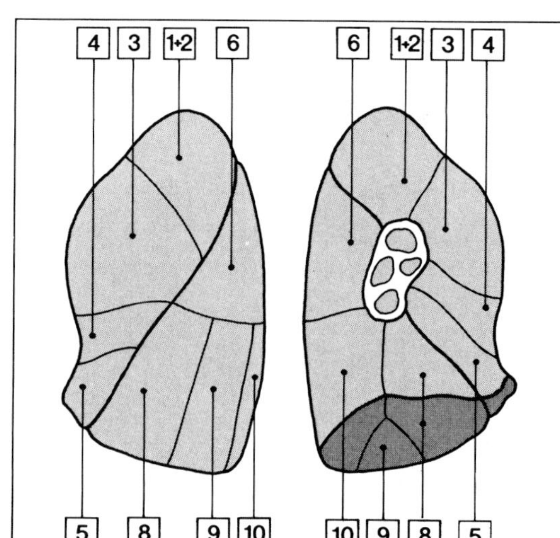

Abb. **46** Lungensegmente im Computertomogramm. $d_{1,2}$: Die Segmentgrenzen auf der Lungenoberfläche der linken (d_1) und der rechten (d_2) Lunge. d_3–d_{12}: Die Segmentgrenzen in Computertomogrammen können nur anhand der Gefäßverläufe und einzelner zentraler bronchialer Strukturen ungefähr angegeben werden. Dabei ist zu beachten, daß der größere Teil der Lungenvenen intersegmental verläuft (aus *O. H. Wegener*: Ganzkörper-Computer-Tomographie. Schering, Berlin 1981).

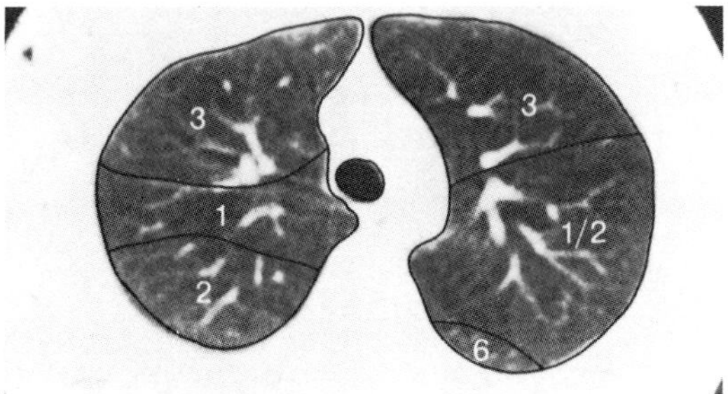

$1d_3$

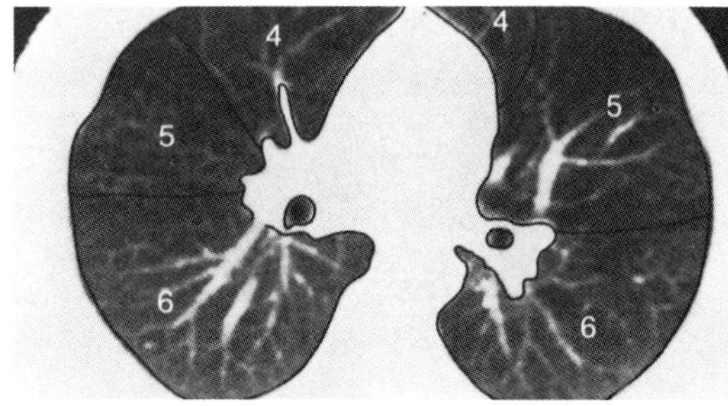

$1d_8$

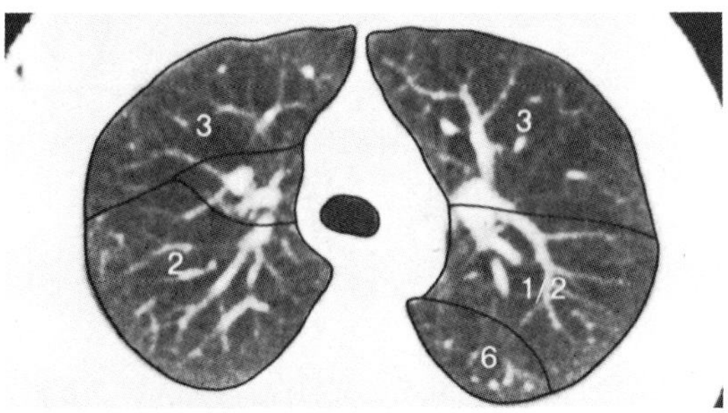

$1d_4$

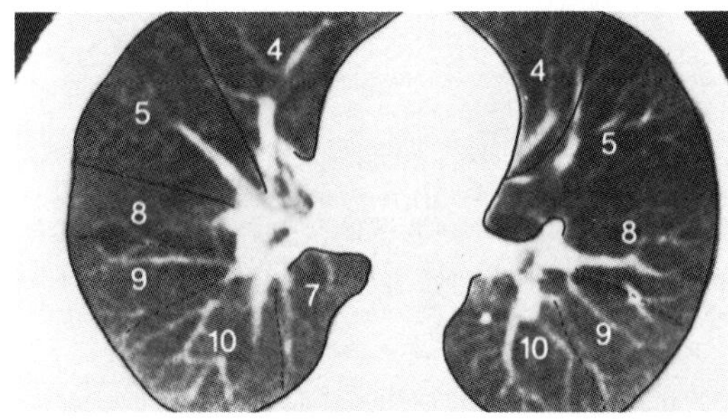

$1d_9$

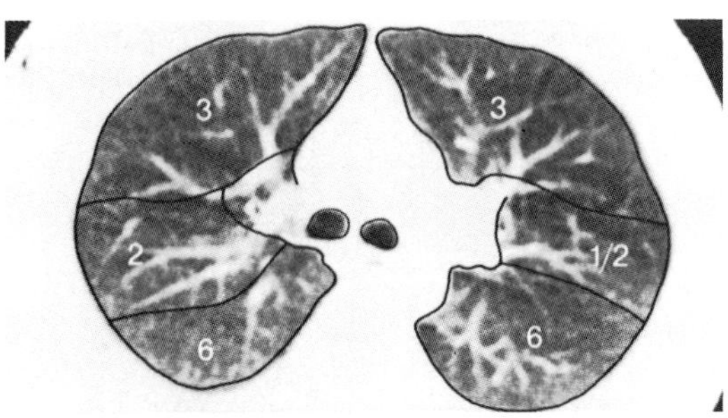

$1d_5$

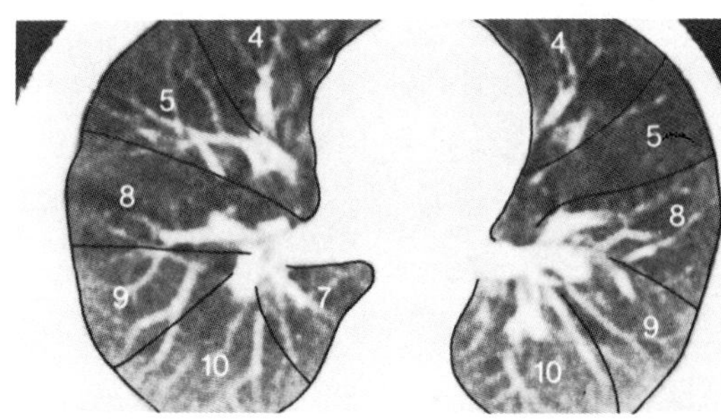

$1d_{10}$

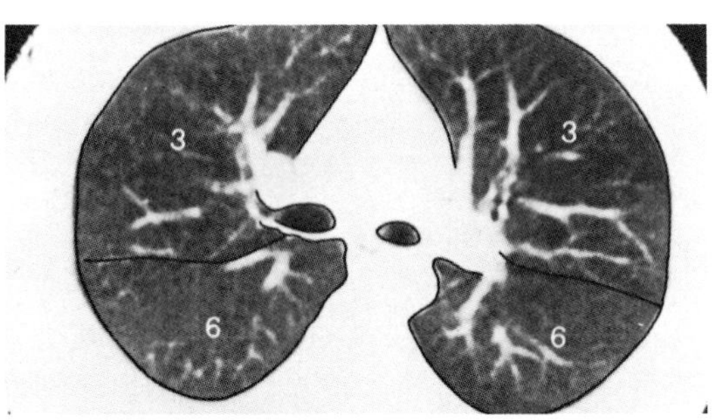

$1d_6$

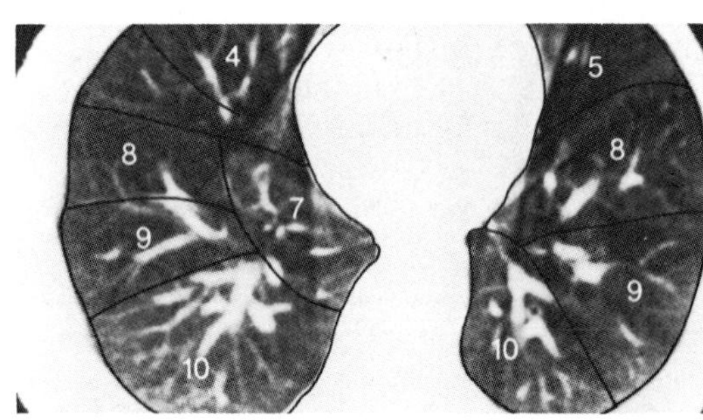

$1d_{11}$

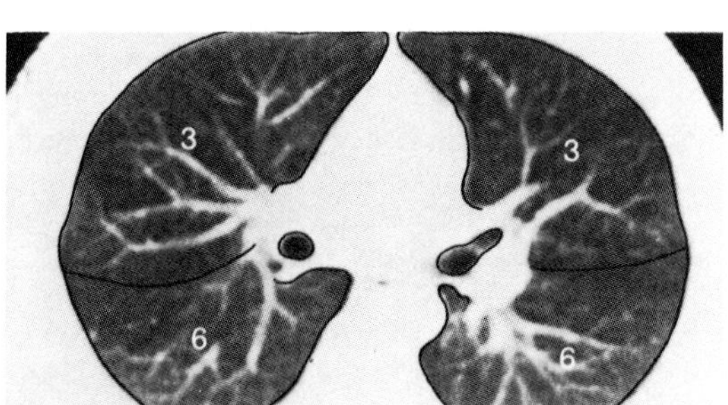

$1d_7$

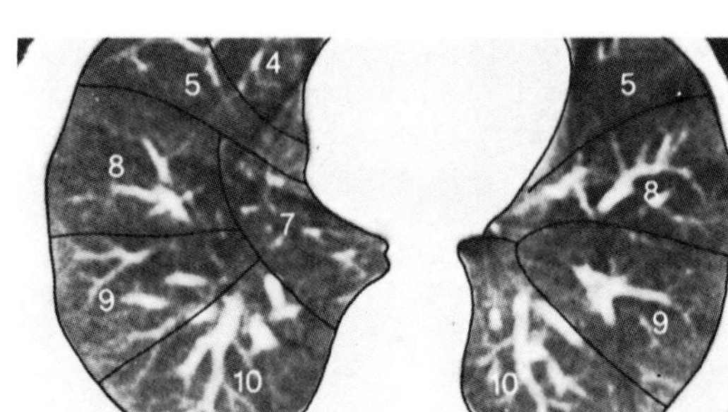

$1d_{12}$

zu Abb. **46**

Lungenszintigraphie

Technik

Die szintigraphischen Methoden erfassen die regionale Durchblutung der Lunge (Partikelperfusionsszintigraphie) oder die regionale Ventilation (Partikelinhalationsszintigraphie). Beide Parameter können auch kombiniert bestimmt werden (Funktionsszintigraphie mit radioaktiven Gasen). Schließlich läßt sich die Aktivität und die Koordination des Zilienapparates in der Bronchialschleimhaut bestimmen (mukoziliare Clearance) (37).

- *Partikelperfusionsszintigraphie.* Der liegende Patient soll mehrfach tief durchatmen, anschließend injiziert man 1–2 mCi ^{99M}Tc-markierte Mikrosphären in die Kubitalvene (Abb. **47**). Die Mikrosphären haben einen mittleren Durchmesser von 10–40 μm und bleiben in den Lungenkapillaren hängen, wobei etwa jede 10 000 Kapillare embolisiert wird. Mit externen Detektoren wird anschließend die Lunge szintigraphiert, zumindest aus ventraler, dorsaler und beiderseits lateraler Sicht (57).

- *Partikelinhalationsszintigraphie.* Der Patient inhaliert aus einem geschlossenen System ein radioaktiv markiertes Aerosol (z. B. vernebeltes ^{99m}Tc-Humanserumalbumin mit einer Partikelgröße von 1–3 μm). Das Aerosol benetzt die Atemwege und die Alveolen. Seine Verteilung charakterisiert die regionale Ventilation, die mit externen Detektoren szintigraphisch dokumentiert wird (s. Abb. 49, 50).

Darüber hinaus kann ein Szintigramm mehrere Stunden nach der Inhalation angefertigt werden. Es gibt Auskunft über den Abtransport des Nuklids und damit über die regionale Aktivität des mukoziliaren Transportsystems (78) (s. Abb. **51**).

- *Funktionsszintigraphie mit radioaktiven Gasen.* In einem Untersuchungsgang läßt sich sowohl die regionale Perfusion als auch die regionale Ventilation erfassen (Abb. **48**).

In die Kubitalvene wird Radioxenon, das in physiologischer Kochsalzlösung gelöst ist, injiziert. Ein Szintigramm dokumentiert anschließend die Lungenperfusion. Danach atmet der Patient aus einem geschlossenen System Radioxenon so lange ein, bis es gleichmäßig in der Lungenluft verteilt ist. Anschließend atmet der Patient Zimmerluft. Aus der Verschwinderate des Xenons kann die regionale Ventilation berechnet werden.

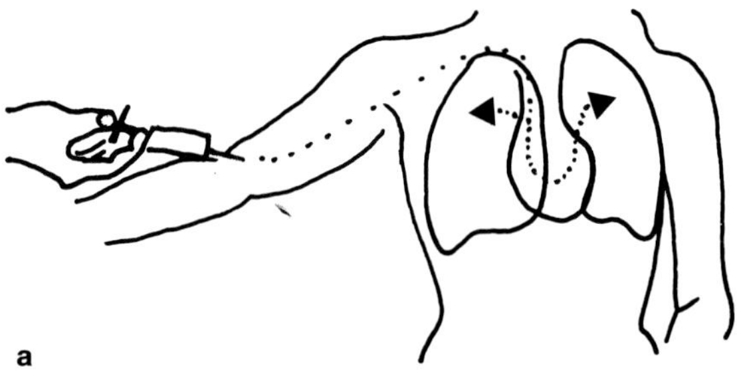

a

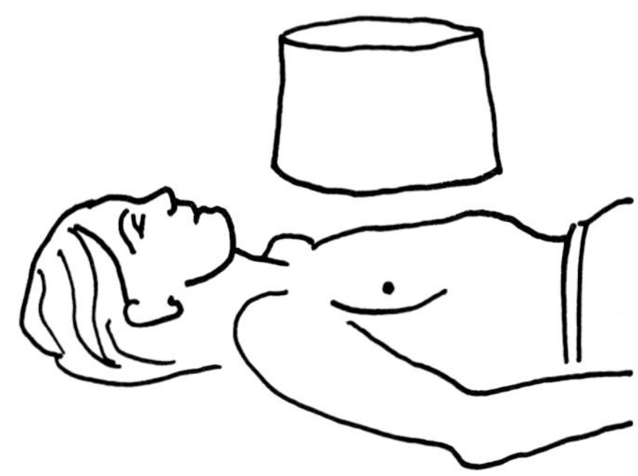

b

Abb. **47 a–b** Prinzip der Perfusionsszintigraphie. **a** Intravenös injizierte radioaktive Partikel bleiben in Lungenkapillaren hängen und können **b** mit externen Detektoren dargestellt werden (nach *Netter*).

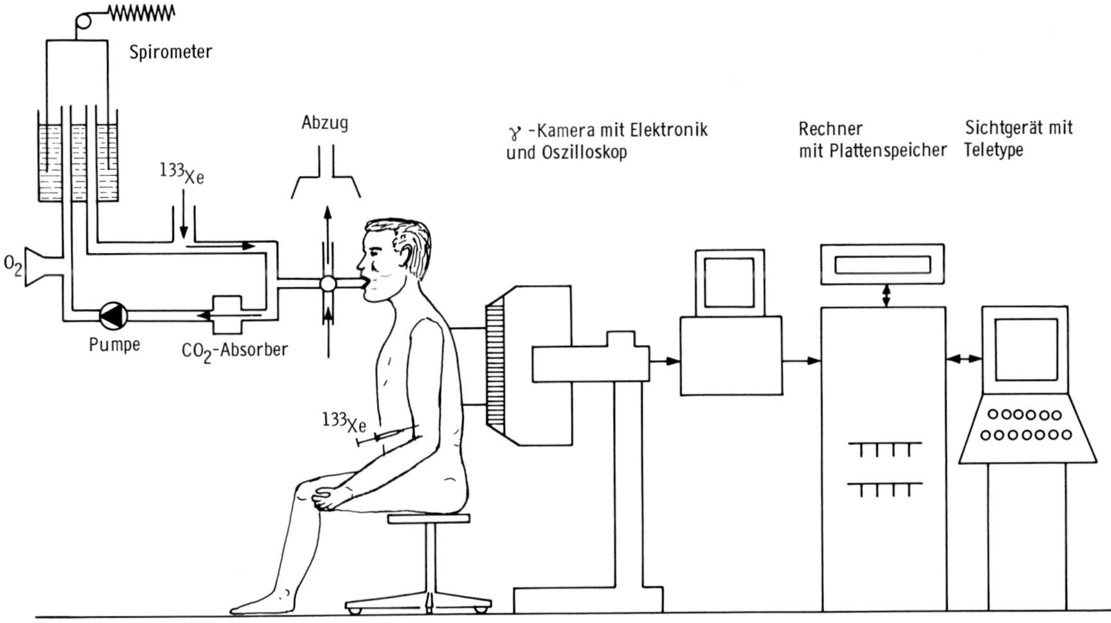

Abb. **48** Schematische Skizze des technischen Aufbaus der Perfusions-Ventilations-Untersuchung mit Xenon 133: Der Patient sitzt vor der Gammakamera, die on-line mit dem Rechner und dem Massenspeicher verbunden ist. Der Patient atmet in einem geschlossenen Spirometersystem, das auf Zimmerluftatmung über den 4-Wege-Hahn umgeschaltet werden kann (aus *U. Feine, K. zum Winkel*: Nuklearmedizin, Szintigraphische Diagnostik, 2. Aufl. Thieme, Stuttgart 1980).

Befunde

(Abb. **49–51**)

Abb. **49 a–b** Kombination von **a** Perfusions- und **b** Inhalationsszintigramm bei lokalisiertem Emphysem rechts basal. Unauffälliges Perfusionsszintigramm (4 mCi ^{99m}Tc-MOP) und Trapping-Effekt beim Xenon-Inhalationsszintigramm.

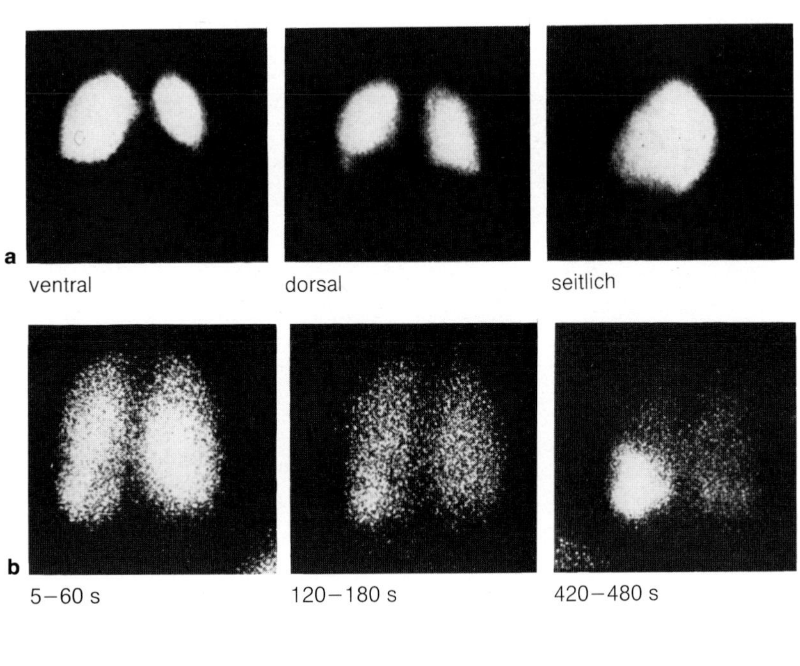

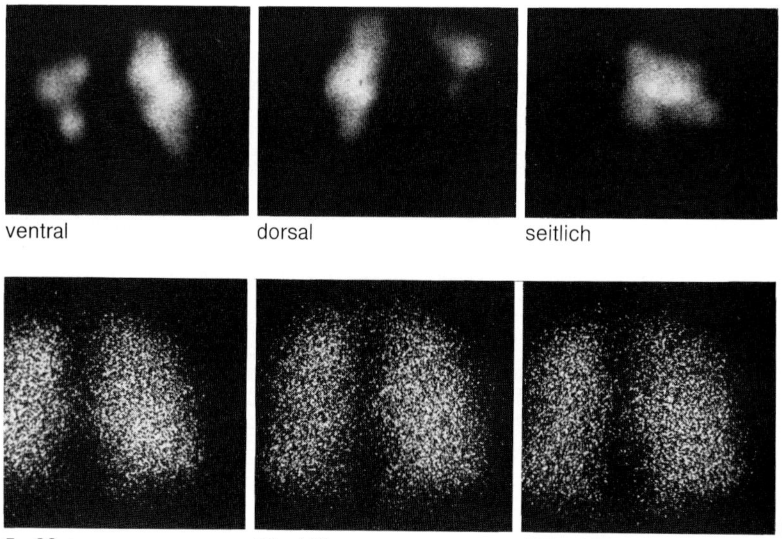
ventral dorsal seitlich a

5–20 s 70–100 s 300–400 s b

Abb. **50 a–f** Kombination von Inhalationsszintigramm (10 mCi ^{133}Xe) (**a**) und Perfusionsszintigramm (4 mCi ^{99m}Tc-MAP) (**b**). Lungenembolie. Multiple Perfusionsdefekte bei homogener Ventilation.

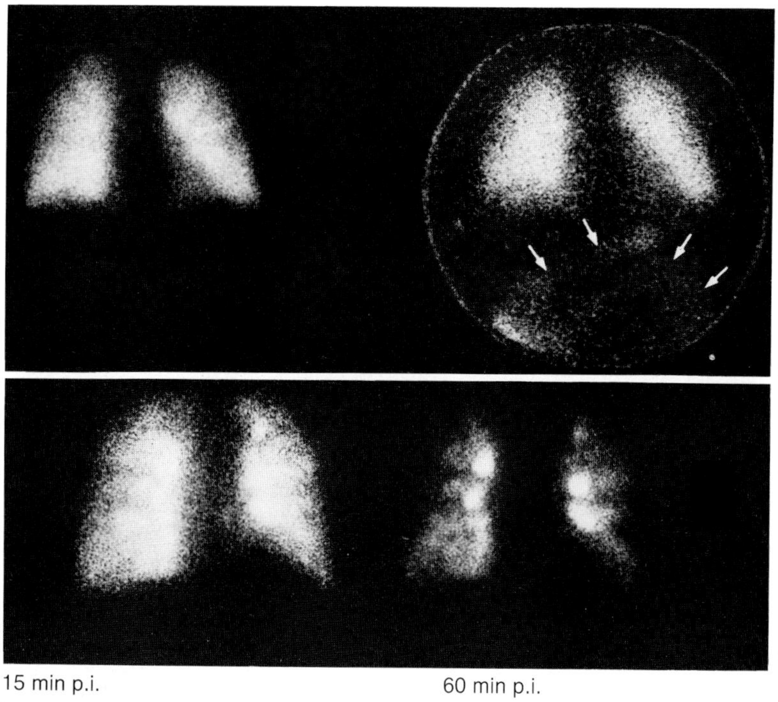
a

b

15 min p.i. 60 min p.i.

Abb. **51 a–b** Mukoziliarer Transport. **a** Normalbefund. **b** Chronisch obstruktive Bronchitis mit fleckigen Retentionen (→ verschlucktes Nuklid im Darm).

Sonographie

Technik

Sie eignet sich nur zur Abbildung von Thoraxwand- und Pleuraprozessen, da der Impedanzsprung zwischen Gewebe und Luft eine Darstellung der Lunge verhindert.
Zur Untersuchung der basalen Pleura und des Perikards setzt man den Schallkopf auf den Oberbauch des Patienten und sonographiert transhepatisch evtl. vorhandene basale Pleura- und Perikardergüsse (Abb. **52, 53**).
Sonographisch kann oft entschieden werden, ob ein Brustwandprozeß und eine umschriebene Raumforderung der Pleura costalis solide oder liquide ist; dazu wird der Schallkopf über dem Prozeß im Interkostalraum aufgesetzt (Abb. **54**).

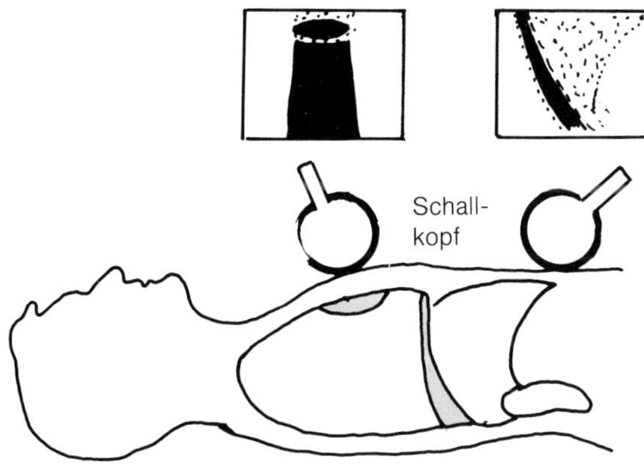

Abb. **52** Sonographie transthorakal und transhepatisch.

Befunde

(Abb. **53, 54**)

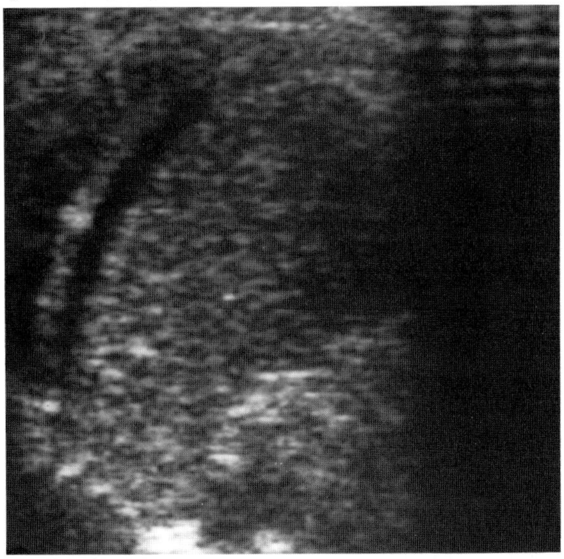

△
Abb. **53** Kleiner subpulmonaler Erguß, echotransparenter Streifen zwischen Zwerchfell und Lungenunterfläche.

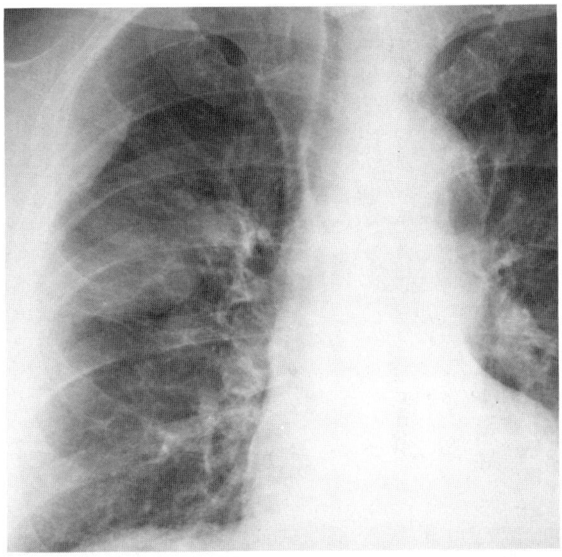

a

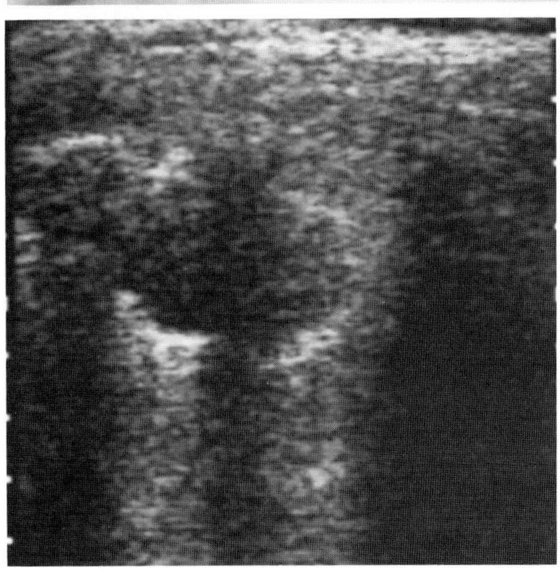

b

Abb. **54 a–b** Zystischer Prozeß der Pleura. Im Röntgenbild rundliche Verschattung; im Sonogramm echotransparenter Herd. ▷

Pulmonalisangiographie

Technik

- *Konventionelle Pulmonalisangiographie.* Ein Katheter wird über die Ellenbogenvene oder die V. femoralis in die V. cava, den rechten Vorhof oder selektiv in die rechte Pulmonalarterie geführt. Es empfiehlt sich, den Katheter erst dann in die Pulmonalarterie vorzuschieben, wenn eine Probeinjektion unter Durchleuchtung ausgeschlossen hat, daß thrombotisches Material im Herzen oder im Hauptstamm der Pulmonalarterie vorhanden ist. Im übrigen ist für die häufigste Angiographieindikation – nämlich die Embolie – eine Injektion in den rechten Vorhof ausreichend. Die Komplikationsrate bei der selektiven Angiographie der A. pulmonalis ist mit einer Letalität von 0,04–2% hoch (55). In Rückenlage wird die linke Seite des Patienten um 20 Grad angehoben, um die linke Unterlappenarterie und die Mittellappenarterie besser zu erkennen. Der Patient hält die Luft an, es wird Kontrastmittel injiziert (z. B. 60 cm^3 in drei Sekunden) und anschließend werden 6 Sekunden lang zwei Aufnahmen pro Sekunde belichtet (28) (s. Abb. **56**).

- Die *digitale Subtraktionsangiographie* ist technisch einfacher und belastet den Patienten weniger. In der überwiegenden Zahl der Fälle reicht diese Methode diagnostisch aus. Entweder wird das Kontrastmittel über eine kubitale Teflonkanüle injiziert (30 ml mit einer Flußrate von 12–15 ml/s), oder es wird ein zentraler Venenkatheter gelegt und über diesen mit einer Flußrate von 8–10 ml/s injiziert (65).

Die wichtigste *Indikation* für die Pulmonalisangiographie ist der Nachweis von Thrombembolien. Aber auch zur diagnostischen Abklärung von Pulmonalarterienstenosen bzw. von Mißbildungen wie Angiomen, Pulmonalisatresien und Fehlmündungen der Lungenvenen ist die Angiographie unerläßlich.

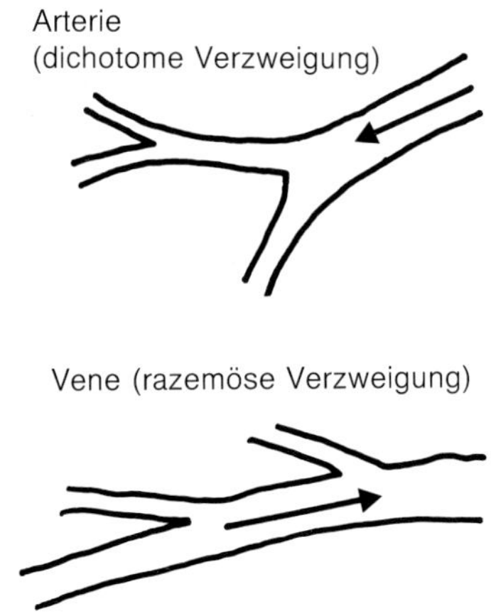

Abb. **55** Verzweigungstypen von Arterien und Venen (nach *Coussement* u. *Butori*).

Normalbefunde

(Abb. **55–57**)

Abb. **56 a–b** Normales Pulmonalisangiogramm.
a Arterielle Phase, **b** venöse Phase.

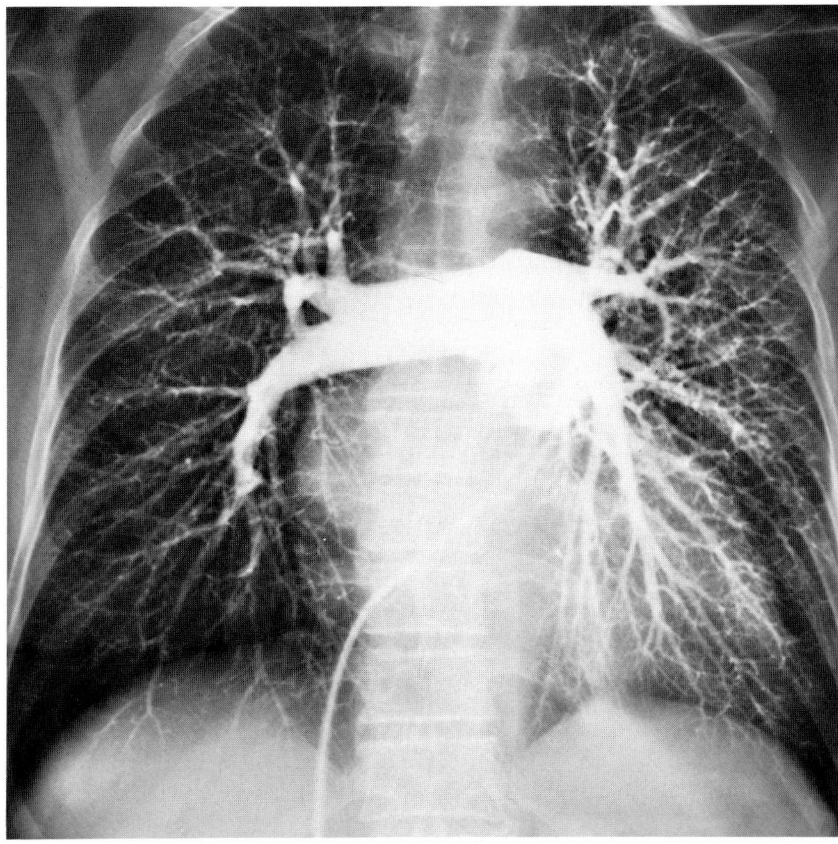

a

b

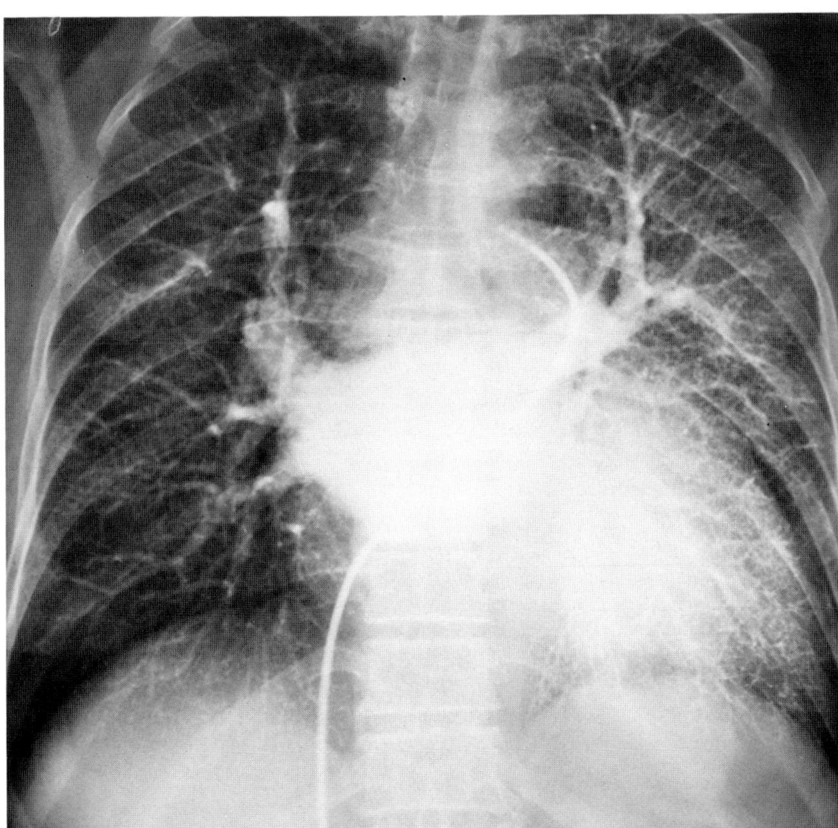

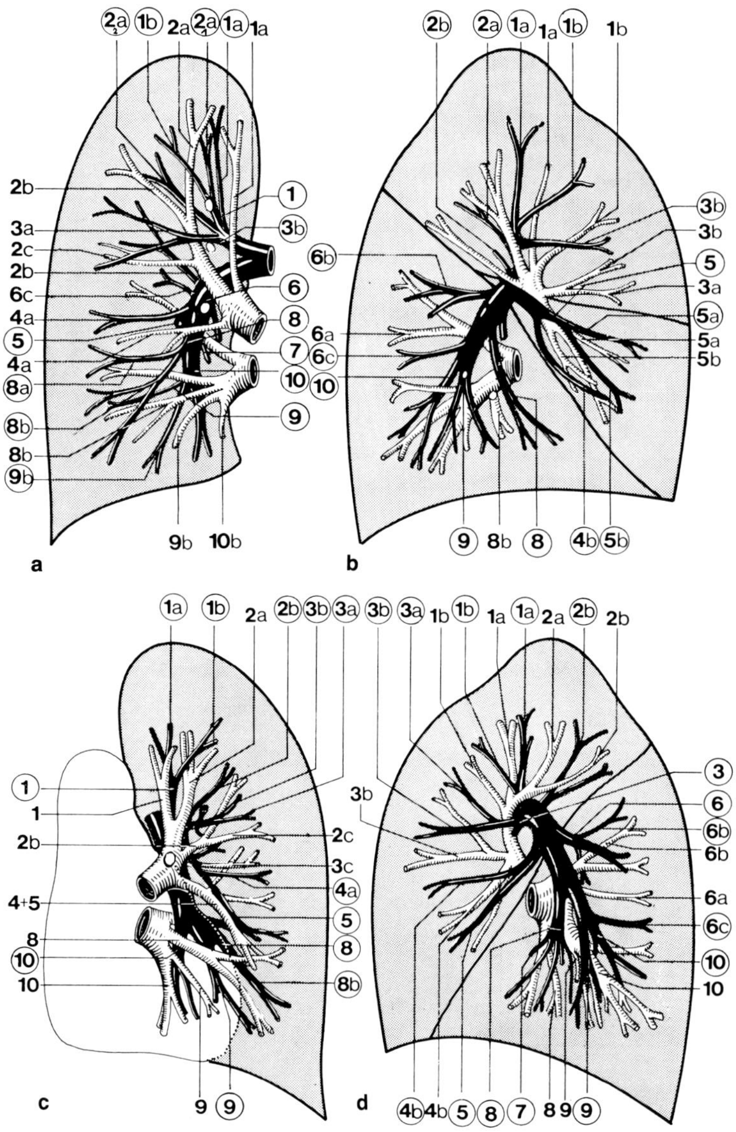

Abb. **57 a–d** Lungengefäße (aus *H. Uthgenannt:* Streifenschatten. In Teschendorf, W., u. a.: Röntgenologische Differentialdiagnostik, Bd. I/1, 5. Aufl. Thieme, Stuttgart 1975).

Arterien (Ziffern im Kreis):

1 A. apicalis lob., 1a R. apicalis, 1b R. anterior
2 A. posterior lob., 2a R. apicalis, 2b R. lateralis
3 A. anterior lob., 3a R. lateralis, 3b R. anterior
4 A. lateralis lob. med. dextri bzw. A. lingularis sup. lob. sup. sinistri, 4a R. posterior, 4b R. anterior
5 A. medialis lob. med. dextri bzw. A. lingularis inf. lob. sup. sinistri, 5a R. superior, 5b R. inferior
6 A. apicalis seu sup. lob. inf., 6a R. medialis, 6b R. superior, 6c R. lateralis
7 A. mediobasalis lob. inf., mit R. anterior und R. posterior
8 A. anterobasalis lob. inf., 8a R. lateralis, 8b R. basalis
9 A. laterobasalis lob. inf., 9a R. lateralis, 9b R. basalis
10 A. posterobasalis lob. inf., 10a R. laterobasalis, 10b R. mediobasalis, 10c R. dorsalis

Venen (Ziffern ohne Kreis):

1 V. apicalis lob. sup., 1a R. apicalis (zwischen S 1a und S 1b), 1b R. anterior (zwischen S 1b und S 3b)
2 V. posterior lob. sup., 2a R. apicalis (zwischen S 1a und S 2a), 2b R. posterior (zwischen S 2a und S 2b), 2c R. intermedius (zwischen S 2b und S 3a), 2d R. lateralis (zwischen S 3a und S 3b), 2i R. interlobaris (interlobär subpleural S 2a)
3 V. anterior lob. sup., 3a R. superior (zwischen S $3b_1$ und S $3b_2$), 3b R. inferior (zwischen S $3b_2$ und S 4b, 3c (nur links) R. lateralis (zwischen S 3a und S 4a)
4 V. lateralis lob. med. dextri, 4a R. posterior (zwischen S 4a und S 4b), 4b R. anterior (zwischen S 4b und S 5a) bzw.
V. lingularis sup. lob. sup. sinistri, 4a R. posterior (zwischen S 4a und S 5), 4b R. anterior (zwischen S 4b und S 5)
5 V. medialis lob. med. dextri, 5a R. superior (zwischen S 5a und S 5b), 5b R. interior (interlobär subpleural in S 5b) bzw.
V. lingularis inf. lob. sup. sinistri, 5a R. superior (zwischen S 5a und S 5b), 5b R. interior (zwischen S $5b_1$ und S $5b_2$)
6 V. apicalis seu sup. lob. inf., 6a R. medialis (zwischen S 6a und S 10), 6b R. superior (zwischen S 6b und S 6c sowie S $6b_1$ und S $6b_2$), 6c R. lateralis (zwischen S 6c und S 8a)
7 V. mediobasalis lob. inf., 7a R. anterior (zwischen S 7a und S 7b), 7b R. posterior (zwischen S 7b und S 10b)
8 V. anterobasalis lob. inf., 8a R. lateralis (zwischen S 8a und S 8b), 8b R. basalis (zwischen S 8b und S 7a und S 9b)
9 V. laterobasalis lob. inf., 9a R. lateralis (zwischen S 9a und S 9b), 9b R. basalis (zwischen S 9b und S 10a)
10 V. posterobasalis lob. inf., 10a R. lateralis (zwischen S 10a und s 10b), 10b R. medialis (zwischen s $10b_1$ und S $10b_2$), 10c R. dorsalis (zwischen S 10c und S 10b)

Bronchographie

Technik

Die Bronchographie wird heute meist im Anschluß an eine Bronchoskopie durchgeführt, wobei in einer Sitzung der Bronchialbaum nur unilateral gefüllt wird. Die Untersuchung kann in Vollnarkose, aber auch in Lokalanästhesie erfolgen (58, 73).

Der Patient ist nüchtern und wird leicht prämediziert (z. B. Penthidin 25 mg, Atropin 0,5 mg). Während der Bronchoskopie wird transnasal anästhesiert, und das Instrument wird 0,5 cm oberhalb der Bifurkation plaziert. Der Patient liegt seitlich auf dem zu untersuchenden Hemithorax. Über das Instrument werden 25 ml auf 37 Grad C angewärmtes Kontrastmittel gespritzt, und zwar unter Durchleuchtungskontrolle. Der Patient wird aufgefordert, langsam und tief durchzuatmen, und nachdem sich das Kontrastmittel ausreichend verteilt hat, wird in tiefer Inspirationsstellung in Seitenlage die Übersichtsaufnahme im frontalen Strahlengang angefertigt. Danach wird der Röntgentisch um 45 Grad hochgekippt und die Lunge im schrägen Strahlengang erneut geröntgt. Schließlich bringt man den Patienten in Senkrechtstellung und fertigt die p.-a. Aufnahme an (Abb. **58–60**). In dieser Stellung können auch, wenn nötig, zusätzliche Schrägaufnahmen angefertigt werden. Nach der Untersuchung soll der Patient kräftig abhusten.

Hauptindikation für die Bronchographie sind Bronchiektasen. Aber auch bei peripheren Tumoren kann es notwendig sein, präoperativ die Segmentzugehörigkeit bronchographisch zu bestimmen. Ebenso können Tracheobronchialstenose, kongenitale tracheobronchiale Anomalien und Fisteln zum Mediastinum und zum Ösophagus meist nur bronchographisch geklärt werden.

Normalbefunde

(Abb. **58–60**)

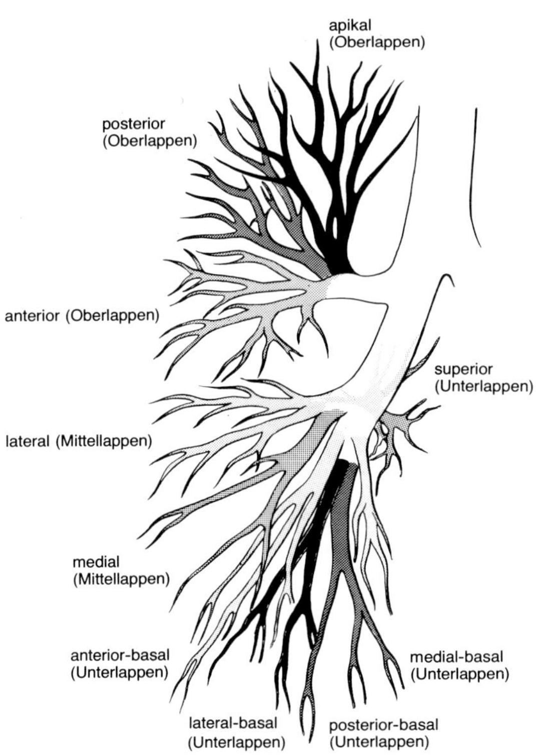

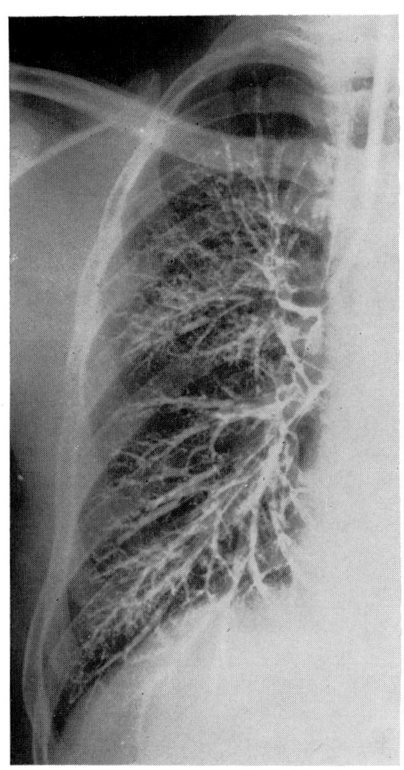

a

Abb. **58 a–b** Normales Bronchogramm p.-a. (aus *I. Meschan:* Analyse der Röntgenbilder, Bd. II. Enke, Stuttgart 1981).

Abb. **58 b** ▷

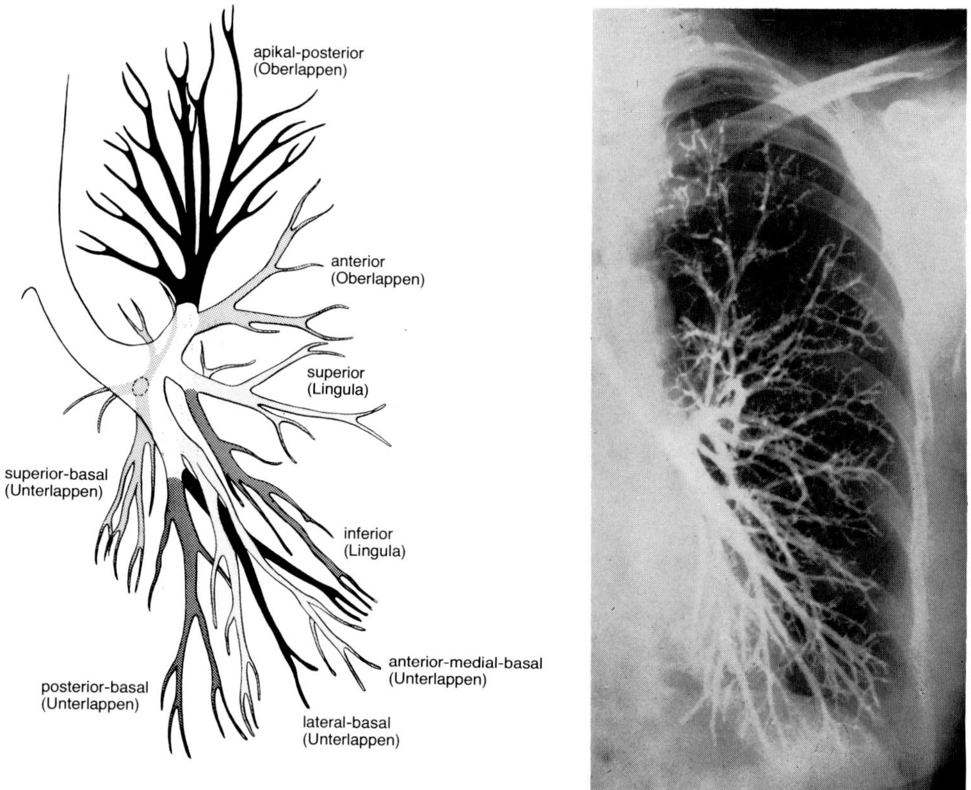
apikal-posterior
(Oberlappen)
anterior
(Oberlappen)
superior
(Lingula)
superior-basal
(Unterlappen)
inferior
(Lingula)
anterior-medial-basal
(Unterlappen)
posterior-basal
(Unterlappen)
lateral-basal
(Unterlappen)

b

Abb. **58 b**

a

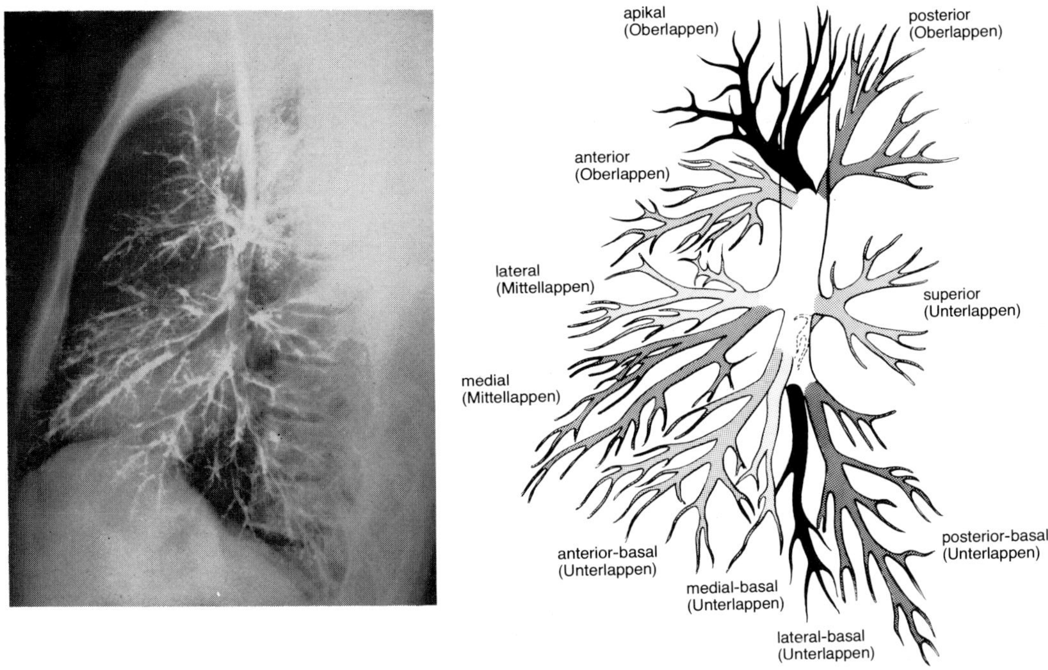

b

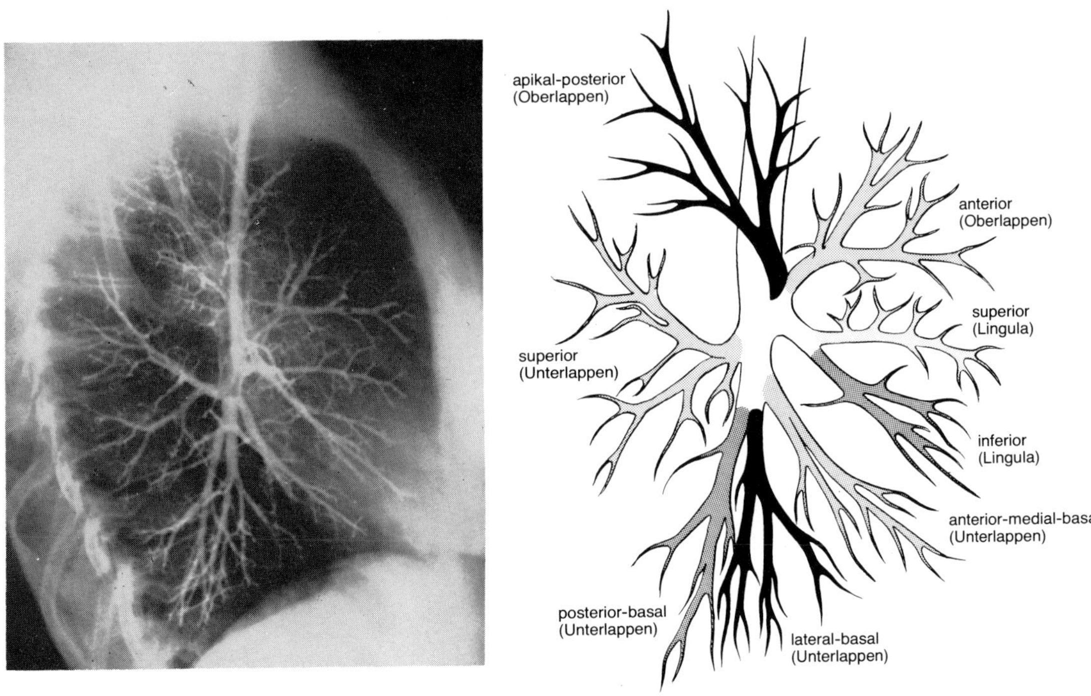

Abb. **59 a–b** Normales Bronchogramm seitlich (aus *I. Meschan:* Analyse der Röntgenbilder, Bd. II Enke, Stuttgart 1981).

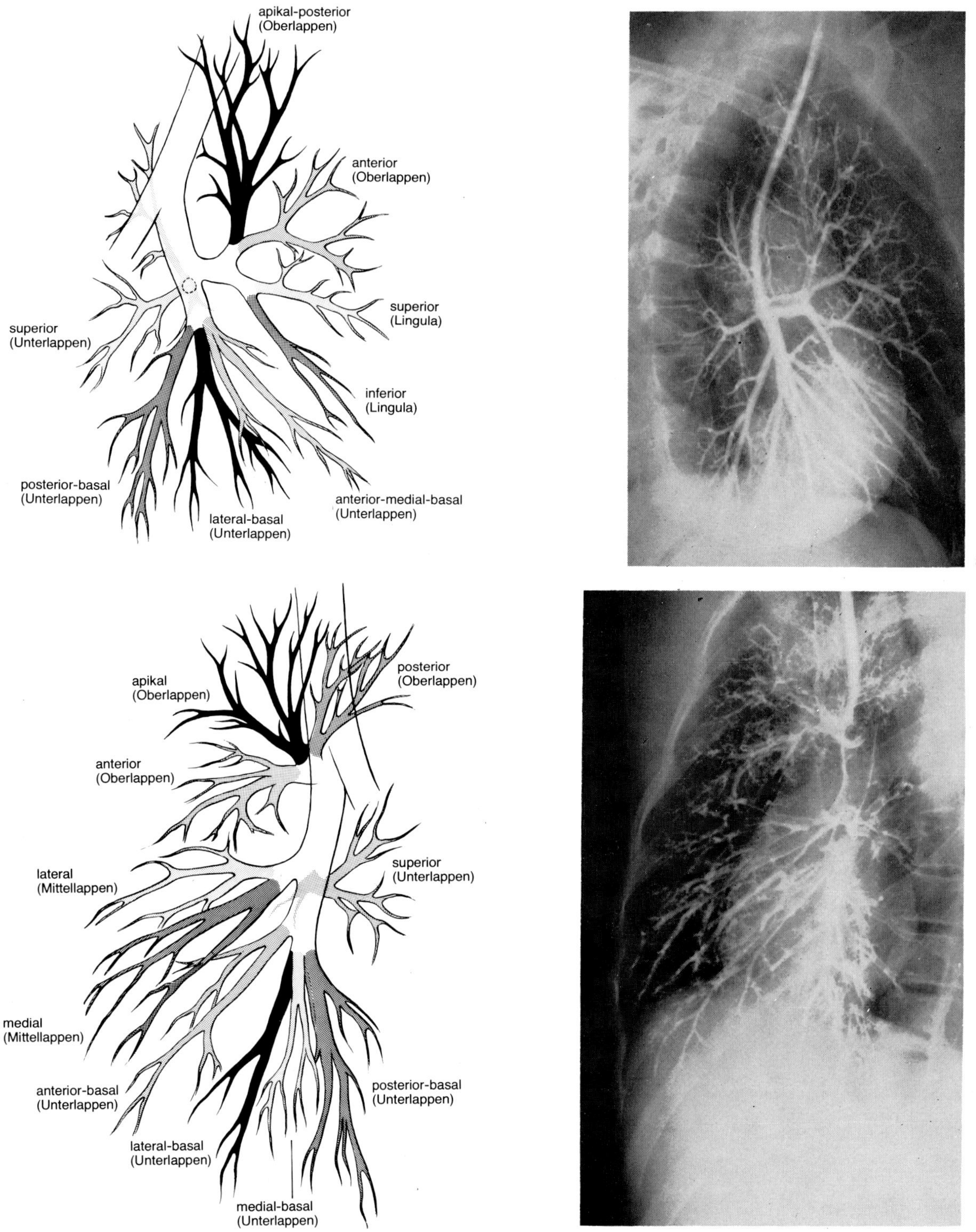

Abb. **60 a–b** Normales Bronchogramm schräge Projektion (aus *I. Meschan:* Analyse der Röntgenbilder, Bd. II. Enke, Stuttgart 1981).

Kernspintomographie (NMR)

Technik

Die Kernspintomographie wird seit 1978 in einigen Kliniken als bildgebendes Verfahren diagnostisch eingesetzt. Das Verfahren ist z. Z. noch sehr aufwendig, wird sich aber in naher Zukunft wahrscheinlich rasch entwickeln und verbessern. Abgesehen von einigen unbestreitbaren Vorteilen für die Diagnostik von Herzkammern und Mediastinalprozessen bietet das Verfahren im Thoraxbereich z. Z. noch keine klinisch relevanten Zusatzinformationen. Dies kann sich aber bereits in den nächsten Jahren ändern.

Die NMR-Bilder sind Computertomogrammen ähnlich. Sie informieren aber über andere Eigenschaften des Gewebes, und zwar wird die Menge und der physikalische Zustand von Protonen dargestellt. Unter dem Einfluß starker Magnetfelder richten sich die Protonen in der untersuchten Körperregion ähnlich wie kleine Kompaßnadeln aus. Diese Kompaßnadeln können von einem hochfrequenten magnetischen Feld abgelenkt werden. Kippen sie anschließend in ihre ursprüngliche Richtung zurück, so emittieren sie eine schwache elektromagnetische Strahlung, die von einer Antenne als Signal aufgefangen wird. Ein geeigneter Gradient im Magnetfeld erreicht, daß die Signale nur aus einer vorgewählten Körperschicht des Patienten aufgefangen werden. Später rekonstruiert ein Computer aus diesen Signalen ein Querschnittbild des untersuchten Körpers (81).

Im Vergleich zur Computertomographie sind die Untersuchungszeiten wesentlich länger, so daß die Atembewegung die Bildauflösung im Thorakalbereich verschlechtert. Wegen des hohen Kontrastes zwischen Weichteilen und strömendem Blut sind die Lumina der großen Gefäße und der Herzkammern gut sichtbar, wenn Bewegungsartefakte durch EKG-Triggerung eliminiert werden. Besonders in der Herzdiagnostik ist deshalb die Kernspintomographie der Computertomographie überlegen (Abb. **61a–c**). Oft können auch tumoröse und entzündliche Mediastinalprozesse besser als mit der Computertomographie darstellbar sein, weil sich die Prozesse deutlicher von Gefäßstrukturen abheben und weil die koronare bzw. sagittale Schnittebene die Ausdehnung der Prozesse übersichtlicher macht.

Normalbefunde

(Abb. **61a–c**)

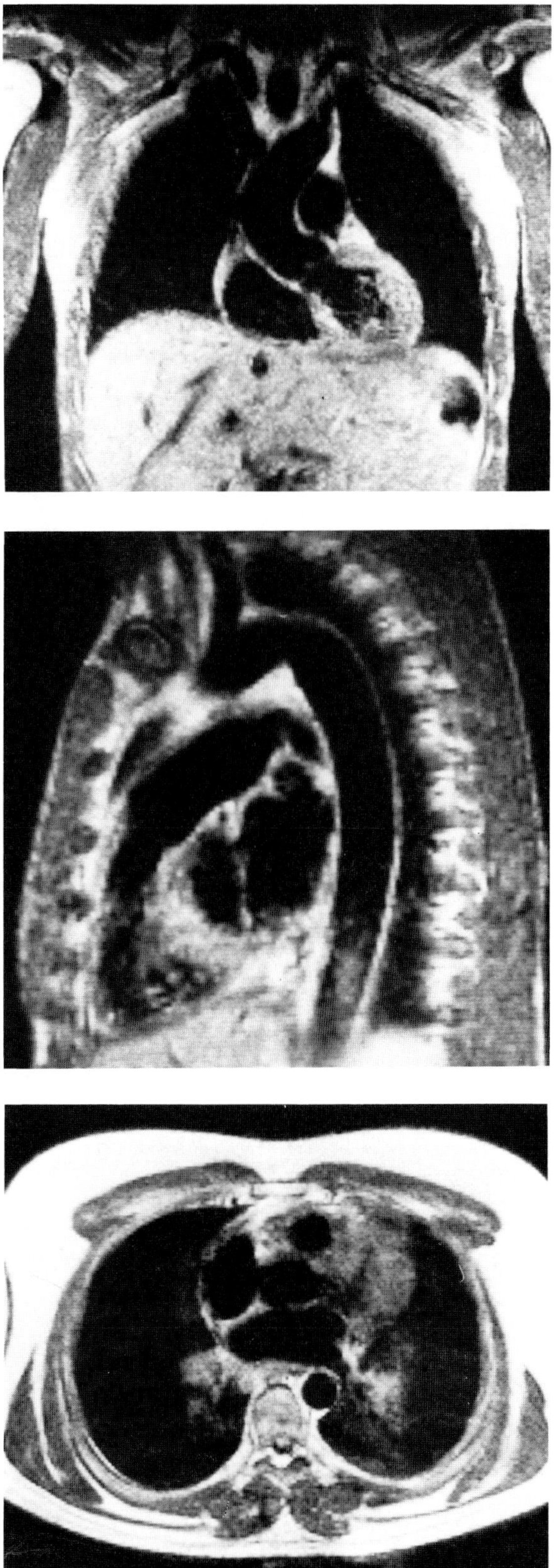

a

b

c

Abb. **61 a–c** NMR des Herzens und des Mediastinums. ▷
a Koronarschnitt durch den rechten Vorhof, die Aorta ascendens und die Pulmonalarterie. **b** Sagittalschnitt durch die Aorta, die A. pulmonalis und den linken Ventrikel. **c** Axialschnitt durch die Aortenwurzel. Infolge der Blutbewegung sind Bluträume kontrastreich dargestellt.

Lungenerkrankungen

Mißbildungen

Lungensequestration

Eine Lungensequestration ist ein akzessorischer Lungenteil von Pflaumen- bis Kindskopfgröße, der gar keine oder nur eine rudimentäre Verbindung zum Tracheobronchialbaum hat. Er ist meist zystisch umgewandelt und mit Schleim gefüllt. Im Laufe des Lebens führt die Schleimproduktion oft zur Perforation in einen Bronchus; der schleimige Inhalt wird dann drainiert und kann sich auch infizieren. Entwicklungsgeschichtlich entstehen die Sequestrationen aus akzessorischen Lungenknospen, die distal von der eigentlichen Lungenknospe aus dem primitiven Vorderdarm herauswachsen (93, 98). Deshalb haben sie gelegentlich auch eine fistelartige Verbindung zu Ösophagus oder Magen. Je nachdem, ob sie innerhalb oder außerhalb des normalen lobären Pleuraüberzugs liegen, unterscheidet man:

- *Intralobäre Sequestration.* Sie wird zusammen mit dem benachbarten Lungengewebe von einer intakten lobären Pleura umgeben. Arteriell wird sie in der Regel von Ästen der Aorta versorgt, und Lungenvenen drainieren sie.
- *Extralobäre Sequestration.* Sie grenzt sich mit einer eigenen Pleura gegen das gesunde Lungengewebe ab. Auch sie wird aus Ästen der Aorta arteriell versorgt. Die Drainage läuft aber über die Azygosvenen und die V. cava.
- *Nebenlunge.* Sie liegt wie die extralobäre Sequestration in einer eigenen Pleurahülle, besitzt aber einen rudimentären Bronchus, der auch durchgängig sein kann und zur Trachea, zur Bifurkation oder zum Ösophagus zieht (105).

Klinik

Klinische Symptome treten meist erst im Erwachsenenalter auf, wenn die Sequestration perforiert und infiziert wird. Sie entsprechen dann denen einer Pneumonie.

Röntgen

In etwa zwei Drittel der Fälle liegt die Sequestration im linken posterioren Unterlappensegment, also im linken Wirbelsäulen-Zwerchfell-Winkel. Die meisten anderen Fälle sind im posterioren Unterlappensegment rechts lokalisiert. Die runden, ovalen oder dreieckigen Schatten sind homogen und glatt konturiert. Nach der Perforation und der Drainage zeigen sich multilokuläre Zysten, die teils mit Luft, teils mit Flüssigkeit gefüllt sind (87, 94, 95). Die röntgenologische Verdachtsdiagnose ist berechtigt, wenn bei einer Verschattung im Wirbelsäulen-Zwerchfell-Winkel links im Laufe einer Pneumonie der Übergang von homogener Verschattung zum zystischen Prozeß nachgewiesen wird (Abb. **62**).

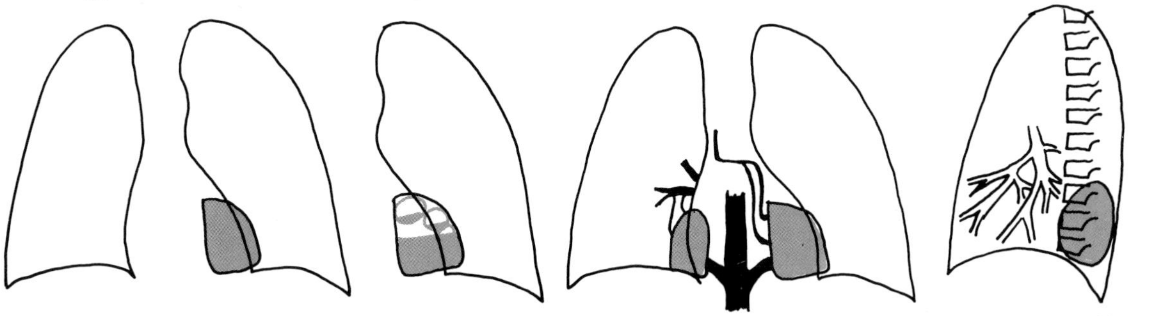

ovaler homogener Schatten im vertebrodiaphragmalen Winkel. Intralobäre Sequestrationen sind gelegentlich kollateral ventiliert und mit Luft gefüllt.

nach Perforation ein- oder mehrkammrige Höhlen

Aortographie

intralobär:
- keine eigene Pleura
- Drainage über Lungenvenen

extralobär:
- eigene Pleura
- Drainage über V. azygos und V. cava

Bronchographie

Bronchialbaum spart Sequestration aus

Abb. **62** Sequestrationen.

Computertomographie

Sie zeigt ein- oder mehrkammrige Zysten (Abb. **63 a**)

Magen-Darm-Passage

Eine Kontrastmittelfüllung von Ösphagus und Magen kann in seltenen Fällen eine enteropulmonale Fistel als schmales Kontrastmittelband nachweisen.

Angiographie

Die Aortographie zeigt die arteriellen Zuflüsse der Sequestration in 70% aus der Aorta thoracica descendens, in 20% aus der Aorta abdominalis und in 5% aus einer A. intercostalis (99). Die intralobäre Sequestration wird von Lungenvenen drainiert, die extralobäre Sequestration von der V. cava, der V. hemiazygos, der V. azygos oder von der V. portae (Abb. **63 b**).

Bronchographie

Der Bronchialbaum spart die Sequestration aus. Im Gegensatz zu erworbenen Prozessen sind die Bronchien nicht verlagert und brechen nicht ab.

Differentialdiagnose

Bochdalek-Hernie, Empyem usw. (s. Verschattung im Herz-Zwerchfell-Winkel).

a

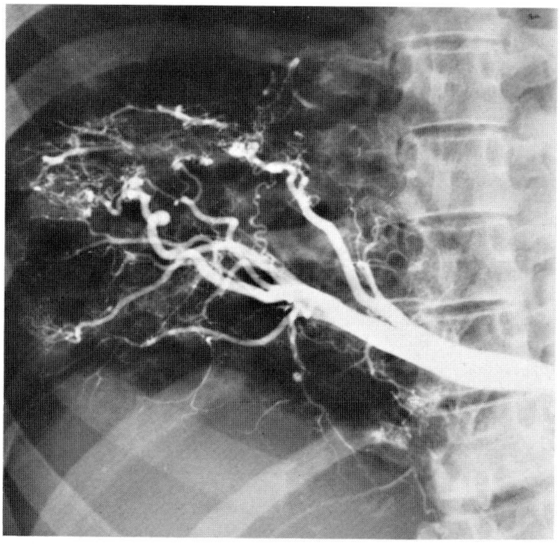

b

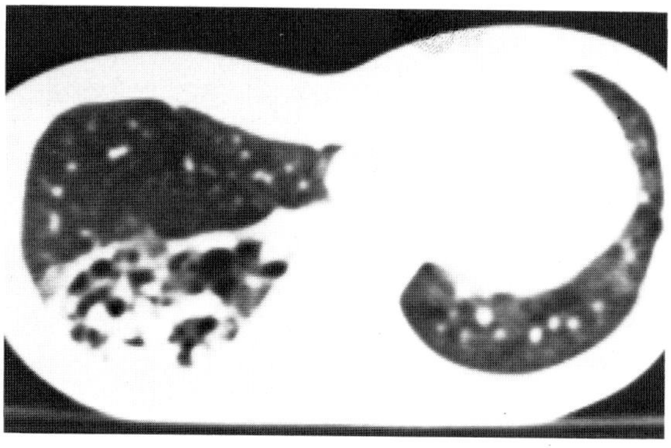

◁ Abb. **63 a–b** Intralobäre Sequestration. Das Computertomogramm zeigt einen zystisch umgewandelten Lungenabschnitt, der, wie das Angiogramm beweist, aus einem Ast der Aorta versorgt und von Lungenvenen drainiert wird.

Bronchogene Zyste

Es handelt sich um kirsch- bis apfelgroße, mit Schleim gefüllte Zysten. Sie sind die häufigsten bronchopulmonalen Malformationen und entstehen infolge einer gestörten Bronchialsprossung. Sie liegen intrapulmonal oder mediastinal (Abb. **64**).

- *Intrapulmonale Zysten* (70%). Die im Lungenkern gelegenen Zysten (zentraler Typ) sind meist von Bronchialepithel ausgekleidet und enthalten eine schleimähnliche Substanz. Die im Lungenmantel gelegenen Zysten (peripherer Typ) sind meist multilokulär und gehen bei entsprechender Ausdehnung fließend in die kongenitale Wabenlunge über.

- *Mediastinale Zysten* (30%). Sie entsprechen Nebenlungen und sind von Ösphagusduplikationen und enterogenen mediastinalen Zysten meist erst postoperativ oder autoptisch zu unterscheiden (100).

Klinik

Beschwerden treten nur bei Superinfektionen auf. Sehr selten entsteht auch infolge einer Ventilstenose eine Spannungszyste mit Atembeschwerden.

Röntgen

Die intrapulmonalen Zysten liegen in zwei Drittel der Fälle in den Unterlappen, sind kirsch- bis pflaumengroß, glatt berandet und homogen. Sehr selten ist die Wand kalzifiziert (88). Drainierte Zysten bilden sich als dünner Ringschatten mit oder ohne Flüssigkeitsspiegel ab (Abb. **65**). Die seltenen Spannungszysten sind große Luftblasen, die die angrenzenden Lungengefäße und das Mediastinum verlagern (Abb. **66**).
Die mediastinalen Zysten sind karinanah gelegen, sie sind homogen, glatt berandet und können Trachea und Ösphagus imprimieren oder stenosieren (Abb. **67**).

Computertomographie

Die glatt berandeten Rundherde sind von homogener, serumähnlicher Dichte.

Angiographie, Bronchographie, Szintigraphie, NMR

Keine Zusatzinformationen.

Differentialdiagnose

Pulmonale Rundherde (S. 239), mediastinale Tumoren (S. 189).

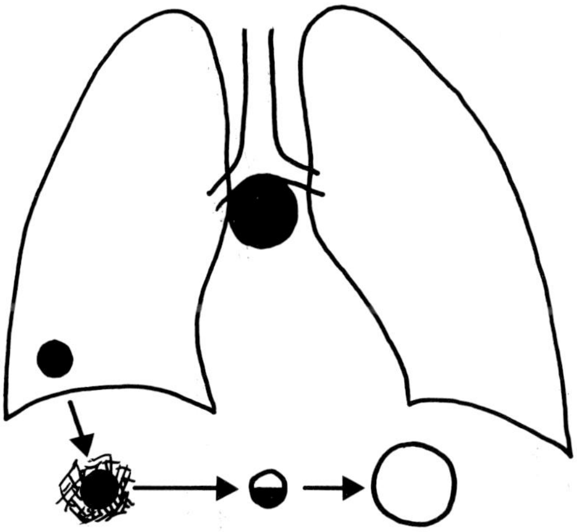

Abb. **64** Bronchogene Zyste.

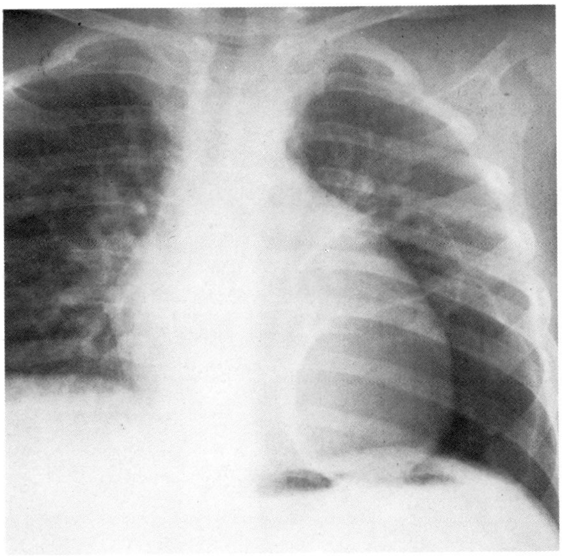

a

b

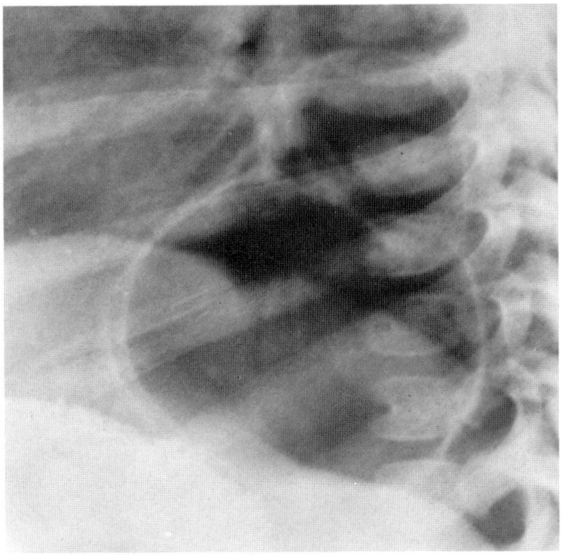

△
Abb. **66 a–b** Blähzyste im linken Unterlappen. Bei Voraufnahme zeigte sich ein homogener Rundherd und später eine kleine Zyste.

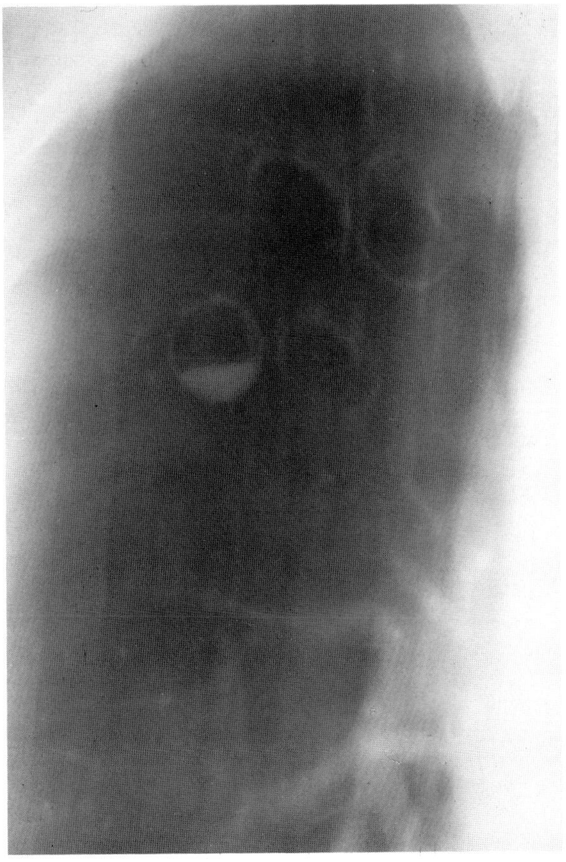

◁ Abb. **65** Mehrere bronchogene Zysten, die drainiert sind. In einer findet sich ein entzündungsbedingter Sekretstau.

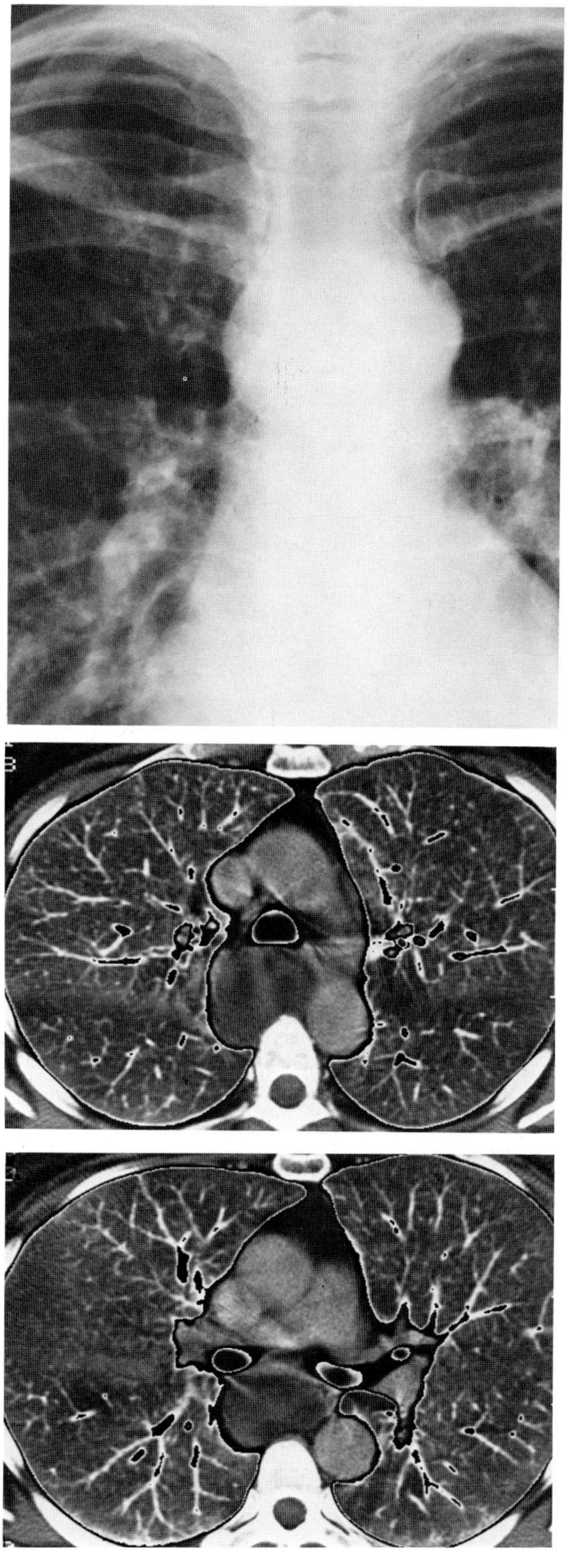

Abb. **67 a–c** Bronchogene Zyste. Im Röntgenbild runde, scharf begrenzte Raumforderung im Tracheobronchialwinkel rechts. Computertomographisch runde Raumforderung paratracheal und subkarinal mit wasseräquivalenter Dichte.

Adenomatoidzystische Lungenfehlbildung

Es handelt sich um eine einseitige Überschußbildung von bronchiolus- und duktusartigen Strukturen, die meist regional nur einen Lungenlappen befällt. Dieses kommunizierende Hohl- und Spaltraumsystem hat über die Kohn-Poren Anschluß an das Nachbarparenchym, was auch die Blähfähigkeit der Malformation über kollaterale Belüftung erklärt (91, 105) (Abb. **68**).

Klinik

Meist kommt es bereits in den ersten Lebenstagen zu Dyspnoe und Zyanose, eine Spätmanifestation im Erwachsenenalter ist aber auch möglich.

Röntgen

In einer umschriebenen Region zeigen sich zahlreiche Ringschatten, die raumfordernden Charakter haben und die angrenzenden Lungen- und Mediastinalstrukturen verlagern können (102) (Abb. **69**). Die Größe des Prozesses kann sich bei Verlaufskontrollen kurzfristig ändern, und eine interkurrente Schleimretention kann körnig-fleckige Verschattungen verursachen.

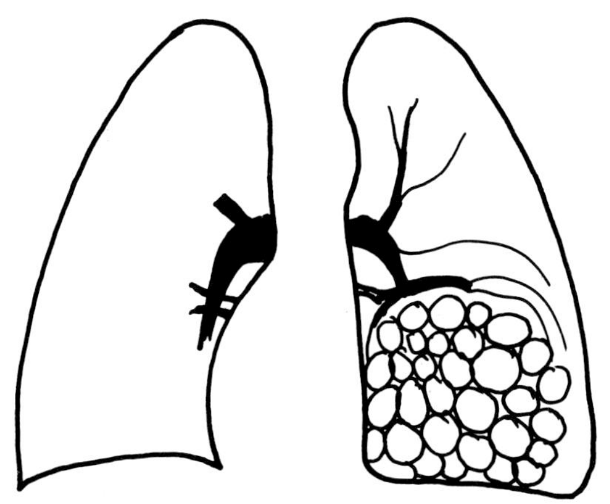

Abb. **68** Kongenitale zystische Adenomatose. Überblähtes zystisches Areal mit Gefäßverlagerung.

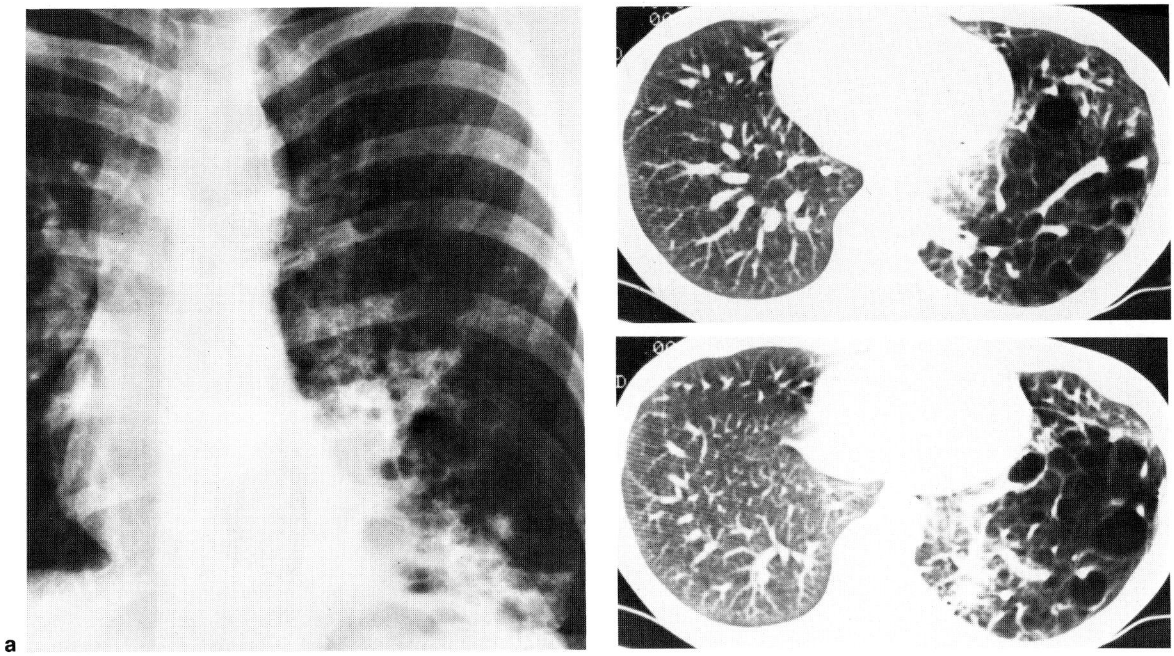

Abb. **69 a–c** Adenomatoidzystische Fehlbildung.

Agenesie, Aplasie, Hypoplasie

Bei dieser Entwicklungshemmung des ganzen Lungenflügels werden drei Schweregrade unterschieden (84, 105) (Abb. **70**):

- die *Lungenagenesie,* bei der ein Lungenflügel einschließlich aller zugehörigen Strukturen fehlt;
- die *Lungenaplasie,* bei der das Lungenparenchym fehlt, jedoch ein rudimentärer, blind endender Hauptbronchus angelegt ist (Abb. **71**).
- die *Lungenhypoplasie,* bei der ein regelrecht geformter Hauptbronchus in einem kleinen rudimentären, fehlerhaft gelappten Lungenparenchym endet. Dies Parenchym ist gelegentlich zusätzlich zystisch umgewandelt.

Klinik

Beschwerden müssen nicht vorhanden sein, die Kinder sind aber oft für bronchopulmonale Infekte anfällig. In 60% bestehen extrapulmonale Mißbildungen, die auch Symptome verursachen können (104).

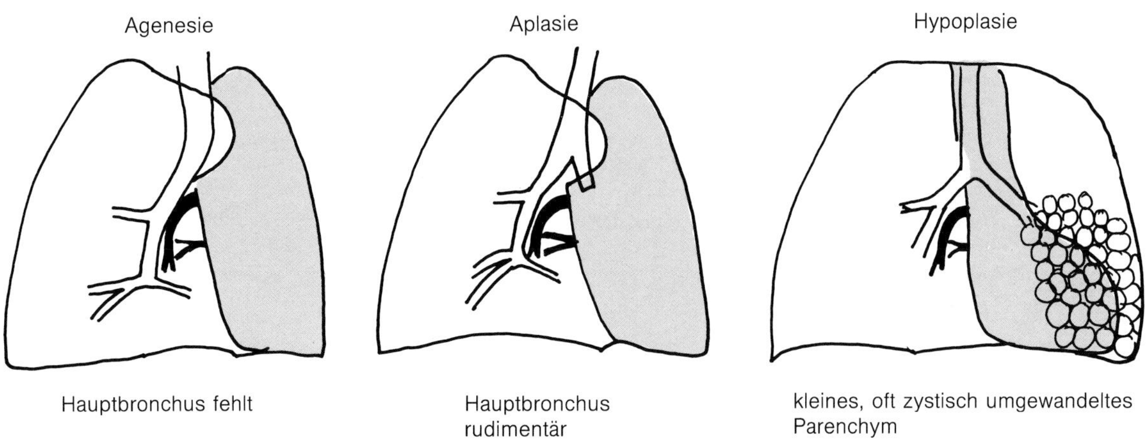

Abb. **70** Entwicklungshemmungen.

a
b
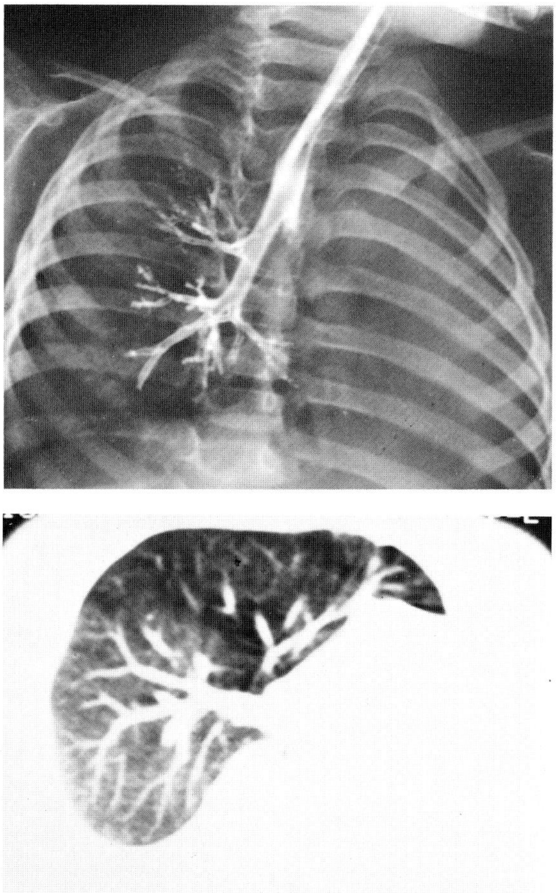

Abb. **71 a–b** Aplasie der linken Lunge. Der Hauptbronchusstumpf ist auf dem Bronchogramm sichtbar. Herz, Mediastinum und rechte Lunge sind nach links verlagert.

Röntgen

Der Hemithorax ist verkleinert, d. h., die Interkostalräume sind verschmälert, das Zwerchfell steht hoch, das Mediastinum ist verlagert, und die kontralaterale Lunge ist oft vergrößert und dorsobasal bzw. ventroapikal zur Gegenseite herniiert. Die Computertomographie sichert das Fehlen der Lunge und läßt genauer das Ausmaß der Herniierung erkennen (106). Der Nachweis eines Hauptbronchus ermöglicht die klinisch an sich irrelevante Differentialdiagnose zwischen Lungenagenesie und Lungenaplasie. Das gleiche ist mit der Bronchographie möglich. Die Pulmonalisangiographie zeigt kaliberstarke, oft verlagerte Gefäße der kontralateralen Lunge, während auf der erkrankten Seite der Gefäßbaum fehlt bzw. rudimentär rarefiziert ist.

Differentialdiagnose

Pneumonektomie, konnatale Atelektase, lobäres Emphysem, Zwerchfellhernie, Fibrothorax und ausgedehnte karnifizierende Pneumonie (S. 204).

Sogenanntes kongenitales lobäres Emphysem

Das kongenitale Emphysem ist eine chronische Überblähung eines Lungenlappens oder Segmentes, die auf dem Boden von angeborenen oder entzündlichen Lappenbronchusstenosen oder durch lokale Schleimobturation entsteht; in etwa der Hälfte der Fälle bleibt die Ätiologie aber unklar. Der linke Oberlappen ist in 50%, der rechte Mittellappen in 24%, der rechte Oberlappen in 18% betroffen (82, 105) (Abb. **72**).

Klinik

Es kommt meist beim Säugling in den ersten Lebenswochen, seltener auch beim Klein- und Schulkind, zu einer akuten Polypnoe mit Tachykardie und Zyanose.

Röntgen

Der befallene Hemithorax ist hypertransparent, das Zwerchfell steht tief, und das Mediastinum ist nach kontralateral verlagert, was bei der Exspiration verstärkt wird (Mediastinalwandern unter Durchleuchtung). Die Tomographie und die Computertomographie weisen in den hypertransparenten Lungenarealen einzelne Gefäßschatten nach, womit ein Pneumothorax und eine Spannungszyste ausgeschlossen werden kann (86) (Abb. **73**).

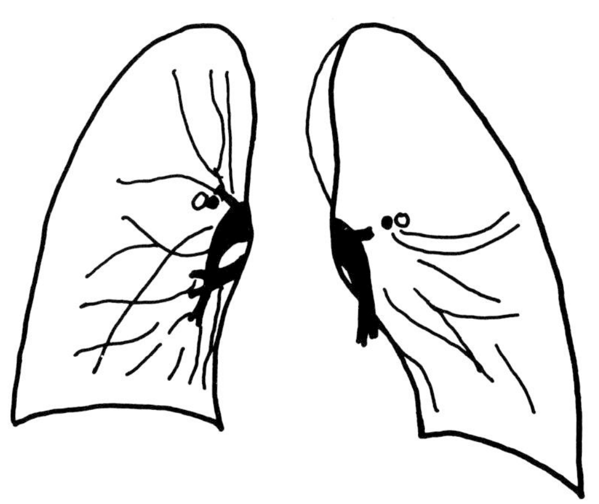

Abb. **72** Kongenitales Lobäremphysem: linker Oberlappen (50%), rechter Mittellappen (24%), rechter Oberlappen (18%). Lokalisierte Hypertransparenz mit Verlagerung der Gefäßschatten sowie der mediastinalen und interlobären Pleura.

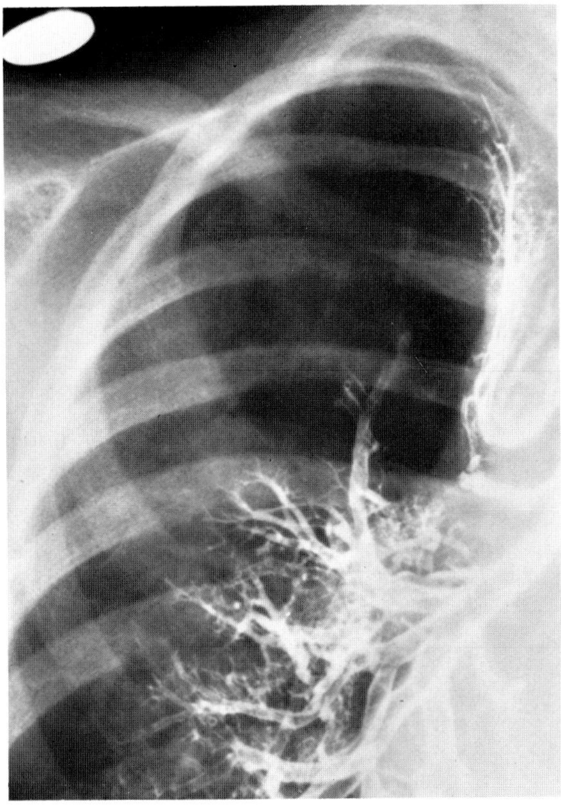

Abb. **73** Kongenitales Lobäremphysem rechter Oberlappen. Verlagerte Bronchien.

Kongenitale Bronchusatresie

Die oft nur kurzstreckige Atresie eines Lappen- oder Segmentbronchus hat in der Regel nur geringe morphologische und funktionelle Auswirkung. Die Lumina der postatretischen Bronchien sind regelrecht gebildet, aber häufig ektatisch und mit Schleim gefüllt (Mukozele). Die Alveolen werden über eine kollaterale Ventilation belüftet. Prädilektionsort ist der apikoposteriore Segmentbronchus des linken Oberlappens (Abb. **74**).

Röntgen

Röntgenübersichtsaufnahme, Tomographie und Computertomographie zeigen eine längliche, teils

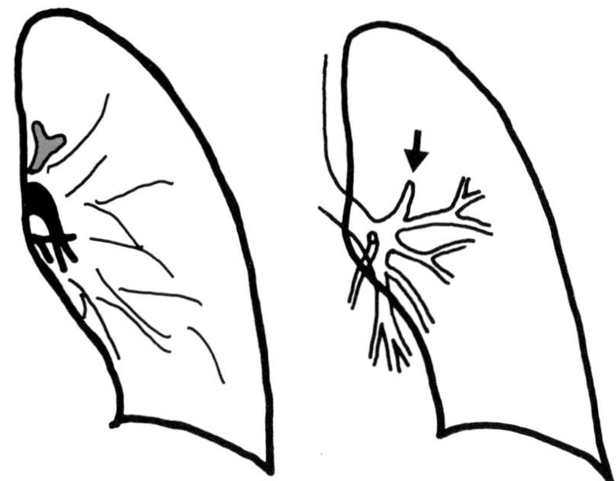

Abb. **74** Bronchusatresie. Durch kollaterale Belüftung gering überblähtes Segment. Szintigraphisch und angiographisch fehlende Perfusion. Mukozele. Bronchographisch Atresie.

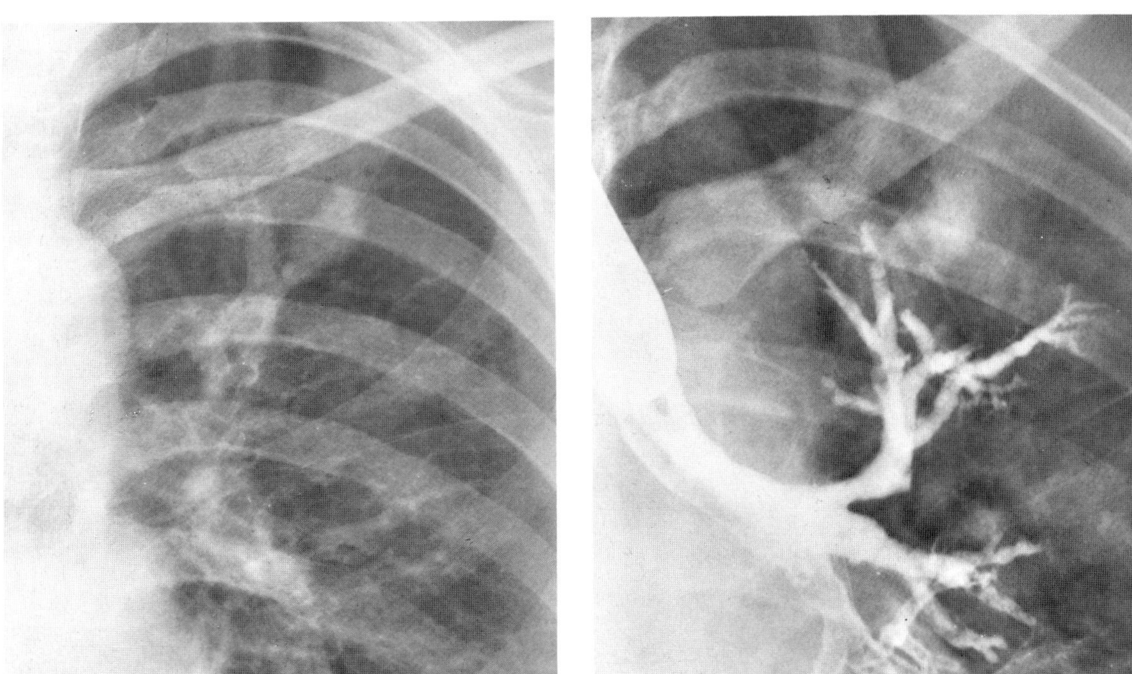

a b

Abb. **75 a–b** Bronchusatresie mit Mukozele. Im linken Oberfeld vermehrte Transparenz und infraklavikulär eine y-förmige Verschattung. Im Bronchogramm Abbruch des Segmentbronchus.

verzweigte Verschattung, die der Mukozele entspricht (Abb. **75**). Die kollateral belüfteten Lungenpartien können leicht überbläht sein (85, 103). Die Inhalationsszintigraphie und die Perfusionsszintigraphie beweisen die fehlende Belüftung und Durchblutung im betreffenden Segment. Die Bronchographie dokumentiert den Bronchusverschluß.

Vaskuläre Malformationen

Arteriovenöses Aneurysma

Die kongenitalen arteriovenösen Kurzschlüsse im Lungenkreislauf können infolge des Rechts-links-Shunts eine Zyanose, eine Polyglobulie und Trommelschlegelfinger verursachen. Selten kommt es zu Hämoptysen, zu Herzversagen oder zur paradoxen Embolie. Bei etwa der Hälfte der Patienten finden sich gleichzeitig Teleangiektasien in der Mundschleimhaut (Teleangiectasia hereditaria Rendu-Osler-Weber).

Röntgenologisch liegen die solitären oder multiplen Rundherde oft in den Unterfeldern und pulsieren bei der Durchleuchtung (Abb. **76a**). Die Tomographie weist kaliberstarke zuführende und drainierende Gefäßschatten nach (s. Abb. **327**). Die Pulmonalarteriographie beweist die Fistel (Abb. **77**). Da a.v. Fisteln in 30% multipel sind, muß präoperativ der gesamte Lungengefäßbaum dargestellt werden (89, 97).

Hypogenetisches Lungensyndrom (Scimitar-Syndrom)

Die rechte Lunge ist hypoplastisch und wird teils von der Pulmonalarterie, teils aber aus Ästen der Aorta versorgt. Die Pulmonalvene mündet in die V. cava inferior, seltener auch in eine Lebervene oder sogar in die Pfortader.
Klinisch sind die Patienten asymptomatisch, oder sie leiden an rezidivierenden Entzündungen und bei voluminösem Links-rechts-Shunt an einer Belastungsdyspnoe.

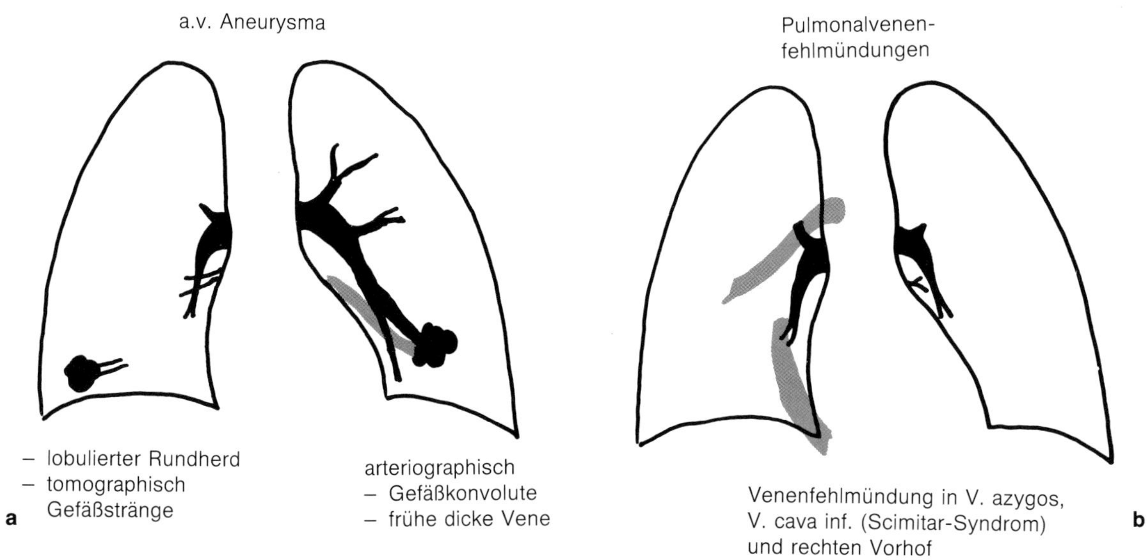

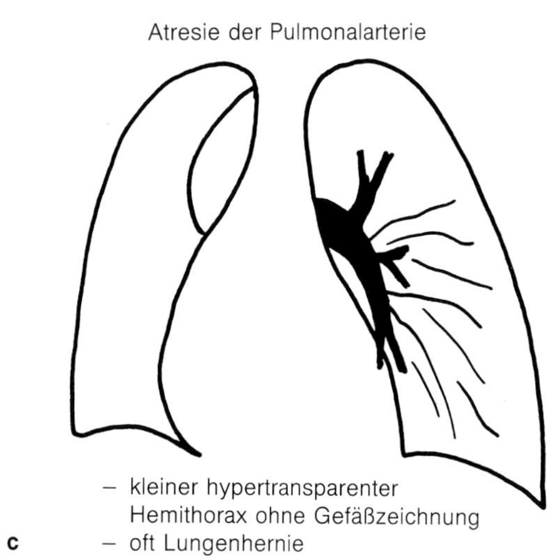

Abb. **76 a–c** Lungengefäßmißbildungen.

Röntgenologisch ist das Volumen der rechten Lunge vermindert und das Herz nach rechts gerückt. Die rechte Pulmonalvene zieht zur V. cava inferior, und ihr Schatten hat die Form eines Türkensäbels (Scimitar, Abb. **78**). Angiographisch wird die Hypoplasie der rechten Pulmonalarterie und die arterielle Versorgung aus den Ästen der Aorta nachgewiesen (83).

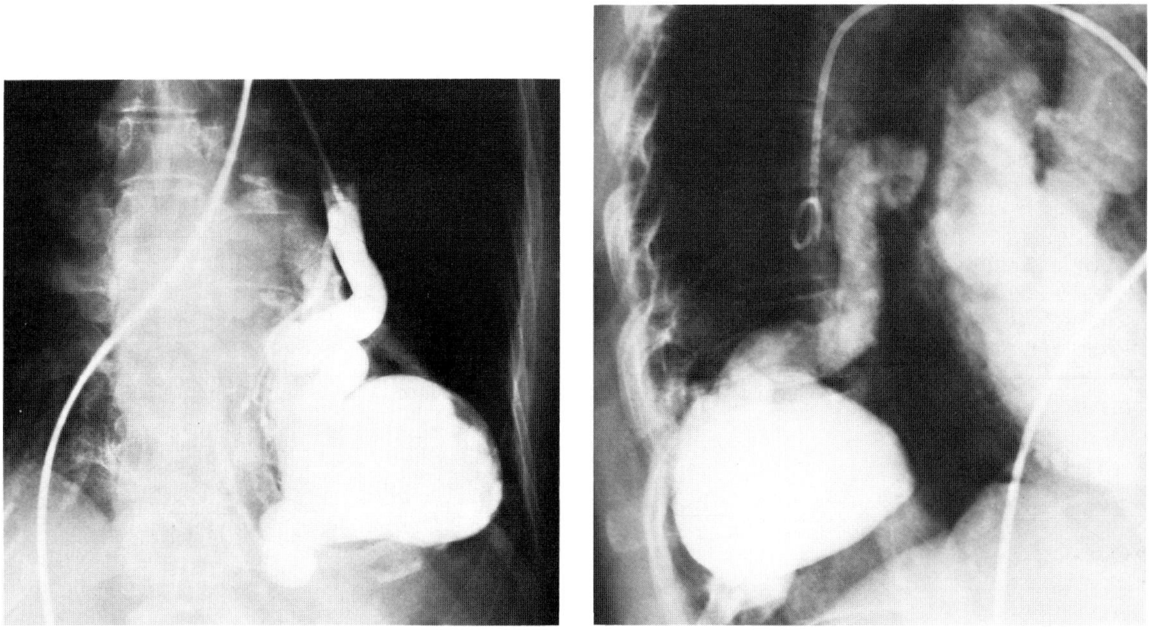

a b

Abb. **77 a–b** Tennisballgroßes arteriovenöses Aneurysma im linken Unterlappen. Angiographiekatheter in der linken Unterlappenarterie. Früh gefüllte, stark dilatierte linke Unterlappenvene.

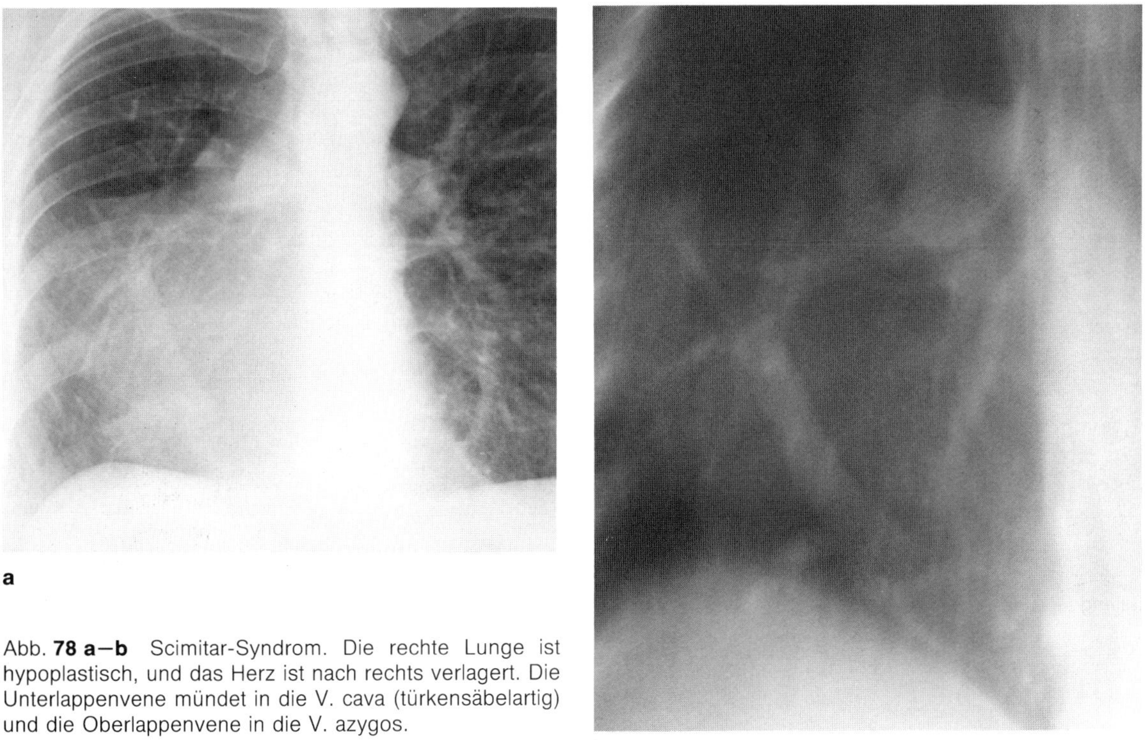

a

Abb. **78 a–b** Scimitar-Syndrom. Die rechte Lunge ist hypoplastisch, und das Herz ist nach rechts verlagert. Die Unterlappenvene mündet in die V. cava (türkensäbelartig) und die Oberlappenvene in die V. azygos.

b

Partielle Fehlmündung der Lungenvene

Die Lungenvenen können teilweise in die V. cava superior, die V. cava inferior, das rechte Herz, in die V. azygos, die V. subclavia oder sogar in die Portalvene münden, wodurch funktionell ein Links-rechts-Shunt resultiert (Abb. **76b**). Bei großem Shuntvolumen kommt es zur Rechtsherzdekompensation.

Röntgenologisch können die fehlmündenden Venenschatten auf der Übersichtsaufnahme und besser auf der Tomographie vermutet werden. Beweisen lassen sie sich jedoch nur angiographisch (Abb. **79, 80**).

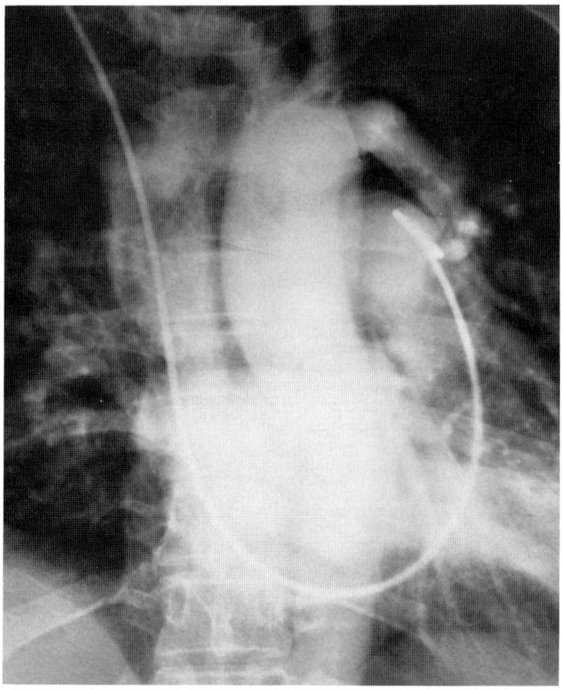

Abb. **79** Venenfehlmündung. Nach der Injekton des Kontrastmittels in die A. pulmonalis füllt sich über eine kaliberstarke linksseitige Oberlappenvene die V. cava superior.

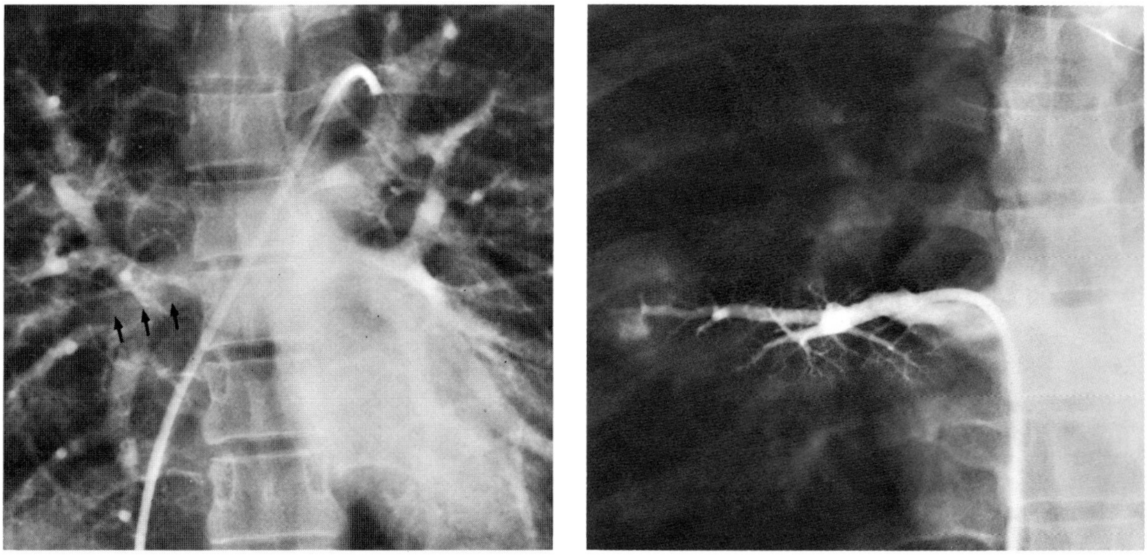

Abb. **80** Fehlmündung der rechten Unterlappenvene in den rechten Vorhof. Das Pulmonalisangiogramm zeigt eine fragliche Fehlmündung der rechten Unterlappenvene in den rechten Vorhof. Dieser Befund wird durch die retrograde Venenfüllung über den rechten Vorhof bestätigt.

Pulmonalarterienhypoplasie und -atresie

Eine Lungenarterie ist kurz nach ihrem Abgang aus dem Truncus pulmonalis kurzstreckig verschlossen. Das distal gelegene pulmonale Gefäßsystem ist aber intakt und wird über die Bronchialarterien mit Blut versorgt (Abb. **76c**).

Röntgenologisch ist die Lunge etwas verkleinert und hypertransparent (Abb. **81**). Die Szintigraphie zeigt einen hochgradigen Perfusionsausfall. Im Gegensatz zum Swyer-James-Syndrom (S. 101), bei dem es sich um eine einseitige, frühkindlich erworbene obstruktive Lungenerkrankung handelt, wird bei der Exspiration keine Luft retiniert. Die Atresie kann allein durch die Pulmonalangiographie bewiesen werden (88, 96).

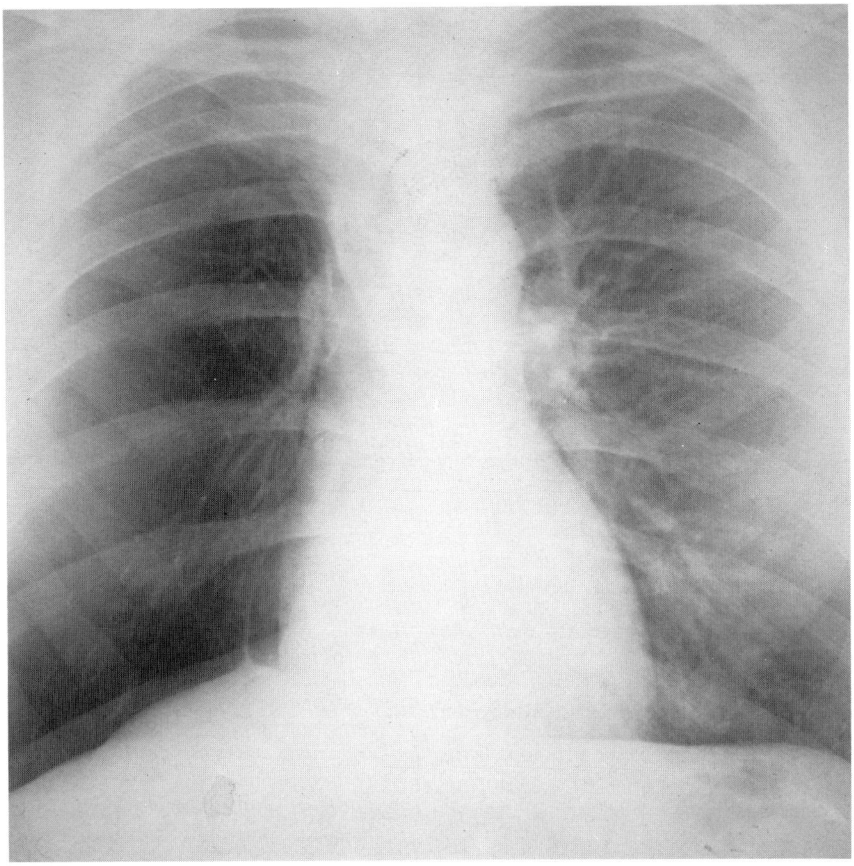

Abb. **81** Kongenitale Hypoplasie der A. pulmonalis rechts. Hypertransparentes Lungenfeld und rarefizierte Gefäße. Auf der Exspirationsaufnahme war kein Ventilmechanismus nachweisbar.

Entzündungen

Pneumonie

Eine Pneumonie ist eine Infektionserkrankung der Lunge, die von Bakterien, Mykoplasmen, Viren und anderen Keimen ausgelöst wird. Sie manifestiert sich mit einer entzündlichen Exsudation ins Lungeninterstitium und in den Alveolarraum. Das Hauptinteresse des Therapeuten gilt dem Krankheitserreger, der bakteriologisch im Sputum und immunserologisch bestimmt wird. Deshalb sind in vielen pulmonologischen Lehrbüchern die Pneumonien nach dem Erregertyp klassifiziert (108, 135, 157, 159). Das pathomorphologische Substrat, die klinische Symptomatik und der Röntgenbefund sind aber bei den verschiedenen Keimen so ähnlich, daß wir hier die Pneumonien in ihren morphologischen Manifestationen darstellen wollen, die im wesentlichen vom Keim unabhängig sind (107, 132).

Aufgabe der Radiologie ist es, die klinische Verdachtsdiagnose einer Pneumonie zu sichern, was in der Regel mit der Thoraxübersichtsaufnahme in zwei Ebenen gelingt. Sie erfaßt auch präexistente pneumoniefördernde Erkrankungen, wie z. B. Bronchiektasen oder Bronchialtumoren. Das Röntgenbild überwacht des weiteren den Verlauf einer Pneumonie, ihre Rückbildung und erkennt evtl. auftretende Komplikationen wie Abszedierungen, Karnifizierungen, Empyeme u. a. (Abb. **82**).

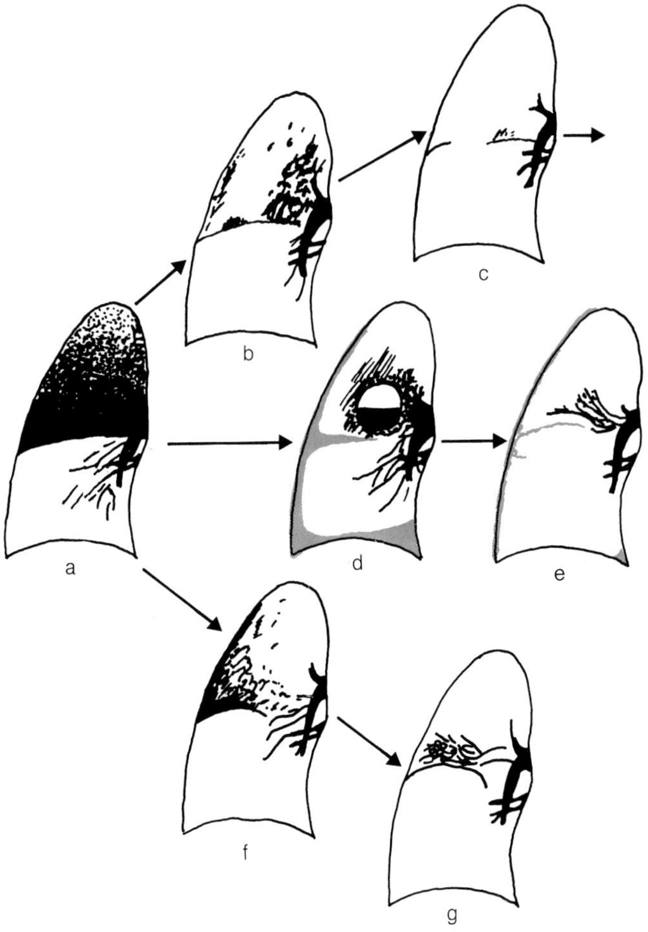

Abb. **82** Mögliche Verlaufsformen einer Oberlappenpneumonie rechts. a–b–c Restitutio ad integrum. a–d–e Narben- und Schwartenbildung nach Abszedierung. a–f–g karnifizierte Pneumonie mit Bronchiektasen (nach Bohlig).

Pathologie

Die morphologische Diagnostik unterscheidet die Lobärpneumonie, die Bronchopneumonie und die interstitielle Pneumonie. Dabei bilden Art und Ausmaß der entzündlichen Exsudation in den Luftraum und die Infiltration des Interstitiums die entscheidenden Kriterien (121, 126, 150).

- *Lobärpneumonie.* Sie ist eine Alveolarraumpneumonie. Die Erreger erreichen auf dem Luftweg die Alveolen, vermehren sich im alveolären Ödem und breiten sich schnell über die Kohn-Poren aus, bis ein gesamter Lappen infiltriert ist. Dabei sind die Bronchien und das Interstitium wesentlich weniger entzündlich verändert. Die klassische Entwicklung der Lobärpneumonie über Anschoppung (intraalveoläres Ödem), rote Hepatisation (Erythrozytenexsudation), gelbe Hepatisation (leukozytäre Exsudation), graue Heptisation (fibrinöse Umwandlung) und schließlich Lyse hat im Zeitalter der Antibiotika kaum noch klinische Relevanz. Überhaupt sind die Lobärpneumonien heute extrem selten (152).

- *Bronchopneumonie* (Herdpneumonie, lobuläre Pneumonie). Die Keime gelangen aerogen, seltener auch hämatogen, in die Wand der terminalen und respiratorischen Bronchiolen, wo sie eine Entzündung induzieren, die sich auf benachbarte Alveolen ausdehnt. Dort breitet sie sich dann entlang den Kohn-Poren so lange aus, bis ein sekundärer Lobulus infiltriert ist. Charakteristisch für die lobuläre Pneumonie ist der multilokale Befall, so daß die infiltrierten Lobuli neben und zwischen belüfteten Lungenanteilen liegen (152).

- *Interstitielle Pneumonie.* Kennzeichen ist eine entzündliche Infiltration im bindegewebigen Lungengerüst. Die Keime sind in der Regel Mykoplasmen, Viren und Rickettsien. Sie gelangen aerogen in die Bronchialwand, zerstören dort das zilientragende Epithel und induzieren in der Bronchialschleimhaut ein Ödem und eine Lymphozyteninfiltration, die sich auf die Interlobulärsepten fortsetzt. In den peribronchialen Alveolen kommt es zu Leukozyteninfiltraten, die denen der lobulären Pneumonie ähnlich sind. Als Spätfolge kann sich eine chronische interstitielle Fibrose entwickeln.

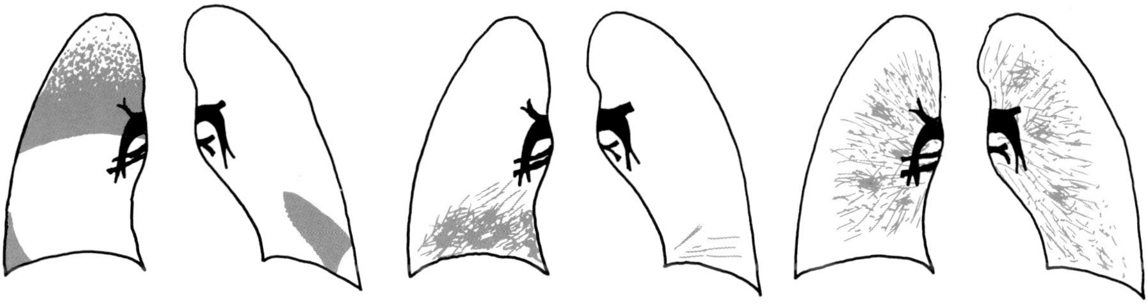

Lobärpneumonie:
segmentale Flächenschatten
(pleuraler Begleiterguß)
positives Pneumobronchogramm

Bronchopneumonie:
konfluierende Fleckschatten
(Lungenbasis betont)

interstitielle Pneumonie:
Streifenschatten
(Lungenkern betont)

Abb. **83** Pneumonien.

Klinik

Die klinische Symptomatik ist gekennzeichnet durch plötzlich einsetzendes Fieber, Husten, atemabhängige Schmerzen und serösen, eitrigen oder blutigen Auswurf. Der Auskultationsbefund – feinblasige Rasselgeräusche – korreliert nur in 40% mit dem Röntgenbefund (108). Im Blut sind die Leukozyten erhöht, und es kann ein Titeranstieg von Antikörpern nachweisbar sein. Die Keime werden mikrobiologisch im Sputum nachgewiesen.

Röntgen

Die pathomorphologische Klassifikation eignet sich auch zur Charakterisierung des Röntgenbefundes, obwohl die Übergänge fließend sind (193) (Abb. **83**).

- *Lobärpneumonie.* Segmente oder Lappen sind homogen verschattet und können aufgrund der Topographie identifiziert werden (Abb. **84, 85, 294, 295, 296**). Dies gelingt allerdings nur bei vollständig ausgeprägten Lobär- und Segmentpneumonien; oft sind die Segmente aber unvollständig infiltriert, und ihre Topographie bleibt entspre-

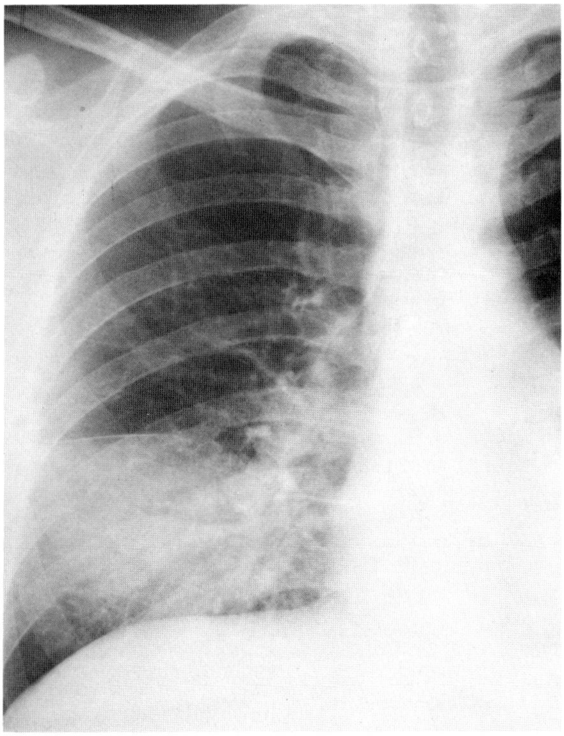

a

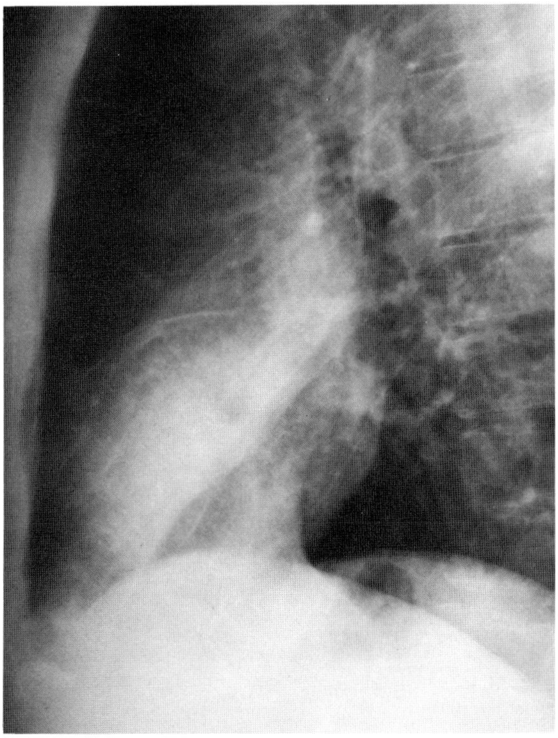

b

Abb. **84 a–b** Mittellappenpneumonie. Homogene Verschattung mit scharfer Grenze am Obermittellappenspalt und auf der Seitenaufnahme am großen Lappenspalt. Klinik: Husten, Fieber, Auswurf, Leukozytose.

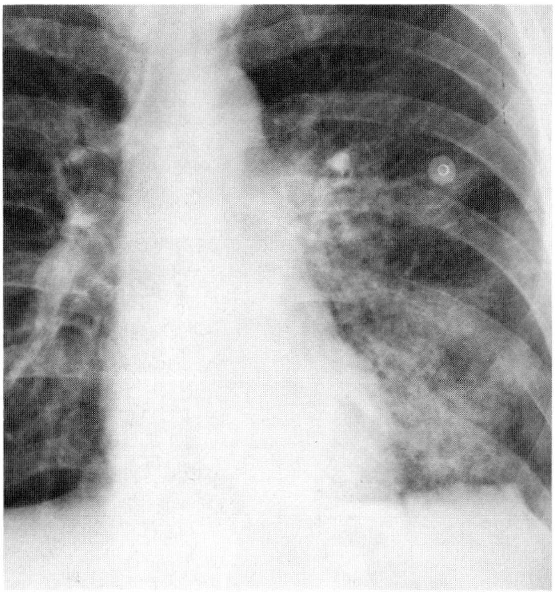

a

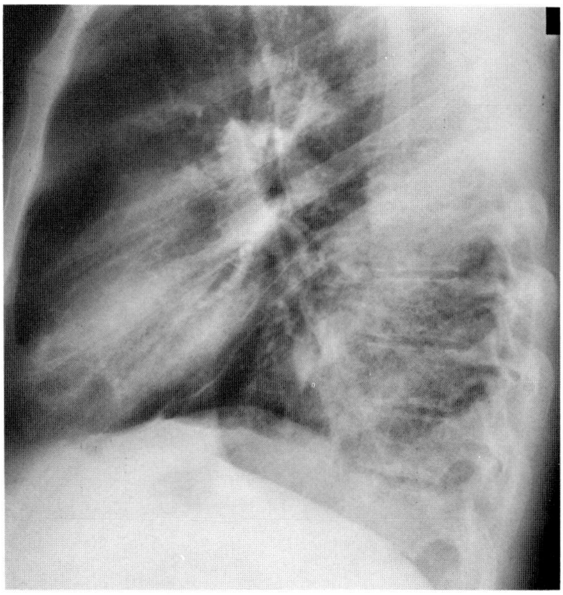

b

Abb. **85 a–b** Unterlappenpneumonie. Konfluierende Fleckzeichnung. Auf dem Seitenbild ist die dorsale Kontur des linken Zwerchfells ausgelöscht.

chend unklar, es sei denn, die Verschattung reicht bis an eine scharfe Pleuragrenze, die dann die Identifikation des Segmentes erlaubt (Lappenrandpneumonie). In den homogen infiltrierten Alveolen markieren sich die lufthaltigen Bronchien als Aufhellungsstreifen und – wenn orthograd getroffen – Aufhellungskreise (positives Bronchopneumogramm) (Abb. **86, 294**). Oft ist das Segmentvolumen durch eine partielle Luftwegsobstruktion im Sinne einer Dystelektase vermindert (135). Echte Lobärpneumonien, deren Erreger in 95% Pneumokokken sind, sind heute extrem selten. Trotzdem finden sich segmentale und lobäre Verschattungen recht häufig; dabei

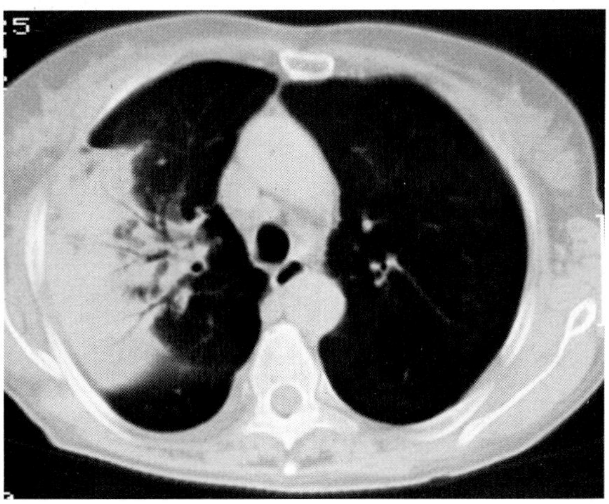

Abb. **86** Segmentpneumonie. Deutliches positives Pneumobronchogramm.

handelt es sich um besonders dicht konfluierende Herdpneumonien (152).

- *Bronchopneumonie.* Die multiplen exsudatgefüllten Lobuli imponieren röntgenologisch als Fleckschatten, die oft konfluieren (Abb. **87, 88**). Das Nebeneinander von exsudatgefüllten und belüfteten Lobuli kann zu einem schwammporenartigen Aspekt führen, der etwas inkorrekt Pneumoalveologramm genannt wird. Dieser Befund könnte auch durch kleine fokale, emphysematöse Zonen erklärt werden, die durch partielle Verlegung kleiner Bronchien zustande kommen (152). Durch Unterbelüftung der infizierten Lungenareale kommt es auch oft zu streifigen Verdichtungen, die vorwiegend basal angeordnet sind.

- *Interstitielle Pneumonie.* Die Infiltration der Bronchialwand sowie der interlobulären Septen führt zu einer vermehrten Streifen- und Netzzeichnung, die besonders im Lungenkern zu erkennen ist. Gleichzeitig finden sich aber auch immer fleckige, konfluierende Schatten, die Ausdruck der Exsudation in peribronchiolären Alveolen sind (Abb. **89, 90**).

- *Parapneumonischer Pleuraerguß.* Er entsteht meist unmittelbar neben der Lobärpneumonie und manifestiert sich mit einer homogenen Verschattung im Pleuraspalt. Im Interlobium ist er oft spindelförmig. Der Erguß kann aber auch frei beweglich sein und sinkt dann in den Sinus phrenicocostalis ab, wo er einen homogenen, nach lateral ansteigenden Schatten verursacht.

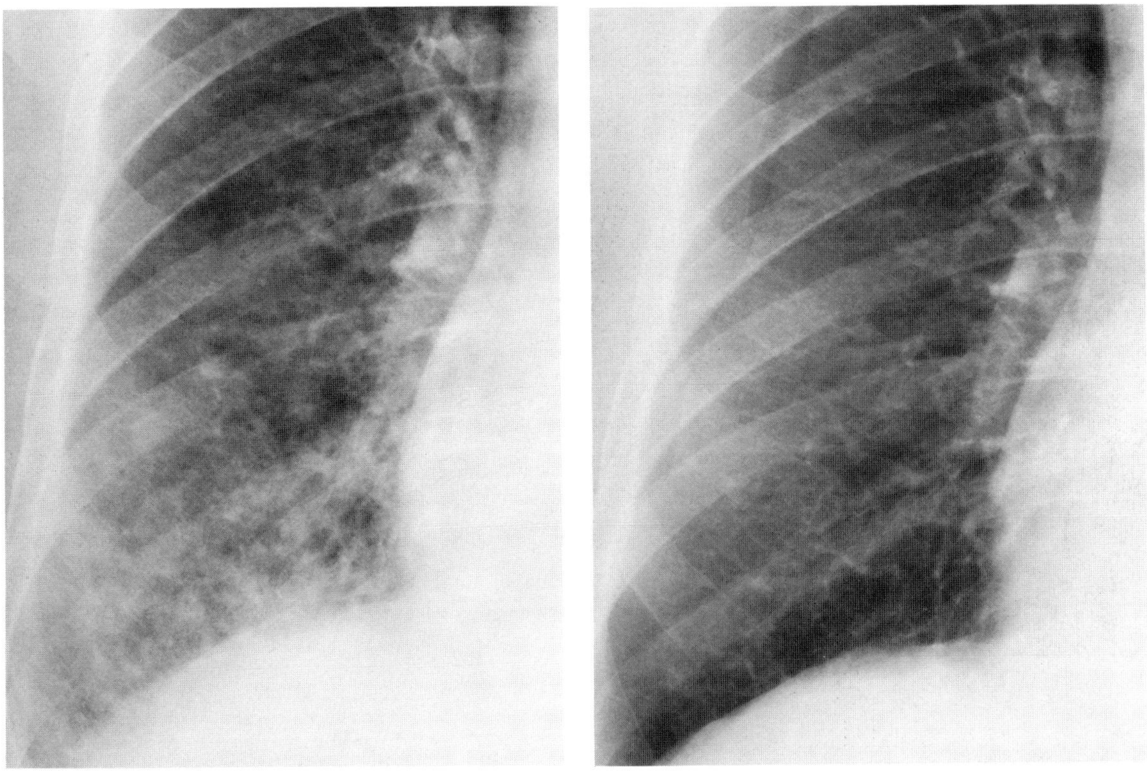

a b

Abb. **87 a–b** Bronchopneumonie. Disseminierte Fleckzeichnung in beiden basalen Feldern. 10 Tage nach Beginn einer Antibiotikatherapie vollkommene Rückbildung der Verschattungen.

Szintigraphie, Computertomographie, Sonographie, Angiographie, Bronchographie, NMR

Keine wesentlichen Zusatzinformationen

Differentialdiagnose

Lungenstauung, Lungenfibrose (s. Streifenzeichnung S. 257); Atelektase (s. segmentale Verschattung S. 208).

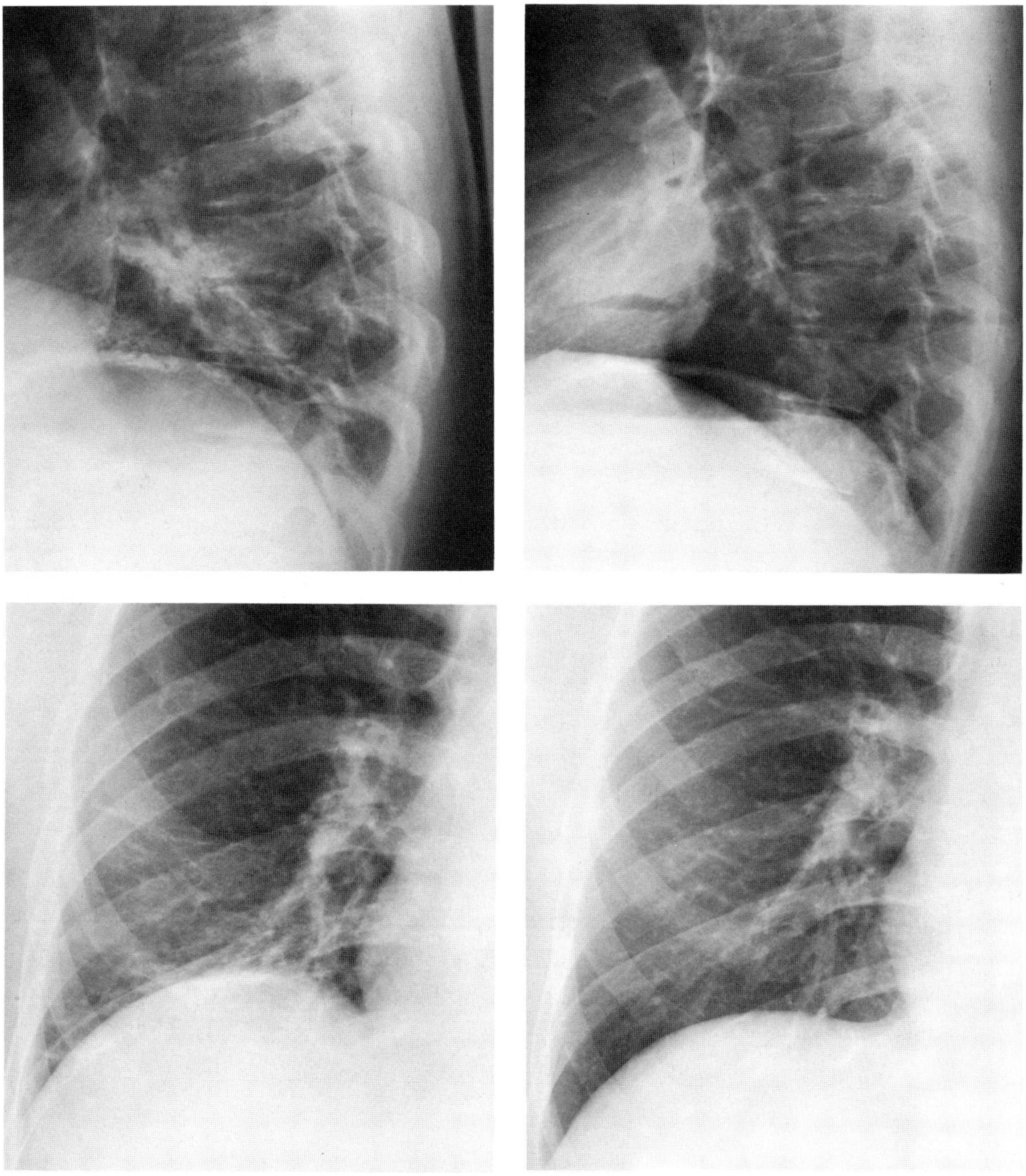

a b c d

Abb. **88 a–d** Basale Bronchopneumonie beiderseits. Vermehrte Streifenzeichnung in beiden Unterfeldern und retrokardial. Fast vollständige Rückbildung 14 Tage nach Antibiotikatherapiebeginn (**b** und **d**).

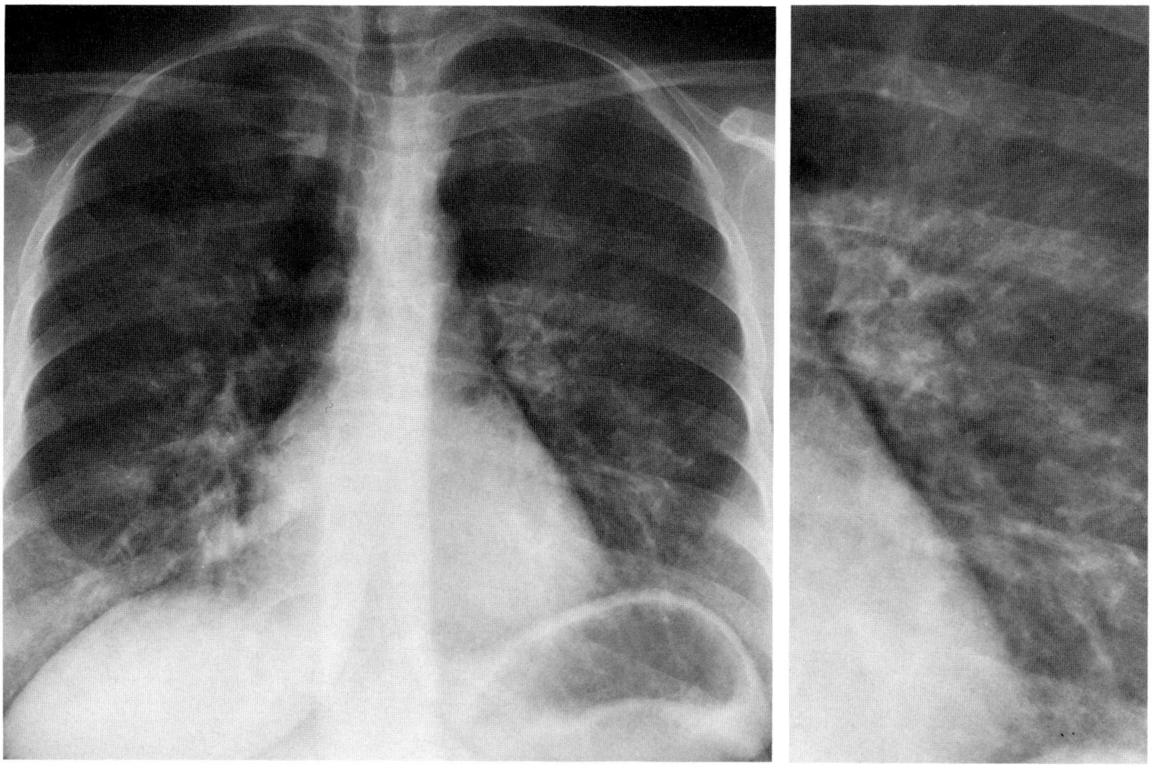

a b

Abb. **89 a–b** Interstitielle Pneumonie. Vermehrte Streifenzeichnung besonders im Lungenkern. Klinik: Husten, Fieber, Heiserkeit, AK-Titer-Anstieg gegen Mykoplasmen.

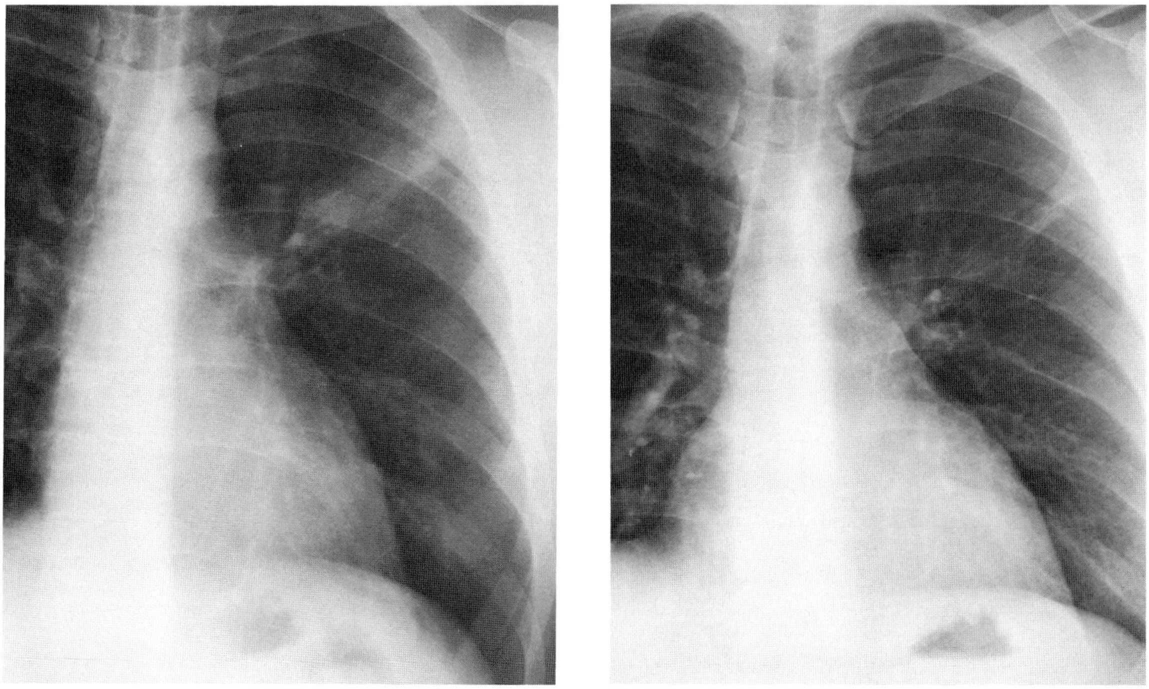

a b

Abb. **90 a–b** Viruspneumonie. Flächenschatten in der Gegend des posterioren Oberlappensegmentes. Weitgehende Rückbildung innerhalb von 10 Tagen. Bei der Erstuntersuchung war röntgenologisch auch an Tuberkulose gedacht worden. Die akute klinische Symptomatik und der Antikörperanstieg sicherten die Diagnose.

Lungenabszeß

Der Lungenabszeß ist eine umschriebene Entzündung des Lungengewebes mit eitriger Einschmelzung. Er kann sich schnell ausbreiten und bricht innerhalb von wenigen Tagen in einen Bronchus oder in die Pleurahöhle ein.
Im Zeitalter der Antibiotikatherapie sind Abszesse selten, gelten aber auch heute noch als ernste Erkrankung mit einer Letalität von 20–50%, je nachdem, ob die Abszesse einzeln oder multipel auftreten (185).
Aufgabe der Radiologie ist es, den Abszeß zu erkennen, was meist erst dann möglich ist, wenn er in einen Bronchus perforiert ist und sich eine Höhle gebildet hat. Zum zweiten müssen ursächliche Erkrankungen wie Fremdkörperaspirate, Bronchusstenosen und Lungeninfarkte erkannt werden.

Pathologie

Abszesse können postpneumonisch nach Staphylokokken- oder Klebsiellenpneumonien auftreten, sie entwickeln sich aber auch oft auf dem Boden von Aspirationen, Infarkten, Bronchiektasen und im Lungengewebe hinter Bronchusstenosen.
Der gelbliche, eitrige Herd ist von einem serös-eitrigen Exsudat in den perifokalen Alveolen umgeben. Im günstigen Fall wird der Eiter über einen Drainagebronchus ausgehustet, und der Prozeß heilt narbig ab. Es können aber auch Resthöhlen entstehen, die sich rezidivierend infizieren und u. a. mit Aspergillen besiedelt werden. Als schwere Komplikation kann der Abszeß in die Pleurahöhle durchbrechen und einen Pyopneumothorax verursachen. Bei Kindern bläht sich gelegentlich die Resthöhle über eine Ventilstenose zur Pneumatozele auf, die raumfordernden Charakter hat. Die Pneumatozele bildet sich in der Regel schnell zurück und ist auch von einem passageren Emphysem meist nicht sicher abgrenzbar.

Klinik

Die Symptomatologie gleicht der einer akuten Pneumonie mit Fieber, Schüttelfrost, Husten, purulentem Auswurf und hoher Blutleukozytose. Abszesse entwickeln sich besonders bei Diabetikern, Alkoholikern und immungeschwächten Patienten.

Röntgen

Abszesse entstehen meist aus pneumonischen Infiltraten. Die anfangs lockeren, fleckigen Schatten konfluieren zu homogenen, flächigen Verschattungen mit unscharfen Grenzen, die oft in den dorsobasalen Lungenpartien lokalisiert sind. Der Röntgenaspekt ändert sich innerhalb von wenigen Tagen. Perforiert der Abszeß in einen Drainagebronchus, so entsteht eine Höhle mit einem Luft-Flüssigkeits-Spiegel. Es können im infizierten Lungengewebe auch mehrere Höhlen entstehen (abszedierende Pneumonie). Die Tomographie kann frühzeitig Lufteinschlüsse aufdecken, die einerseits eine Drainage signalisieren, zum anderen aber auch von gasbildenden Bakterien entstanden sein können. Oft ist der Abszeß von einem Pleuraerguß oder einer Pleuraverdikkung begleitet (Abb. **91–93, 343**).

Computertomographie

Die Computertomographie zeigt Lufteinschlüsse gelegentlich früher als die konventionelle Tomographie. Außerdem wird die Beziehung des Prozesses zur Pleurahöhle deutlicher (168, 190).

Szintigraphie, Sonographie, Angiographie, Bronchographie, NMR

Keine wesentlichen Zusatzinformationen.

Differentialdiagnose

Einschmelzende Tumoren, tuberkulöse Kavernen, Bronchiektasen (s. Ringschatten S. 264).

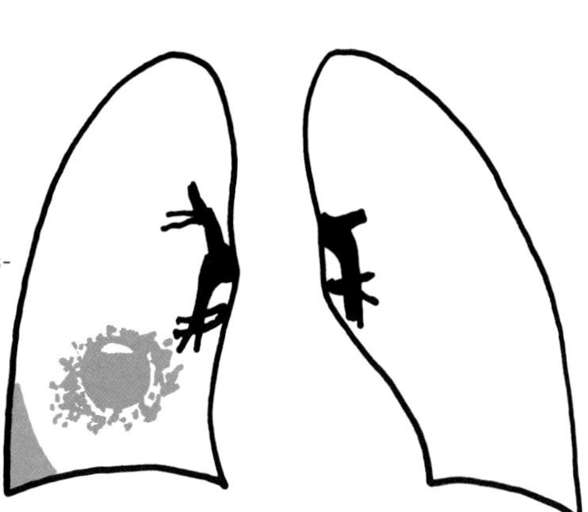

Abb. **91** Lungenabszeß.

▷

Abb. **92 a–f** Postpneumonischer Lungenabszeß. Der 42jährige Patient kommt mit Fieber, Husten und eitrigem Auswurf in die Klinik. Das erste Röntgenbild zeigt eine basale Pneumonie mit pleuralem Begleiterguß. Eine Woche später (**c**) scheinbare Herzvergrößerung, kleine Höhle mit Spiegelbildung. Drei Tage später große Höhlenbildung. Bronchoskopisch konnte Eiter aus dem medialen Mittellappenbronchus drainiert werden. Erreger Klebsiella pneumoniae.

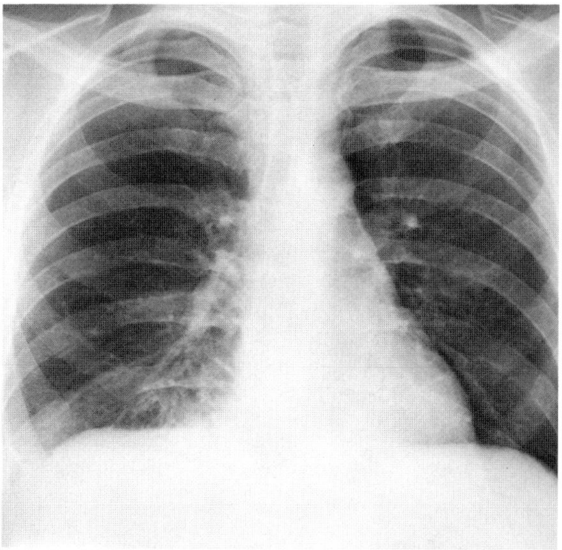

a

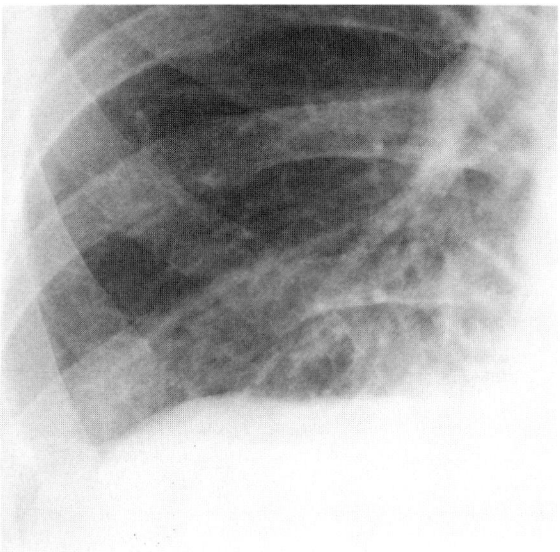

b

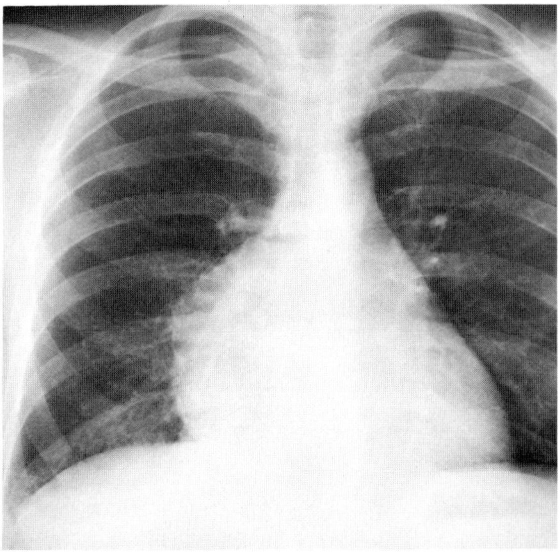

c

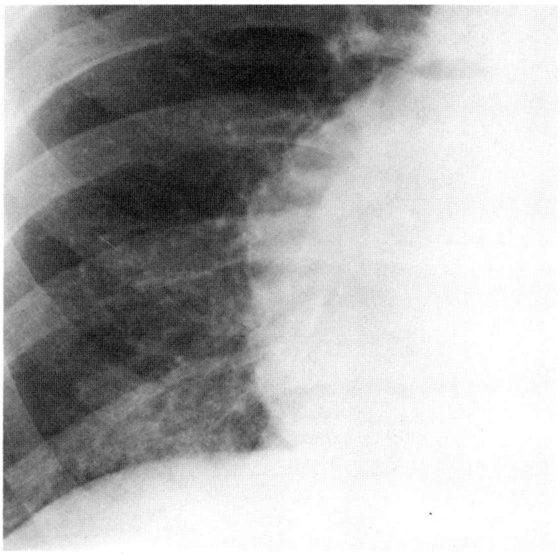

d

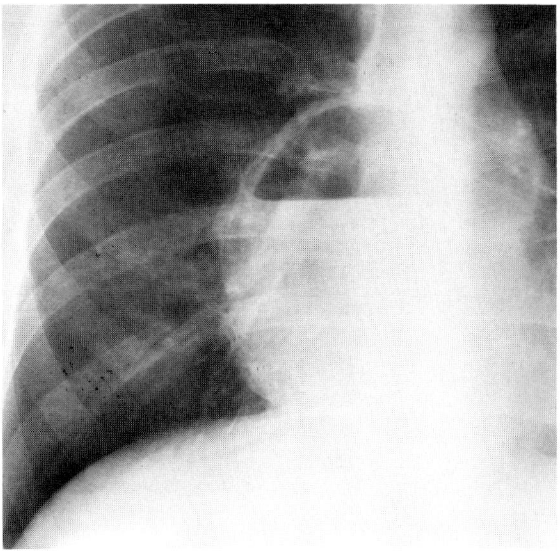

e

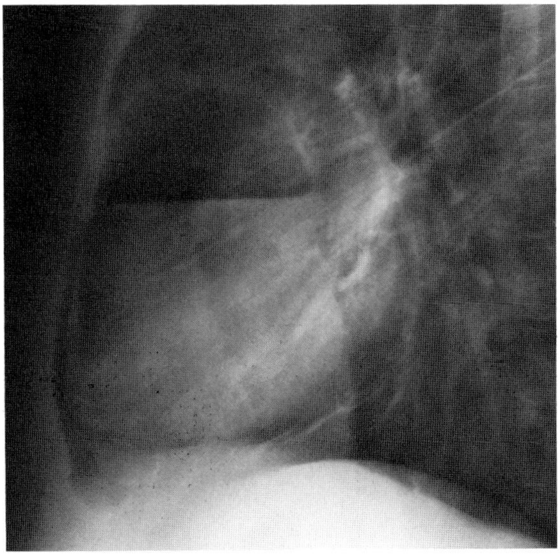

f

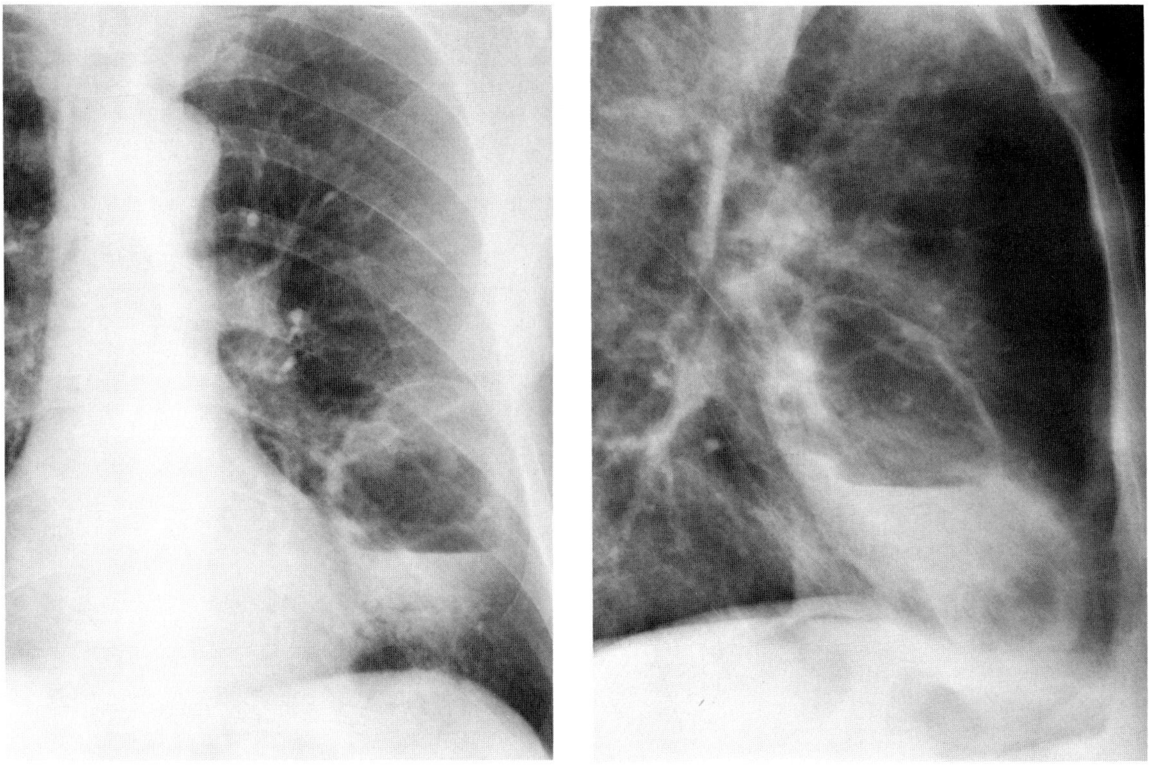

Abb. **93 a–b** Postpneumonischer Lungenabszeß mit Spiegelbildung. Erreger Staphylokokken.

Tuberkulose

Die Tuberkulose ist eine Infektionskrankheit, die sich an allen Organen manifestieren kann, besonders häufig aber die Lunge befällt. Die Erreger sind in 95% das Mycobacterium tuberculosis Typus humanus und seltener Mycobacterium Typus bovis und avium; atypische Mykobakterien wie Mycobacterium kansei, Mycobacterium balnei und Mycobacterium intracellulare kommen nur sporadisch vor, und ihre Erkrankungen rechnen trotz großer Ähnlichkeiten nicht zur Tuberkulose im engeren Sinne (126, 151).
Noch im Jahr 1900 war die Tuberkulose eine Volksseuche, die unter 100000 Einwohnern pro Jahr 250 Tote forderte. Heute sind es weniger als drei Todesfälle pro hunderttausend Einwohner und Jahr. In den Industrieländern hat auch die Inzidenz stark abgenommen: Betrug sie 1942 noch 174, so sind es heute weniger als 32 Neuerkrankungen pro hunderttausend Einwohner und Jahr (191). Heute erkranken vor allem Menschen, deren Resistenz durch Alter, Diabetes, Alkoholismus oder Cortisontherapie geschwächt ist; die Tuberkulose tritt aber auch bei Gastarbeitern aus Entwicklungsländern gehäuft auf.
Als zyklische Infektionserkrankung durchläuft die Tuberkulose die Stadien der Primärinfektion (I) der Generalisation (II) und der Organmanifestation (III) (Abb. **94**). Klinisch und röntgenologisch wird die überwiegende Mehrzahl der Erkrankungen erst im Organstadium erfaßt. Vor der Ära der Tuberkulostatika fürchtete man die kavernisierende Tuberkulose, die als galoppierende Schwindsucht oft zum Tode führte; heute sind es vielmehr die fibrozirrhotischen Endstadien mit ihren Ventilations- und Perfusionsstörungen. Sie führen zum posttuberkulösen respiratorischen Siechtum und zum sog. sekundären Phthisentod am dekompensierten Cor pulmonale.
Diagnostiziert wird die Lungentuberkulose mit Röntgenübersichtsaufnahmen und Tomographien, mit der Tuberkulinhautreaktion und vor allem mit Hilfe des Bakteriennachweises im Sputum, im Magensaft und im Bronchusaspirat; dazu sind die Mikroskopie, die Hohn-Kultur und die Mehrschweincheninokulation notwendig.
Aufgabe der Radiologie ist es:
– mit Reihenuntersuchung die Lungentuberkulose im Frühstadium zu entdecken, wenn sie klinisch noch asymptomatisch ist. 30% der Neuerkrankten werden so gefunden;
– pathologische Röntgenbefunde als tuberkulös oder nichttuberkulös zu deuten. Das ist wegen der Polymorphie der Erkrankung und ihres unspezifischen Röntgenaspektes schwierig. Es empfiehlt sich im Zweifelsfall, immer auch an die Tuberkulose zu denken und Tuberkulinhautreaktion und Sputumanalysen zu veranlassen;
– den Verlauf einer bereits bekannten Tuberkulose zu kontrollieren, d. h. die Rückbildung, die Konstanz oder die Progredienz und Reaktivierung zu erfassen;
– Folgeerkrankungen der Tuberkulose festzustellen, wie z. B. Narbenemphysem, Bronchiektasen und Cor pulmonale.

Pathologie

Karl Ernst Ranke hat drei Stadien im Ablauf der Tuberkulose unterschieden; eine modernere Einteilung faßt die beiden letzten Ranke-Stadien zur postprimären Periode zusammen (Tab. **1** und Abb. **94**).

● *Stadium des Primärkomplexes.* Nach der Inhalation des Mykobakteriums entsteht zunächst subpleural eine fokale, unspezifische Alveolitis, die nach etwa 10 Tagen in den tuberkulös-spezifischen Entzündungsherd übergeht (Ghon-Herd). Diese spezifische Reaktion kennzeichnet sich durch eine zentrale Kolliquationsnekrose, die wegen ihres gräulich-gelben Aspektes Käse genannt wird und die von einem Granulationswall aus Lymphozyten, Epitheloidzellen und Langhans-Riesenzellen umgeben wird. Lymphogen

Tabelle **1** Stadieneinteilung der Lungentuberkulose (nach *Doerr, Schmidt, Schmincke*)

A. Primärperiode
Ghon-Herd und regionäre Lymphknotentuberkulose = tuberkulöser Primärkomplex = hantelförmiges Infiltrat im Sinne von *Karl Ernst Ranke*

B. Postprimärperiode
- I. Generalisationsstadium
  1. Frühgeneralisation
     a) Simon-Spitzenmetastase
     b) Miliartuberkulose
     c) unter seltenen Immundefektbedingungen: Typhobazillose, Landouzy = Sepsis tuberculosa acutissima
  2. Spätgeneralisation
     a) azinös-nodöse subapikale Streuherde
     b) Streuung groben Kornes (Aschoff-Puhl-Herd)
     c) infraklavikuläres Frühinfiltrat (Aßmann-Redeker-Simon)
- II. Stadium der isolierten Organphthise
  1. knotig, infiltrativ-zirrhotisch-pigmentiert, kavernisiert
  2. netzig (Lymphangitis reticularis)

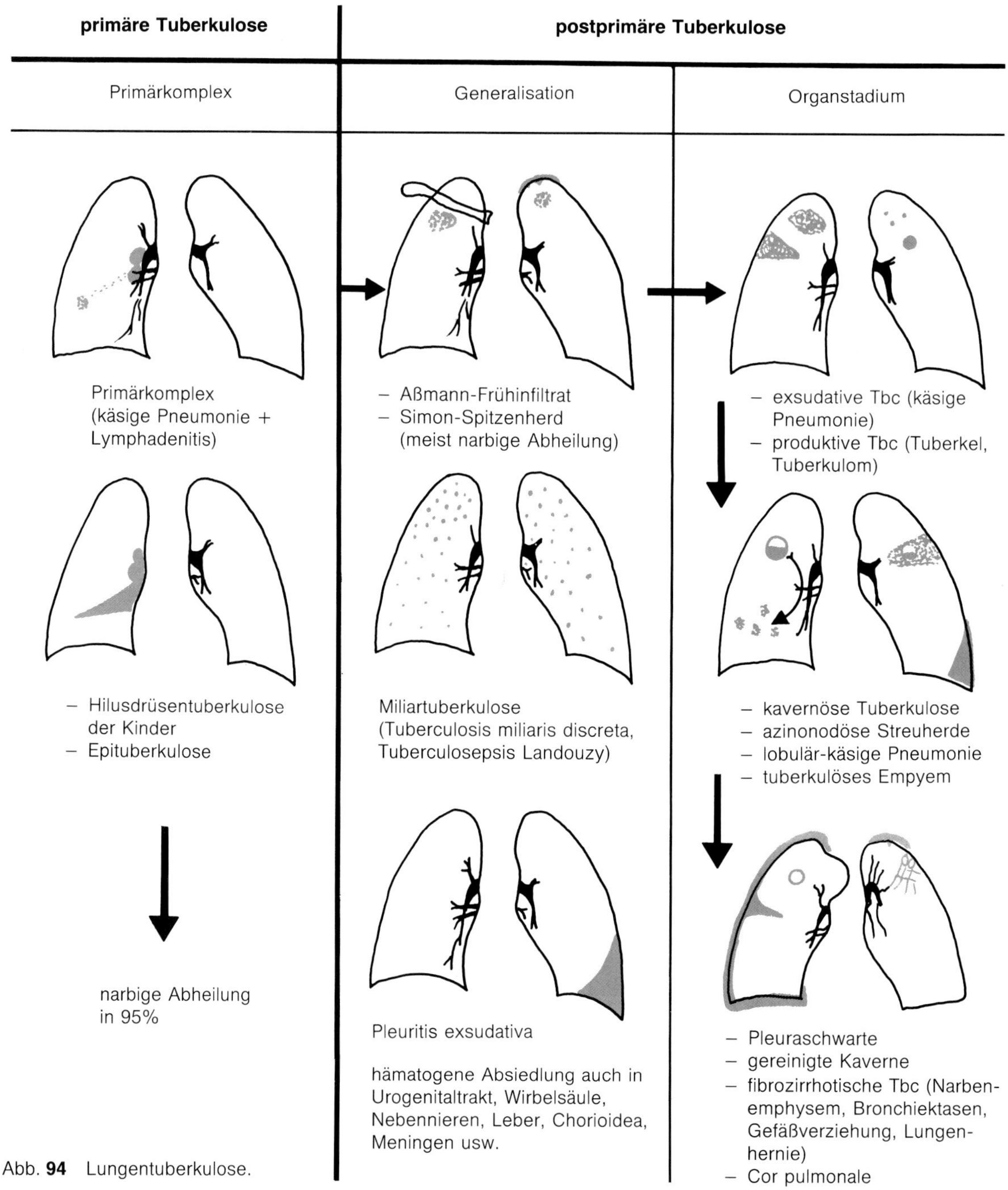

Abb. **94** Lungentuberkulose.

breiten sich die Mykobakterien aus, und es entsteht meist in der Hilusregion eine spezifische Lymphadenitis. In den allermeisten Fällen heilt dieser Primärkomplex (Ghon-Herd + regionale Lymphadenitis) fibrös aus und kann dann auch verkalken. Sind die tuberkulös infizierten Lymphknoten stark geschwollen, so komprimieren sie die Lappenbronchien, und es kann fast nur bei Kindern eine Atelektase entstehen (Epituberkulose). Bei sehr schlechter Abwehrlage kann die käsige Lymphadenitis in einen Bronchus einbrechen und primär bronchogen die übrigen Lungenabschnitte infizieren (Primärherdphthise).

• *Stadium der Generalisation.* Vom Primärkomplex aus gewinnen die Mykobakterien Anschluß an das Blutsystem und streuen in alle Organe (Urogenitalsystem, Knochen, Meningen, Nebennieren, Darm usw.), sehr häufig siedeln sie sich aber wieder in der Lunge ab. Je nach der Virulenz des Bakteriums und der Resistenz des Wirtsorganismus ist der Lungenbefall unterschiedlich stark:
– *Miliartuberkulose.* Bei ungünstiger Abwehr-

lage entstehen zahlreiche hirsekorngroße Knötchen in allen Lungenarealen, besonders aber in den Oberlappen. Diese Knötchen sind produktive Tuberkel, deren zentraler Käse von einem perifokalen spezifischen Granulationsgewebe umgeben wird. Bei der Tuberculosis miliaris discreta ist die Abwehrlage besser und die Zahl der Knötchen geringer. Bei einer Anergie kommt es mit der Tuberculosepsis Landouzy zu multiplen, ausgedehnten Nekrosen ohne Gewebsreaktion. Diese Erkrankung führt schnell zum Tod.
– Am häufigsten sind die *solitären tuberkulösen Metastasen* im Lungenapex (Simon-Spitzenherd, infraklavikuläres Aßmann-Frühinfiltrat, azinösnodöse subapikale Streuherde). Die Bevorzugung der Lungenspitze wird mit deren hohen Sauerstoffspannung und der relativ geringen Perfusion erklärt.
– *Pleuritis exsudativa.* Die Mykobakterien siedeln sich in den Pleurablättern ab, bilden dort miliare Tuberkel und führen zu einem serösen lymphozytenreichen Erguß.

• *Organstadium.* Die tuberkulöse Entzündung beginnt mit einer Reaktivierung in den apikalen Lungenherden. Sie kann dort Anschluß an das Bronchialsystem gewinnen und dann bronchogen in apikobasaler Richtung die übrigen Lungenareale infizieren.
Nach der Art der Gewebsreaktion werden unterschieden:
– Die *exsudative Tuberkulose* beginnt als kleine, lobuläre, käsige Pneumonie mit relativ wenig Epitheloidzellen. Diese kleinen Herde können zu größeren käsigen Pneumonien konfluieren.
– Die *produktive Tuberkulose* ist durch derbe, epitheloidzellenreiche Knötchen gekennzeichnet, deren Durchmesser 1–2 mm beträgt und damit der Größe eines primären Lobulus entspricht. Bei schlechter Abwehrlage entstehen größere Herde (azinonodöse Form), und es entwickeln sich erbsbis walnußgroße Tuberkulome, die aus Käse mit einem ihn umgebenden Granulationsgewebswall bestehen.
– Die *kavernöse Tuberkulose* entsteht, wenn die käsige Kolliquationsnekrose Anschluß an das Bronchialsystem gewinnt und ausgehustet wird. Die Hohlräume füllen sich mit Luft. Anfangs enthält die Wand noch infektiösen Käse (ungereinigte Kaverne), im Endstadium fibrosiert sie und kann sogar von Epithel ausgekleidet werden (gereinigte Kaverne).
– Die *fibrozirrhotische Tuberkulose* ist die narbige Abheilung, die durch Schrumpfung und Verziehung zum Emphysem, zu Bronchiektasen, Bronchusstenosen, Gefäßabknickungen und Gefäßobturationen führt. Folge der Gefäßveränderungen ist oft ein pulmonaler Hypertonus und schließlich ein Cor pulmonale.
Für die Organtuberkulose ist die Polymorphie geradezu charakteristisch, weil entzündliche Exazerbationen und Narbenbildung gleichzeitig vorkommen oder sich schubweise abwechseln.

Klinik

Die primäre Tuberkulose ist meist asymptomatisch. Bei den seltenen symptomatischen Formen findet man subfebrile Temperaturen mit Nachtschweiß, Husten, Anorexie und gelegentlich ein Erythema nodosum. Die postprimäre Tuberkulose ist anfangs ebenfalls symptomarm. Im weiteren Verlauf kommen aber die o. g. Symptome recht oft vor und werden im Spätstadium durch Hämoptysen und Dyspnoe kompliziert. Die Tuberkulinhautreaktion ist positiv. Bakterien können im Sputum, im Bronchialaspirat und im Magensaft nachgewiesen werden.

Röntgen

Im **Primärstadium** wird die Tuberkulose röntgenologisch in den seltensten Fällen erfaßt. Nur bei 20% der Kinder, deren Tuberkulinreaktion positiv wurde, ist auch ein pathologischer Röntgenbefund vorhanden (108):

• Der *Ghon-Herd* ist eine umschriebene, kleinflächige Infiltration mit unscharfen Rändern in der Lungenperipherie.

• Die *hiläre und mediastinale Lymphadenitis* zeigt sich an verplumpten, polyzyklisch begrenzten Hilusstrukturen und an verbreiterten Mediastinalschatten. Gelegentlich verbindet eine lymphangitische Streifenzeichnung den Primäraffekt und die hiläre Lymphadenitis zu einer hantelförmigen Verschattung, dem Primärkomplex (Abb. **95**).

• Eine *segmentale Verschattung* kann entstehen, wenn ein Lymphknoten einen Bronchus komprimiert und daraus eine Atelektase resultiert (Epituberkulose).

• Der verkalkte *abgeheilte Primärkomplex* ist ein häufiger Nebenbefund bei Routineröntgenaufnahmen und hat keinen Krankheitswert (Abb. **96**).

Im **Generalisationsstadium** wird die Tuberkulose ebenfalls selten röntgenologisch diagnostiziert.

• Die *Miliartuberkulose* bietet ein feinfleckiges, retikuläres Muster, das im Bild durch die Summation aus den einzelnen, nicht sichtbaren, hirsekorngroßen Herden entsteht. Die Dichte der flekkigen Zeichnung nimmt in apikobasaler Richtung ab. Selten findet sich bei der Miliartuberkulose ein grobkörniges Muster (Schneegestöber, Abb. **97**).

• Die *tuberkulöse Pleuritis* exsudativa gleicht im Röntgenaspekt anderen Pleuraergüssen. Der Erguß verschattet die Sinus phrenicocostales, und in Seitenlage fließt er nach kranial ab (Abb. **98**).

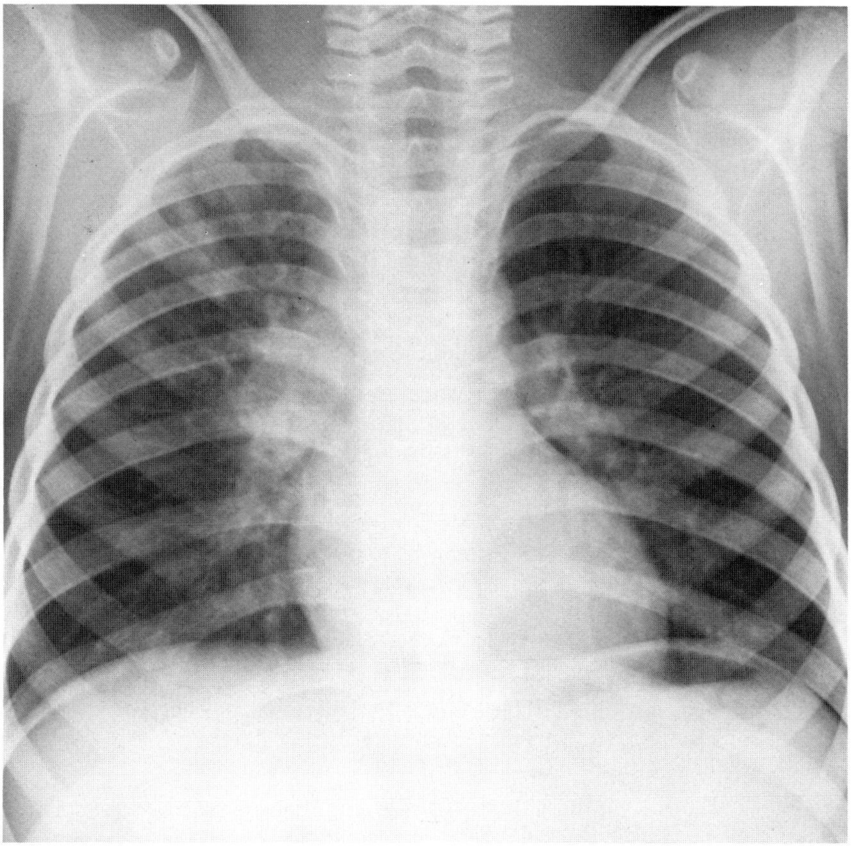

a

Abb. **95 a–b** Das weiche Infiltrat im rechten Oberfeld hat zusammen mit der Lymphangiitis und der Lymphadenitis eine Hantelform. Akuter Primärkomplex.

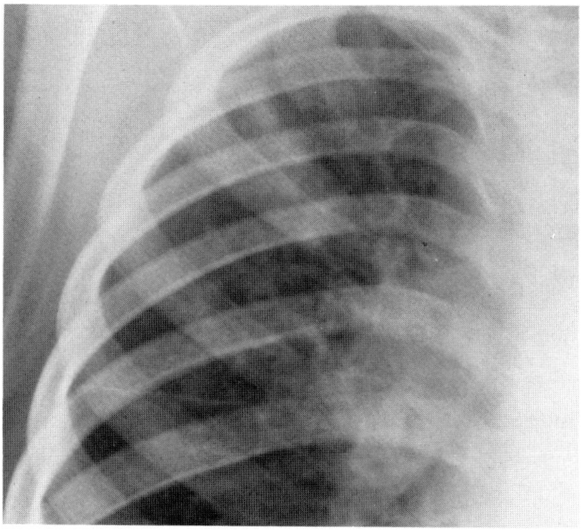

Abb. **95 b**

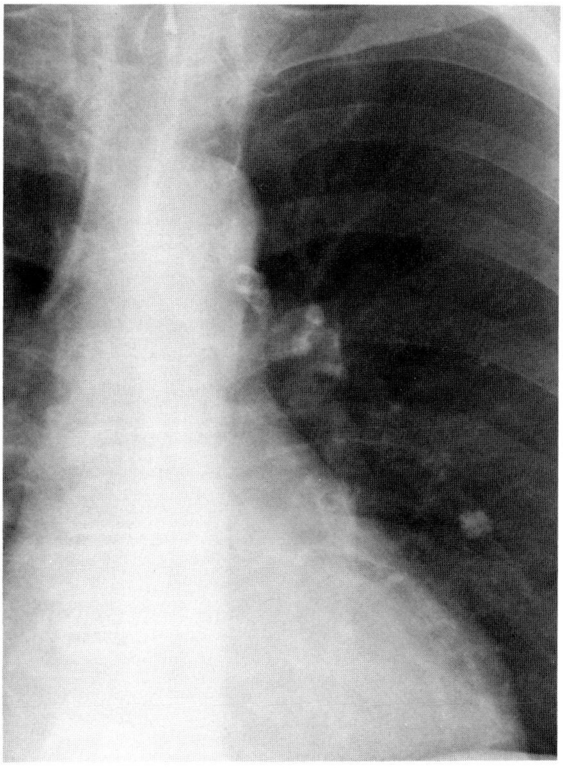

Abb. **96** Verkalkter Primärkomplex nach Ranke.

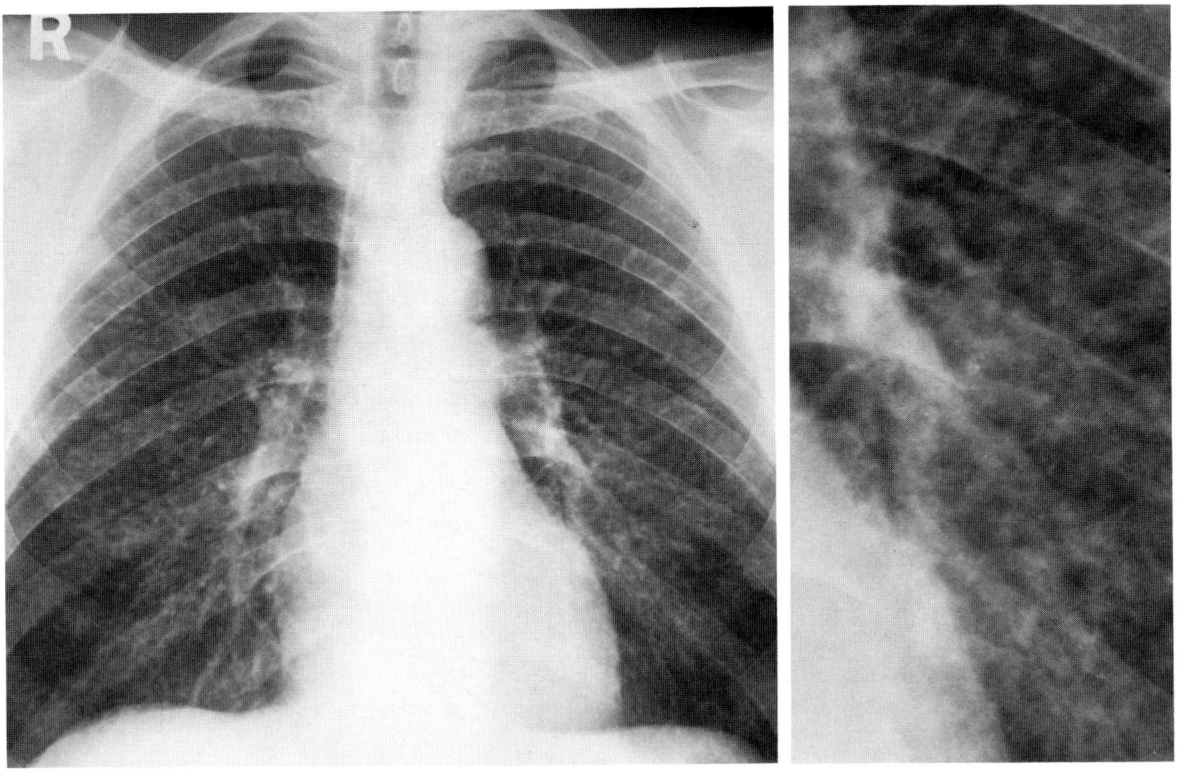

a b

Abb. **97 a–b** Miliartuberkulose.

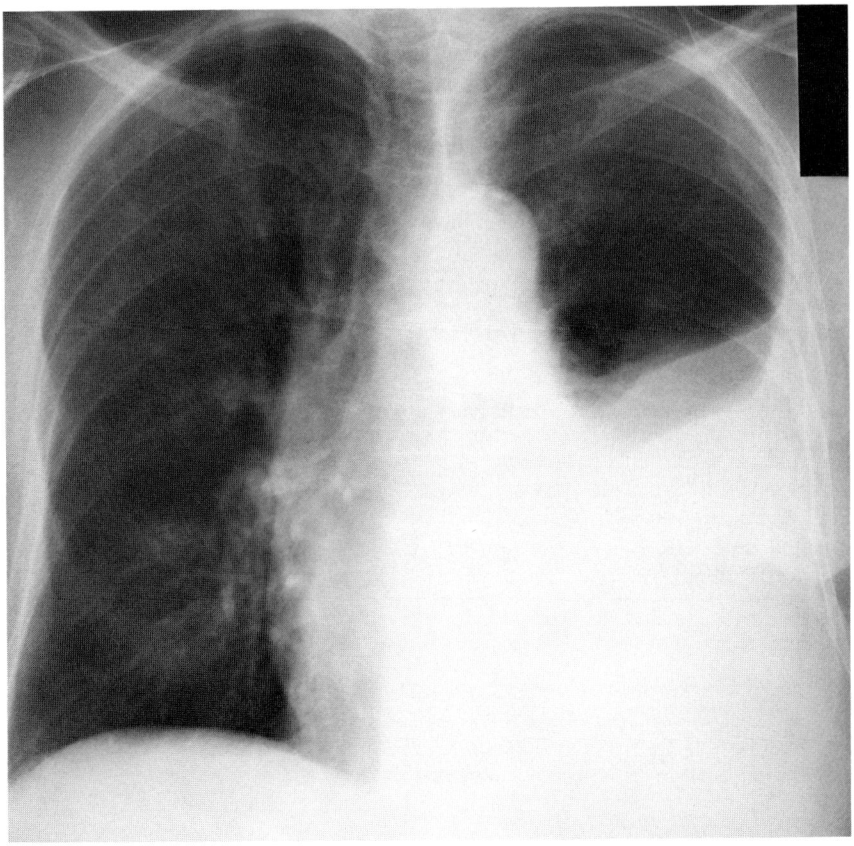

Abb. **98** Tuberkulöse Pleuritis exsudativa. Lymphozytenreiches Pleurapunktat mit kulturellem Nachweis von Mykobakterien.

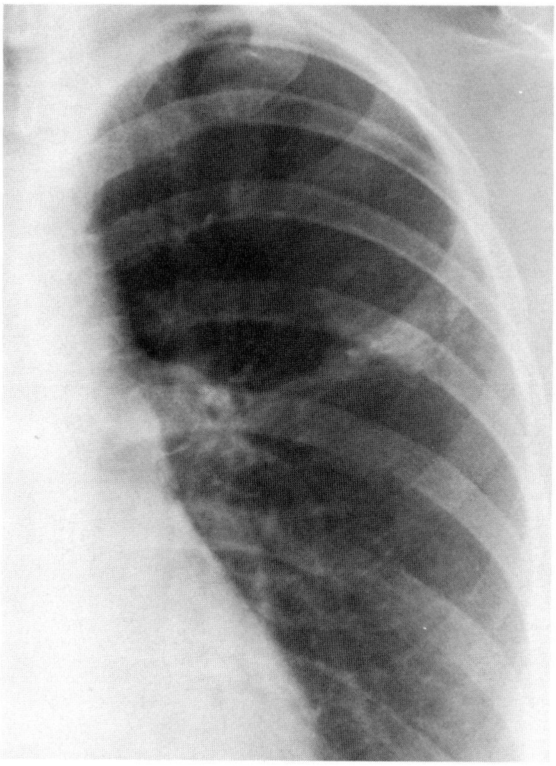

Abb. **99** Tuberkulöses Frühinfiltrat. Das Infiltrat war bei einer jungen Türkin zwei Monate lang beobachtet worden, ohne daß es sich wesentlich änderte. Die Tuberkulinreaktion wurde positiv. Eine tuberkulostatische Chemotherapie ließ das Infiltrat innerhalb von vier Monaten verschwinden.

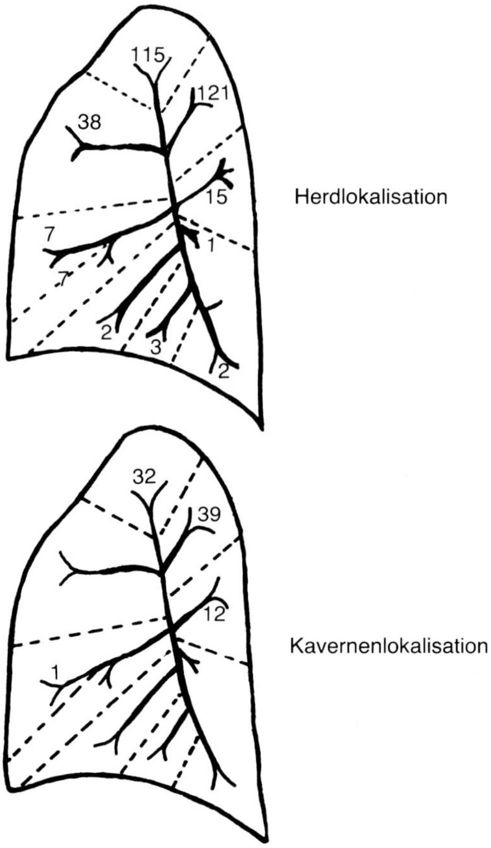

Abb. **100** Häufigkeit von Tuberkulösen Herden und Kavernen in Abhängigkeit vom Segment (nach *Doerr*).

Im **Organstadium** ist das Röntgenbild der Tuberkulose außerordentlich polymorph, und die exsudativen, produktiven, kavernösen und fibrozirrhotischen Veränderungen kommen oft gleichzeitig vor. Wegen der Prädilektion im apikalen und posterioren Oberlappensegment und im apikalen Unterlappensegment (Abb. **99, 100**) sollte jede Verschattung in dieser Region zunächst tuberkuloseverdächtig sein (131).

- Die *exsudative Tuberkulose* manifestiert sich mit konfluierenden Fleckschatten, die unscharf konturiert sind. Diese Verschattungen ändern ihren Aspekt langsam innerhalb von Wochen, während sich das Bild von unspezifischen Pneumonien innerhalb von Tagen ändert (Abb. **99**).

- Die *produktive Tuberkulose* zeigt scharf konturierte, polyedrische Fleckschatten, die teilweise verkalkt sind.

- Die *Tuberkulome* sind Rundschatten mit einem Durchmesser von 0,5–4 cm. Sie sind glatt konturiert und liegen meist in den Oberfeldern (Abb. **101**). In 80% finden sich tomographisch kleine Satellitenherde, und es können Verkalkungen sichtbar werden.

- *Kavernen* sind erbs- bis pampelmusengroße lufthaltige Hohlräume, die durch Einschmelzung von exsudativ-pneumonischen Herden oder Tuberkulomen entstehen. Tomographisch ist oft der Drainagebronchus nachweisbar, dessen Wand infolge einer tuberkulösen Bronchitis verdickt ist. Als Folge der bronchogenen Aussaat sind Kavernen oft mit disseminierten azinären Fleckschatten kombiniert, die zu pneumonischen Herden konfluieren können (Abb. **102, 103, 301**). Die tuberkulöse Kaverne unterscheidet sich von anderen Höhlenbildungen – wie unspezifischen Abszessen und einschmelzenden Karzinomen – durch ihre relativ dünne, etwa 3 mm starke Wand; allerdings hat dies Kriterium letztlich keine Beweiskraft.

- Die *fibrozirrhotische Tuberkulose* manifestiert sich röntgenologisch bei leichter Ausprägung mit Pleurakuppenschwielen, apikalen Narbensträngen und Kalkherden und mit einer verstärkten apikohilären Streifenzeichnung. Später werden die Hilusstrukturen nach kranial verzogen, und die schrumpfenden Narben, die in allen Arealen vorkommen, führen zum Emphysem, zu Bronchiektasen, zu Bronchusstrikturen und zu Gefäß-

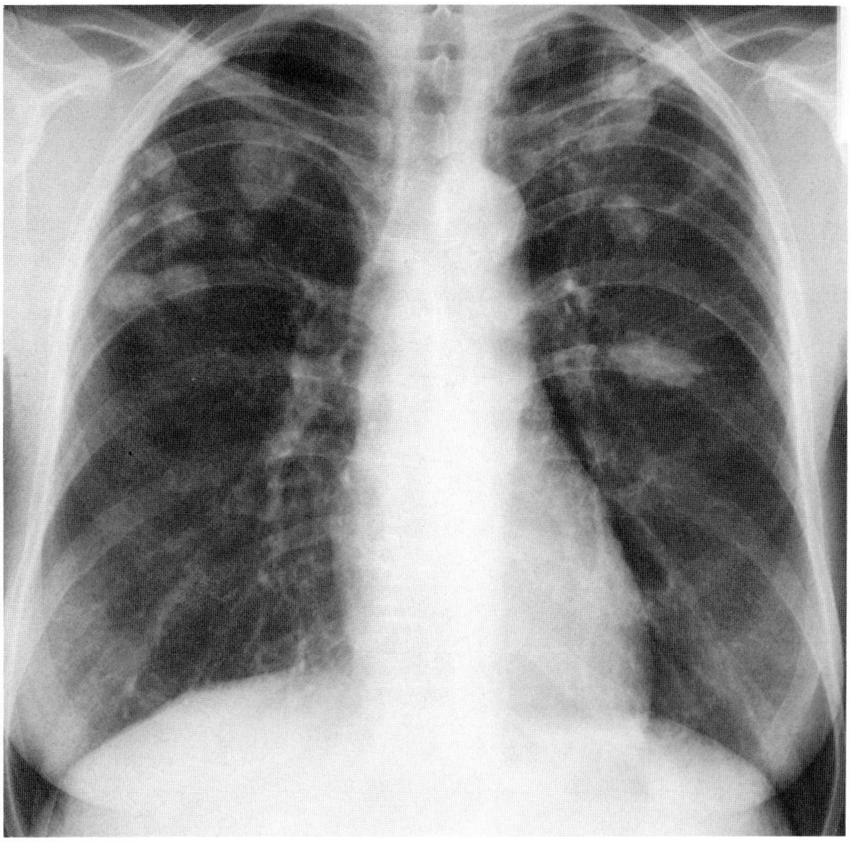

Abb. **101** Multiple Tuberkulome.

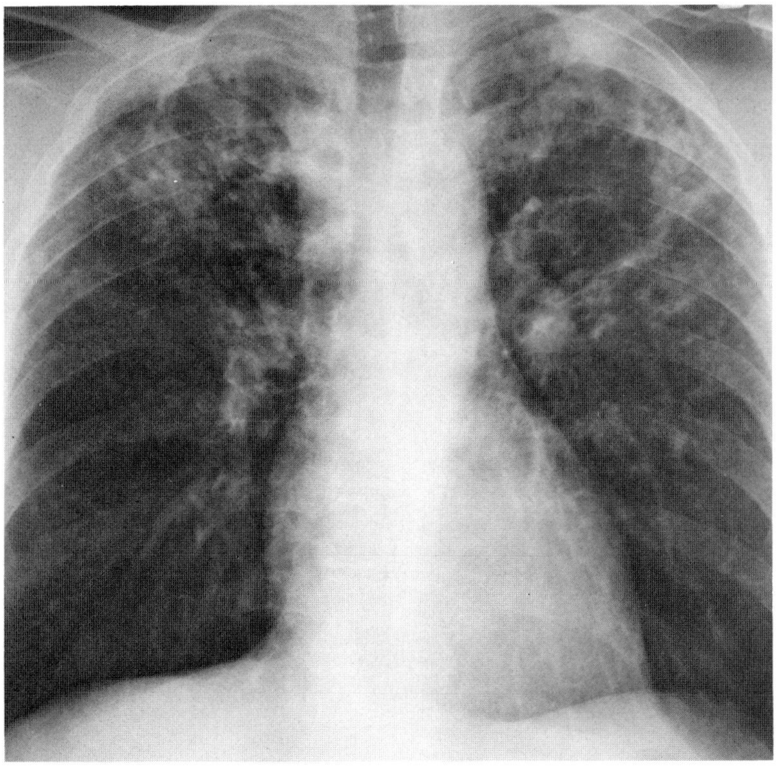

a

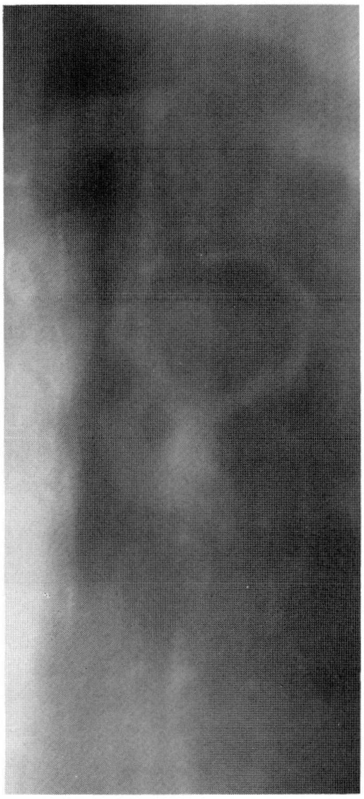

b

Abb. **102 a–b** Kavernöse Spitzentuberkulose mit bronchogen entstandenen azinonodösen Herden.

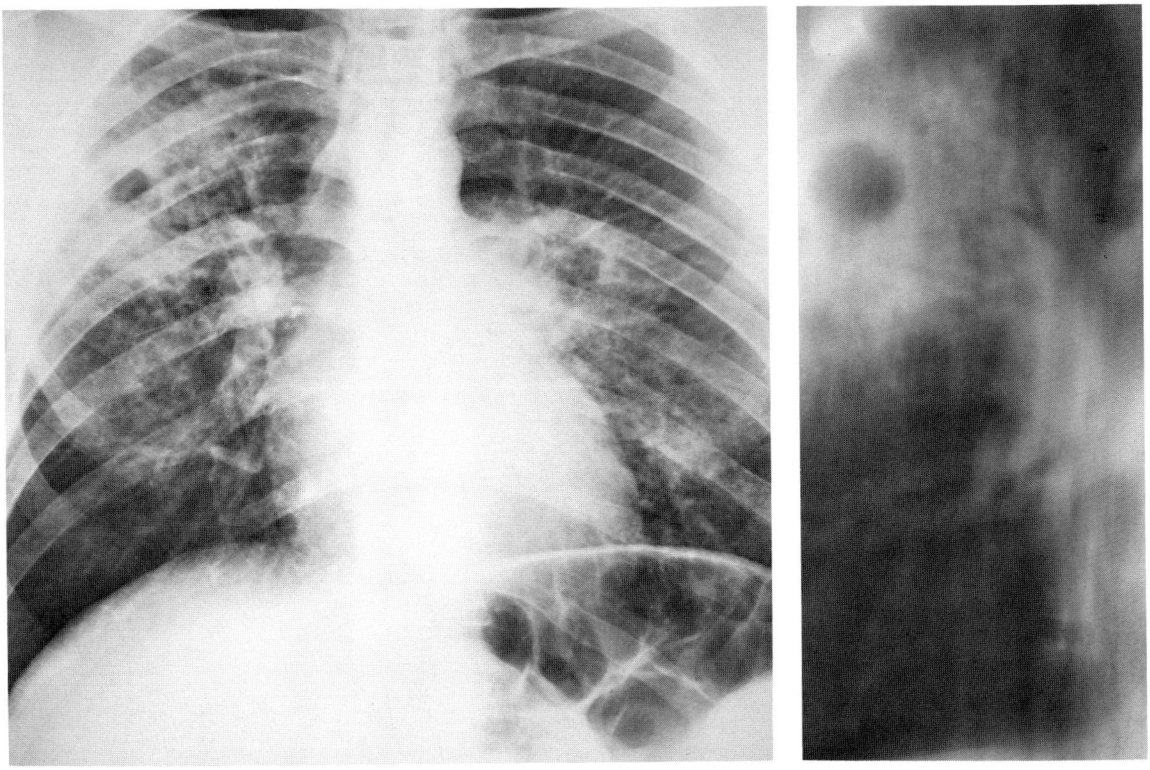

a

b

Abb. **103 a–b** Exsudativ-kavernöse Tuberkulose, käsige Pneumonien mit Einschmelzung. Positives Pneumobronchogramm im Tomogramm.

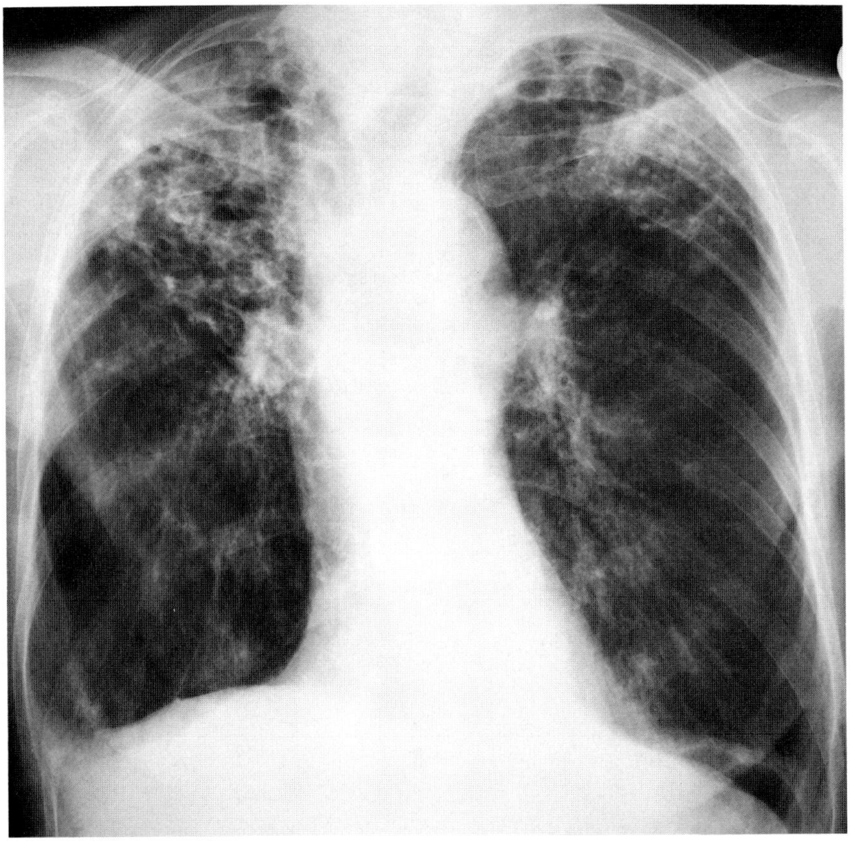

Abb. **104** Fibrozirrhotische Lungentuberkulose mit bullösem Emphysem der Lungenspitze, kranialer Raffung der Hilusstrukturen und vikariierendem Emphysem der Unterfelder.

abknickungen (Abb. **104**). Emphysembullae können gelegentlich differentialdiagnostisch nur schwer gegen Kavernen abgegrenzt werden (S. 264). Die bis zu mehrere Zentimeter dicken Pleuraschwarten können durch Schrumpfung den Thorax deformieren und zur Kyphoskoliose führen (Abb. **105**).

Computertomographie, Szintigraphie, Angiographie

Keine Zusatzinformationen.

Bronchographie

Bronchusstrikturen und Bronchusabknickungen werden bronchographisch genauer erfaßt als mit dem Röntgenbild. Auch eine Bronchialschleimhauttuberkulose und eine in den Bronchus perforierte Lymphadenitis mit Kavernenbildung werden bronchographisch dargestellt (156).

Differentialdiagnose

Unspezifische Pneumonie (s. regionale Schatten S. 232); Karzinom (s. Rundherd S. 239); Verkalkungen (S. 269).

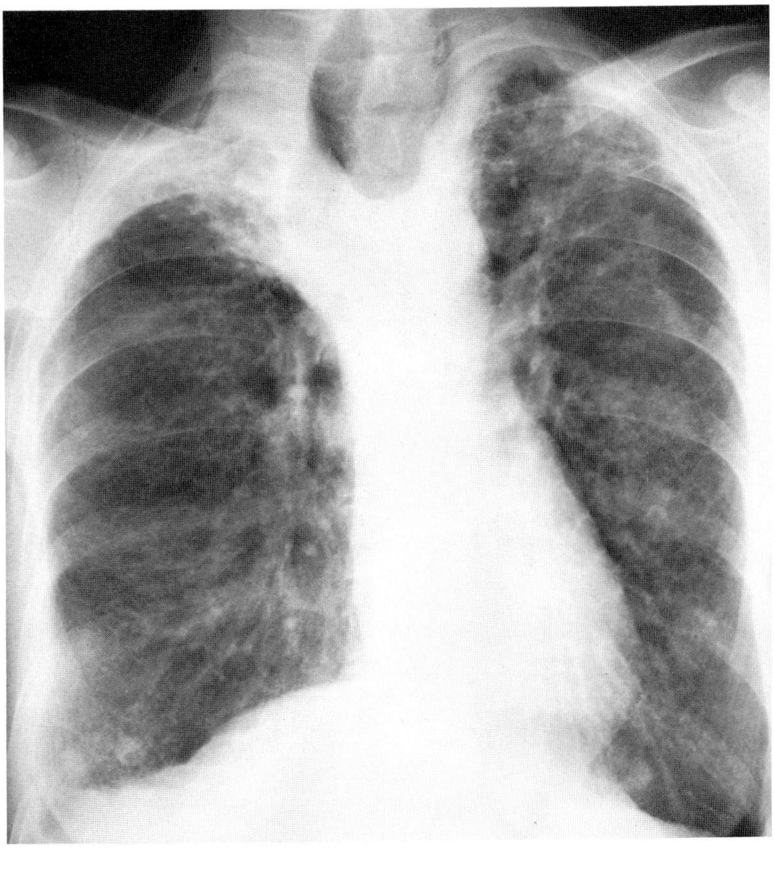

Abb. **105** Tuberkulöse Pleuraschwarte und fibrozirrhotische Lungentuberkulose.

Lungenmykosen

Es werden primäre und sekundäre Mykosen unterschieden:
Primäre Mykosen sind Erkrankungen, die von pathogenen Pilzen in einem zuvor gesunden Organismus verursacht werden. Dazu gehören die Histoplasmose, die Kokzidioidomykose, die Blastomykose und die Geotrichose. Diese Pneumomykosen sind in den USA, in Afrika und Asien endemisch und werden in Europa nur sporadisch als Folge des Tourismus beobachtet.

Sekundäre Mykosen (Aspergillose, Kandidiasis) sind Erkrankungen, die bei einer Resistenzschwäche des Wirtes durch Pilze entstehen, die immer als opportunistische Keime in der gesunden Mundschleimhaut wachsen. Die sekundären Pneumomykosen sind seit der Anwendung von Antibiotika und Zytostatika häufiger geworden. Insgesamt sind aber Lungenmykosen selten. Klinische Symptomatik und Röntgenbefund der Pneumomykosen ähneln meist denen der bakteriellen Pneumonien, und es ist allenfalls der Verdacht auf eine Pilzerkrankung erlaubt, der aber immer mykologisch bestätigt werden muß (145).

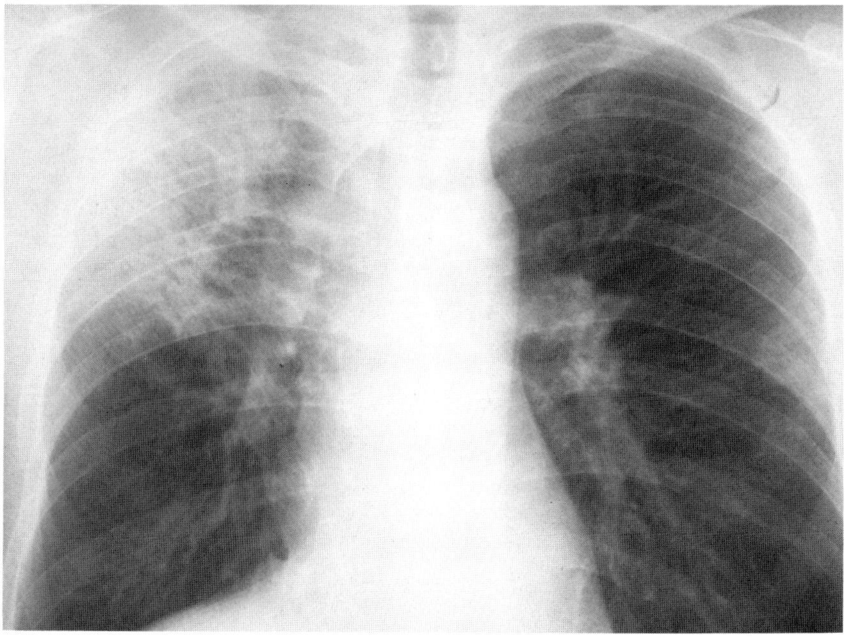

Abb. **106** Soorpneumonie. Bei diesem zytostatisch wegen einer Leukämie behandelten Patienten fand sich klinisch eine Soorinfektion der Mundhöhle. Röntgenologisch persistierten die Flächenverschattungen rechts mehrere Wochen, und es bildeten sich links zwei kleinere Herde mit Einschmelzungen.

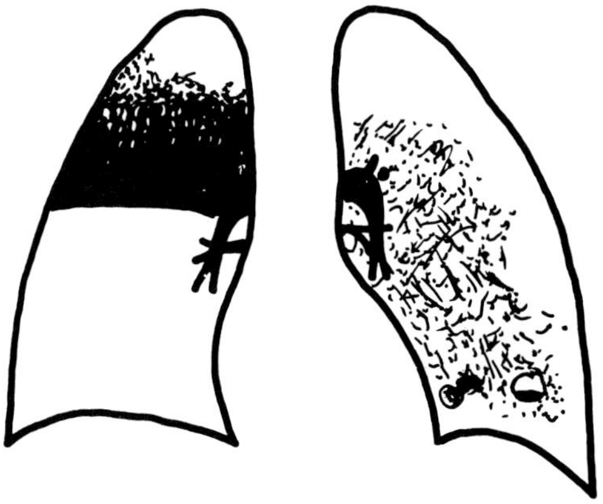

Abb. **107** Kandidiasis. Lobärpneumonie, interstitielle Pneumonie oder Bronchopneumonie mit Einschmelzungen.

Kandidiasis (Soormykose)

Candida albicans gehört zur mikrobiellen Normalflora der menschlichen Mundhöhle und befällt die Lunge nur infolge einer schlechten Abwehrlage bei konsumierenden Erkrankungen und bei Corticoid- oder Zytostatikatherapien. Es finden sich Infiltrate von segmentaler oder auch nichtsegmentaler Anordnung, die auch einschmelzen können.
Röntgenmorphologisch sind die Veränderungen von unspezifischen Pneumonien nicht zu unterscheiden (Abb. **106, 107**).
Der Verdacht auf Candida-Pneumomykose ergibt sich bei therapierefraktären Pneumonien sowie bei immungeschwächten Patienten mit manifester Soorinfektion des Mundes und des Rachens. Die Diagnose wird gesichert durch den bronchoskopischen Nachweis von Soorbelägen auf der Bronchialschleimhaut und durch den Nachweis der Erreger in transbronchialen Lungenbiopsaten. Mykologische Sputumanalysen sind wegen des ubiquitären Vorkommens nicht beweisend (137, 139, 145).

Aspergillose

Die Pilze Aspergillus fumigatus, flavus und niger sind weltweit verbreitet und wachsen z. B. auf Getreidekörnern, kommen aber auch in der Mischflora der gesunden Mundhöhle vor. Die primäre Aspergillose entwickelt sich nur wenn massenhaft Pilzsporen – meist mit Getreidestaub – eingeatmet wurden; die sekundäre Aspergillose entsteht, wenn die opportunistischen Keime infolge einer auszehrenden Erkrankung des Wirtes pathogen werden. Es werden mindestens vier Formen unterschieden (Abb. **108**).

• Die *bronchiale Aspergillose* imponiert klinisch als unspezifische Bronchitis. Im Bronchialsekret finden sich große Mengen von Aspergillen, die gelegentlich auch Bronchien obturieren. Es können sich dann poststenotisch Schleimmassen ansammeln und das Bronchiallumen auftreiben (Mukozele).

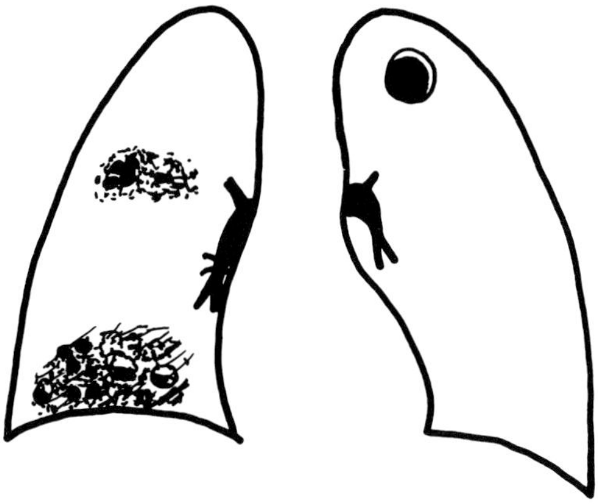

Abb. **108** Aspergillose. Eosinophiles Infiltrat, Bronchopneumonie mit Einschmelzung, Aspergillom.

• Die *allergische bronchopulmonale Aspergillose* entsteht bei einer hyperergischen Reaktionslage des Wirtes und äußert sich als asthmoide Bronchitis und mit passageren eosinophilen Löffler-Lungeninfiltraten, die auch röntgenologisch als flüchtige flächige Infiltrate nachweisbar sind. Gelegentlich kann bronchographisch eine Ektasie der Segmentbronchien festgestellt werden.

• Die *pulmonale Aspergillose* imponiert klinisch als akute oder chronische Bronchopneumonie, röntgenologisch finden sich fleckige flächige, teils knotige Infiltrate, die auch abszedieren können. Von einer unspezifischen Pneumonie ist der Befund nicht zu unterscheiden. Meist ist die

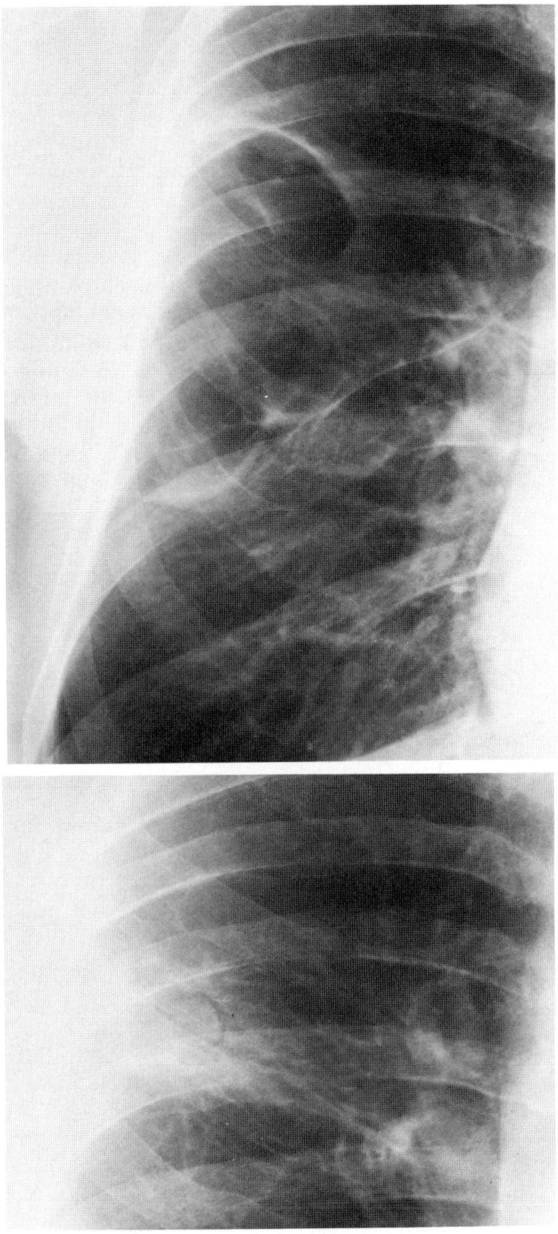

a
b

Abb. **109 a–b**

Abb. **109 a–b** Höhlenbildung im rechten Mittelfeld nach ausgeheiltem Lungenabszeß. Ein Jahr später deutliche Verkleinerung der Höhlen und Rundherd mit apikaler Luftsichel. Histologisch Aspergillom.

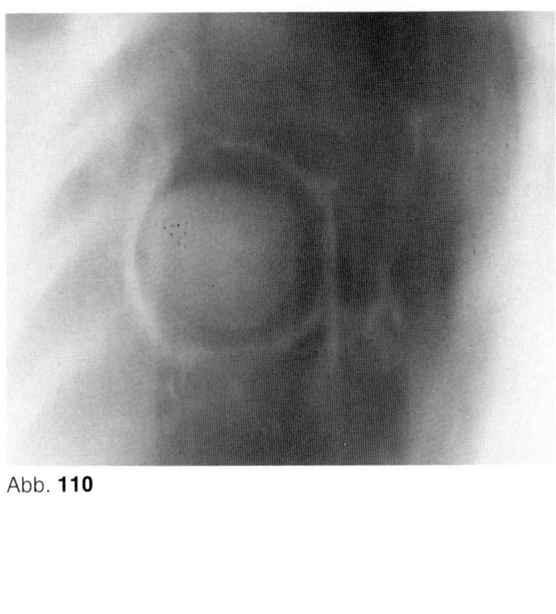

Abb. **110**

Abb. **110** Tomogramm eines Aspergilloms in einer alten tuberkulösen Kaverne.

Pneumomykose sekundär und kommt deshalb nur bei auszehrenden Erkrankungen und langanhaltender Antibiotikatherapie vor (148, 164).

● Das *Aspergillom* ist die häufigste Form der Aspergillose. Der Pilz wächst in präformierten Höhlen (Zysten, Kavernen, Bronchiektasen) zu einem Fungusball, der die Höhlenwand mechanisch und enzymatisch irritiert und zu Hämoptysen führen kann. Röntgenologisch sind in den Höhlen homogene Rundschatten nachweisbar, die sich bewegen, wenn der Patient umgelagert wird. Zwischen dem Aspergillomball und der Kavernenwand sind ring- bzw. sichelförmige Luftansammlungen nachweisbar (Abb. **109, 110, 336**).
Alle Formen werden mit dem mikroskopischen Nachweis von Aspergillen im Bronchialaspirat diagnostiziert. Eine Analyse des Sputums ist wegen der dort vorkommenden apathogenen Pilze nicht aussagekräftig (133, 160).

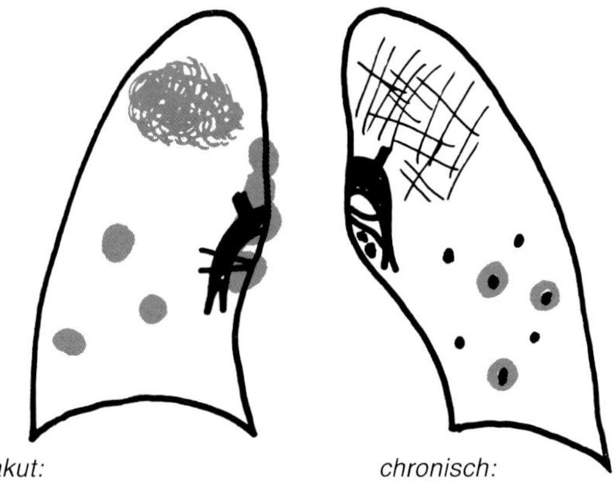

Abb. **111** Histoplasmose.

Histoplasmose

Die Histoplasmose ist eine primäre Pneumomykose, die vor allem in Nordamerika verbreitet ist und in Europa – mit Ausnahme eines norditalienischen Endemiebezirks – nur sporadisch vorkommt.
Die Lungenerkrankung wird von Histoplasma capsulatum verursacht und gleicht in ihrer Entwicklung der Tuberkulose mit primärer und postprimärer Phase.

● Die *akute Histoplasmose* entwickelt sich nach einer Primärinfektion. Zwei Wochen nach der aerogenen Infektion kommt es zu Fieber, Unwohlsein, Husten, Dyspnoe, Auswurf und Hämoptysen; die Erkrankung kann aber auch asymptomatisch verlaufen.
Das *Röntgenbild* zeigt über beiden Lungen multi-

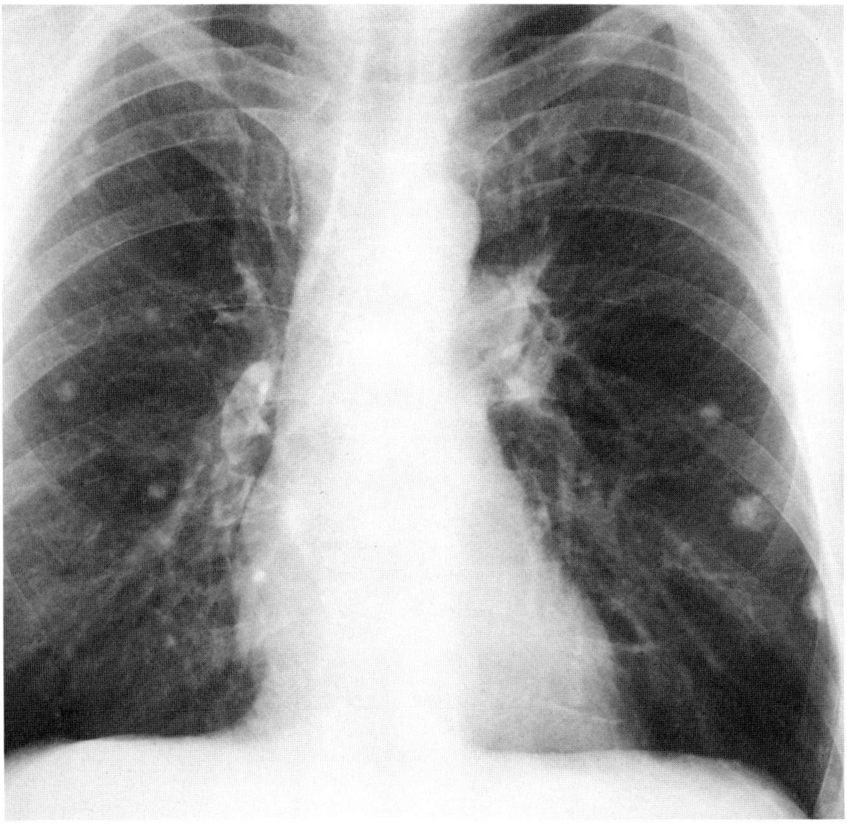

Abb. **112** Histoplasmose. Die disseminierten, verkalkten Granulome fanden sich bei einem Nordamerikaner, der vor 20 Jahren an Histoplasmose erkrankte.

ple, dichtliegende, unterschiedlich große Streuherde und bronchopneumonische Verschattungen sowie hiläre und mediastinale Lymphone (Abb. **111**). Die Infiltrate bilden sich zurück und hinterlassen pulmonale Granulome, die im typischen Fall zentral, d. h. schießscheibenartig, verkalken (120) (Abb. **112**).

● Die *chronisch progressive Histoplasmose* ist Folge einer Reinfektion und hat eine schlechte Prognose. Eine progressive Kavernenbildung und Fibrosierung kann die Lunge innerhalb von Monaten und Jahren vollständig zerstören (143).

Kokzidioidomykose

Die Erkrankung ist im Südwesten der USA endemisch. Meist verläuft sie asymptomatisch und lediglich der Spheroilin-Hauttest wird positiv und der KBR-Titer steigt an. Es können aber auch schwere Pneumonien, Lungenkavernen, Pleuritiden und Perikarditiden vorkommen.
Röntgenologisch finden sich pneumonieähnliche Infiltrate und Rundherde (Kokzidioidome), die gelegentlich kavernisieren. Bei der disseminierten Kokzidioidomykose zeigt sich ein generalisiertes mikronoduläres Muster. Der Endzustand der Erkrankung ist eine Lungenfibrose (144, 170) (Abb. **113**).

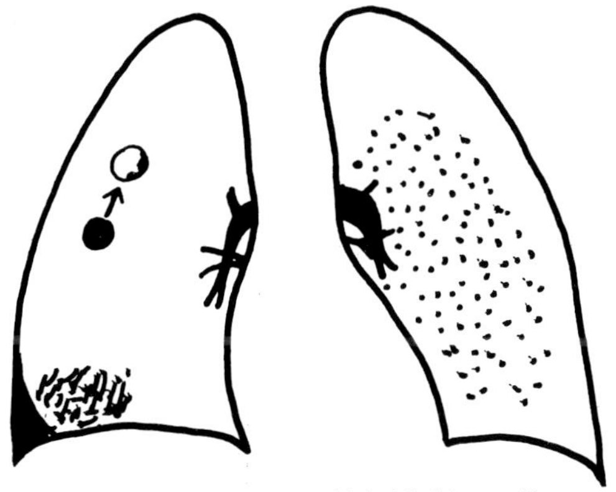

Abb. **113** Kokzidioidomykose. Kokzidioidome, Kavernen, Bronchopneumonie, Pleuritis, disseminierte Mikrogranulome, Lungenfibrose im Endstadium.

Aktinomykose

Actinomyces israeli ist eine Intermediärform zwischen Fadenpilz und Bakterien. Es siedelt ubiquitär und auch in der menschlichen Mundflora. Eine Erkrankung ist sehr selten und manifestiert sich am Unterkiefer und im Gesicht, im Intestinaltrakt und in der Lunge. Thorakal kommt es zu chronischen abszedierenden Pneumonien, zu Pleuraempyemen und zu Brustwandinfiltraten (Abb. **114**).
Das *Röntgenbild* zeigt nichtsegmentale Flächenschatten meist in der Lungenperipherie, die gelegentlich einschmelzen können. Per continuitatem können pleuroösophageale und pleuropulmonale Fisteln sowie ein Pleuraempyem, eine Rippenosteomyelitis und eine umschriebene weichteildichte Thoraxwandentzündung entstehen. Im Spätstadium kommt es zu chronischen Lungenfibrosen mit starken Verziehungen (133).
Die Diagnose ergibt sich aus dem kulturellen Erregernachweis in Abstrichen und Bronchialaspiraten.

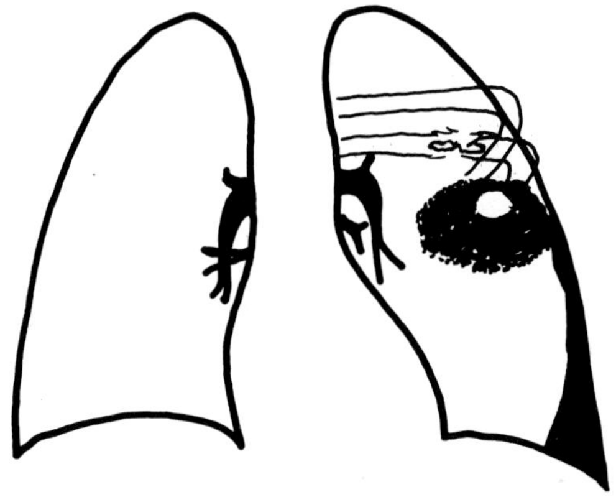

Abb. **114** Aktinomykose (Nokardiose). Abszedierende Infiltrate, Pleuraempyem, Osteomyelitis, Brustwandabszeß.

Nokardiose

Nocardia asteroides ist ein im Humusboden ubiquitär vorkommender Saprophyt, der nach Inhalation sporadisch die Lunge infizieren kann. Die pulmonale Nokardiose gleicht der Aktinomykose im klinischen Verlauf und in der Röntgenmorphologie (122) (Abb. **114**).

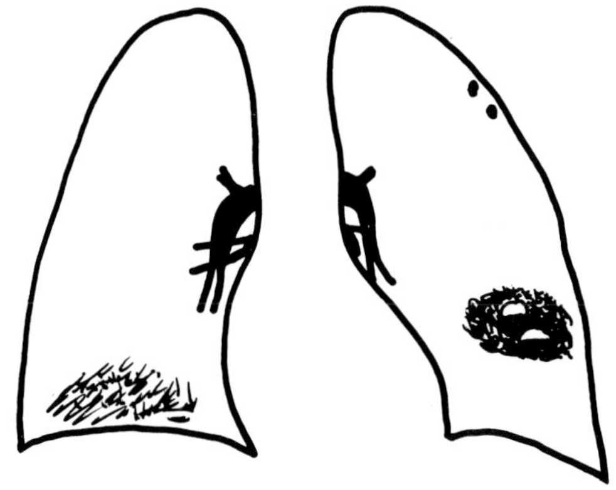

Abb. **115** Kryptokokkose. Pseudotumoren mit Einschmelzungen, subpleurale Granulome, Bronchopneumonie.

Kryptokokkose (Torulose)

Die Sporen von Cryptococcus neoformans werden mit dem Staub von Erde und Kot (z. B. Taubenmist) verbreitet und infizieren aerogen die Lungen von immungeschwächten Patienten. *Röntgenologisch* können sich kleine fibrosierte, subpleurale Granulome, Bronchopneumonien und auch Rundherde (Torulome) zeigen, die zur Kavernisierung neigen (Abb. **115**).

Andere Mykosen, wie die nordamerikanische Blastomykose, die südamerikanische Blastomykose, die Sporotrichose, die Mukormykose und die Diotrichose sind extrem selten und manifestieren sich *röntgenologisch* mit uncharakteristischen pneumonischen Infiltraten. Die Diagnose ruht stets auf dem mykologischen Erregernachweis.

Parasitosen

Parasitosen sind Infektionserkrankungen, die gehäuft in Asien, Afrika, Südamerika und in den mediterranen Gebieten vorkommen. Die Erreger sind Protozoon (Amöben, Toxoplasmen, Pneumozystis) und Würmer (Echinokokkus, Schistosomen, Askariden usw.). Pulmonal kommt es einerseits zu hypersensitiven Reaktionen im Sinne eines eosinophilen Löffler-Infiltrates, zum anderen können aber die Parasiten in der Lunge Kolonien bilden und Zysten, Granulome und Abszesse entstehen lassen. Der Verdacht auf das Vorliegen einer Pneumoparasitose ergibt sich aus der Bluteosinophilie und dem Röntgenbefund; er muß aber durch den Nachweis von Parasiten im Sputum, in Stuhlproben, im Harn und ggf. im Lungenbiopsat gesichert werden.

Amöbiasis

Amöben kommen weltweit vor, sind aber in den mediterranen Gebieten endemisch. Sie werden mit verunreinigter Nahrung aufgenommen und verursachen zunächst eine Kolitis (Amöbenruhr). Sie gelangen hämatogen in die Leber, wo sich Abszesse entwickeln, von dort aus können sie transdiaphragmal in die Lunge eindringen. Sehr selten entstehen Lungenabszesse direkt hämatogen. Klinisch besteht Husten, eine Bluteosinophilie und bei hepatobronchialer Fistel auch eine Gallebeimengung zum Sputum.

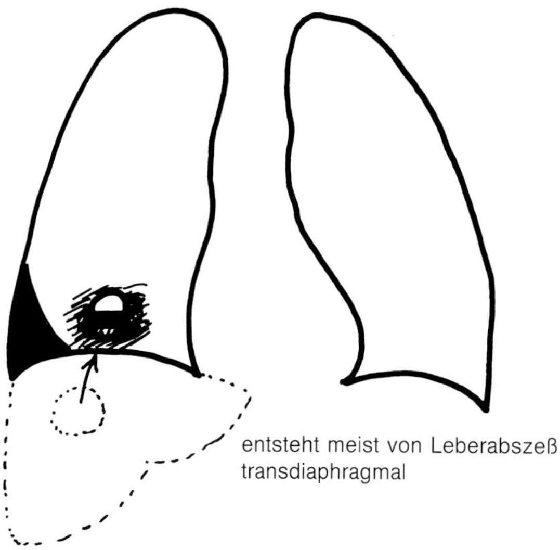

Abb. **116** Amöbiasis (Amöbenabszeß). Pleuraerguß, basale Pneumonie mit Höhlenbildung.

Das *Röntgenbild* zeigt in 95% eine epidiaphragmal gelegene Verschattung rechts mit Pleurabegleiterguß. Das zunächst unscharf begrenzte Infiltrat kann abszedieren (Abb. **116**). Die Computertomographie und die Sonographie decken Leberabszesse auf.
Die Diagnose ergibt sich aus dem Nachweis von Amöben in Stuhlproben und im Sputum (128).

Toxoplasmose

Eine Durchseuchung mit Toxoplasma gondii ist häufig und führt nur in den seltensten Fällen zur Erkrankung. Die wichtigste Form ist die kongenitale Toxoplasmose, die sich nach diaplazentarer Infektion mit Enzephalitis und Chorioretinitis manifestiert. Die seltene adulte Toxoplasmose führt zu Lymphadenitiden und selten zu einer interstitiellen Pneumonie (141, 174).
Röntgenologisch zeigen sich fokal retikuläre, streifenförmige und flächige Infiltrate wie bei einer akuten Viruspneumonie. In der Regel sind die hilären Lymphome vergrößert (135) (Abb. **117**).
Die Diagnose wird durch den Antikörpertiteranstieg wahrscheinlich gemacht und kann durch den Nachweis von Toxoplasmen im Lungenbiopsat gesichert werden (141).

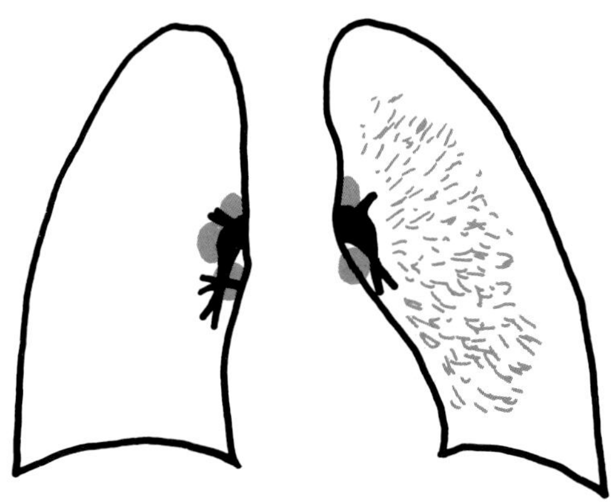

Abb. **117** Toxoplasmose. Interstitielle Pneumonie, Lymphadenitis.

Pneumozystose

Die vom Pneumocystis carinii verursachte interstitielle plasmazelluläre Pneumonie kommt vorzugsweise bei Frühgeborenen und selten bei immungeschwächten Patienten vor (142). Die Vermehrungsfähigkeit von Pneumozysten ist so groß, daß die Parasitenmassen schließlich Alveolen und Bronchiolen ausfüllen. Die Prognose ist schlecht.
Röntgenologisch zeigt sich zu Beginn ein interstitielles Muster besonders perihilär. Später trüben die gesamten Lungenfelder milchglasartig ein. Hiluslymphknoten oder Pleuraergüsse fehlen (Abb. **118**).

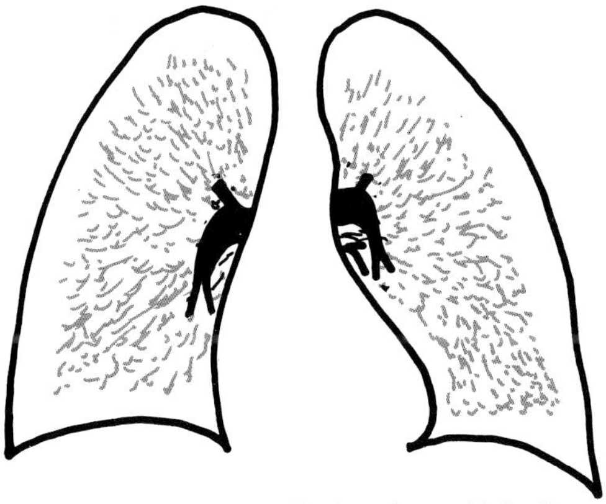

Abb. **118** Pneumozystose. Profuse interstitielle Pneumonie.

Die Diagnose wird durch den Nachweis von Pneumocystis carinii gesichert, wozu meist eine transbronchiale Lungenbiopsie notwendig ist (127, 139).

Bilharziose

Die Bilharziose ist in Nordafrika, in Südamerika, in der Karibik und in Japan endemisch. Die Zerkarien dringen in die Haut des Menschen ein, werden mit dem Blutstrom über das rechte Herz in die Lungenkapillaren geschwemmt und erreichen von dort weitere Organe wie Leber, Niere und Harnblase.

Röntgenologisch zeigen sich passagere flächige Verschattungen im Sinne eines eosinophilen Löffler-Infiltrates, wenn die Zerkarien die Lungenkapillaren passieren. Selten können sich die Parasiten in den Präkapillaren der Lunge festsetzen und über eine obturierende Entarteriitis zur pulmonalen Hypertonie und zum chronischen Cor pulmonale führen (124) (Abb. **119**).

Die Diagnose ergibt sich aus dem Nachweis von Wurmeiern im Stuhl und im Urin.

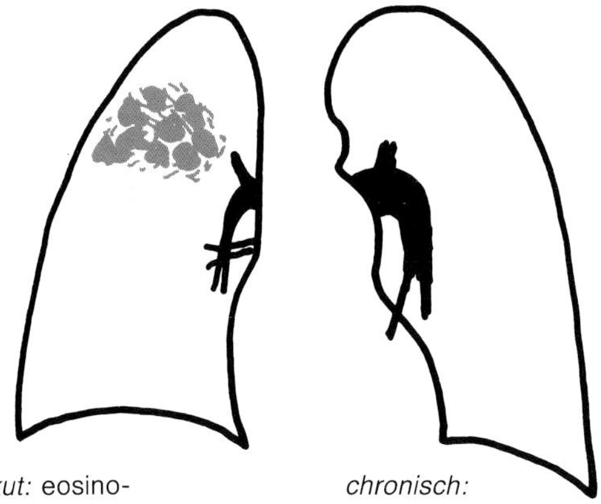

akut: eosinophiles Infiltrat

chronisch: pulmonale Hypertonie

Abb. **119** Bilharziose.

Echinokokkose

Die Erkrankung ist in den mediterranen Gebieten, in Australien und in Afrika endemisch. Der Mensch nimmt die Eier des Hundebandwurms Tenia echinococcus mit verunreinigter Nahrung auf. Die im Darm freiwerdenden Larven erreichen über die Pfortader die Leber und nur selten, d. h. in etwa 10%, die Lungen. In Leber und Lunge entwickeln die Hakenlarven eine mit Flüssigkeit gefüllte Endozyste (Hydatide), die von

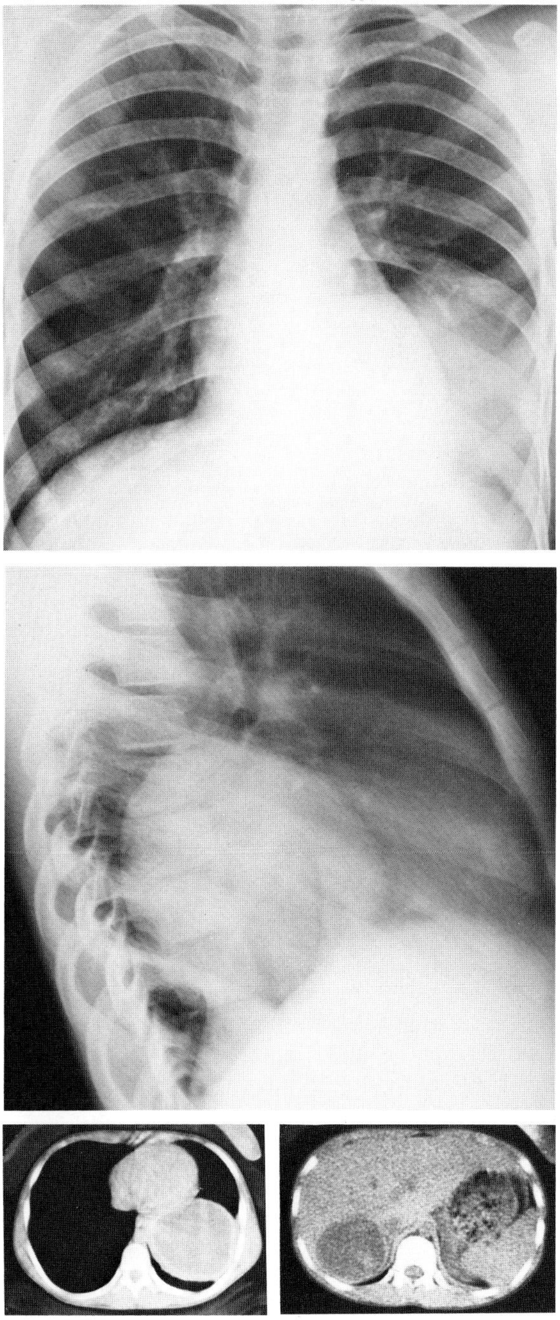

a

b

c

d

Abb. **120 a–d** Echinokokkuszyste im linken Unterlappen und in der Leber eines 15jährigen Türken.

einer wirtseigenen Perizyste (Adventitia) fibrös abgekapselt wird.
Röntgenologisch zeigen sich solitäre, glatt berandete, homogene Rundherde mit einem Durchmesser von 1–10 cm (Abb. **120**). Selten sind die pulmonalen Zysten multipel. Gelegentlich kann eine schmale Luftsichel zwischen Endozyste und Perizyste nachgewiesen werden (Meniskuszeichen). Nach einer Zystenruptur kann die Chitinmembran (Kutikula) der Endozyste zusammenfallen und auf der Restflüssigkeit schwimmen (Abb. **121**).
Die Diagnose ergibt sich aus dem gelegentlich möglichen Nachweis von Echinokokkushäkchen im Sputum und durch serologische Tests (163).

aufgenommen. Im Dünndarm schlüpfen die Larven und erreichen über die Lymphe und das Blut die Lungenkapillaren, wo sie die Alveolarsepten durchbohren und mit dem Bronchialsekret zum Rachen transportiert werden, von wo sie wieder in den Darm verschluckt werden. Diese eigentümliche Wanderung des Ascaris dauert etwa zwei Wochen.
Röntgenologisch zeigt sich regional eine konfluierende Fleckzeichnung im Sinne eines eosinophilen Löffler-Infiltrates. Bei hyperergischen Individuen kann auch ein Asthma verminosum vorkommen (Abb. **122**).
Die Diagnose ergibt sich aus der Bluteosinophilie und dem Nachweis von Askariden im Stuhl.

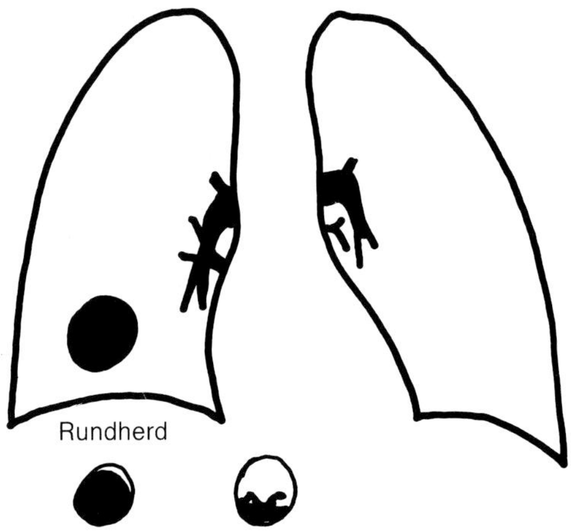

Abb. **121** Echinokokkose.

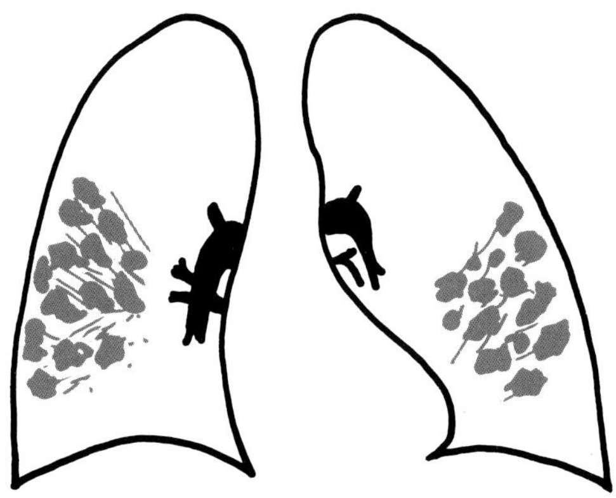

Abb. **122** Askaridose, Strongyloidose, Ankylostomatose. Eosinophiles flüchtiges Infiltrat.

Paragonimiasis

Die Lungenegelinfektion kommt weitverbreitet in Südostasien, aber auch in Afrika und Amerika vor. Die Metazerkarien werden mit der Nahrung aufgenommen, durchbohren den Darm, gelangen in die Peritonealhöhle und von dort transdiaphragmal in die Pleurahöhle und die Lungen. Die Parasiten leben viele Jahre in den Lungen, und die Eier werden ausgehustet, was zur Diagnose dieser chronischen Erkrankung führt.
Röntgenologisch zeigen sich uncharakteristische Streifenzeichnungen und gelegentlich Ringschatten (171, 199).

Askaridose

Spulwürmer (Ascaris lumbricoides hominis) kommen in allen von Menschen bewohnten Regionen der Erde vor. Die Eier werden mit der Nahrung

Strongyloidose und Ankylostomatose

Strongyloides stercoralis und Ancylostoma duodenale kommen in warmen, niederschlagsreichen Zonen und in Europa in warmen Bergwerken vor. Die Larven dringen perkutan in den Wirt ein, passieren die Lunge und gelangen in den Darm. Bei der Lungenpassage kommt es zu eosinophilen, flüchtigen Infiltraten und bei entsprechender Sensibilisierung zum Asthma verminosum (Abb. **122**). Die klinischen Erscheinungen sind meist geringfügiger als bei der Askaridose, jedoch kann ein massiver Befall mit Strongyloides tödlich sein. Die Strongyloidose der Bergleute ist eine entschädigungspflichtige Berufserkrankung. Die Diagnose ergibt sich aus dem mikroskopischen Nachweis der Würmer in Stuhlproben.

Sarkoidose (Morbus Boeck, Morbus Besnier-Boeck-Schaumann, benigne Lymphogranulomatose)

Die Sarkoidose ist eine generalisierte epitheloidzellige Granulomatose. Sie befällt besonders häufig die intrathorakalen Lymphknoten und das Lungenparenchym, sie kann sich aber auch an Leber, Milz, Haut, Augen, Knochen, Speicheldrüsen und anderen Organen manifestieren. Die meisten Patienten weisen immunologische Besonderheiten auf: eine positive Kveim-Reaktion, eine negative Tuberkulinreaktion und erhöhte Immunglobulinkonzentration im Serum. Da die Sarkoidose die Lungen besonders häufig befällt, wurde auch eine aerogene Infektion postuliert (186). Die Ätiologie der Erkrankung ist aber letztlich unklar (186).
In Deutschland rechnet man mit 8–10 Neuerkrankungen pro hunderttausend Einwohner und Jahr (126). Meist heilt die Sarkoidose spontan innerhalb von Jahren aus, doch führt sie in 10–20% zu Lungenfibrosen (179).
Aufgabe der Radiodiagnostik ist es, anhand der oft typischen Befunde auf die Erkrankung hinzuweisen. Gesichert wird die Diagnose mit der Biopsie aus peripheren oder mediastinalen Lymphknoten sowie aus der Bronchialschleimhaut. Bei bekannter Erkrankung muß mit röntgenologischen Verlaufskontrollen eine eventuelle Progression erfaßt werden, da dann eine antiphlogistische Therapie indiziert ist (187).

Pathologie

In den Lymphknoten und entlang den peribronchialen, perivasalen, paraseptalen und subpleuralen Lymphbahnen findet man stecknadelkopfgroße Granulome, die zu größeren Einheiten konfluieren. Histologisch sind sie charakterisiert durch Epitheloidzellen, Langhans-Riesenzellen, die zwiebelschalenartig verkalkenden Schaumann-Körperchen und die „asteroid bodies". Im Gegensatz zur Tuberkulose verkäsen die Granulome nicht. Von anderen unspezifischen Granulomen bei Pilzinfektionen, Beryllose und Brucellose können sie aber nicht unterschieden werden. Innerhalb von Jahren heilen die Herde ab, oder sie induzieren eine Fibrose, die sich über das ganze Lungengerüst ausdehnt und zu einer restriktiven Ventilationsstörung mit Cor pulmonale führt (136).

Klinik

Das klinische Bild ist vielfältig. Augensymptome wie Iridozyklitis oder das Heerfordt-Syndrom (Febris uveoparotidea) können ebenso im Vordergrund stehen wie eine generalisierte zervikale, axilläre und epitrochleale Lymphknotenschwellung oder eine Hautläsion (Lupus pernio). Eine vor allem in Skandinavien beobachtete akute Form der Sarkoidose – das Löfgren-Syndrom – manifestiert sich mit Fieber, Arthralgien und Erythema nodosum und kommt fast nur bei Frauen vor.
Mehr als 50% der Erkrankungen sind asymptomatisch und werden zufällig anläßlich einer Röntgenreihenuntersuchung entdeckt. Pulmonale Symptome treten meist erst im Spätstadium auf, und zwar Belastungsdyspnoe, trockener Husten und eine spirometrisch nachweisbare restriktive Ventilationsstörung.
Der Tuberkulintest ist negativ; im Serum ist die Immunglobulinkonzentration erhöht, und es findet sich eine gesteigerte Aktivität des Angiotensin-I-Converting-Enzyms, das von Endothelzellen der pulmonalen Gefäße freigesetzt werden soll. Die bronchioloalveoläre Lavage erfaßt aktivierte T-Lymphozyten. Der Kveim-Test ist in 75% richtig positiv; nach der subkutanen Injektion einer Suspension aus Sarkoidosegranulomen bildet sich ein kutanes Sarkoidknötchen.

Röntgen

Es werden drei Stadien unterschieden die meist fließend ineinander übergehen (110) (Abb. **123**).

- *Stadium I (intrathorakale Adenopathie):*

– *Bihiläre Adenopathie.* Die hilären Lymphknoten sind bilateral symmetrisch vergrößert, und der Hilusschatten erscheint verplumpt und nach lateral polyzyklisch, aber relativ scharf begrenzt. Zwischen Hilus- und Mediastinalschatten ist oft ein schmaler Streifen von Lungengewebe zu sehen; dies steht im Gegensatz zu malignen Lymphomen und Bronchialkarzinomen, die vom Hilus ohne Unterbrechung auf das Mediastinum übergreifen (201).
– *Unilaterale hiläre Adenopathien* und verkalkte Lymphknoten sind bei der Sarkoidose selten und kommen in weniger als 5% der Fälle vor (162).
– *Mediastinale Lymphome.* Die vergrößerten paratrachealen und subkarinalen Lymphknoten führen zu einem nach lateral polyzyklisch verbreiterten Mediastinalschatten, der rechts meist deutlicher ist als links, und evtl. zu einer Spreizung der Bifurkation (Abb. **124**).
Im Stadium I besteht meist schon ein Lungenbefall mit kleinen Granulomen, die röntgenologisch nicht erkannt werden, aber bioptisch nachzuweisen sind (166). Das Stadium I bildet sich meist innerhalb von 3–24 Monaten spontan zurück; es kann aber auch viele Jahre persistieren oder in das Stadium II übergehen.

- *Stadium II (Miliarstadium).* Während sich die Adenopathien des Stadiums I langsam zurückbilden, vergrößern sich die pulmonalen Granulome. Immerhin wird der Lungenbefall doppelt so häufig mit gleichzeitiger Lymphadenopathie wie ohne

Abb. **123** Sarkoidose.

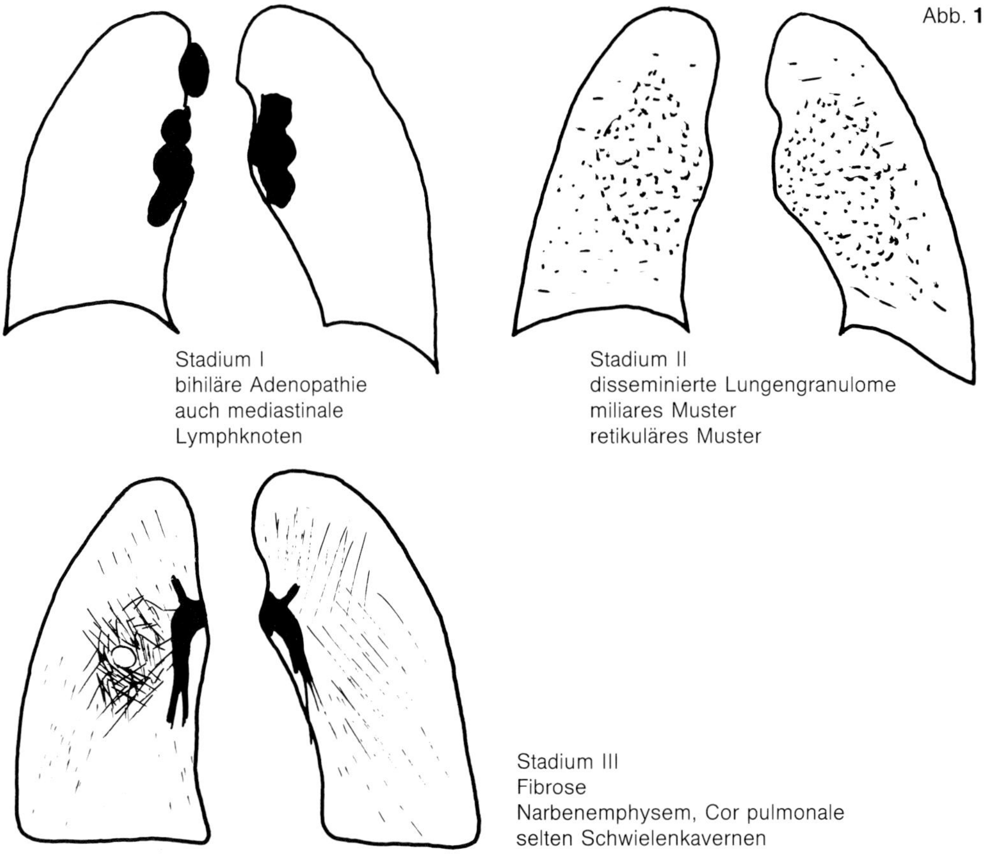

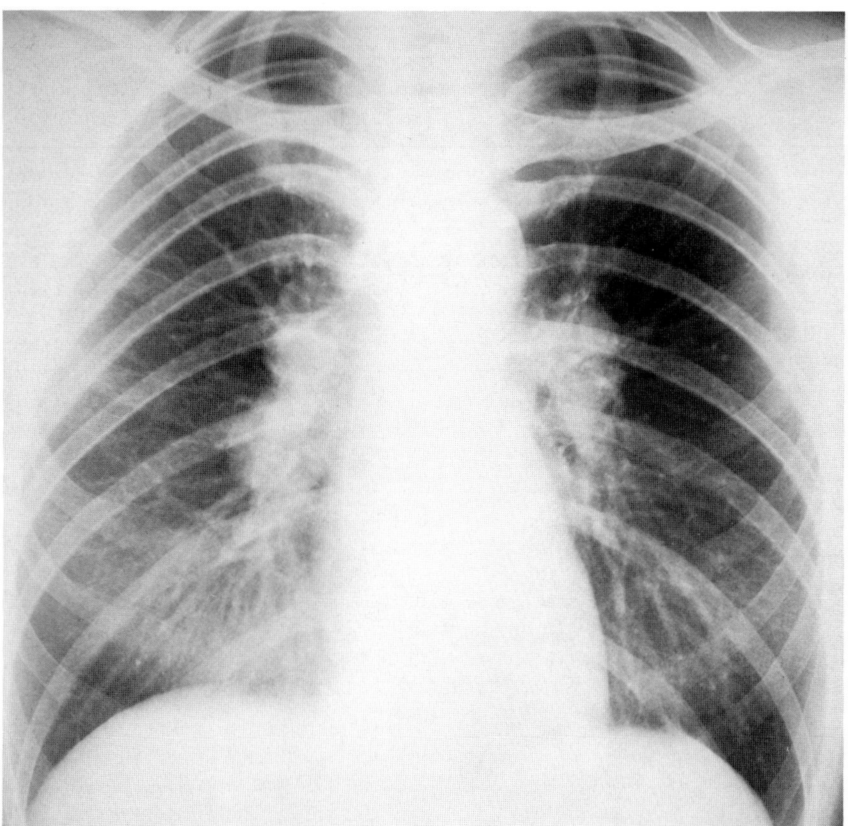

Abb. **124** Sarkoidose Stadium I. Bihiläre Lymphadenopathie. Klinisch Erythema nodosum.

dieselbe beobachtet. Die Veränderungen finden sich verstärkt im Lungenkern, d. h. in den Mittelfeldern und der perihilären Region. Vorherrschend ist ein interstitielles Muster mit verstärkter Netzzeichnung und mikronodulären Schatten (Abb. **125**). Seltene Befunde sind: kleine azinäre Schatten mit einem Durchmesser von bis zu 7 mm, segmentale Infiltrate, Rundherde oder Atelektasen, die Folge einer Obstruktion durch endobronchiale Granulome sind (135, 165). Früher wurde für die Diagnostik der sog. Cortisontest empfohlen: Unter der Medikation bilden sich die pulmonalen Infiltrate innerhalb von 3–6 Wochen zurück und entstehen erneut nach Absetzen der Therapie. Heute kann darauf verzichtet werden, weil die Diagnose meist durch die bronchioloalveoläre Lavage und durch die A-I-C-Enzymbestimmung möglich ist (S. 85).

• *Stadium III (Lungenfibrose).* Die Lungenfibrose entwickelt sich langsam aus dem Stadium II, und eine genaue Abgrenzung ist oft nicht möglich. Es finden sich streifige, hilifugale Schatten und Narbenstränge vor allem in den Mittel- und Oberfeldern, außerdem eine grobretikuläre Zeichnung, das Honigwabenmuster (Abb. **126**). Im Spätstadium entwickeln sich Narbenemphyseme, Bronchiektasen und eine pulmonale Hypertonie mit einem Cor pulmonale (181, 182).

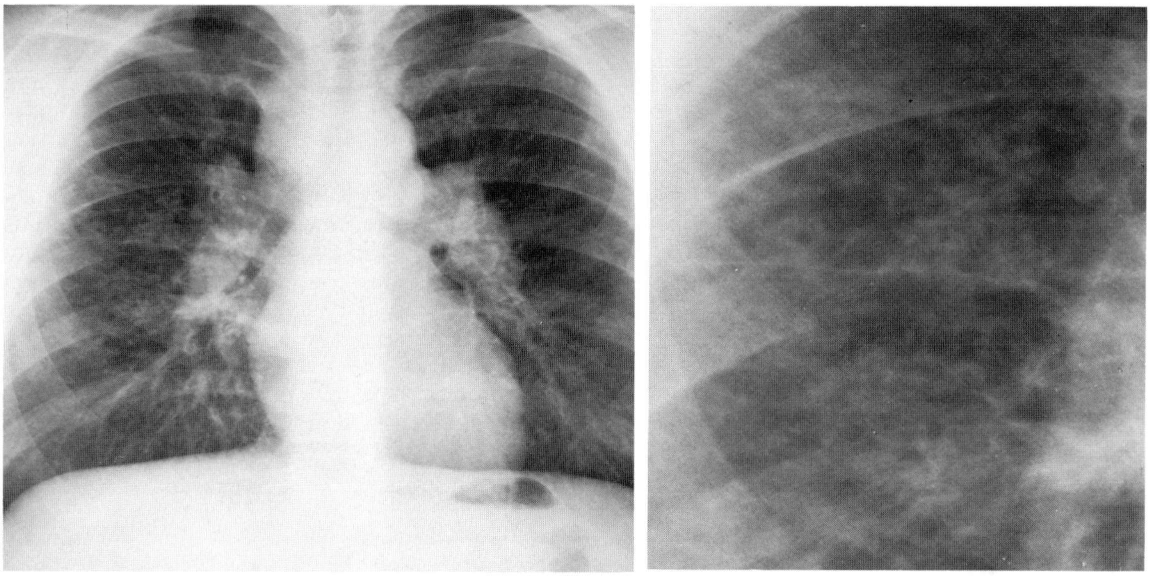

a b

Abb. **125 a–b** Sarkoidose Stadium I/II. Mediastinale und hiläre Lymphknotenvergrößerung, miliares Muster im Lungenparenchym perihilär.

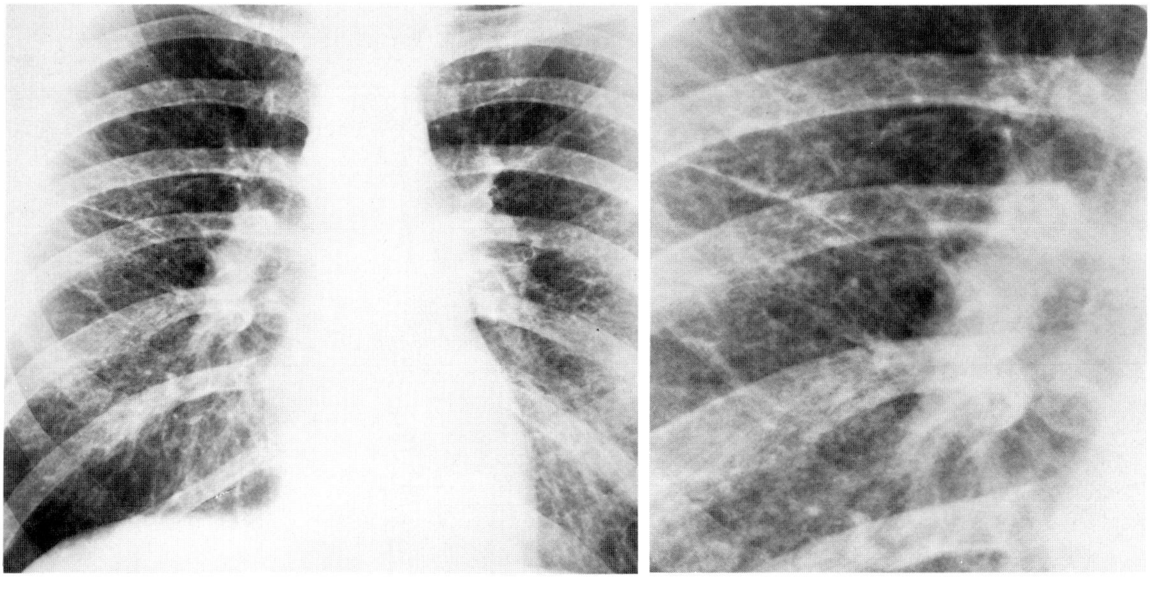

a b

Abb. **126 a–b** Sarkoidose Stadium II/III. Beginnende Netzzeichnung und Honigwabenmuster.

Computertomographie

Die mediastinalen Lymphome werden genauer erkannt.

Szintigraphie

Im Fibrosestadium wird sowohl bei der Perfusions- als auch der Inhalationsszintigraphie das Nuklid fleckig eingelagert, was Ausdruck der Verteilungsstörung ist. Radioaktives Gallium wird kräftig in den hilären und mediastinalen Lymphomen angereichert (109).

Bronchographie

Sie kann frisch entzündliche und narbige Bronchusstenosen aufdecken, die Folge einer Bronchialschleimhautsarkoidose sind.

Angiographie, Sonographie, NMR

Keine Zusatzinformationen.

Differentialdiagnose

Morbus Hodgkin, Bronchialkarzinom, Lymphknoten-Tbc (s. Hilusvergrößerung S. 226); interstitielle Pneumonie, Miliartuberkulose, Kollagenose (s. interstitielles Muster S. 257).

Autoimmunerkrankungen

Autoimmunerkrankungen sind dadurch gekennzeichnet, daß das Immunsystem des Organismus körpereigenes Gewebe angreift und schädigt. Oft kann man dabei im Blut des Patienten pathologische Immunfaktoren nachweisen. Meist manifestiert sich die Erkrankung an mehreren Organen gleichzeitig. So sind z. B. die Kollagenosen Erkrankungen des Bindegewebes, dessen ubiquitäres Vorkommen das polymorphe klinische Bild verständlich macht. Eine Lungenbeteiligung ist häufig, und zwar im Sinne einer Gerüsterkrankung, d. h., das Interstitium ist anfangs entzündlich infiltriert und später fibrosiert (155). An den Thoraxorganen manifestiert sich eine Kollagenose auch häufig mit einer Pleuritis, einer Perikarditis oder einer Myokarditis (138, 180).

Lupus erythematodes

Der systemische Lupus erythematodes (LE) ist eine chronische Erkrankung mit akuten Exazerbationen und befällt vor allem Frauen im gebärfähigen Alter. Die hauptsächlichen Manifestationen sind die Polyarthritis, die Glomerulonephritis mit nephrotischem Syndrom sowie eine Pleuritis und eine Endomyoperikarditis. Klinische Symptome einer Pneumonitis und einer Lungenfibrose sind selten, obwohl eine Lungenbeteiligung histopathologisch in 70% nachweisbar ist (108, 111, 154). Die Diagnose ergibt sich aus dem Nachweis von LE-Zellen im Blut und antinukleären Autoantikörpern im Serum.

Röntgenologisch finden sich bilaterale Pleuraergüsse und eine Kardiomegalie, die Ausdruck eines Perikardergusses oder einer Myokarditis mit Dilatation sein kann. Im akuten Stadium können diskrete fleckig-strähnige Infiltrate in allen Lungenpartien auftreten, die sich unter einer Corticoidtherapie zurückbilden (Abb. **127**). Im Spätstadium kann sich eine Lungenfibrose mit retikulomikronodulärem Muster und Honigwabenmuster entwickeln (113) (Abb. **128**).

Rheumatoide Arthritis

Bei der Mehrzahl der Patienten mit chronischer rheumatoider Arthritis finden sich histopathologisch pulmonale Fibrosen. Überhaupt sollen ungefähr 20% aller Lungenfibrosen rheumatischen Ursprung haben (118). Allerdings sind

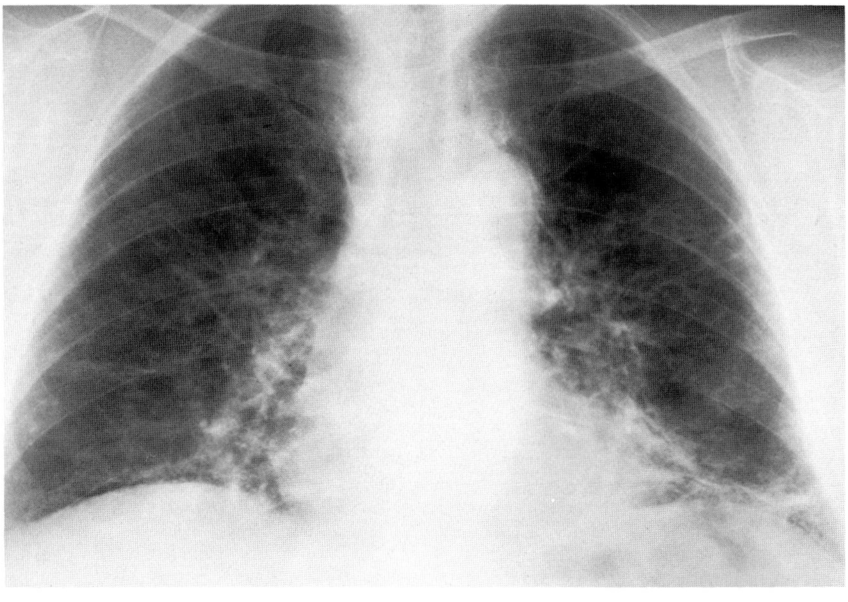

Abb. **127** Lupus erythematodes. Röntgenologisch vermehrte Streifenzeichnung perihilär und basal. Klinisch standen Arthralgien im Vordergrund. Sonographisch fand sich ein kleiner Perikarderguß. LE-Zellen positiv.

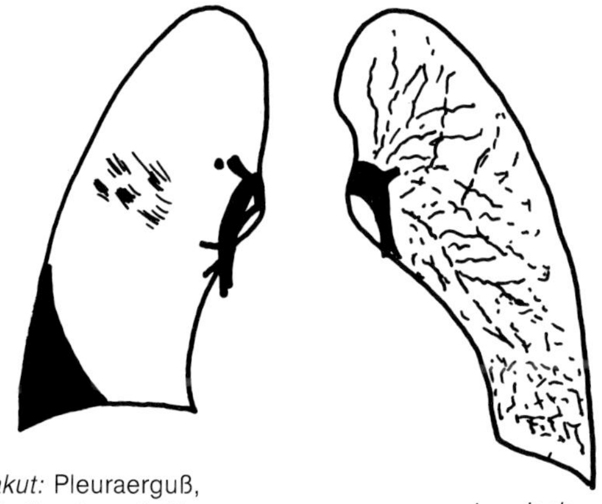

akut: Pleuraerguß, Perikarderguß, Herzdilatation, fleckig-streifige Infiltrate

chronisch: Lungenfibrose

Abb. **128** Lupus erythematodes.

diese Veränderungen in der Regel subklinisch, und man kann in höchstens 1–2% röntgenologische Befunde erwarten. Neben der Fibrose finden sich aber auch rheumatische Pleuritiden und intrapulmonale nekrobiotische Knoten, die histologisch den subkutanen rheumatoiden Knoten gleichen. Die Diagnose ergibt sich aus der Gelenksymptomatik und dem Nachweis von Rheumafaktoren im Blut (173).
Röntgenologisch sind Pleuraergüsse die häufigste Manifestation. Die Lungengerüsterkrankung zeigt ein retikulomikronoduläres Muster, das später in ein Honigwabenmuster (Fibrose) übergeht. Multiple nekrobiotische Knoten sind selten, haben einen Durchmesser von 3 mm bis 7 cm, liegen meist subpleural und können Kavernen bilden. Sie entstehen zusammen mit den subkutanen Rheumaknötchen und können wie diese wachsen und schwinden (Abb. **129**). Es gibt fließende Übergänge zu dem bei der Anthrakosilikose auftretenden Kaplan-Syndrom, das als eine hyperergische Reaktion bei rheumatoider Grunderkrankung aufgefaßt werden kann (108, 115).

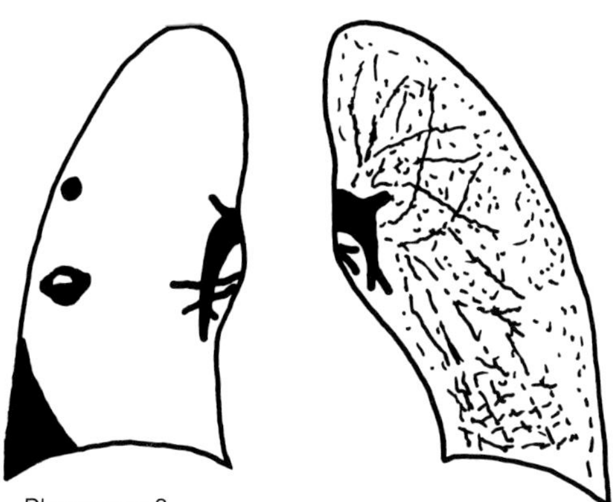

Pleuraerguß, kavernisierender Rheumaknoten

Lungenfibrose

Abb. **129** Rheumatoid.

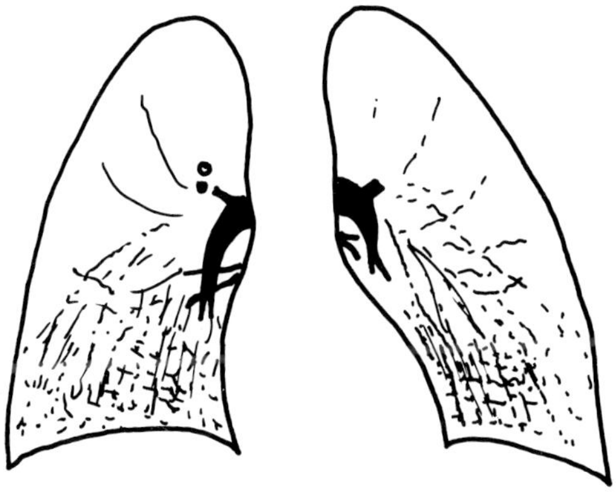

Abb. **130** Sklerodermie. Basal betonte Lungenfibrose.

Sklerodermie

Die Kollagenose führt vor allem zu einer Atrophie und Verhärtung der Haut und einer Sklerose des Gastrointestinaltraktes. Histologisch finden sich zwar in 90% der Fälle Lungenfibrosen, diese werden aber in höchstens 20% klinisch und röntgenologisch manifest (111, 146, 161, 172).
Röntgenologisch ist die diffuse, von basal her aszendierende Fibrosierung mit späterem Übergang in eine Wabenlunge typisch. Bei einem Ösophagusbefall kommen rezidivierende Aspirationspneumonien vor (Abb. **130**).

Sjögren-Syndrom

Das Sjögren-Syndrom ist durch die Trias aus Keratoconjunctivitis sicca, Parotitis sicca und Polyarthritis gekennzeichnet und führt in etwa 30% der Fälle zu diffusen Lungenfibrosen.

Dermatomyositis

Eine Lungenfibrose oder Pleurafibrose ist bei dieser Erkrankung extrem selten. Die muskuläre Insuffizienz kann aber eine pulmonale Beteiligung vortäuschen, da durch die schlechte Inspirationstiefe minderbelüftete Lungenpartien und Plattenatelektase entstehen (Abb. **131**).

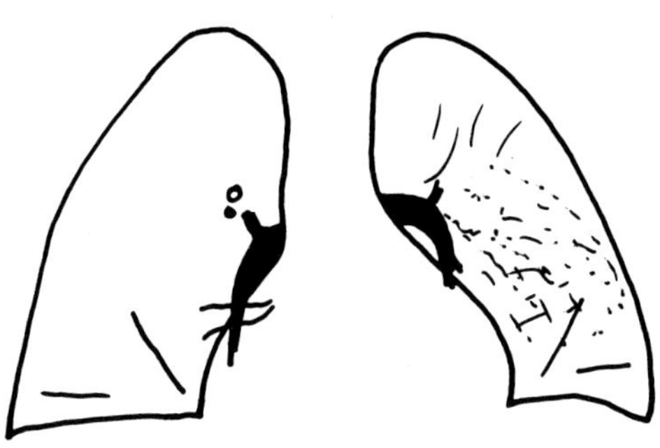

Abb. **131** Dermatomyositis, Zwerchfellähmung, Plattenatelektasen, selten Lungenfibrose.

Morbus Bechterew

Bei der ankylosierenden Spondylitis kommt es gelegentlich zu umschriebenen Fibrosen in den Lungenoberfeldern, die als Rundschatten mit strahligen Ausläufern imponieren und selten auch kavernisieren können. Die Diagnose ergibt sich aus den typischen Röntgenbefunden am Achsenskelett und aus dem Nachweis von Antikörpern gegen HLA-B27.

Wegener-Granulomatose

Die schwere nekrotisierende Granulomatose wird als akute Autoimmunerkrankung aufgefaßt und führt zu Ulzerationen im Nasen- und Nebenhöhlenbereich, rasch einschmelzenden pulmonalen Rundherden einer generalisierten Vaskulitis und einer Glomerulonephritis (125). Trotz gelegentlicher Erfolge einer immunsuppressiven Therapie führt die Erkrankung in der Regel in wenigen Monaten zum Tod. Die Biopsie aus den ulzerösen Läsionen der oberen Atemwege sichert die Diagnose.
Röntgenologisch finden sich multiple Rundherdinfiltrate mit Einschmelzungen, segmentale Pneumonien und Atelektasen (169, 200) (Abb. **132, 133**).

Allergische Granulomatose (Morbus Churg-Strauss)

Die Granulomatose manifestiert sich an vielen Organen und intrathorakal mit astmoider Bronchitis mit rezidivierenden Lungeninfiltraten sowie mit Pleura- und Perikardergüssen. Stets findet sich eine starke Bluteosinophilie.

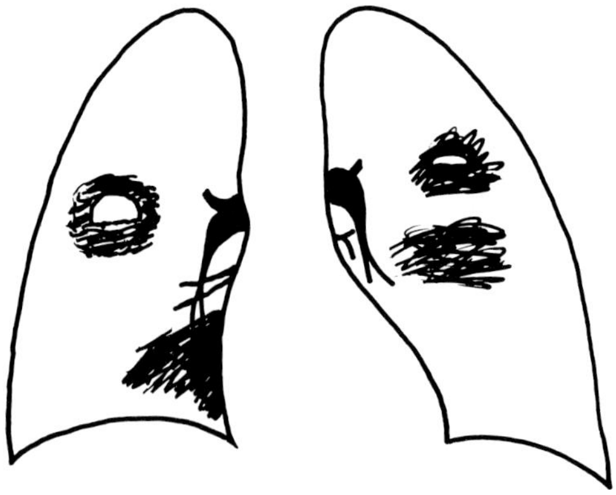

Abb. **132** Wegener-Granulomatose. Pneumonische Infiltrate, Atelektasen, Rundherde mit Einschmelzungen.

Röntgenlogisch finden sich transitorische rezidivierende pneumonische Infiltrate, eine Vermehrung der interstitiellen Zeichnung und Lungenknoten ohne Einschmelzung (119).

Goodpasture-Syndrom

Die akute Autoimmunerkrankung befällt vor allem junge Männer. Die progrediente Glomerulonephritis und die rezidivierenden Lungenparenchymblutungen manifestieren sich mit Hämoptysen, Hämaturie, Niereninsuffizienz und einer arteriellen Hypertonie. Die Diagnose ergibt sich aus der Lungen- und Nierenbiopsie und dem Immunfluoreszenznachweis von Antikörpern gegen die Basalmembranen der Nierenglomeruli und der Lungenalveolen.
Röntgenologisch besteht ein mikronoduläres, retikuläres Muster, das zur Diagnose einer miliaren

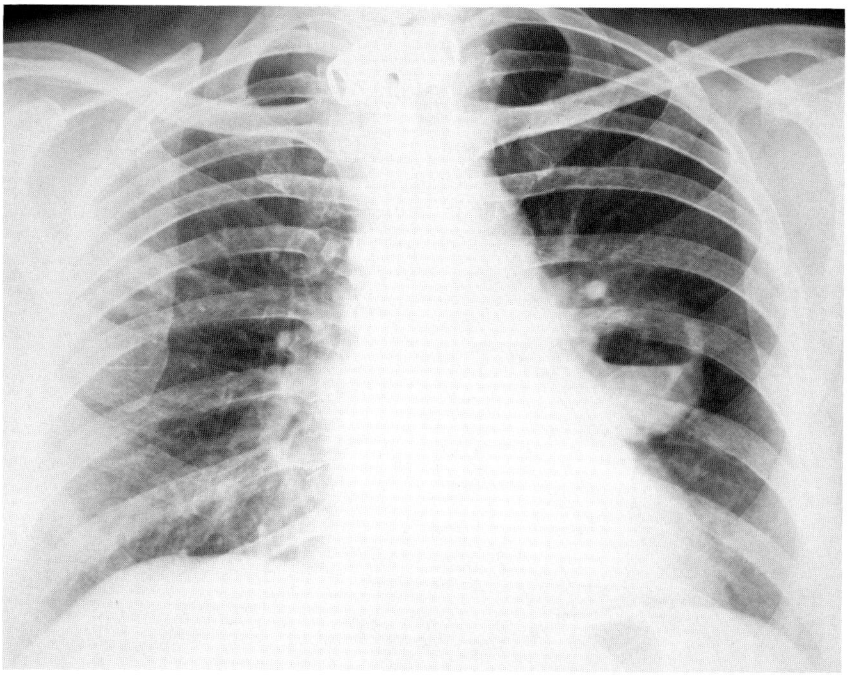

Abb. **133** Wegener-Granulomatose. Mehrere einschmelzende Rundherde im Lungenparenchym. Klinisch nekrotisierende Kehlkopfentzündung, die eine Tracheotomie notwendig machte, und Niereninsuffizienz.

Tuberkulose verleiten kann. Im Hämorrhagiestadium zeigen sich konfluierende, fleckige Verschattungen mit Luftbronchogramm, die innerhalb von 2–3 Wochen resorbiert werden (149, 153, 189) (Abb. **134, 135**).

Idiopathische Lungenhämosiderose (Morbus Ceelen)

Die Ursache dieser rezidivierenden Lungenblutungen ist unbekannt. Sie kommen bei Kindern und Jugendlichen vor und führen protrahiert zu Anämie und Lungenfibrose. Bei massiven Blutungen kann die Erkrankung akut tödlich sein. Im Lungenbiopsat finden sich ähnlich wie beim Goodpasture-Syndrom rezidivierte intraalveoläre Blutungen, hämosiderinspeichernde Makrophagen und eine Aufsplitterung der Elastinfasern (188).
Die Röntgensymptomatologie gleicht der des Goodpasture-Syndroms (158, 184) (Abb. **134**).

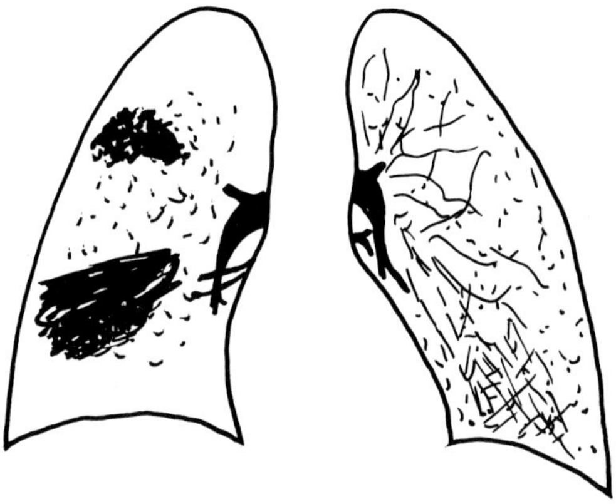

Abb. **134** Goodpasture-Syndrom, Morbus Ceelen. Lungenblutungen, später Fibrosen.

Eosinophiles Lungensyndrom

Es ist gekennzeichnet durch das Zusammentreffen von Bluteosinophilie und flüchtigen Lungeninfiltraten. Es hat zahlreiche Ursachen (Tab. **2**). Die Bluteosinophilie läßt daran denken, daß allen Erkrankungen eine allergisch-hyperergische Störung zugrunde liegt, jedoch ist die Pathogenese unklar. Bioptisch finden sich intraalveoläre Exsudate mit reichlich eosinophilen Granulozyten. Zwei Formen werden unterschieden:

- *Idiopathische eosinophile Pneumonie* (Löffler-Syndrom). Sie ist durch einen relativ gutartigen klinischen Verlauf mit trockenem Husten, leichtem Fieber und schneller Erholung gekennzeichnet. *Röntgenologisch* zeigen sich flüchtige flächige Verschattungen ohne segmentale Anordnung, die innerhalb von Wochen wandern können (Pneumonia migrans) (Abb. **136, 137**). Die Diagnose wird durch den Röntgenbefund und die Bluteosinophilie gestellt, wenn alle anderen Ursachen ausgeschlossen sind.

- *Sekundäres eosinophiles Lungensyndrom.* Bei ihm ist das auslösende Agens oder die Grunderkrankung bekannt. Vor allem sind es Medikamentenallergien, Parasitosen, Pilzallergien und Angiitiden, die zu den flüchtigen Lungeninfiltraten in Kombination mit Bluteosinophilie führen (Tab. **2**).

Abb. **135** Goodpasture-Syndrom. Konfluierende Fleckschatten im rechten Unterfeld. Klinisch Hämoptysen und Niereninsuffizienz.

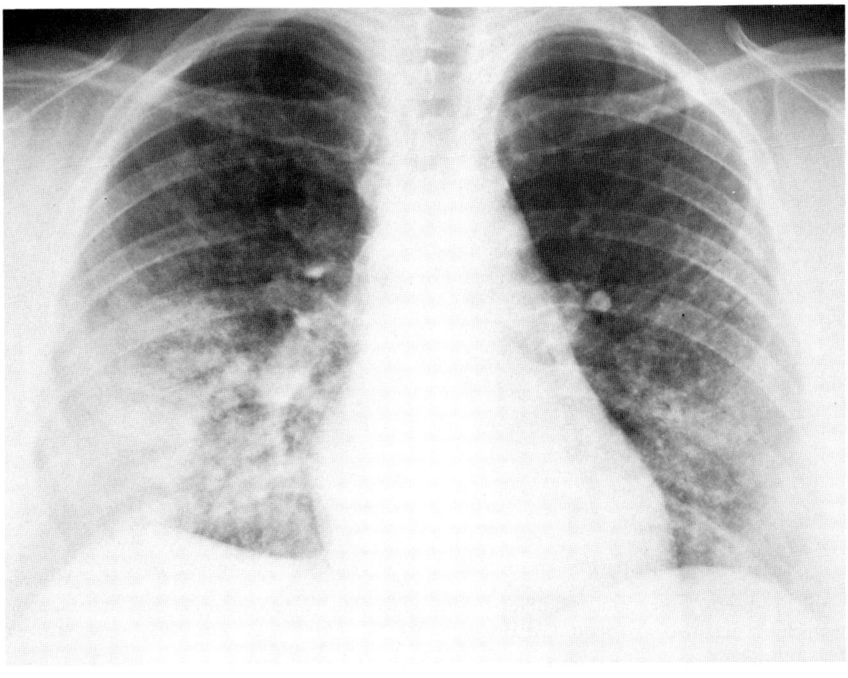

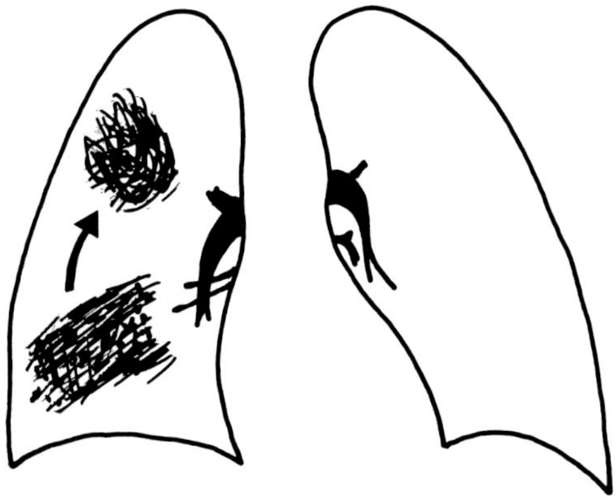

Abb. **136** Löffler-Syndrom. Flüchtiges pneumonisches Infiltrat mit Bluteosinophilie, Pneumonia migrans.

Tabelle **2** Eosinophile Lungensyndrome (nach *Carrington* und *Reeder*)

- Idiopathische eosinophile Pneumonie (Löffler-Syndrom
- Eosinophile Lungensyndrome mit bekannter Ursache
  - Medikamentenallergie (Nitrofurantoin, Penicillin, Sulfonamide, Sulfoasalazine, Imipramin, PAS, Aspirin, Methotrexat u. a.)
  - Asthma
  - Pilzallergie (bronchopulmonale Aspergillose, Kandidiasis, Kokzidioidomykose)
  - Parasitosen (Askariasis, Strongyloidiasis, Ankylostomiasis, tropische pulmonale Eosinophilie, Larva migrans, Schistosomiasis)
  - Kollagenosen (Panarteriitis nodosa, Wegener-Granulomatose, Goodpasture-Syndrom, allergische Granulomatose Churg-Strauss)
  - eosinophile Leukämie
  - Morbus Hodgkin
  - Paraneoplasie (z. B. bei Bronchialkarzinom)
  - Brucellose

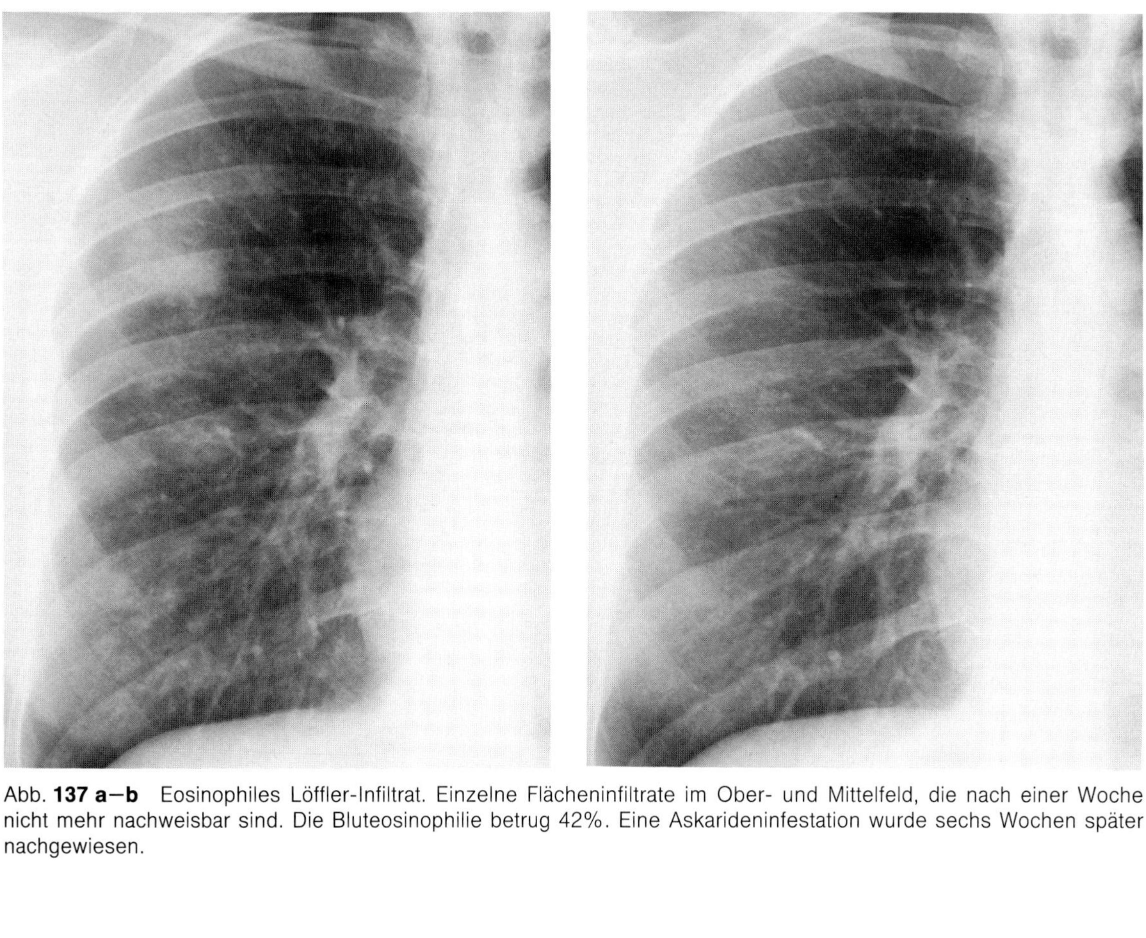

a b

Abb. **137 a–b** Eosinophiles Löffler-Infiltrat. Einzelne Flächeninfiltrate im Ober- und Mittelfeld, die nach einer Woche nicht mehr nachweisbar sind. Die Bluteosinophilie betrug 42%. Eine Askarideninfestation wurde sechs Wochen später nachgewiesen.

Strahlenpneumonitis

Die Strahlendosis, die üblicherweise für die Therapie eines Lungenkrebses nötig ist, schädigt auch immer das peritumoröse Lungenparenchym. Die Teilungsfähigkeit von Kapillarendothelien und Alveolarzellen wird herabgesetzt; der Schaden manifestiert sich aber erst dann, wenn nach dem physiologischen Zelluntergang neue Zellen nicht nachwachsen. Deshalb kommt es erst 1–4 Monate nach Therapiebeginn zu einer akuten Desquamation von Alveolarepithelien und zu Kapillarthrombosen. Im weiteren Verlauf wird dieser lokale Schaden fibrös organisiert (Strahlenfibrose).

Klinik

Die akute Strahlenpneumonitis manifestiert sich mit ansteigender BSG, einem trockenen Husten, Krankheitsgefühl, Dyspnoe und einer restriktiven Ventilationsstörung (183) sowie mit einem Abfall des pO_2 im Blut.

Röntgen

Im Strahlungsfeld, das oft rechteckig ist, zeigt sich eine fleckig konfluierende bis homogene Verschattung oft mit positivem Bronchopneumogramm. Das morphologische Substrat sind Adhäsionsatelektasen infolge der Alveolarzellzerstörung und des Fehlens von Surfactant-Faktor.

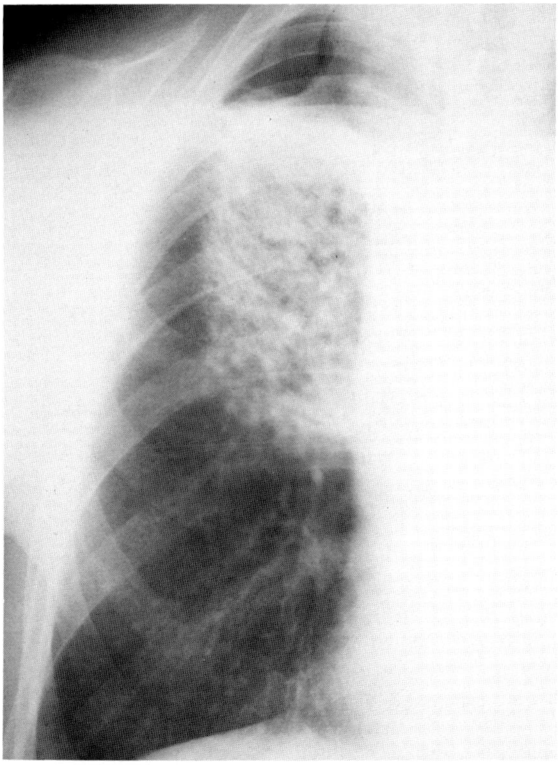

Abb. **138** Strahlenpneumonitis. Dicht konfluierende Fleckschatten im Bestrahlungsfeld mit positivem Pneumobronchogramm sechs Wochen nach 56 Gy wegen Bronchialkarzinom.

Die Lungenszintigraphie weist bereits in der Frühphase auf eine gestörte Durchblutung hin.
Im Fibrosestadium zeigen sich dichte streifig-flächige Narbenbildungen mit Abnahme des Lungenvolumens (195) (Abb. **138**).
Die Bestrahlung von supraklavikulären Lymphknoten kann zu einer apikalen Fibrose mit Pleurakuppenschwielen führen.

Arzneimittelpneumonitis

Nur sehr wenige Medikamente verursachen ernsthafte pulmonale Komplikationen (Tab. **3**).

- *Hyperergisch-allergische Reaktion.* Einige Medikamente können akut eine hyperergisch-allergische Reaktion der Lunge auslösen, meist bei Patienten mit bekannter allergischer Diathese. Es kann zu asthmaähnlichen Beschwerden, zu einer interstitiellen Pneumonie oder zu eosinophilen Infiltraten kommen. Diese Veränderungen sind selbstlimitierend und voll reversibel. Histologisch kann sich eine Gewebseosinophilie und auch eine Alveolitis leichteren Grades finden.

Im zeitlichen Zusammenhang mit der Medikamentenapplikation entwickeln sich bei dem Patienten eine Dyspnoe oder Asthmaanfälle und Husten.
Das *Röntgenbild* zeigt anfangs in allen Lungenpartien ein interstitielles Muster, das zum Höhepunkt der Erkrankung mit zusätzlichen intraalveolären Fleckschatten kombiniert sein kann. Die Veränderungen bilden sich innerhalb von Tagen zurück (198).

- *Diffuse fibrosierende Alveolitis.* Wenige Medikamente, insbesondere aber Zytostatika, können zu einer chronischen Lungenerkrankung mit Fibrose führen. Bei einem geringen Prozentsatz der mit Bleomycin oder Busulfan behandelten Patienten entwickelt sich Monate bis Jahre nach Therapiebeginn ein Lungensyndrom mit Husten, Dyspnoe und subfebrilen Temperaturen.

Histologisch zeigt sich das Bild einer Alveolitis, die über einen Endothelschaden entstanden ist, mit intraalveolären Blutungen, hyalinen Membranen und lymphozytären interstitiellen Infiltraten. Die Erkrankung ist chronisch progredient und führt zur Lungenfibrose.
Röntgenologisch findet man ein interstitielles Muster und zusätzlich intraalveoläre Infiltrate. Die Veränderungen können generalisiert oder aber auch regional betont vorkommen. Im weiteren Verlauf kommt es zur Lungenfibrose mit honigwabenartiger Netzzeichnung und im Vergleich zu Voraufnahmen verkleinertem Lungenvolumen (198).

Tabelle **3** Medikamente als Ursache pulmonaler Erkrankungen (aus *W. Teschendorf, H. Anacker, P. Thurn:* Röntgenologische Differentialdiagnostik, Bd. I. Thieme, Stuttgart 1975)

Generic name (INN)	Handelsname	Therapeutische Wirkung	Pulmonale Reaktion
Acetylsalicylsäure	Aspirin	Antipyretikum	akut alveolär, exsudativ
Paraaminosalicylsäure	PAS	Tuberkulostatikum	akut alveolär, exsudativ
–	Penicillin	Antibiotikum	akut alveolär, exsudativ
Sulfadimethoxin	Madribon, Durenat	Bakteriostatikum	akut alveolär, exsudativ
Meprobamat	Aneural, Miltaun	Psychotherapeutikum	akut alveolär, exsudativ
Hydrochlorothiazid	Diuril, Esidrix	Diuretikum	akut alveolär und interstitiell exsudativ
Pteroylglutaminsäure	Methotrexat	Zytostatikum	akut alveolär und interstitiell exsudativ
Diphenylhydantoin	Zentropil, Dilantin	Antikonvulsivum	akut alveolär, exsudativ, Lymphadenopathie
Procainamid	Pronestyl, Novocamid	myokardialer Depressor	akut und chronisch alveolär
Nitrofurantoin	Furadantin	Bakteriostatikum	akut und chronisch, alveolär und interstitiell
Busulphan	Myleran	Zytostatikum	chronisch interstitiell
Hexamethoniumchlorid	Hexamethonium	Ganglienblocker	chronisch interstitiell
Mecamylamin	Inversine, Mevasine	Ganglienblocker	chronisch interstitiell
Methysergid	Sansert, Deseril	Serotoninantagonist (Migränemittel)	chronisch interstitiell
–	Bleomycin	Zytostatikum	chronisch interstitiell

Chronisch obstruktive Lungenerkrankungen

Chronisch obstruktive Lungenerkrankungen (COLK) finden sich bei 5–20% aller Erwachsenen. Sie sind neben der Arteriosklerose die zweithäufigste Ursache für eine Minderung der Erwerbsfähigkeit (222, 233).
Sie sind morphologisch und pathophysiologisch dadurch charakterisiert, daß der Bronchialwiderstand erhöht und die Ventilation behindert ist (209, 219, 243, 246). Dem liegen vor allem vier gesonderte Erkrankungen zugrunde, die aber auch oft in Mischformen vorkommen:
- Emphysem,
- Bronchiektasen,
- chronische Bronchitis,
- Asthma bronchiale.

Tabelle **4** Klassifikation des Volumen pulmonum auctum (aus *W. Hartung:* Krankheiten des Bronchialsystems. In Doerr, W.: Pathologie der Lunge, Bd. I. Springer, Berlin 1983)

Akutes Volumen pulmonum auctum (akute Lungenüberblähung)
- z. B. bei metabolischer Azidose, Asthma und akuter Bronchiolitis des Kleinkindes

Chronisches Volumen pulmonum auctum (Emphysem)
- primär atrophisches Emphysem (nach dem 50. Lebensjahr)
- obstruktives (bronchiolostenotisches) Emphysem
- Narbenemphysem
- Überdehnungsemphysem (z. B. bei Lobektomie und Skoliose)

Emphysem

Das Emphysem ist eine überaus häufige Erkrankung des älteren Menschen; leichtere Formen werden in zwei Drittel aller Sektionen gefunden, ausgeprägtere Emphyseme bei etwa 10% (218, 235).
Das Wort Emphysem heißt Lungenüberblähung (emphysein = hineinblasen). Man versteht aber heute darunter in engerem Sinne „eine chronische und irreversible, mit Substanzverlust einhergehende Erweiterung der Lufträume, die distal von den Bronchioli terminalis liegen“ (249).
Um Mißverständnisse zu vermeiden, sollte man deshalb den Begriff Emphysem nicht mehr für die akute und reversible Überblähung verwenden, wie sie z. B. bei der metabolischen Azidose, beim Asthma oder bei der Bronchiolitis des Kleinkindes gefunden wird (203).
Unter den verschiedenen Klassifikationen hat sich die von Giese und Hartung (219) (Tab. **4**) bewährt, bei der allerdings einige Sonderformen zusätzlich angeführt werden müssen (Tab. **5**). Klinisch-therapeutische Relevanz hat dabei vor allem das obstruktive Emphysem, das zu einer obstruktiven Ventilationsstörung mit Dyspnoe, Zyanose und schließlich Rechtsherzversagen führt.

Tabelle 5 Sonderformen des Emphysems

– Paraseptales, parapleurales Emphysem
– Progressive Lungendystrophie
– Alpha-1-Antitrypsin-Mangel-Emphysem
– Swyer-James-Syndrom
– Kongenitales Lobäremphysem

Röntgenologisch läßt sich ein Emphysem und vor allem sein Schweregrad nicht diagnostizieren; allein die Spirometrie ist beweisend. Aufgabe der Radiologie ist es aber:
- das lokalisierte und deshalb evtl. operable Emphysem von der generalisierten Form abzugrenzen;
- pulmonale Zweiterkrankungen, die das Emphysem komplizieren, zu diagnostizieren,
- nuklearmedizinisch und eventuell auch angiographisch regionale Minderperfusionen und Minderventilationen zu erfassen.

Pathologie

Der Schwund der Alveolarsepten verkleinert einerseits die gasaustauschende Fläche. Zum anderen vermindert er den Gesamtquerschnitt der Lungenstrombahn, wodurch der Gefäßwiderstand steigt und eine pulmonale Hypertonie resultiert. Ein weiteres pathophysiologisches Phänomen ist die sog. Verteilungsstörung: Beim Gesunden regelt der Euler-Liljestrand-Reflex die regionale Blutperfusion und stimmt sie auf die Ventilation ab; beim Emphysem sind hingegen einzelne Lungenregionen stärker durchblutet als belüftet, und es verläßt unvollständig oxygeniertes Blut die Alveolen, so daß im großen Kreislauf eine Hypoxämie vorliegt (241).
Makromorphologisch sind die Lungen in allen Partien vergrößert und reichlich mit Luft gefüllt, obwohl die Veränderung regional unterschiedlich stark ausgeprägt sein kann. Wegen der fehlenden Elastizität kollabieren die Lungen nach Eröffnung des Thoraxraumes nicht. Das Zwerchfell steht tief, und gelegentlich hypertrophieren einzelne sagittal ausgerichtete Muskelstränge, die auch die Leberoberfläche furchen können.
Die Alveolen sind dilatiert, und sie konfluieren – infolge des Schwundes von alveolären und lobulären Septen – zu lufthaltigen Hohlräumen, die erbs- bis tennisballgroß sind (bullöses Emphysem). Hohlräume, die größer als ein Drittel des gesamten Lungenvolumens sind, werden Pneumatozelen genannt.
Die mikroskopische Unterteilung in panlobuläres, zentrilobuläres und periseptales Emphysem ist röntgenmorphologisch nicht nachvollziehbar und deshalb für den Kliniker wenig bedeutsam (217, 219).
Der emphysembedingte Hypertonus in den Lungenarterien führt zu deren Ektasie und Sklerose sowie zu einer Hypertrophie des rechten Herzens.

Klinik

Während das senile Emphysem und das Überdehnungsemphysem meist asymptomatisch bleiben, manifestiert sich das obstruktive Emphysem klinisch mit rezidivierenden Bronchitiden mit Belastungsdyspnoe und Zyanose. Obwohl Übergangsformen häufig sind, wird gelegentlich versucht, das klinische Bild zu typisieren:
– *Pink puffer* (dyspnoisch-pulmonaler Typ). Die 35- bis 50jährigen asthenischen Patienten sind dyspnoisch, es fehlen aber Zyanose und chronische Bronchitis.
– *Blue bloater* (normopnoisch-bronchialer Typ). Die älteren pyknischen Patienten sind zyanotisch und haben chronisch rezidivierende Bronchitiden.
Die körperliche Untersuchung erfaßt einen Faßthorax, Emphysemkissen (prominente supraklavikuläre Weichteile), eine relativ flache Atmung und einen hypersonoren Klopfschall. Spirometrisch ist das Residualvolumen erhöht und die Ventilation ist obstruiert.
Die Blutgasanalyse deckt eine arterielle Hypoxämie und eine Hyperkapnie auf.

Röntgen

Die Röntgenzeichen des Emphysems ergeben sich zum einen aus dem Volumen pulmonum auctum, das die Thoraxwand, das Herz und das Zwerchfell deformiert, und zum anderen aus den Lungengefäßveränderungen mit Oligämie und pulmonaler Hypertonie (231) (Abb. **139, 140**).

● *Faßthorax.* Der Sagittaldurchmesser ist verlängert, die dorsalen Rippenanteile stehen waagerecht, und die Interkostalräume sind verbreitert (230).

● *Zwerchfelltiefstand.* Die Zwerchfellkuppen sind flach ausgespannt, und der Rippen-Zwerchfell-Winkel ist abgestumpft und fast 90 Grad. Auf dem Seitenbild kann die Zwerchfellkontur sogar nach kaudal konvex sein. Die Atemexkursion ist verkleinert (Normalwert 5–10 cm, pathologischer Wert 3 cm).

● *Tropfenherz.* Wegen des Zwerchfelltiefstandes dehnt sich das Herz in Vertikalrichtung und wird schlank. Zum Teil ist die Verschmälerung aber auch Folge einer Linksherzatrophie, da das HZV beim Emphysematiker vermindert ist.

● *Verbreiterter Retrosternalraum.* Infolge des verlängerten Thoraxsagittaldurchmessers und des verkleinerten Herzens ist der Retrosternalraum im Seitenbild verbreitert (223).

● *Dilatierte Stamm- und Lappenarterien.* Die pulmonale Hypertonie erweitert die zentralen Arterien und damit die Hilusschatten.

● *Rarefikation der peripheren Gefäßzeichnung.* Die Lungenüberdehnung läßt die periphere

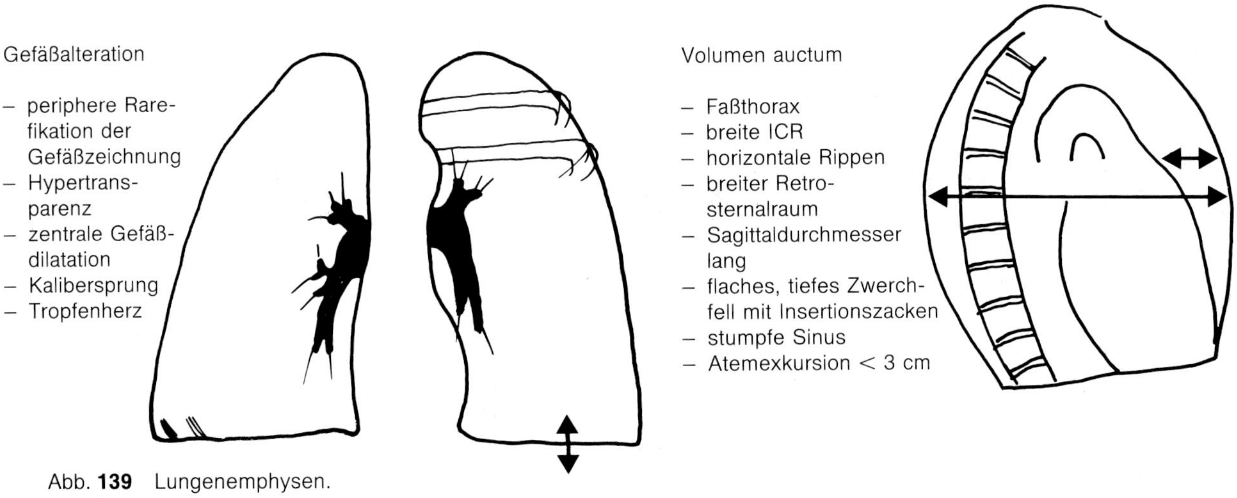

Abb. **139** Lungenemphysen.

Gefäßzeichnung weniger dicht erscheinen. Darüber hinaus sind die peripheren Gefäße wegen der Oligämie auch schmaler. Insgesamt resultiert daraus eine Hypertransparenz der peripheren Lungenfelder. Die Hypertransparenz allein ist aber wegen ihrer starken Abhängigkeit von Belichtungsparametern ein unzuverlässiges Zeichen des Emphysems.

● *Kalibersprung.* Im Bereich der Segmentarterien gehen die dilatierten zentralen Gefäßschatten abrupt in die eingeengten peripheren Gefäße über. Gelegentlich kann dadurch auch das Bild eines „amputierten Hilus" entstehen.

● *Signalgefäßschatten* (marker vessels). Beim regional unterschiedlich stark ausgeprägten Emphysem werden die weniger betroffenen Lungenpartien stärker durchblutet, und die Gefäßschatten sind dort breiter. Des weiteren kann ein umschriebenes bullöses Emphysem oder eine Pneumatozele das benachbarte gesunde Lungengewebe komprimieren und dadurch in diesem Bereich die Gefäße stauchen und bogig verlagern (sog. Lamellenphänomen), was am besten tomographisch erkannt wird.

● *Bullae.* Bereits auf der Übersichtsaufnahme sind gelegentlich kirsch- bis apfelgroße Ringschatten in der Lunge zu erkennen. Tomographisch zeigt sich der dünnwandig umschlossene mit luftgefüllte Hohlraum deutlicher. Blasen, die mehr als ein Drittel einer Lunge einnehmen, werden Pneumatozelen genannt.

a

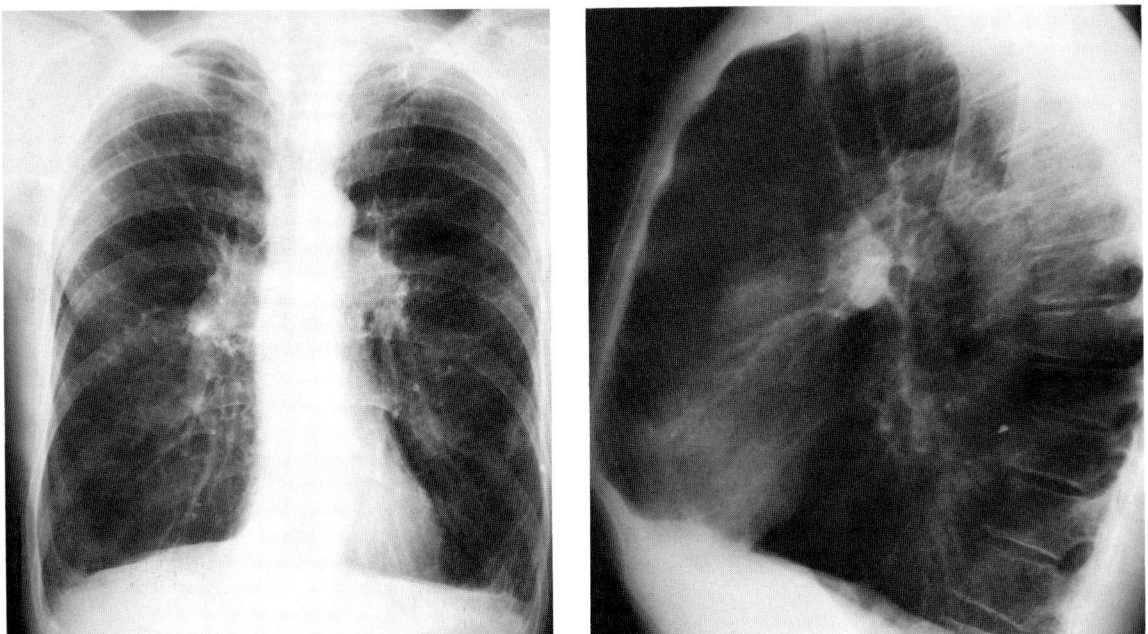

b

Abb. **140 a–b** Emphysemaspekt der Lungen. Klinisch Faßthorax und Belastungsdyspnoe.

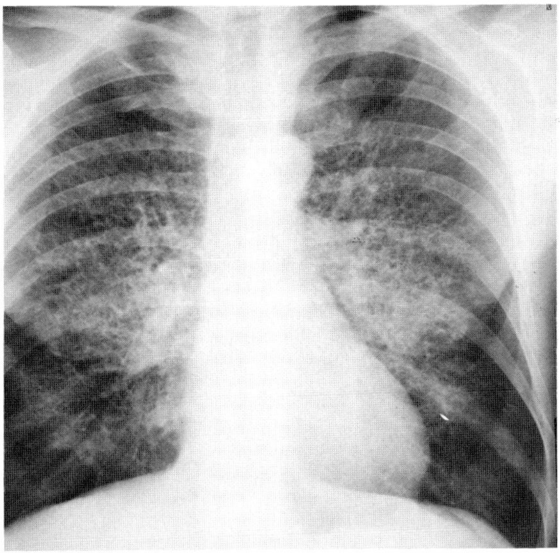

a

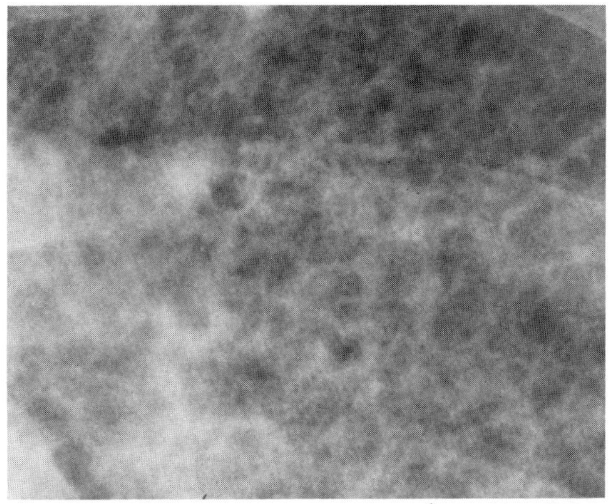

b

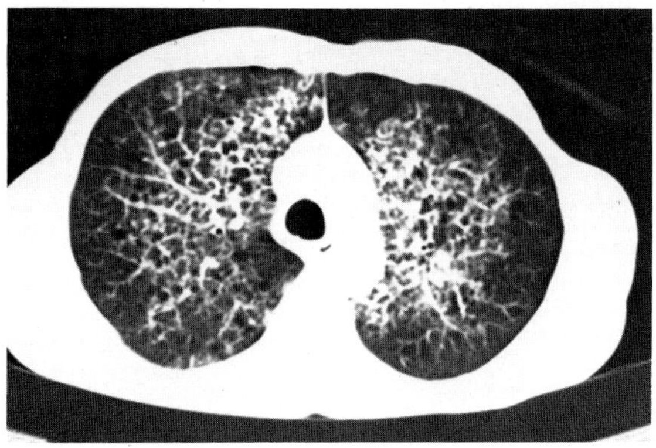

c

Abb. **141 a–c** Lungenstauung bei Emphysem. Grobmaschige Netzzeichnung vor allem im Lungenkern infolge von multiplen Emphysemblasen. Nach der kardialen Rekompensation war das Emphysem röntgenologisch nicht mehr zu verifizieren.

● *Bronchitische Streifenzeichnung.* Da das Emphysem oft zusammen mit einer chronischen Bronchitis vorkommt, besteht auch eine chronische peribronchiale und perivasale Fibrose, die zur Schlängelung, unscharfen Konturierung und Segmentation der Gefäßschatten führt (dirty chest, increased markings; 231, 243, 244). Diese unregelmäßige Streifen- und Netzzeichnung ist im Gegensatz zu den Signalgefäßen (marker vessels) ein reiner Summationseffekt und im Tomogramm nicht sichtbar.

● *Fleckig-netziger Röntgenaspekt bei Pneumonie und Lungenstauung.* Prinzipiell verändert ein Emphysem den Röntgenaspekt aller Lungenerkrankungen. Oft wird aber ein Emphysem röntgenologisch erst dann manifest, wenn sich die häufigen Erkrankungen wie Pneumonie und Lungenstauung aufpfropfen (Abb. **141, 227**). So entstehen pneumonische Infiltrate und kardiale Ödeme nur entlang den Kapillaren. Kapillararme regressiv veränderte Emphysembezirke werden nicht befallen, und es resultiert ein grobnetziger, honigwabenartiger Aspekt. Bei regional unterschiedlicher Ausprägung des Emhysems manifestiert sich auch das Ödem nicht generalisiert wie sonst üblich, sondern ist in umschriebenen Lungenregionen lokalisiert.

Computertomographie

Die CT erfaßt bullöse Veränderungen der Lunge sehr viel früher als die konventionelle Röntgentechnik (213).

Szintigraphie

Die Nuklideinlagerung ist fleckig unregelmäßig sowohl bei der Perfusions- als auch bei der Inhalationsszintigraphie. Große Blasen imponieren als flächenhafte Nuklidausfälle im Perfusionsszintigramm.

Angiographie

Sie ist für die Diagnostik nicht notwendig, zeigt aber die zentrale Dilatation der Arterien und ihre periphere Rarifikation deutlicher als die Übersichtsaufnahme. Außerdem kann die bogige Gefäßverlagerung durch raumfordernde Bullae nachgewiesen werden.

Bronchographie

Die Bronchographie ist beim Emphysem nur beim Verdacht auf zusätzliche Bronchiektasen indiziert. Es finden sich:

- Pools: Kontrastmittelflecken (Durchmesser 2 mm) in den dilatierten Bronchioli terminales beim zentrilobulären Emphysem;
- Spider: spinnenartig radiäre Kontrastmittel-

streifen in den Verzweigungen der dilatierten Bronchioli;
- Mimosenblütenmuster: krisselig-unscharfe Kontrastmittelflecken in dilatierten sekundären Lobuli.

Alle diese Befunde können aber auch bei der gesunden Lunge vorkommen, wenn das Kontrastmittel mit zu starkem Druck gespritzt wurde (sog. alveoläre Füllung).

Sonographie, NMR

Keine Zusatzinformationen.

Differentialdiagnose

Akute Lungenüberblähung (s. Transparenzerhöhung S. 274); Bronchiektasen, Kavernen (s. Ringschatten S. 264).

Sonderformen des Emphysems

(Abb. **142**)

Narbenemphysem

Wenn Minimalbefunde berücksichtigt werden, ist es die häufigste Emphysemform, jedoch hat es klinisch nur selten Bedeutung. Die schrumpfenden Narben dehnen das perifokale Lungengewebe, und es werden Bronchien abgewinkelt und eingeengt, so daß poststenotische Überblähungen resultieren. Häufigste Ursache sind die fibrozirrhotische Lungentuberkulose, postpneumonische Narben und Pneumokoniosen. Eine Sonderform des Narbenemphysems ist das parapleurale Emphysem, das als Mantelemphysem unter Pleuraschwarten vorkommt und bei der Atemexkursion als Verschiebeschicht fungiert.
Röntgenologisch zeigen sich Narbenstränge, eine grobmaschige Netzzeichnung, verzogene Gefäßschatten und lokale Aufhellungen (Abb. **143**).

Bullöses Emphysem

Als Bullae werden lufthaltige Höhlen definiert wenn sie größer als 1 cm sind (215), jedoch kann ihr Volumen wesentlich größer sein, und es gibt fließende Übergänge zur Pneumatozele, die raumfordernden Charakter hat und mindestens ein Drittel des Lungenflügels einnimmt. Die Bullae kommen solitär vor, aber auch multipel – dann meist gruppiert. Oft bilden sie sich in beiden Lungenspitzen aus, was darauf zurückgeführt wird, daß die Lungenspitzen stärkeren orthostatischen Zugwirkungen ausgesetzt sind (221).
Röntgenologisch imponieren die Bullae als lokale dünnwandige, scharf konturierte runde bis ovale Zonen erhöhter Transparenz und verminderter Vaskularität (Abb. **144, 145**). Da die Bullae Luft retinieren, werden sie oft bei der Exspirationsaufnahme deutlicher dargestellt (215).

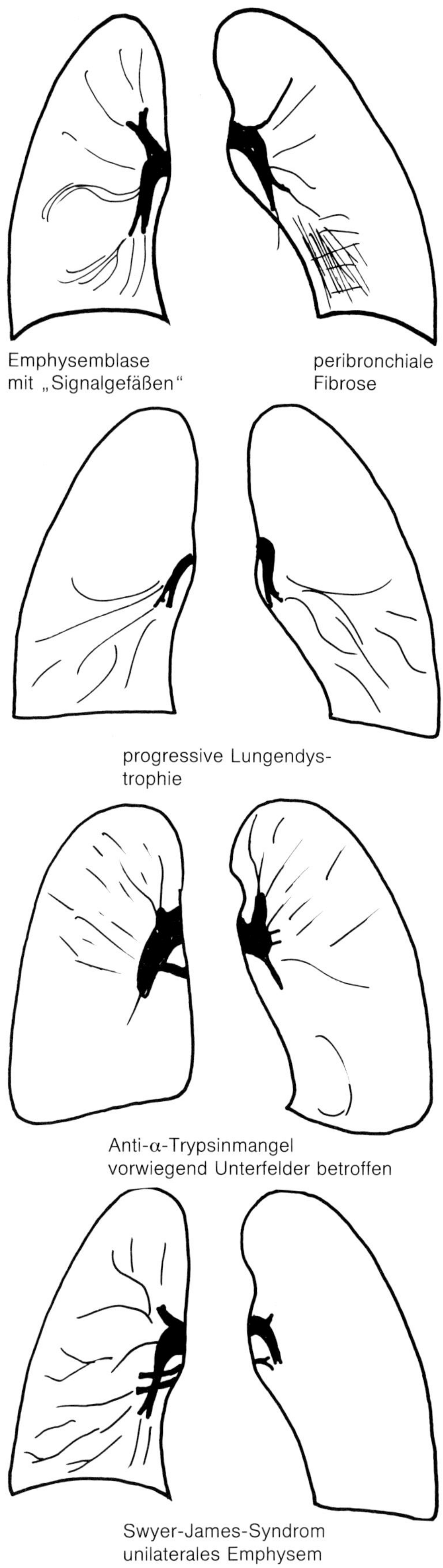

Abb. **142** Sonderformen des Emphysems. ▷

Abb. **143** Narbenemphysem. Fibrozirrhotische Lungentuberkulose und Pleuraschwarte. Lungenhernie im oberen Mediastinum und fehlende Gefäßzeichnung rechts basal.

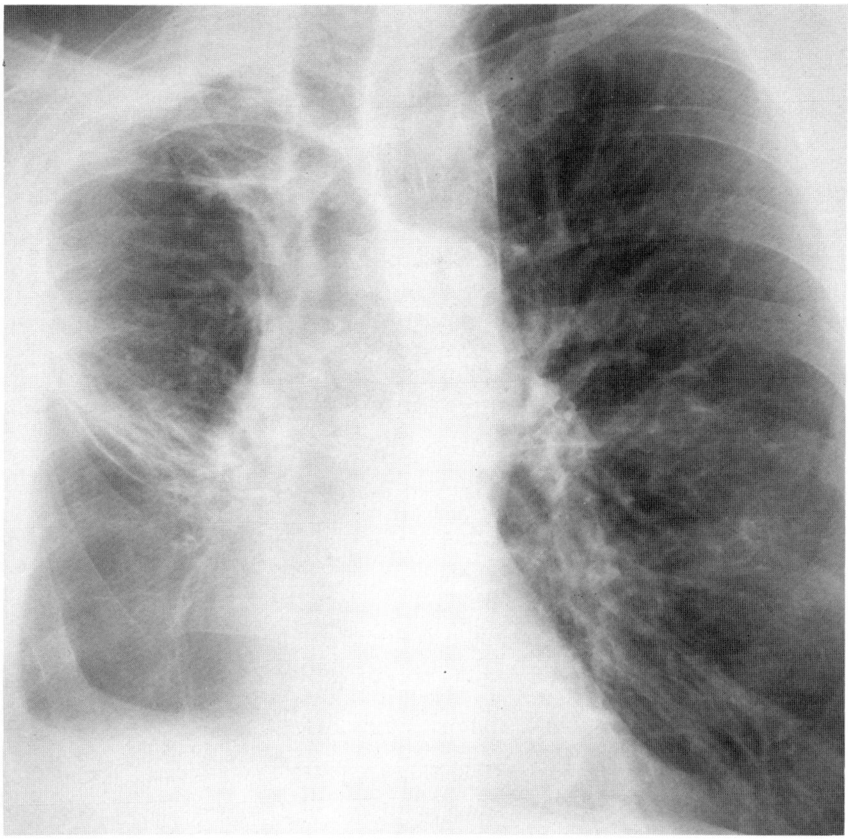

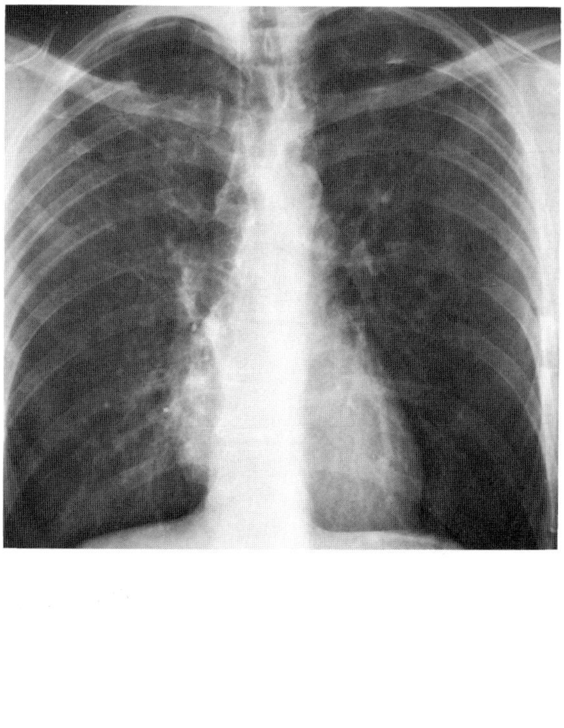

a

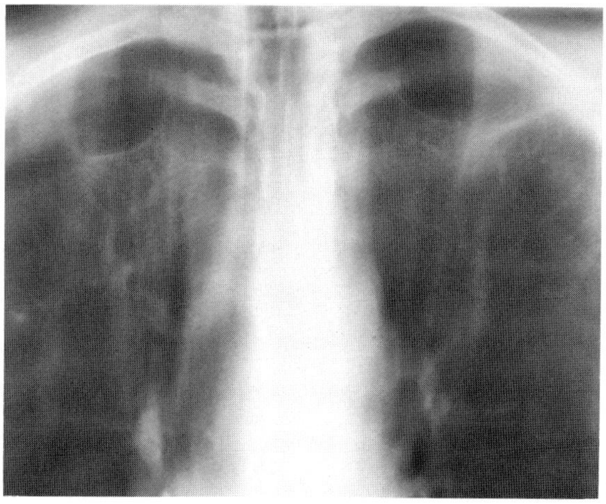

b

Abb. **144 a–b** Apikales bullöses Emphysem.

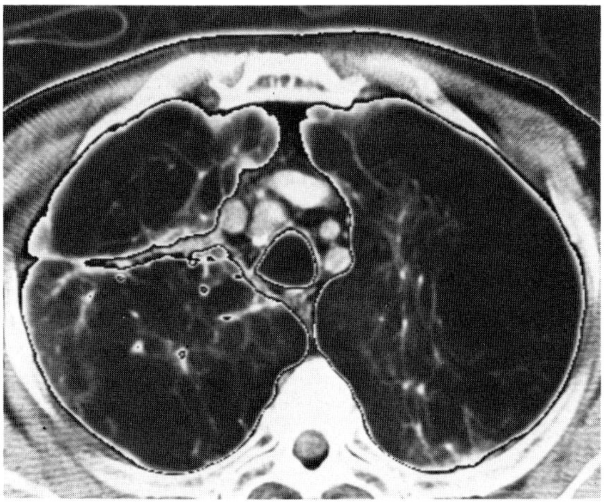

Abb. **145** Bullöses Emphysem.

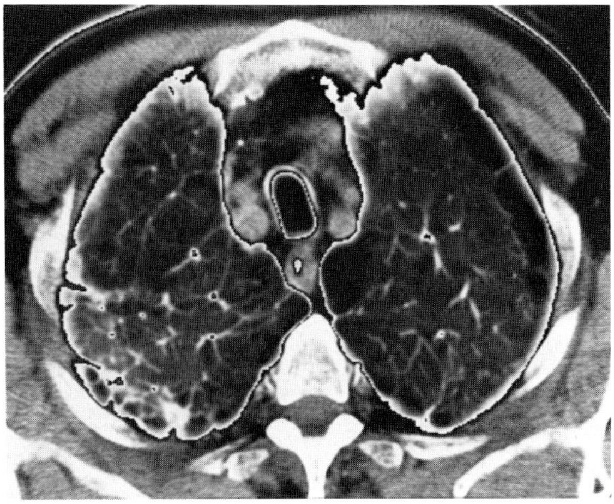

Abb. **146** Mantelemphysem.

Überdehnungsemphysem (vikariierendes Emphysem)

Es entsteht, wenn Lungenregionen durch Nachbarschaftsprozesse wie Lappenschrumpfung, Skoliose, Lobektomien gedehnt werden. Zunächst sind lediglich die Alveolen erweitert, später atrophieren auch die Septen. Das *Röntgenbild* zeigt einzelne hypertransparente Regionen mit rarefizierter Gefäßzeichnung. Durch den pathologischen Prozeß sind Lappenspalten und große Gefäßschatten verzogen. Das Überdehnungsemphysem hat aber nie den Krankheitswert wie z. B. das bullöse Emphysem.

Paraseptales Emphysem

Es handelt sich um subpleural gelegene Blasen, die familiär gehäuft auftreten und klinisch keine wesentlichen Beschwerden verursachen, es sei denn, sie werden durch einen Spontanpneumothorax kompliziert. *Röntgenologisch* ist das para-

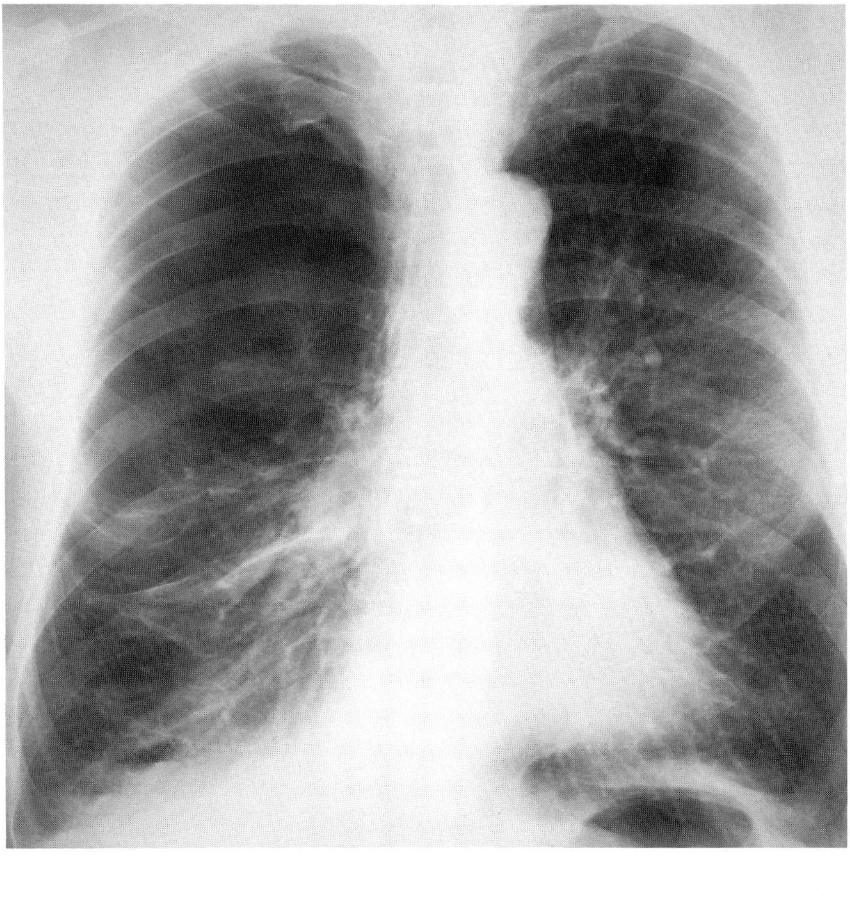

Abb. **147** Progressive Lungendystrophie. Der rechte Oberlappen ist von einem bullösen Emphysem zerstört.

septale Emphysem nur dann sichtbar, wenn es große subpleurale Blasen bildet (Abb. **146**). Computertomographisch ist es hingegen auch im Anfangsstadium deutlich.

Progressive Lungendystrophie

Es handelt sich um ein bullöses Emphysem meist auf dem Boden von rezidivierenden Bronchitiden, das im Verlauf von Jahren fortschreitet und zu einer weitgehenden Zerstörung einzelner Lappen (destroyed lobe) oder der ganzen Lunge führt (vanishing lung) (Abb. **142, 147**). Als Ätiologie wird auch eine Endarteriitis obliterans mit sekundärem Parenchymuntergang diskutiert (206, 220, 227).

Alpha-1-Antitrypsin-Mangel-Emphysem

Ein genetischer Enzymdefekt ist mit einer erniedrigten Blutaktivität von Alpha-1-Antitrypsin verbunden. Leukozytenproteasen dauen deshalb das Lungenparenchym an, wobei besonders die stark durchbluteten basalen Lungenpartien betroffen sind. Die Erkrankung manifestiert sich oft im 4. Lebensjahrzehnt mit einem basalen Emphysem, das röntgenologisch nachweisbar ist, und das oft nicht mit einer spirometrisch faßbaren obstruktiven Ventilationsstörung verbunden ist (215, 219, 237) (s. Abb. **142**).

Swyer-James-Syndrom

Wohl als Folge einer in der Kindheit durchgemachten Bronchiolitis obliterans besteht ein obstruktives Emphysem eines Lungenlappens oder Lungenflügels. *Röntgenologisch* zeigt sich eine Hypertransparenz mit verminderten Gefäßzeichnungen. Das betroffene Lungenvolumen ist inspiratorisch verkleinert und exspiratorisch relativ groß (air-trapping) (Abb. **148**). Szintigraphisch ist die betroffene Lungenregion kaum perfundiert. Bronchographisch zeigt sich das Muster einer Bronchiolitis obliterans mit irregulär dilatierten Segmentbronchien, die in der Gegend der 5.–6. Teilung abrupt und kolbenartig enden, während die peripheren Bronchien sich nicht füllen. Damit werden andere Differentialdiagnosen ausgeschlossen, die sich aus einer lokalisierten Hypertransparenz ergeben würden, wie z. B. die Pulmonalarterienhypoplasie und die Lungenembolie (234).

Kongenitales Lobäremphysem

Infolge eines zentralen obstruktiven Ventilmechanismus meist durch Schleimbildung kommt es in den ersten Lebenswochen zu einer massiven Überblähung eines Lappens – besonders häufig des linken Oberlappens –, und andere intrathorakale Strukturen werden dadurch verlagert (s. Malformationen S. 54; Abb. **72, 73**).

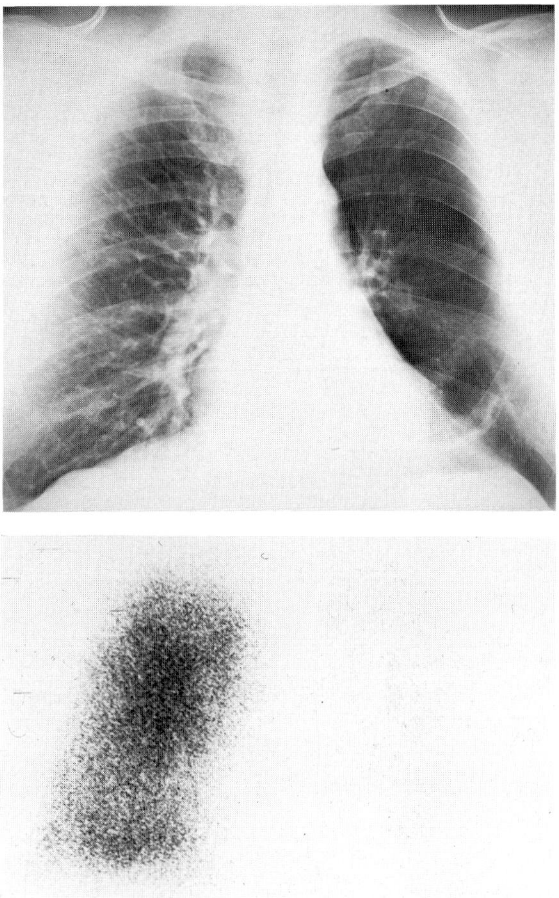

a

b

Abb. **148 a–b** Swyer-James-Syndrom. Fehlende Lungengefäßzeichnung links und mangelhafte Belegung im Perfusionsszintigramm. Bei dem 42jährigen Patienten war diese Veränderung seit mehr als 30 Jahren bekannt. Geringe relative Volumenzunahme links bei der Exspirationsaufnahme.

Bronchiektasen

Bronchiektasen sind irreversible Erweiterungen der mittleren und kleineren Bronchien. Sie sind in der Regel auf umschriebene Lungenareale begrenzt, im Gegensatz zur chronischen Bronchitis, die den gesamten Bronchialbaum befällt. Die Bronchiektasenerkrankung ist eine obstruktive Ventilationsstörung und führt zum lokalisierten Emphysem, außerdem prädisponiert sie zu rezidivierenden Bronchopneumonien (226).
Bronchiektasen entstehen in der überwiegenden Zahl der Fälle auf dem Boden einer frühkindlichen Bronchiolitis und Pneumonie (210), andere Ursachen sind vergleichsweise selten (Tab. **6**). Die heute übliche Antibiotikatherapie und auch die Schutzimpfung gegen Masern und Keuchhusten haben zu einem spektakulären Rückgang der Erkrankung geführt (219, 248).

Tabelle **6** Ätiopathogenetische Klassifikation der Bronchiektasen (nach *Huzly*)

Angeborene Bronchiektasen
- Bronchiektatische Wabenlunge: Hemmungsmißbildung, bei der zahlreiche erweiterte Bronchien blind im Bindegewebe enden
- Tracheobronchomegalie Mounier-Kuhn: Tracheobronchialbaum zystisch dilatiert, Trachealdurchmesser größer als 3 cm, Trachea und große Bronchien wellig konturiert (tracheale Divertikulose); familär gehäuft und Beziehung zum Ehlers-Danlos-Syndrom
- Kartagener-Syndrom: rezessives Erbleiden mit der Trias Brochiektasen, Situs inversus und chronische Sinusitis
- Turpin-Syndrom: thorakles Mißbildungssyndrom mit Megaösophagus, tracheoösophagealer Fistel, Rippendeformation und Bronchiektasen
- Mukoviszidose: angeborene Drüsenstörung mit Sekrethyperviskosität führt zu Bronchiektasen, zystischer Pankreasfibrose, Mekoniumileus und anomalen Elektrolytkonzentrationen in Schweiß und Speichel
- Alpha-1-Antitrypsin-Mangel-Syndrom: begünstigt ebenso wie kongenitale Immundefekte rezidivierende Entzündung im frühen Kindesalter und dadurch Bronchiektasen

Primitive Bronchiektasen
- werden frühkindlich erworben und entwickeln sich meist auf dem Boden einer Bronchiolitis

Sekundäre Bronchiektasen
- poststenotische Bronchiektasen: bei entzündlichen Bronchusstrukturen, bei langsam wachsenden Bronchialtumoren (z. B. Adenom) und bei Lungenparenchymnarben)
- toxische Bronchiektasen: Kampfgasvergiftungen führen zu Bronchiolitis und zu sekundären Bronchiektasen

Aufgabe der Radiologie ist es, die Bronchiektasen zu diagnostizieren, wobei die Thoraxübersichtsaufnahme, die Tomographie und das Computertomogramm Hinweise geben.
Anhand der Bronchographie stellt man die Indikation zur Resektion regional lokalisierter Bronchiektasen.
Radiologisch müssen aber auch Begleiterkrankungen erfaßt werden, wie Lungennarben, Emphysemzonen, Pneumonien, Abszesse, Empyeme und Bronchiolithen.

Pathologie

Bronchiektasen entwickeln sich bevorzugt in den dorsobasalen Lungenpartien. Nach Reid (239) werden unterschieden (Abb. **149**):

● *Zylindriforme Bronchiektasen.* Die Bronchien sind zylindrisch aufgeweitet, vor allem in der 6.–10. Teilungsgeneration. Ihre Wand ist glatt berandet, und sie enden dort abrupt, wo die kleineren Bronchien und Bronchioli mit Schleimpfropfen obturiert sind. Im übrigen ist aber das Verzweigungsmuster des Bronchialbaums normal, d. h., er teilt sich in 17–20 Generationen.

● *Variköse Bronchiektasen.* Das Bronchiallumen ist unregelmäßig aufgeweitet, und dadurch ist die Wandkontur wellig. Das Bronchialverzweigungsmuster ist pathologisch, denn nur 3–11 der Teilungsgenerationen sind offen, die distaleren sind obturiert.

● *Sakkiforme Bronchiektasen.* Die Zahl der Bronchusgenerationen ist auf 3–5 stark vermindert. Die mittleren Bronchien enden in Gruppen sackförmig aufgetriebener Hohlräume, die bis unter die Pleura reichen. Dieser Bronchiektasentyp wird häufiger im höheren Lebensalter gefunden und kann oft einer partiellen Bronchusstenose zugeordnet werden (219). Pathohistologisch ist die Abgrenzung gegenüber der chronisch deformierenden Bronchitis oft schwierig. Bei mehr als der Hälfte zeigt sich eine chronisch destruierende vernarbende und obliterierende Bronchiolitis, der eine pathogenetische Bedeutung beigemessen wird. Die Arrosion von entzündlichem Granulationsgewebe in den peripheren Bronchien oder aber auch von eröffneten bronchopulmonalen Sperrarterien kann zu Hämoptysen führen (225).

Klinik

Wenn klinische Symptome fehlen, sind röntgenologisch nachgewiesene Bronchiektasen ein Schönheitsfehler und keine Krankheit (225). In der Regel leiden die Patienten aber an rezidivierenden Bronchopneumonien mit voluminösen, maulvollen Expektorationen und geringgradigen Hämoptysen. Bei ausgedehntem Befall besteht eine chronische Dyspnoe, es entwickeln sich Trommelschlegelfinger, und es kann als Komplikation eine Pyämie mit Hirnabszessen auftreten (215, 228).

Röntgen

Die Übersichtsaufnahme zeigt unspezifische Veränderungen, die lediglich als Hinweise zu werten sind. (Abb. **149, 150).**

● *Regional verdickte Streifenzeichnung.* Sie soll Ausdruck einer peribronchialen Fibrose sein (214).

● *Vermehrte Streifenzeichnung.* Sie weist auf eine regionale Dystelektase bei Minderbelüftung oder auf ein pneumonisches Infiltrat hin.

● *Parallele Streifenzeichnung* (Schienengleisphänomen). Die verdickten Wände zylindrisch erweiterter Bronchien können gelegentlich besonders auf Tomogrammen erkannt werden.

● *Zystische Hohlräume* bis zu Bohnengröße. Sie imponieren besonders im Tomogramm als multiple Ringschatten und entsprechen den sackförmig erweiterten Bronchien. In den Hohlräumen können sich durch Schleim oder Eiter Flüssigkeitsspiegel bilden.

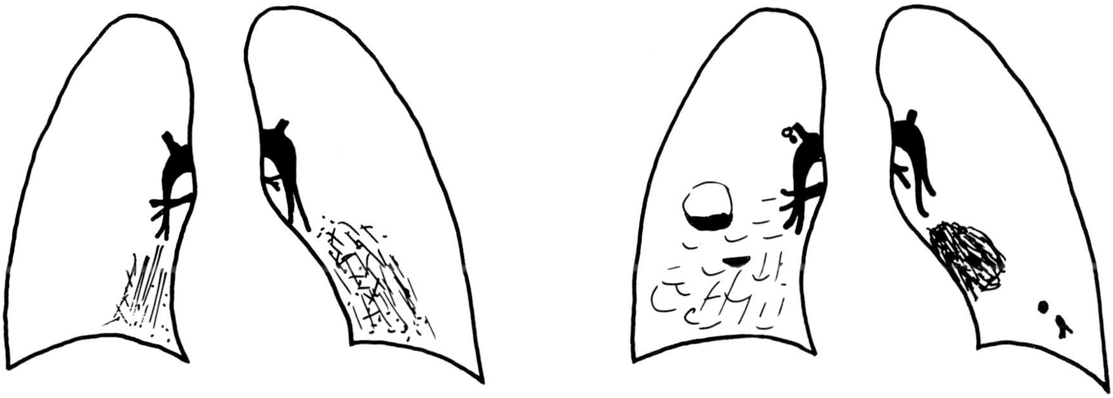

Schienengleis-streifen | Streifenzeichnung durch chronische Bronchitis | Ringschatten bei sakkiformen Bronchiektasen durch Schleim und Superinfektion | Pneumonie und Broncholithen infolge von Schleimpfröpfen

Abb. **149** Bronchiektasen.

bronchographische Befunde

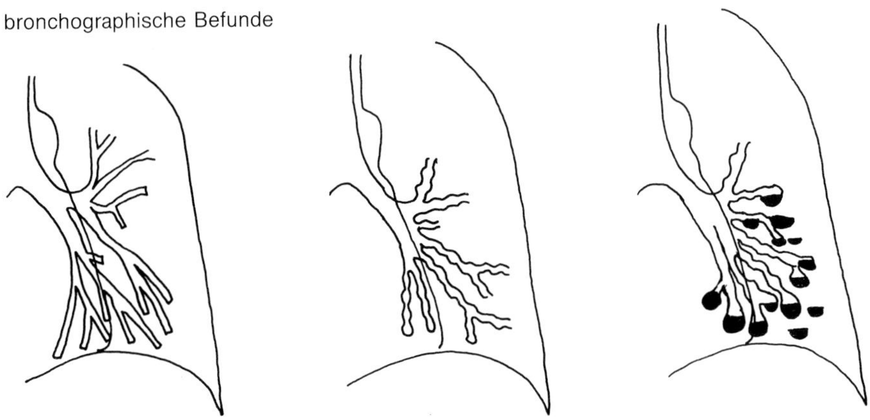

zylindriforme Bronchiektasen | variköse Bronchiektasen | sakkiforme Bronchiektasen

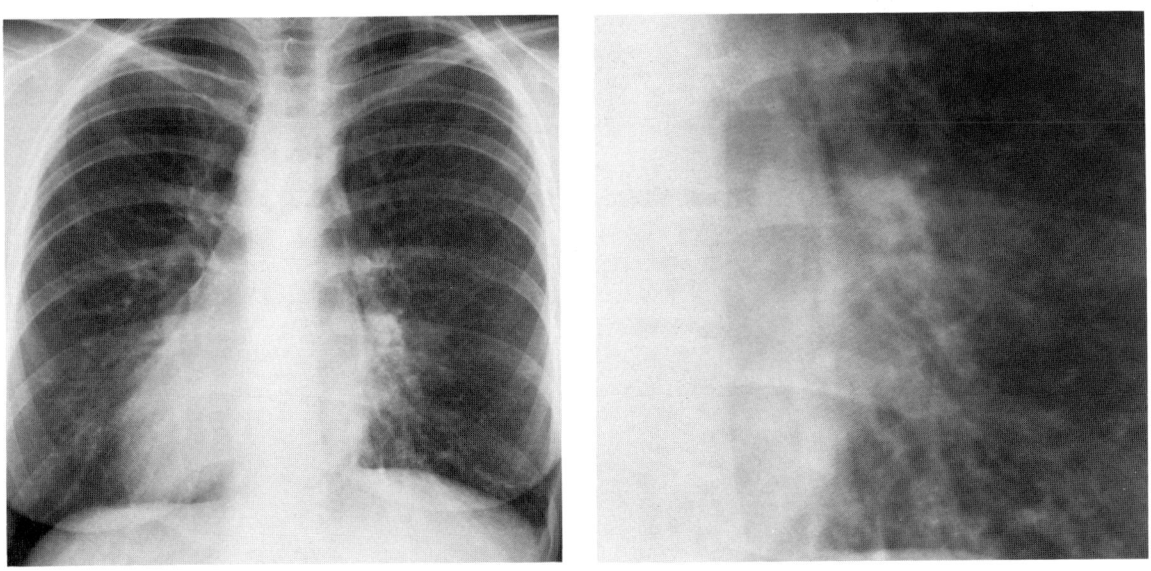

a b

Abb. **150 a–b** Kartagener-Syndrom. Vermehrte parallele Streifenzeichnung parakardial und kleinfleckige Zeichnung basal im Lungenparenchym. Bronchographisch wurden in dieser Region zylindriforme und sakkiforme Bronchiektasen nachgewiesen. Situs inversus.

Bei den sekundären Bronchiektasen stehen die Veränderungen der pulmonalen oder bronchialen Grunderkrankung im Vordergrund:

- *Narbig-streifige Veränderungen* bei fibrozirrhotischer Lungentuberkulose, bei chronischen Pneumonien und bei vernarbten Abszessen.
- Bronchusstenosen bei Tumoren, entzündlichen Strikturen oder Fremdkörperaspirationen.

Computertomographie

In umschriebenen Lungenregionen finden sich dickwandige Bronchien mit dilatierten Lumina. In den Lumina kann Schleim und Eiter an den Spiegelbildungen erkannt werden. Die CT besitzt eine höhere diagnostische Sicherheit als Übersichtsaufnahme und konventionelle Tomographie (232).

Szintigraphie

Die Inhalationsszintigraphie zeigt, daß sich ein radioaktiv markiertes Aerosol (Partikelgröße 2µm) vorwiegend in den zentralen Bronchien ablagert, was Folge der Turbulenz in den obstruierten großen Luftwegen ist. Die abgelagerten Partikel werden außerdem sehr langsam oralwärts transportiert, da der mukoziliare Apparat zerstört ist (229).

Bronchographie

Die Bronchographie zeigt die Lokalisation und die Ausdehnung der Bronchiektasen. Möglichst alle Äste des Bronchialbaums sollten dargestellt sein.

- Die Bronchien sind zylindrisch perlschnurartig (varikös) und sackförmig aufgeweitet, so daß eine Zuordnung zur Reid-Klassifikation (s. oben) meist möglich ist. Die Zahl der bronchialen Teilungsgenerationen ist reduziert (Abb. **151–153**).
- Die Kontur der Bronchien ist wie bei der chronischen Bronchitis gezähnelt, was Ausdruck der glandulären Mukosahyperplasie mit erweiterten Drüsenausführungsgängen ist.
- Die „reversiblen Bronchiektasen" sind passagere Dilatationen als Begleitzeichen einer Pneumonie. Um sie gegen echte Bronchiektasen abzugrenzen, empfiehlt es sich, frühestens 4–6 Monate nach einer akuten Pneumonie zu bronchographieren (225).

Angiographie, NMR

Keine Zusatzinformationen.

Differentialdiagnose

Chronische Bronchitis, bullöses Emphysem (s. Streifenzeichnung S. 250, Ringschatten S. 263).

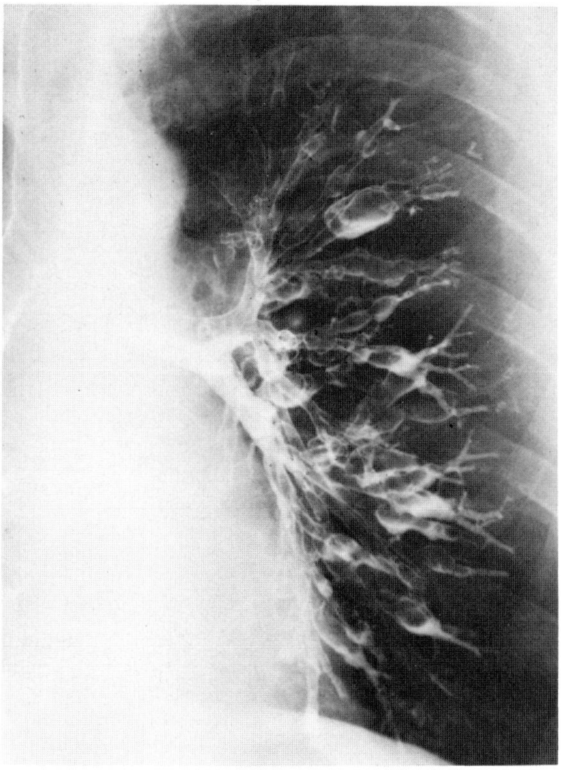

Abb. **151** Sakkiforme Bronchiektasen.

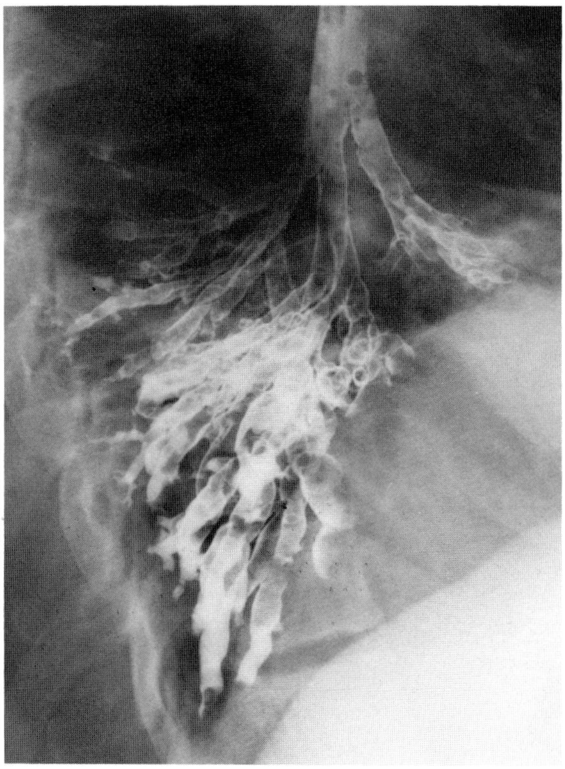

Abb. **152** Zylindriforme Bronchiektasen.

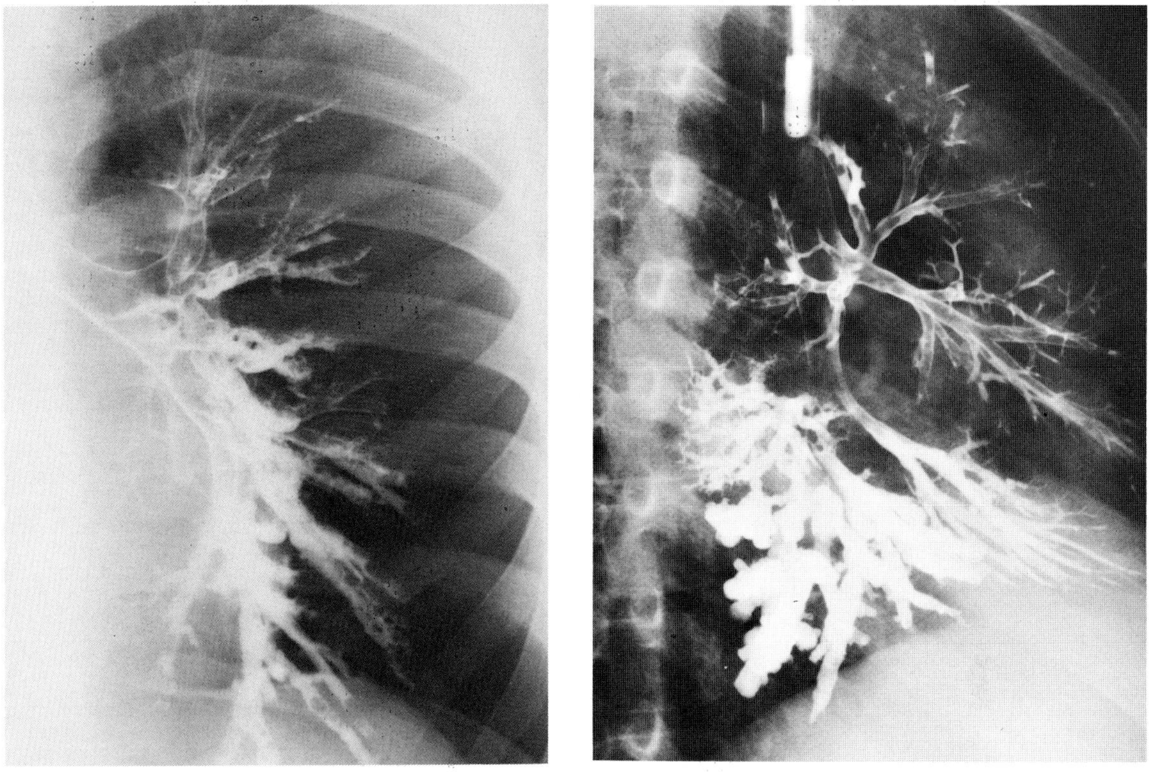

a b

Abb. **153** **a** Zylindriforme Bronchiektasen mit Mantelemphysem. **b** Variköse Bronchiektasen.

Chronische Bronchitis

Eine chronische Bronchitis ist definitionsgemäß dann anzunehmen, wenn die Schleimsekretion mindestens drei Monate lang in jedem von zwei aufeinanderfolgenden Jahren vermehrt ist (209). Die Erkrankung wird demnach allein mit klinischen Kriterien diagnostiziert. Aufgabe der Radiologie ist es aber, Begleiterkrankungen wie Emphysem, Pneumonien, Bronchiektasen u. a. zu erfassen (211).

Pathologie

Die schleimproduzierenden Drüsen der bronchialen Mukosa sind hypertrophiert, hyperplasiert und funktionsgestört (Dyskrinie). Die Bronchialwand und das peribronchiale Bindegewebe sind entzündlich infiltriert. Bei der schweren Form einer Bronchitis, der obstruktiven Bronchitis, findet sich ein Begleitemphysem (219).

Klinik

Chronisch rezidivierend kommt es zu Husten mit schleimigem Auswurf und obstruktiven Ventilationsstörungen.

Röntgen

Die Zeichen einer chronischen Bronchitis sind uncharakteristisch (Abb. **154**):

- *Vermehrte Streifen* und kleinfleckige Zeichnung in allen Lungenfeldern (dirty chest). Das Muster soll durch peribronchiale und perivasale Fibrosen zustande kommen (202, 214).
- *Schienengleisphänomen.* Parallele Linien im Abstand von etwa 3 mm zeigen sich am besten rechts parakardial und sollen verdickten Bronchialwänden entsprechen.
- *Dickwandige Ringschatten* am oberen Hiluspol. Diese Schatten entsprechen den orthograd getroffenen anterioren und posterioren Oberlappen-Segmentbronchien (214).
- *Funktionell-passagere Trachealeinengung.* Bei forcierter Exspiration bzw. beim Husten und Schnupfversuch unter Durchleuchtung kollabiert das Trachealumen partiell. Dies wird mit einer entzündlichen Wandschwäche und dem erhöhten Druck auf die Trachealwand von außen erklärt (207, 216). Es kann sogar zu einer konstanten Einengung im Sinne einer Säbelscheidentrachea führen, wobei die zervikale Trachea aber immer normal weit ist.

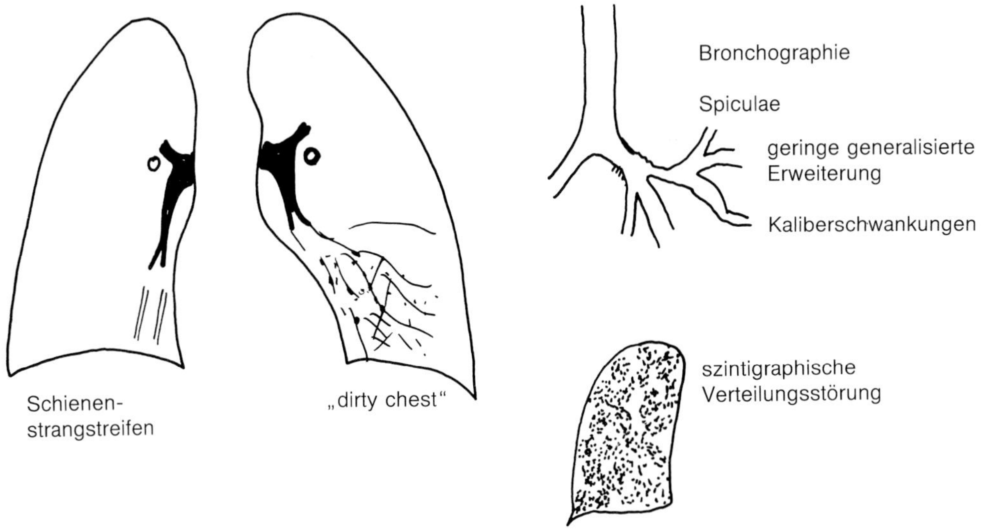

Abb. **154** Bronchitis. Kein Röntgenzeichen ist spezifisch.

Bronchographie

Sie ist nur ausnahmsweise indiziert und kann zeigen:

- eine geringe Dilatation des gesamten Bronchialbaums,
- eine gezähnelte Kontur der großen Bronchien infolge von dilatierten Schleimdrüsengängen (242),
- einen Abbruch der peripheren Kontrastmittelsäule in den kleinen Bronchien bei Bronchitis obliterans,
- Kaliberschwankungen der Bronchiallumina bei der chronisch deformierenden Bronchitis.

Szintigraphie

Die Nuklide werden bei der Perfusions- und Ventilationsszintigraphie fleckig eingelagert, was Folge der Verteilungsstörung ist. Inhalierte Radionuklidaerosolen verweilen länger im Bronchialraum, da die mukoziliare Clearance herabgesetzt ist (204).

Computertomographie, Angiographie, NMR

Keine Zusatzinformationen.

Differentialdiagnose

Siehe Streifenzeichnung S. 257.

Asthma bronchiale

Beim Asthma bronchiale reagieren die Luftwege auf die verschiedensten allergischen infektiösen, toxischen und psychischen Reize mit einem Bronchospasmus, so daß anfallweise ein schweres bronchiales Atemnotsyndrom resultiert (224, 236, 247).

Bei etwa Dreiviertel aller Asthmapatienten ist das Röntgenthoraxbild unauffällig (238, 242) (Abb. **155**). Im akuten Anfall ist das Residualvolumen erhöht, was röntgenologisch an den erweiterten Zwischenrippenräumen, den abgeflachten Zwerchfellkuppen und der verminderten Zwerchfellexkursion erkannt wird.

Hauptaufgabe der Röntgendiagnostik ist es aber,

- pulmonale Erkrankungen auszuschließen, die ein Asthma vortäuschen können, wie z. B. Trachealtumoren;
- die Komplikationen eines Asthmas zu erfassen: poststenotische Atelektasen und Pneumonien, die durch Schleimpfröpfe entstehen können, oder ein Mediastinalemphysem, das besonders bei Kindern vorkommt.

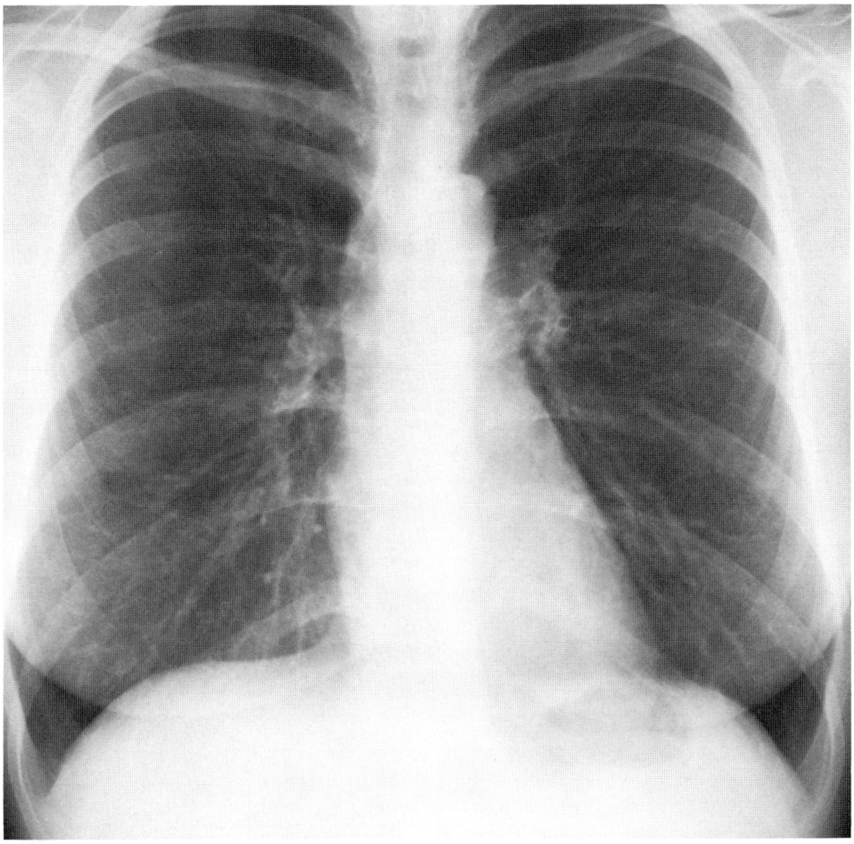

Abb. **155** Asthma bronchiale. Die Patientin litt seit 15 Jahren an einem allergischen Asthma mit rezidivierenden Anfällen. Röntgenologisch war der Befund am Thorax unauffällig.

Inhalationsschäden und Pneumokoniosen

Fremdkörperaspiration

Obwohl auch bei Erwachsenen gelegentlich abgebrochene Zähne, Zahnplomben, Kragenknöpfe u. a. in die Atemwege gelangen, ist die Fremdkörperaspiration doch eine typische Erkrankung des Kleinkindes (255). Der Fremdkörper rutscht häufiger in den rechten Hauptbronchus, weil dieser steiler aus der Trachea abgeht als der linke. Aufgabe der Radiologie ist es, die Diagnose einer Fremdkörperaspiration wahrscheinlich zu machen und den Fremdkörper zu lokalisieren, der dann bronchoskopisch bestätigt und extrahiert werden kann (Abb. **156, 157**).

Klinik

Es besteht eine Tracheitissymptomatik mit Hustenreiz und Dyspnoe. Wird der Fremdkörper anfangs verkannt und dann schwielig eingemauert, so haben die Patienten jahrelang einen minimalen Reizhusten oder aber auch gar keine Beschwerden.

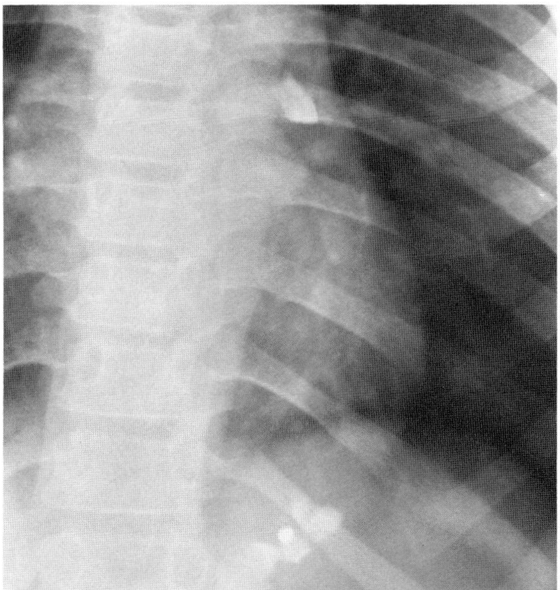

Abb. **156** Verschluckte und aspirierte Zähne.

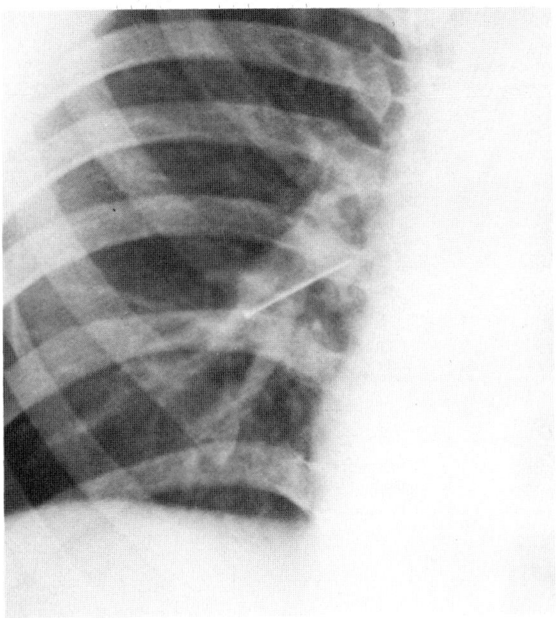

Abb. **157** Aspirierte Stecknadel.

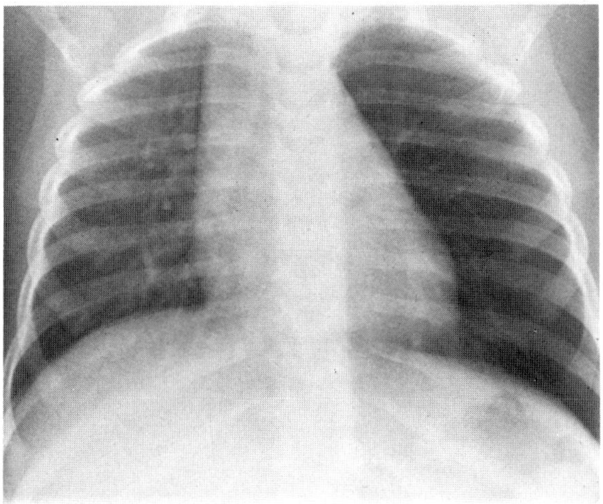

a

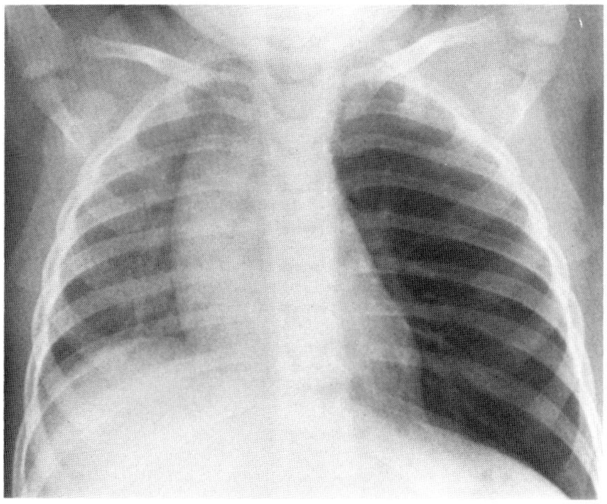

Abb. **159 a–b** Ventilstenose bei Fremdkörperaspiration. Exspiratorische Mediastinalverlagerung.

Röntgen

Die radioopaken Fremdkörper wie Münzen, Murmeln und Zähne bilden sich direkt ab. Bei radiotransparenten Fremdkörpern muß man sich an indirekten Zeichen orientieren (Abb. **158, 159**):

- *Einseitig helle Lunge.* Sie ist einerseits Folge einer Überblähung bei Ventilstenose, andererseits wird sie aber auch durch die reflektorische Oligämie bei Hypoventilation erklärt (258).

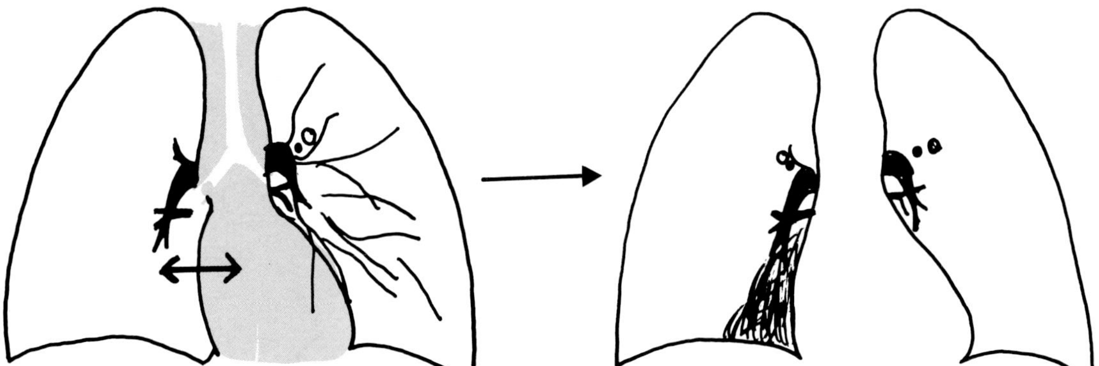

- Mediastinalpendeln
- unilaterale Hypertransparenz (poststenotische Blähung)
- Fremdkörper nur in 10% sichtbar

- Atelektase
- rezidivierende Pneumonien
- Bronchiektasen

Abb. **158** Fremdkörperaspiration.

- *Mediastinalpendeln.* Unter Durchleuchtung bewegt sich das Mediastinum bei der Exspiration zur gesunden Seite. Der Befund kann auch durch eine Aufnahme in Exspirationsstellung dokumentiert werden (254).

- *Lappenatelektase* und poststenotische Pneumonie. Die segmentalen Verschattungen zeigen sich erst, wenn der Fremdkörper mindestens mehrere Stunden das Bronchiallumen obturiert hat.

Szintigraphie

Die Perfusions- und Ventilationsszintigraphie zeigt eine verminderte Nuklidbelegung der betroffenen Areale. Der Befund ist deutlicher als auf der Übersichtsaufnahme, so daß bei unklarem Röntgenbefund die Szintigraphie indiziert ist.

Bronchographie

Sie ist nur dann nötig, wenn bronchoskopisch eine Stenose, aber kein Fremdkörper sichtbar war. Die Stenose wird sondiert und mit Kontrastmittel aufgefüllt, um ihre Länge und den Zustand der poststenotischen Bronchien festzustellen und um nach Füllungsdefekten zu fahnden.

Computertomographie, Angiographie, NMR

Keine wesentlichen Zusatzinformationen.

Differentialdiagnose

Siehe einseitig helle Lunge S. 274, Atelektase S. 208.

Pneumokoniosen

Pneumokoniosen sind akute oder chronische Lungenschäden, die durch Inhalation von anorganischen Stäuben (z. B. Silicat, Asbest) oder organischen Stäuben tierischer oder pflanzlicher Herkunft ausgelöst werden. In der Regel erkranken nur chronisch exponierte Menschen, die durch ihren Beruf und ihre Lebensgewohnheiten mehrere Jahre den Staub inhalieren. Nur die kleineren Staubpartikel – bis zu einem Durchmesser von 5 μm – gelangen bei der Einatmung in die Alveolen, werden dort phagozytiert und im Lungenparenchym abgelagert. Größere Partikel bleiben im oberen Respirationstrakt hängen und werden vom mukoziliaren Apparat oralwärts transportiert.

Der Staub kann sich in den Lungen reaktionslos ablagern. Häufig kommt es aber zu Fremdkörperreaktionen mit diffuser und knotiger Bindegewebsbildung. Der Staub kann aber auch als Antigen wirken – meist erst, nachdem sich körpereigene Eiweißstoffe angelagert haben – und eine allergische Entzündung hervorrufen, die ebenfalls in eine Fibrosierung einmündet. Folgen der Fibrose sind Lungenschrumpfungen mit Narbenemphysem und einer restriktiven Ventilationsstörung. Zusätzlich besteht in der Regel eine chronische Bronchitis mit obstruktiver Komponente. Einzelne Stäube setzen darüber hinaus aber noch spezifische Schäden: So kann die Silikose eine Tuberkulose reaktivieren, und eine Asbestose kann zu Bronchialkarzinom und Mesotheliom führen.

Pneumokoniosen werden als Berufskrankheiten anerkannt, wenn wahrscheinlich gemacht werden kann, daß zwischen der versicherten Tätigkeit und der Erkrankung ein ursächlicher Zusammenhang besteht (BeKV 1976: anorganische Stauberkrankungen Ziff. 41, organische Stauberkrankungen Ziff. 42, obstruktive Atemwegserkrankungen durch toxische Gase und Dämpfe Ziff. 43). Die „Wahrscheinlichkeit" beruht auf der Expositionsanamnese, dem Röntgenbefund und der spirometrisch erfaßten Ventilationsstörung; nur im Zweifelsfall muß die Lungenbiopsie hinzugezogen werden.

Aufgabe der Radiologie ist es, bei entsprechend Exponierten frühzeitig eine Pneumokoniose zu erfassen, das Ausmaß der Lungenfibrose abzuschätzen und die spezifischen Komplikationen (Tuberkulose, Bronchialkarzinom und Mesotheliom) zu erkennen.

Zur einheitlichen röntgenologischen Quantifizierung der Pneumokoniosen wurden 1980 internationale Kriterien festgelegt (252). Dabei wird die Form der Einzelschatten (rund bzw. irregulär), die Größe der Einzelschatten und ihre Häufung (Profusion) im Lungenparenchym registriert, und es werden reaktive Pleura-, Perikard- und Hilusveränderungen beschrieben (Tab. **7**; Abb. **160–162**).

Tabelle **7** Internationale Klassifikation der Pneumokoniosen (aus *H. Mathys:* Pneumologie. Springer, Berlin 1982)

	Code	Definition
Kleine Schatten		
Rundliche kleine Schatten		
Typ	pqr	die Herde werden eingeteilt nach dem ungefähren Durchmesser der vorherrschenden Schatten p: rundliche Schatten bis zu einem Durchmesser von 1,5 mm q: rundliche Schatten von 1,5–3 mm Durchmesser (ILO 1958: m) r: rundliche Schatten von 3–10 mm Durchmesser (ILO 1958: n)
Streuung	0/– 0/0 0/1	Kategorie 0: kleine rundliche Schatten fehlen oder sind weiter gestreut als in Kategorie 1
	1/0 1/1 1/2	Kategorie 1: kleine rundliche Schatten eindeutig vorhanden, aber gering an Zahl
	2/1 2/2 2/3	Kategorie 2: zahlreiche kleine rundliche Schatten; normale Lungenzeichnung gewöhnlich noch sichtbar
	3/2 2/3 3/4	Kategorie 3: sehr zahlreiche kleine rundliche Schatten; normale Lungenzeichnung teilweise oder ganz verdeckt
Verbreitung	RO, RM, RU LO, LM, LU	anzugeben sind die Felder, in denen die Schatten lokalisiert sind. Jede Seite wird horizontal in Ober-, Mittel- und Unterfeld gedrittelt
Unregelmäßige kleine Schatten		
Typ	stu	da die Schatten unregelmäßig sind, können die Maße für die kleinen rundlichen Schatten nicht angewandt werden; in grober Entsprechung werden 3 Typen unterschieden: s: feine unregelmäßige oder lineare Schatten t: mittelgrobe unregelmäßige Schatten u: grobe (klecksige) unregelmäßige Schatten
Streuung		die Kategorie der Streuung beruht auf der Beurteilung der Schattenkonzentration in den betroffenen Lungenfeldern; die Standardfilme sind jeweils Beispiele aus Kategoriemitte
	0/– 0/0 0/1	Kategorie 0: kleine unregelmäßige Schatten fehlen oder sind weiter gestreut als in Kategorie 1
	1/0 1/1 1/2	Kategorie 1: kleine unregelmäßige Schatten eindeutig vorhanden, aber gering an Zahl
	2/1 2/2 2/3	Kategorie 2: zahlreiche kleine unregelmäßige Schatten; normale Lungenzeichnung gewöhnlich teilweise verdeckt
	3/2 3/3 3/4	Kategorie 3: sehr zahlreiche kleine unregelmäßige Schatten; normale Lungenzeichnung nicht mehr sichtbar
Verbreitung	RO, RM, RU LO, LM, LU	anzugeben sind die Felder, in denen die kleinen unregelmäßigen Schatten lokalisiert sind; jede Seite wird wie bei den kleinen rundlichen Schatten in Ober-, Mittel- und Unterfeld geteilt
Gesamtstreuung der kleinen Schatten	1/0 1/1 1/2 2/1 2/2 2/3 3/2 3/3 3/4	wenn beide Typen der kleinen Schatten eindeutig vorhanden sind, wird die Streuung für jeden Typ getrennt angegeben; danach wird die Gesamtstreuung für die kleinen Schatten so festgelegt, als ob sie nur einem Typ, entweder dem rundlichen oder dem unregelmäßigen, entsprächen

Fortsetzung der Tabelle **7** s. S. 111

Tabelle **7** (Fortsetzung)

	Code	Definition
Große Schatten		
Größe	A, B, C	Kategorie A: Schatten von 1–5 cm Durchmesser oder mehrere solche Schatten, deren größte Durchmessersumme 5 cm nicht überschreitet Kategorie B: ein oder mehrere Schatten, größer und zahlreicher als A, deren Summe das Flächenäquivalent des rechten Oberfeldes nicht überschreitet Kategorie C: ein oder mehrere Schatten, deren Flächensumme das Äquivalent des rechten Oberfeldes überschreitet
Typ	wd, id	neben der Größenangabe A, B oder C werden die Abkürzungen wd und id zur Kennzeichnung benutzt, ob die Schatten scharf (wd) oder unscharf (id) begrenzt sind
Pleurale Schatten		
Pleuraverdickung		
kostophrenischer Winkel	R L	die Obliteration des kostophrenischen Winkels wird getrennt von anderen Pleuraverdickungen angegeben; ein Standardfilm für den unteren Grenzwert ist vorgesehen
Brustwand und Zwerchfell		
Lokalisation	R L	
Dicke	a, b, c,	Grad a: bis zu 5 mm dick im breitesten Teil der Schatten Grad b: 5–10 mm dick im breitesten Teil der Schatten Grad c: dicker als 10 mm im breitesten Teil der Schatten
Verbreitung	0, 1, 2	Grad 0: nicht vorhanden oder weniger als Grad 1 Grad 1: uni- oder multilokuläre Pleuraverdickung, deren Gesamtlänge nicht die Hälfte der Länge einer seitlichen Brustwandprojektion überschreitet; der Standardfilm repräsentiert den unteren Grenzwert von Grad 1 Grad 2: uni- oder multilokuläre Pleuraverdickung, deren Gesamtlänge größer ist als die Hälfte der Länge einer seitlichen Brustwandprojektion
Zwerchfell-unschärfe	R L	Der untere Grenzwert beträgt ein Drittel der betroffenen Zwerchfellhälfte; ein Standardfilm für den unteren Grenzwert ist vorgesehen
unscharfe Herzkontur	0, 1, 2, 3	Grad 0: keine Unschärfen bis zu einem Drittel des Äquivalents des linken Herzrandes Grad 1: zwischen ein und zwei Dritteln des Äquivalents der Länge des linken Herzrandes Grad 2: zwischen zwei und drei Dritteln des Äquivalents der Länge des linken Herzrandes Grad 3: mehr als die Länge des Äquivalents des linken Herzrandes
Pleuraverkalkungen		
Lokalisation	R L	
Zwerchfell Brustwand andere		Grad 0: keine sichtbaren pleuralen Verkalkungen Grad 1: eine oder mehrere Pleuraverkalkungen mit größter Durchmessersumme bis zu 2 cm
Verbreitung	0, 1, 2, 3	Grad 2: eine oder mehrere Pleuraverkalkungen mit größter Durchmessersumme zwischen 2 und 10 cm Grad 3: eine oder mehrere Pleuraverkalkungen mit größter Durchmessersumme über 10 cm

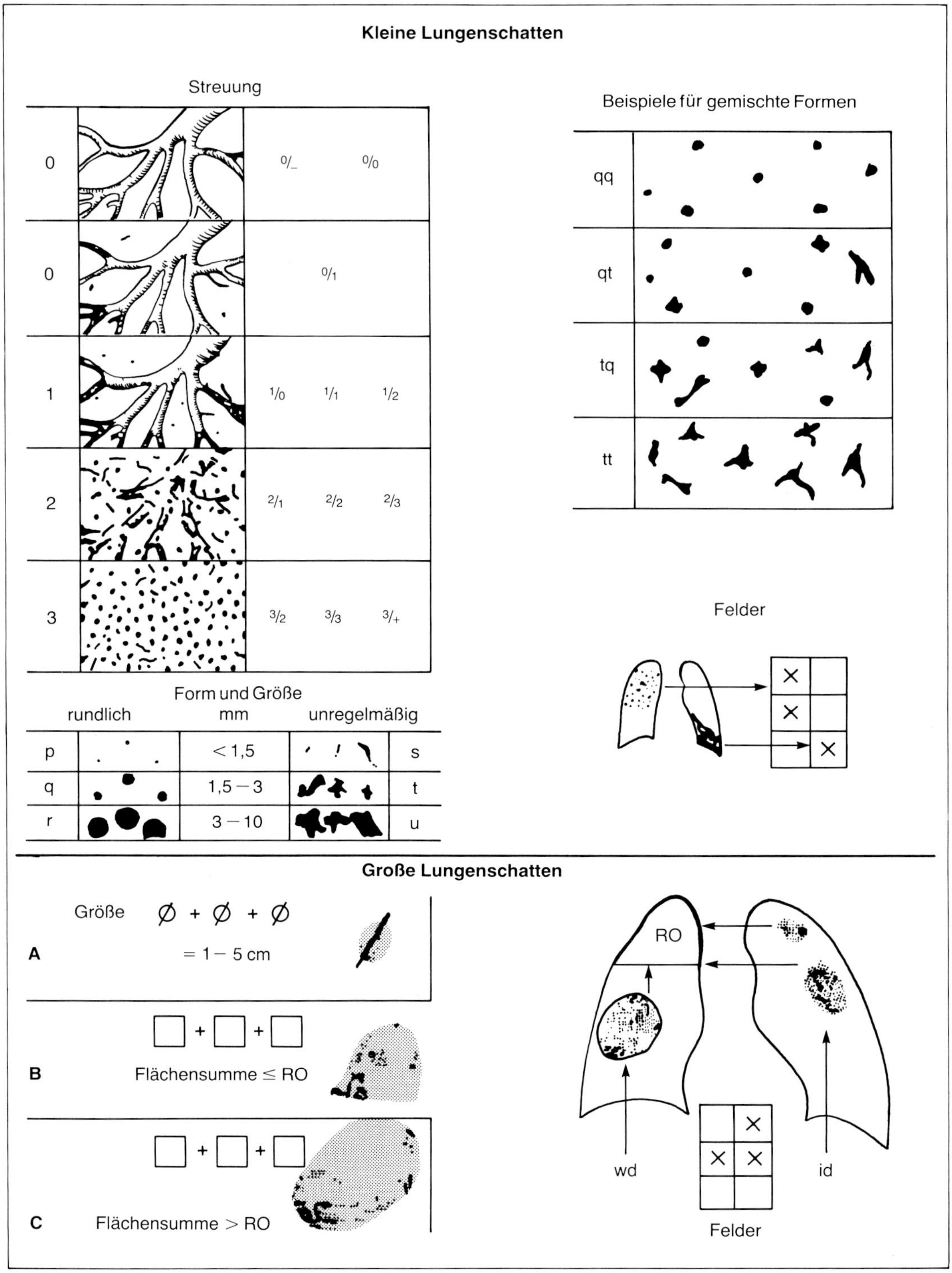

Abb. **160** Modifiziertes Diagramm der kodierbaren Lungenveränderungen als Synopsis zur Anwendung der ILO-Klassifikation 1980/Bundesrepublik (nach *Bohlig*).

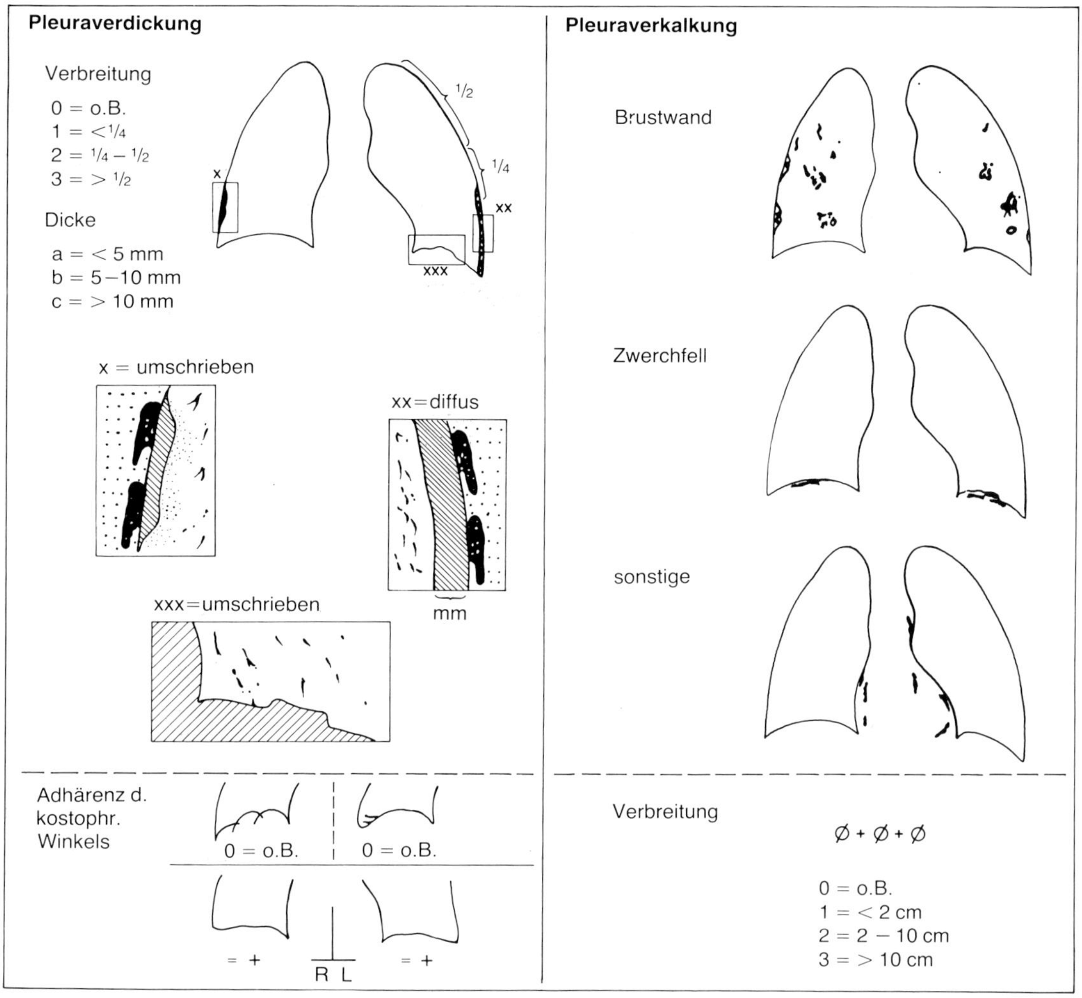

Abb. **161** Modifiziertes Diagramm der kodierbaren Pleuraveränderungen als Synopsis zur Anwendung der ILO-Klassifikation 1980/Bundesrepublik (nach *Bohlig*).

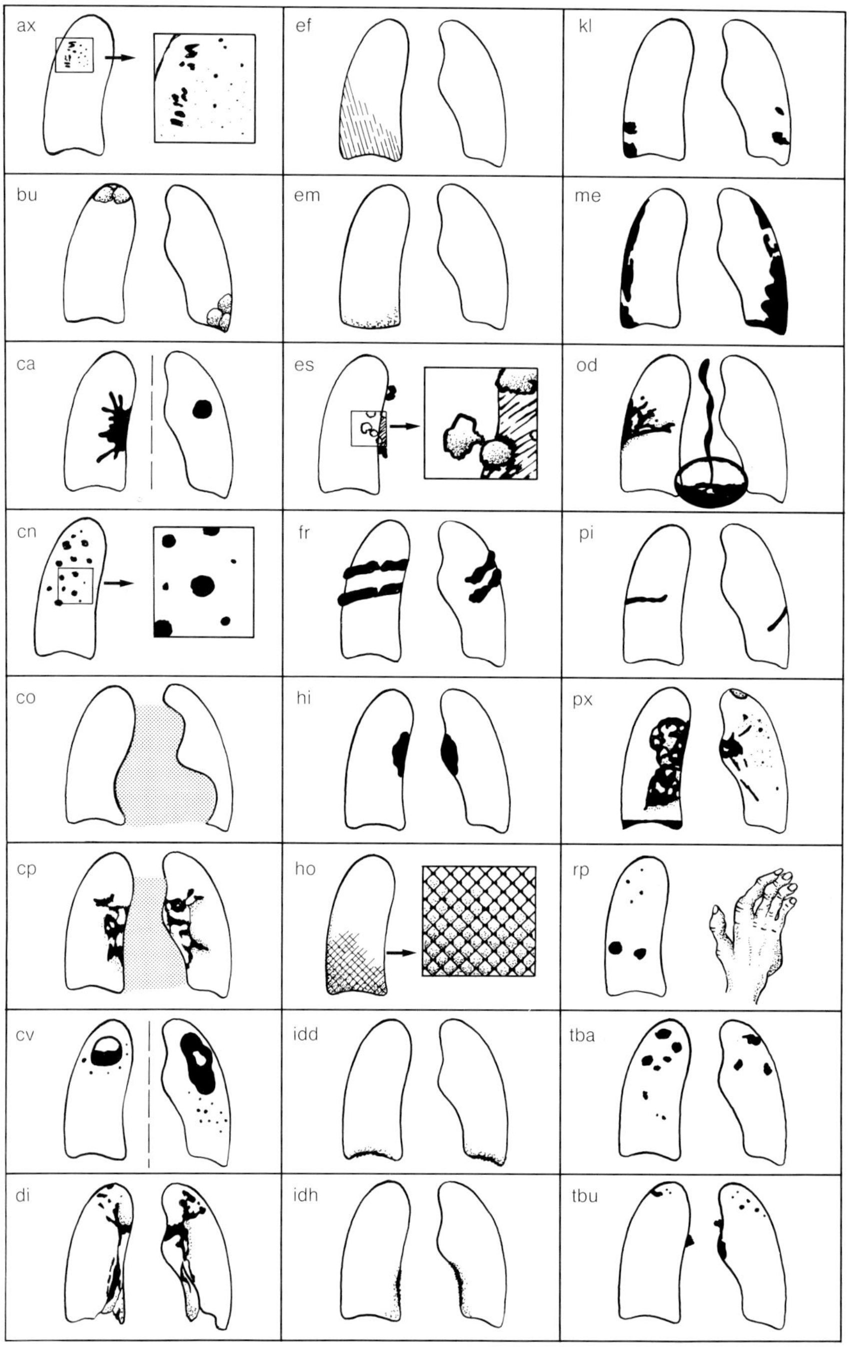

Abb. **162** Bedeutung und Definition der Symbole der ILO-Klassifikation 1980/Bundesrepublik. Die Definitionen zu jedem einzelnen Symbol sind so zu verstehen, als ob jeweils ein Zusatz wie „Verdacht auf ..." o. ä. vorangestellt wäre (nach *Bohlig*).

ax Koaleszenz kleiner pneumokoniotischer Schatten
bu bullöses Emphysem
ca Krebs der Lunge (zentral und/oder peripher)
cn Verkalkungen in kleinen pneumokoniotischen Schatten (Schrotkornsilikose)
co abnorme Herzform oder -größe
cp Cor pulmonale oder pulmonale Hypertension
cv Kavernen, Einschmelzungen
di Distorsion intrathorakaler Strukturen
ef Pleuraerguß
em Emphysem
es Eierschalenverkalkung hilärer und/oder mediastinaler Lymphknoten
fr Rippenfrakturen
hi Vergrößerung hilärer und/oder mediastinaler Lymphknoten
ho Honigwabenlunge
idd Zwerchfellunschärfe (> 1/3 Zwerchfellhälfte)
idh unscharfe Herzkontur (> 1/3 des linken Herzrandes; keine Bewegungsunschärfe!)
kl Kerley-Linien (verdickte interlobuläre Septen)
me malignes Pleuramesotheliom
od andere Befunde von Bedeutung
pi Pleuraverdickung im Interlobärspalt oder am Mediastinum
px Pneumothorax (bei zusätzlichem Erguß auch „ef" ankreuzen!)
rp rheumatoide Pneumokoniose (Kaplan-Syndrom)
tba Tuberkulose, möglicherweise aktiv
tbu Tuberkulose, möglicherweise inaktiv

Pneumokoniosen durch anorganische Stäube

Silikose

Die Silikose ist eine Pneumokoniose, die nach langer – meist 10- bis 20jähriger – Exposition mit Quarzstaub entsteht. Besonders gefährdet sind Sandstrahler, Mineure im quarzreichen Gestein und Arbeiter der Putzmittel-, Keramik- und Porzellanindustrie. Es entwickelt sich eine Fibrose der Lunge, die einerseits als Fremdkörperreaktion, andererseits aber als hyperergisch-allergische Reaktion anzusehen ist, so daß die Erkrankung auch nach Beendigung der Exposition fortschreiten kann.
Aufgabe der Radiologie ist es, den Silikoseverdacht, der sich aus der Expositionsanamnese ergibt, zu bestätigen und das Ausmaß der Parenchymdestruktion abzuschätzen. Darüber hinaus klärt die Röntgenaufnahme, ob die Silikose evtl. eine Tuberkulose reaktiviert hat.

Pathologie

Der inhalierte Staub gelangt in die Alveolen, wird von alveolären Makrophagen aufgenommen und anschließend ins Interstitium transportiert (259). Dort lagern sich weitere Makrophagen und Fibroblasten an und bilden ein Knötchen mit zwiebelschalenartig angeordneten Kollagenfasern. Diese Knötchen können einerseits konfluieren und einen ganzen Lobulus ausfüllen, so daß sie dann röntgenologisch als Rundschatten imponieren; andererseits kann sich die Fibrose entlang der Septen ausbreiten, so daß ein retikuläres Muster im Röntgenbild entsteht; und schließlich können sie zu voluminösen Fibroseschwielen konfluieren (Konglomeratsilikose).
Die Fibrose ergreift auch das perivasale Interstitium und kann dort Gefäße einengen, so daß im Endstadium eine pulmonale Hypertonie mit Cor pulmonale resultiert.
Mischstaubsilikosen sind sehr viel häufiger als reine Silikosen, sie unterscheiden sich aber im klinischen Verlauf nur graduell, da das pathogenetische Agens immer der Quarzstaub SiO_2 ist. Der SiO_2 Gehalt gesunder Lungen liegt unter 0,2 g und ist bei der Silikose bis aufs Hundertfache erhöht. Biopsate aus Lungenknötchen und befallenen Lymphknoten zeigen im Polarisationsmikroskop Quarzkristalle.

Klinik

Die sehr seltene akute Verlaufsform, die bei massiver Exposition besonders bei Sandstrahlbläsern vorkommt, entwickelt innerhalb von Monaten die Zeichen der respiratorischen Insuffizienz und führt in wenigen Jahren unaufhaltsam zum Tod. Weit häufiger ist der chronische Verlauf. Beim ersten Nachweis einer Silikose im Röntgenbild sind die Patienten noch asymptomatisch, später entwickelt sich über viele Jahre ein Narbenemphysem mit Ruhe- und Belastungsdyspnoe, rezidivierenden Bronchitiden und Zyanose und schließlich ein Cor pulmonale. Spirometrisch besteht eine restriktive Ventilationsstörung mit obstruktiver Komponente. Infolge einer Diffusionsstörung findet sich im arteriellen Blut eine Hypoxämie.

Röntgen

Röntgenologisch lassen sich vier Ausprägungen der Fibrose unterscheiden, die fließend ineinander übergehen und auch zusammen vorkommen (Abb. **163**):

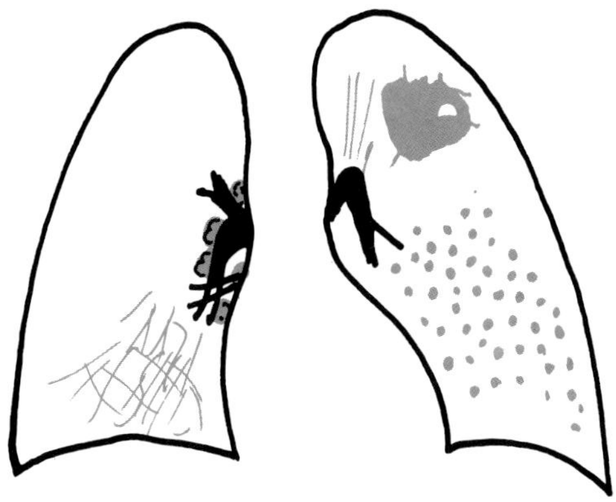

- Fibrose:
- eierschalenartig verkalkte Lymphome

- progressive, massive Fibrose mit Kaverne; Schwiele wandert innerhalb von Jahren zum Hilus
- grobknotige Granulomatose

Abb. **163** Silikose.

- *Nodöse Fibrose.* Es finden sich multiple, scharf begrenzte homogene Rundschatten mit einem Durchmesser von 1–10 mm, die vor allem in den Mittel- und Oberfeldern einen schneegestöberartigen Aspekt vermitteln. In 20% der Fälle sind die Knoten kalzifiziert (Abb. **164**).
- *Diffuse retikuläre Fibrose.* Es zeigt sich eine vermehrte generalisierte Streifen- und Netzzeichnung und in fortgeschrittenen Stadien ein Honigwabenmuster (Abb. **165**).
- *Eierschalensilikose.* Die hilären Lymphknoten sind vergrößert und schalenförmig verkalkt. Der Befund ist fast pathognomonisch und muß nur gegen die seltene Verkalkung bei Sarkoidose abgegrenzt werden (Abb. **168**).
- *Progressive massive Fibrose (PMF).* Es zeigen sich großflächige homogene Verschattungen mit strahligen Ausläufern (Pseudopodien), die meist in den Oberfeldern lokalisiert sind. Diese Schwielen schrumpfen im Laufe von Jahren, ziehen sich

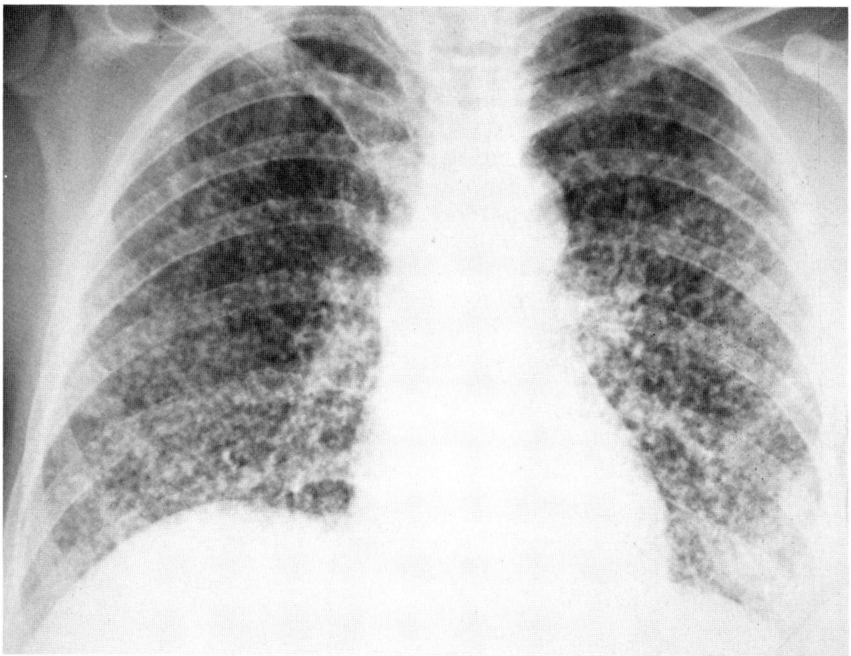

Abb. **164** Kleinknotige Silikose.

a

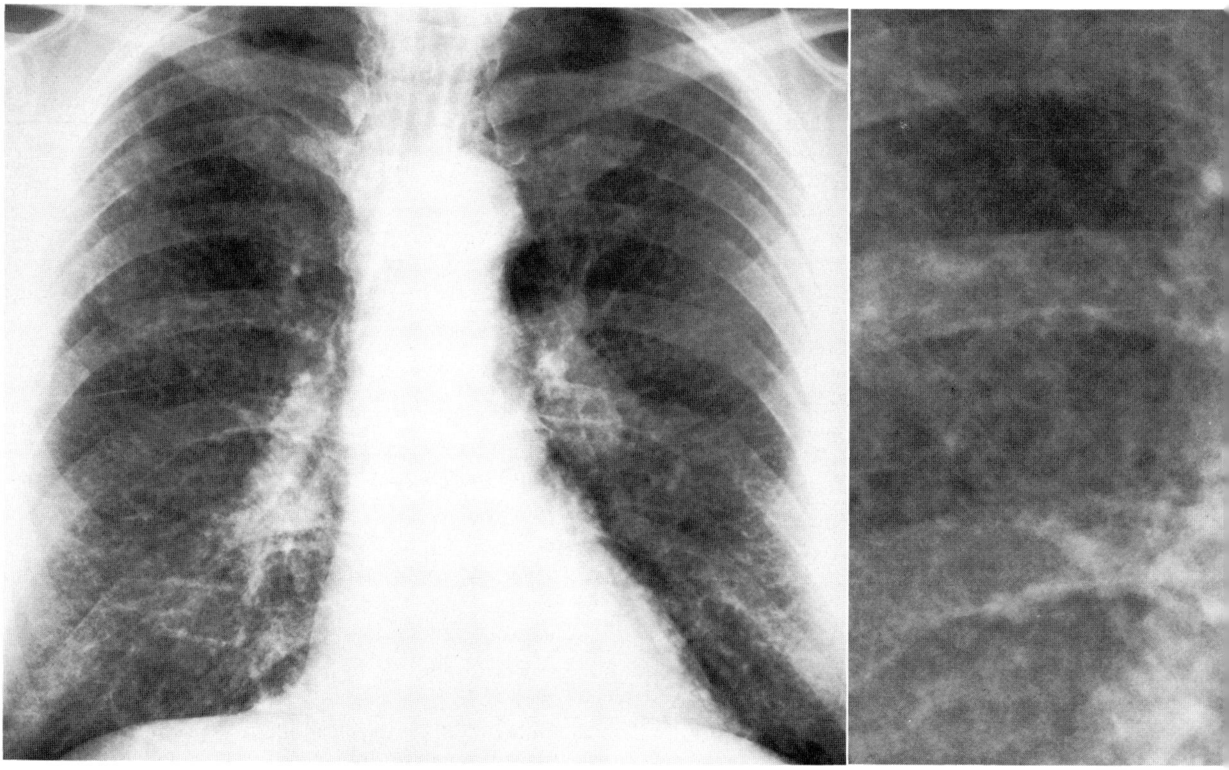

Abb. **165 a–b** Silikose, Lungenfibrose. Vermehrte Streifen- und Netzzeichnung im Sinne eines interstitiellen Musters. Geringe Lymphknotenvergrößerung links.

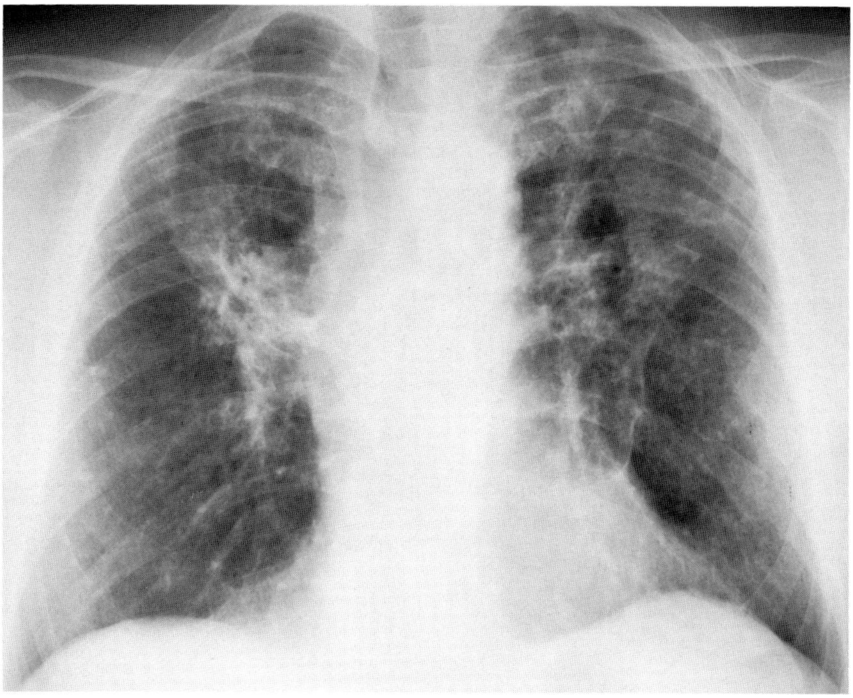

Abb. **166** Silikose. Lungenfibrose mit Verschwartung.

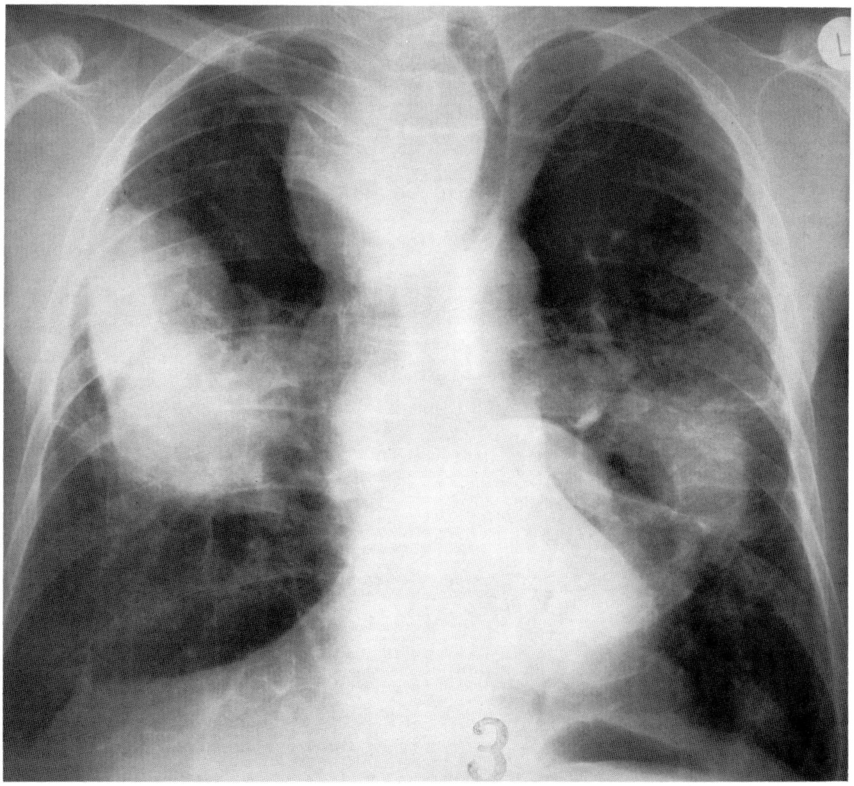

Abb. **167** Silikose. Progressive massive Fibrose. Die knotigen Schwielen wurden zweimal histologisch verifiziert.

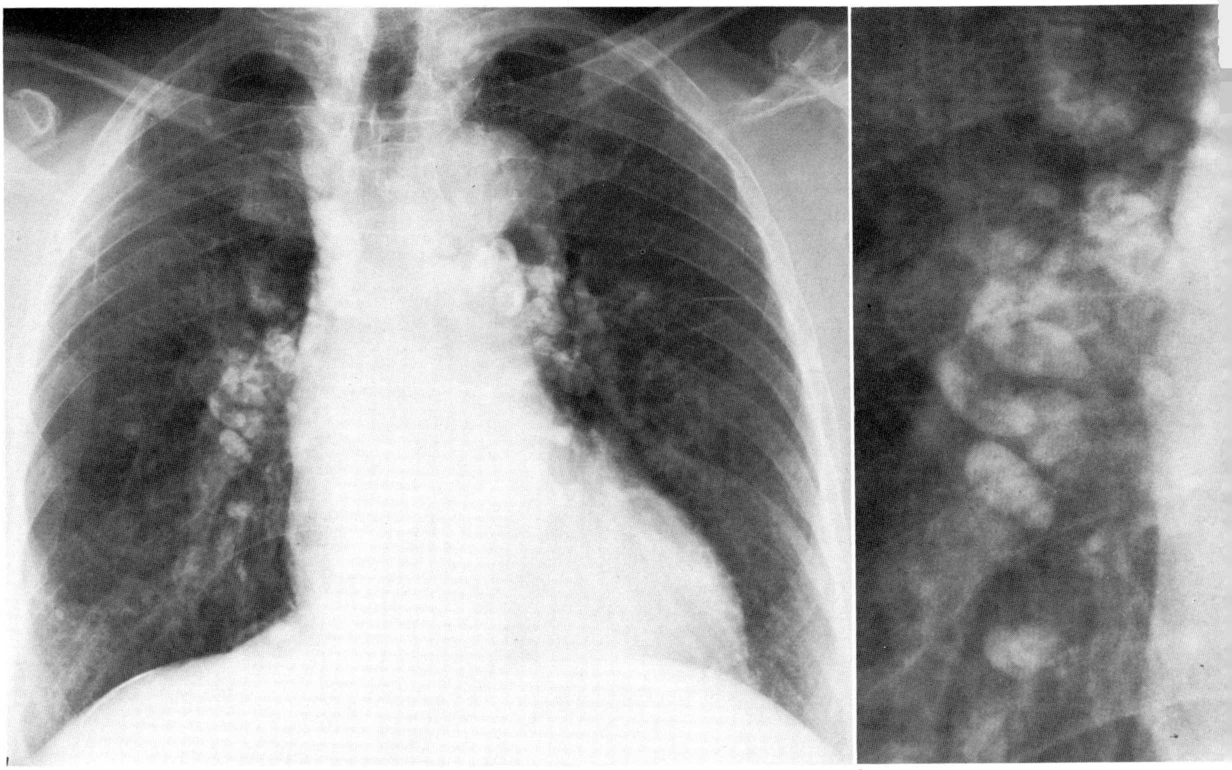

a b

Abb. **168 a–b** Silikose. Eierschalenförmige Verkalkung der hilären Lymphknoten, beginnende Lungenfibrose.

an den Hilus heran (251) und lassen ein vikariierendes Emphysem entstehen (Abb. **166, 167**). Gelegentlich zerfallen die Schwielen autolytisch; Kavernen sind aber oft auch ein Hinweis auf eine reaktivierte Tuberkulose im Bereich der PMF. Die Anthrakosilikose führt besonders häufig zu PMF und ist gelegentlich mit arthritischen Beschwerden kombiniert (rheumatische Pneumokoniose Kaplan-Syndrom).

- *Akute Silikoproteinose.* Diese sehr seltene akute Form der Pneumokoniose kommt nur bei massiver Exposion – vor allem bei Sandstrahlbläsern – vor und zeigt röntgenologisch großflächige Infiltrate, deren pathologisches Substrat ein intraalveoläres, proteinhaltiges Infiltrat ist.

Computertomographie

Sie zeigt die Fibroseknoten und die Kaverne in Schwielen gelegentlich früher und genauer als die konventionelle Röntgenaufnahme.

Szintigraphie, Sonographie, Arteriographie, NMR

Keine Zusatzinformationen.

Differentialdiagnose

Miliartuberkulose, Sarkoidose, Hämosiderose (s. Fleckschatten S. 244); Lymphangiosis carcinomatosa, Fibrosen anderer Genese (s. Streifenzeichnung S. 250); Tumoren. Lungentuberkulose, Pneumonie (s. Flächenschatten S. 231).

Asbestose

Asbest ist eine Silicatfaser, die bei der Verarbeitung von Isoliermaterial, Textilien, Papier und Plastik benötigt wird und dabei inhaliert werden kann. Meist erst 20–40 Jahre nach Expositionsbeginn manifestiert sich eine Fibrose der Pleura und des Lungenparenchyms, die als Berufserkrankung anerkannt ist. Die Diagnose ergibt sich aus der Exposition, dem Nachweis von Asbestkörperchen im Sputum und den typischen Röntgenbefunden; nur selten muß die Diagnose mittels Lungenbiopsie erhärtet werden. Der abgelagerte Asbeststaub kann nach einer Latenzzeit von mehreren Jahrzehnten einen Bronchialkrebs oder ein Mesotheliom induzieren; diese Malignome sind ebenfalls als Berufserkrankung anerkannt.

Pathologie

Nur Asbestfasern mit einer Länge von 20–150 μm sind pathogen, da sie mit dem Luftstrom die Bronchiolen und Alveolen erreichen und meist in den basalen Lungenpartien abgelagert werden. Dort phagozytieren Alveolarzellen einen Teil der Fasern und kapseln sie in ein Ferritin-Eiweiß-Gel ein (Asbestkörperchen).

Flache bis zu handtellergroße knorpelharte Fibroseplatten finden sich symmetrisch in der Pleura diaphragmatica und in den basalen kostoparietalen Pleurapartien. Diese Plaques können verkalken. Ihre Pathogenese ist unklar. Es wird aber eine mechanische Reizung durch Asbestfasern angenommen, die durch die Pleura visceralis spießen. Die Lungenfibrose beginnt peribronchiolär und breitet sich später entlang dem perivasalen und septalen Bindegewebe aus. Sie ist basal am stärksten und nimmt nach apikal hin ab. Im Gegensatz zur Silikose ist sie diffus und nicht knotig. Eine fibrotische Schrumpfung läßt Emphysem und Bronchioloektasen bis hin zur Wabenlunge entstehen (259).

Klinik

Oft erst 20 Jahre nach der Exposition entwickeln sich Dyspnoe, Zyanose, Bronchiektasen, rezidivierenden Bronchitiden, Kachexie und Trommelschlegelfinger und schließlich ein Cor pulmonale. Spirometrisch besteht eine restriktive Ventilationsstörung mit obstruktiven Komponenten. Die pulmonale Diffusionskapazität ist herabgesetzt. Im Sputum können manchmal Asbestkörperchen nachgewiesen werden.

Röntgen

Die pleuralen Veränderungen sind röntgenologisch augenfälliger als die pulmonalen (256) (Abb. **169**).

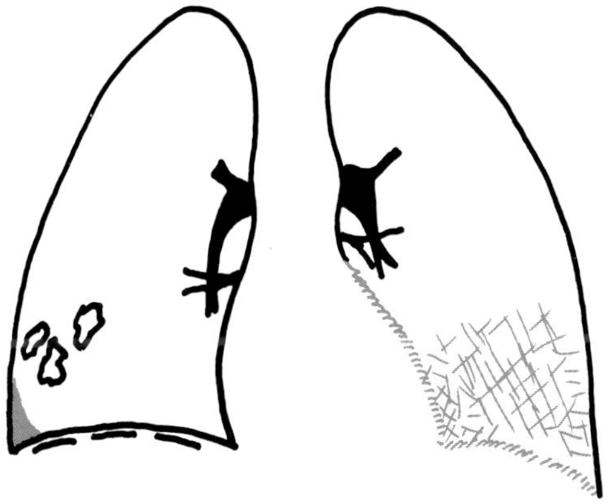

- Pleuraplaques
- Pleuraerguß
- verkalkte Pleura diaphragmatica

- Lungenfibrose (Netzzeichnung)
- unscharfe Herz-Zwerchfell-Kontur

Abb. **169** Asbestose.

• *Pleuraplaques.* Ihr Prädilektionsort sind die parietale Pleura ventrolateral an der unteren Thoraxhälfte und die Pleura diaphragmatica. Im Gegensatz zur postpleuritischen Fibrose ist der Sinus phrenicocostalis oft nicht verlötet. Häufig verkalken die Pleuraplaques (Abb. **170**).

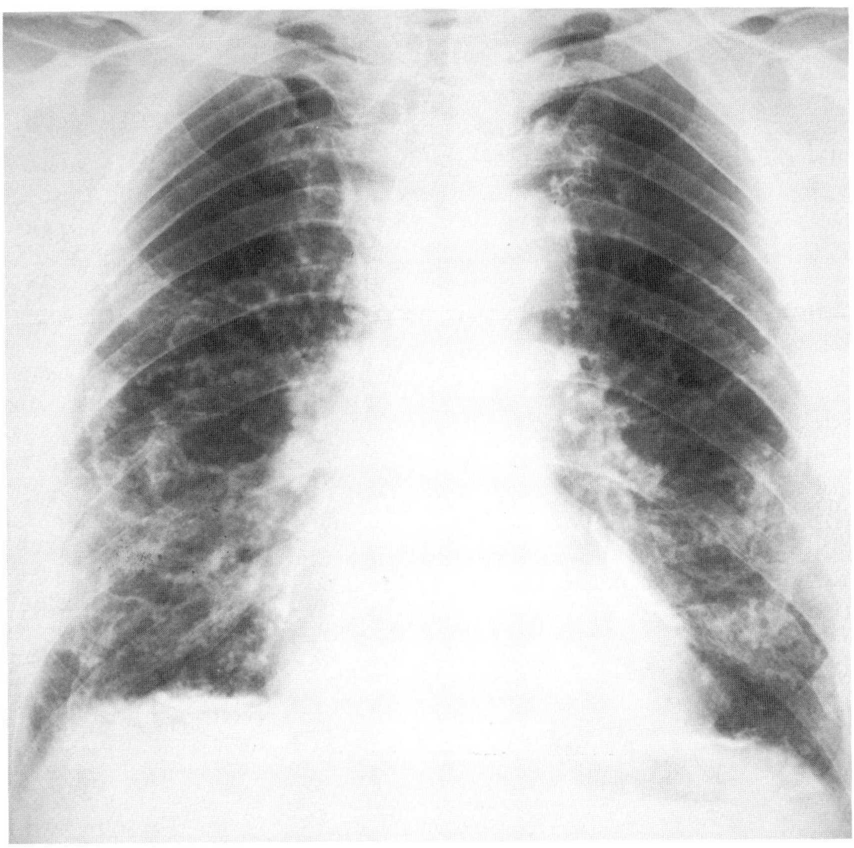

Abb. **170** Asbestose. Lungenfibrose, verkalkende Pleuraplaques, insbesondere auch in der Pleura diaphragmatica.

- *Rezidivierender Pleuraerguß.* Bei entsprechender Grundkrankheit kann diese seltene Ursache eines Ergusses per exclusionem angenommen werden. Ausnahmsweise finden sich Asbestnadeln im Pleurapunktat.

- *Lungenfibrose.* Eine verstärkte Netz- und Streifenzeichnung findet sich in den basalen Lungenpartien und nimmt nach kranial ab. Später entwickeln sich ein Honigwabenmuster, ein Narbenemphysem und Bronchiektasen. Nodöse und massive Fibrosen sind eher Ausdruck einer Mischstaubexposition, finden sich aber im Gegensatz zur reinen Silikose bei Asbestbeteiligung vorwiegend in den basalen Lungenfeldern.

- *Zottenherz.* Eine Fibrosierung des dem Perikard anliegenden Pleurablattes bzw. eine zackenkranzartige pulmonale Fibrose in den herznahen Lungenschichten machen die Herzkontur unscharf.

- *Unscharfe Zwerchfellkontur.* Die basale Pleuraschwarte, die in eine pleuranahe Lungenfibrose übergeht, läßt die Kontur unscharf erscheinen.

Computertomographie

Sie kann früher als die konventionelle Röntgentechnik Pleuraplaques und Pleuraverkalkungen aufdecken (260).

Szintigraphie, Sonographie, Angiographie, Bronchographie, NMR

Keine Zusatzinformationen.

Differentialdiagnose

Lungenfibrosen anderer Genese (s. interstitielles Muster S. 257); Pleuraschwarten postinfektiös und posttraumatisch (s. Pleuraerkrankungen S. 174).

Andere anorganische Pneumokoniosen

Tabelle **8** Pneumokoniosen durch anorganische Stäube (nach *Mathys*)

Syndrom	Antigenherkunft	Auswirkung
Progrediente Pneumokoniosen durch silicathaltige Stäube mit relativ starker Fibrose		
Talkumlunge	Kalk (Magnesium, Silicat), Gummischmiermittelindustrie	asbestoseähnliche Veränderungen, teils noduläre Fibrose, Talk ist im polarisierten Licht nachweisbar
Kaolinlunge	Aluminiumsilikat, Porzellan- und Keramikindustrie	Fobrose durch Quarzstaubbeimischung
Persistierende Pneumokoniosen durch quarzfreie Stäube mit nur geringer Fibrose		
Anthrakose	Kohlenstaub, Kohlenbergbau, Heizer	keine klinischen Auswirkungen, kein Röntgenbefund, autoptisch schwarze Lungen
Siderose	Eisenoxid, Bogenschweißer, Silberpoliere, Eisenbergbau	Reaktionslose Ablagerung, kleinfleckige Röntgenschatten; Fibrose nur bei Quarzstaubbeimengung
Bauxitlunge	Aluminiumherstellung, Korundschmelzer	Emphysem und Lungenfibrose
Aluminiumlunge	Sprengstoffherstellung	feine retikuläre und fleckige Röntgenschatten, Spontanpneumothorax
Berylliose	Flugzeugbau	nur 2% der Exponierten erkranken, akute Form Alveotis, chronische Form, generalisierte Granulomatose ähnlich der Sarkoidose
Hartmetalllunge	Wolfram, Karbid, Kobalt, Titan, Vanadium, Stahlwerkzeugbau	obstruktive Ventilationsstörung; kleine röntgendichte Ablagerungen
Benigne Pneumokoniose	Antimon, Zinn, Baryt, Cerit, Titan	keine Fobrose, aber kleinfleckigge Ablagerung im Röntgenbild

Pneumokoniosen durch organische Stäube

Organische Stäube pflanzlicher oder tierischer Herkunft verursachen selten Lungenerkrankungen. Meist sind den Stäuben Pilzantigene beigemischt, die eine hyperergische Reaktion der Lunge auslösen. Die Erkrankung beginnt mit einer exogenen allergischen Alveolitis und Bronchioloalveolitis, später kann sie in eine chronische, diffuse oder granulomatöse Lungenfibrose einmünden.

Das klassische Beispiel ist die **Farmerlunge.** Ihre klinische Symptomatik und ihr Röntgenaspekt ähneln den anderen (Tab. **9**) bekannten organischen Stauberkrankungen. Vier bis zwölf Stunden nach der Arbeit im feuchten Heu, in dem thermophile Aktinomyzeten wachsen, entwickelt sich Fieber, ein schweres Krankheitsgefühl mit trockenem Husten und Dyspnoe. Die Symptome dauern meist nur einen Tag und treten bei erneuter Exposition wieder auf. Der zeitliche Zusammenhang zwischen Exposition und Erkrankung läßt die Diagnose vermuten, die durch den Nachweis von präzipitierenden Antikörpern gegen Aktinomyzeten bestätigt wird (253, 257, 258, 261).

Tabelle **9** Pneumokoniosen durch organische Stäube (nach *Baum*)

Syndrom	Antigenherkunft	Präzipitine gegen
Farmerlunge	feuchtes Heu	Thermoactinomyces vulgaris
Vogelhalterlunge	Vogelkot	Kotproteine
Bagassose	Bagasse (Zuckerrohrfaser)	Pilzsporen, Thermoactinomyces vulgaris
Pilzarbeiterlunge	Pilzkompost	Micropolyspora faeni und vulgaris
Korkarbeiterlunge (Suberose)	schimmeliger Kork	Korkstaub
Holzstaublunge (Ahornschäler, Pappelschäler, Sequoiose)	schimmeliger Holzstaub	Cryptostroma corticale, Graphium, Altenaria
Käsewascherlunge	schimmeliger Käsestaub	Penicillium casei
Malzarbeiterlunge	schimmelige Gerste	Aspergillus clavatus
Klimaanlagenalveolitis	kontaminierte Luftbefeuchter	Schimmelpilze
Getreidearbeiterlunge	infizierter Getreidestaub	Getreidekäfer, Sitophilus granarius

Weitere zahlreiche Erkrankungen: Hormonschnupferlunge (Pituitrin bei Diabetes insipidus), Kaffeearbeiterlunge, Fischmehlarbeiterlunge, Waschmittelarbeiterlunge, Paprikaspalterlunge

Röntgen

Im akuten Stadium zeigt sich ein diffuses interstitielles Muster mit mikronodulären, retikulären Schatten sowie eine diffuse Transparenzminderung. Im chronischen Stadium können nach jahrelanger wiederholter Exposition Honigwabenlunge und Narbenemphysem entstehen (Abb. **171**).

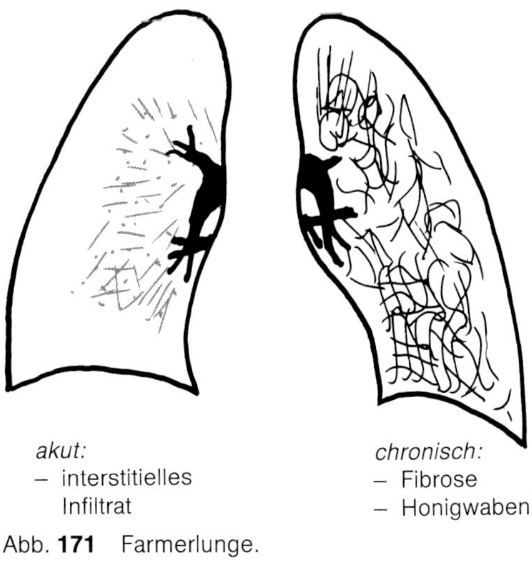

Abb. **171** Farmerlunge.

Lungenschäden durch giftige Gase und Dämpfe

Nach der Inhalation von giftigen Gasen und Dämpfen kann es zur akuten Bronchitis, zur akuten Bronchiolitis und zum akuten Lungenödem kommen (Tab. **10**). Es scheint von der Löslichkeit und dem Permeationsvermögen der Substanzen abzuhängen, ob die bronchiale oder alveoläre Erkrankung im Vordergrund steht. Die Schäden entstehen vor allem bei Unfällen der chemischen Industrie und sind in der Regel voll reversibel. Die allgemeine Luftverschmutzung (Smog) exazerbiert eine präexistente Bronchialerkrankung, obwohl der ursächliche Zusammenhang oft schwer beweisbar ist.

Tabelle **10** Bronchitis, Bronchiolitis und Lungenödem durch giftige Gase und Dämpfe (nach *Baum* u. *Mathys*).

Substanz	Quelle	Wirkort
Sauerstoff	Beatmung	Alveolen
Chlorgas	chemische und plastische Industrie	Bronchien > Alveolen
Phosgen	chemische und Plastikindustrie	Alveolen > Bronchien
Ammoniak	Kühlschränke, Düngemittel	Bronchien > Alveolen
Schwefeldioxid	chemische Industrie, Verbrennung von schwefelhaltigen Ölen	Bronchien > Alveolen
Ozon	Bleichmittelindustrie, Lichtbogenschweißen	Bronchien > Alveolen
Stickstoffdioxid	Sprengstoff, Silos, Autoabgase	Bronchien > Alveolen
Toluylen-Isocyanat	Polyurethanschaumherstellung	Bronchien
(Bacterium-subtilis-Enzyme)	Detergentin	Bronchien

Klinik

Unmittelbar nach der Exposition entwickelt sich eine akute Dyspnoe und ein schweres Krankheitsgefühl. Spirometrisch ist die Ventilationsstörung meist obstruktiv, seltener auch restriktiv.

Röntgen

Die akute Bronchitis zeigt eine so geringe Vermehrung der normalen Streifenzeichnung, daß dieser Befund nur mit Verlaufskontrollen zu verifizieren ist. Das toxische Lungenödem manifestiert sich mit konfluierenden fleckigen Infiltraten (Abb. **172**), die manchmal schmetterlingsförmig im Lungenkern angeordnet sind.

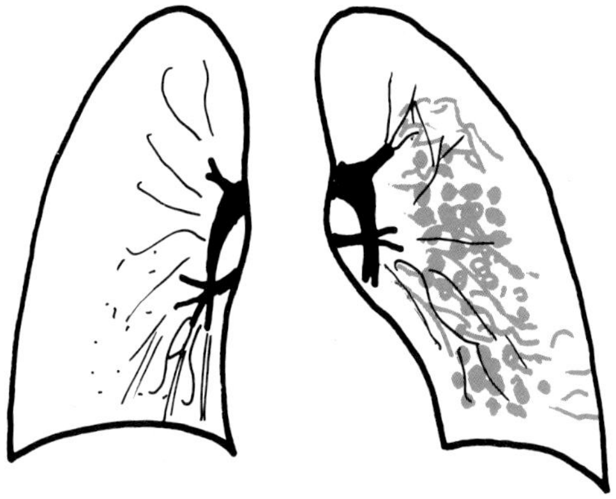

Abb. **172** Gas- und Dampfvergiftung.

Neoplasien

Benigne Tumoren

Gutartige Geschwülste machen nur 2% aller Lungentumoren aus und sind deshalb im Vergleich zum Bronchialkarzinom sehr selten (265, 278, 282). Sie wachsen langsam und ändern ihre Größe jahrelang nicht (Tab. **11**).
Ihre Lokalisation in der Lunge bestimmt die klinische Symptomatik und auch den Röntgenbefund (Abb. **173**).

Silofüllerkrankheit

Als ein Beispiel der Lungenschäden durch Gase sei die Silofüllererkrankung genannt, bei der es sich um eine Stickstoffidioxidvergiftung handelt. Das Gas entsteht bei der Reduktion von Nitraten in Kornsilos und kann zu einer akuten Bronchiolitis und einem Lungenödem führen. In einer Erholungsphase, die bis zu fünf Wochen dauern kann, bilden sich die klinischen Symptome und die Röntgenveränderungen zurück. Als Spätkomplikation entsteht dann aber oft eine Bronchiolitis fibrosa obliterans, die zur pulmonalen Insuffizienz führt und sich röntgenologisch mit einem interstitiellen Muster manifestieren kann.

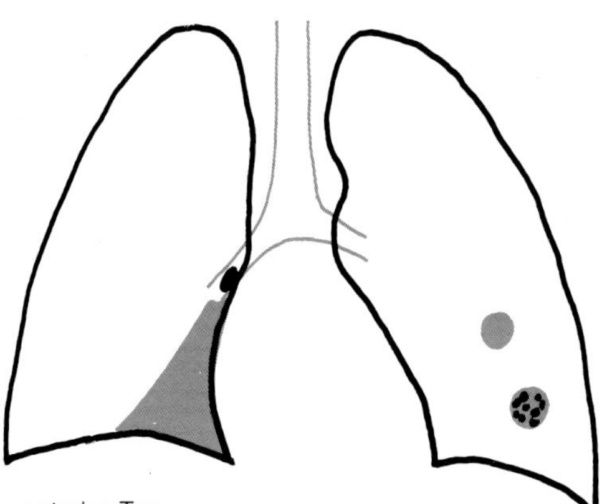

Abb. **173** Gutartige Tumoren.

Tabelle **11** Benigne Lungentumoren (aus *K. H. Müller:* Lungentumoren. In Doerr, W.: Spezielle pathologische Anatomie. Springer, Berlin 1983)

Benigne epitheliale Tumoren
- Papillome
  - Plattenepithelpapillome
  - Transitional-cell-Papillome
  - Mikropapillomatose
- Adenome
  - pleomorphe Adenome (Mischtumoren)
  - monomorphe Adenome
    a) Zystadenome
    b) Onkozytome
    c) Klarzellentumoren
- Karzinoide (Karzinoidtumoren, APUDome)

Benigne mesenchymale Tumoren
- Chondrome
- Osteome
  - Tracheobronchopathia osteoplastica
  - verästelte Lungenverknöcherung
- Lipome
- Myxome
- Fibrome
- Leiomyofibrome
- angiogene Tumoren (Angiome)
  - Hämangioperizytome
  - Lungensequestration

Sonstige seltene Lungentumoren
- neurogene Tumoren
- Paragangliome (Chemodektome, Glomustumor)
- Granularzelltumoren (Myoblastome)

Tumorartige Läsionen
- Hamartome
  - tuberöse Sklerose
  - Lymphangioleiomyomatose (Lymphangiomatose)
  - fetales Lungenadenom
- Plasmazellgranulom (entzündlicher Pseudotumor)
- Pseudolymphome (lymphoproliferative Läsionen)
- Amyloidtumor
- Endometriose
- sklerosierendes Angiom
- intravaskulärer und sklerosierender Bronchioloalveolar-Tumor (IVSBAT)
- Histiozytose X

● Die zentral im Lungenkern gelegenen und endobronchial wachsenden Tumoren verursachen Husten, Hämoptysen, poststenotische Pneumonien und asthmoide Dyspnoe. Röntgenologisch und tomographisch verursachen sie Füllungsdefekte im Luftband der Trachea und der großen Bronchien. Nach der bronchoskopischen Sicherung werden die Tumoren beim operablen Patienten chirurgisch entfernt.

● Die peripher gelegenen parenchymalen Tumoren sind asymptomatisch und werden nur zufällig im Röntgenbild als solitäre periphere Rundherde erfaßt.
Die gutartigen Tumoren lassen sich gegenüber Bronchialkarzinomen nur bioptisch abgrenzen, wenn man von seltenen Ausnahmen absieht. Diese Ausnahmen sind dann gegeben, wenn bei Verlaufskontrollen über Jahre hinaus das Tumorvolumen konstant bleibt, wenn sich typische puffreisartige Verkalkungen in einem Hamartom zeigen und wenn computertomographisch die charakteristischen Dichtewerte eines Lipoms erfaßt werden. Da die Mehrzahl der gutartigen Tumoren nicht röntgenologisch, sondern nur pathohistologisch diagnostizierbar sind, sollen hier nur die beiden häufigsten Tumoren und eine tumorartige Erkrankung, die Histiozytose, näher beschrieben werden.

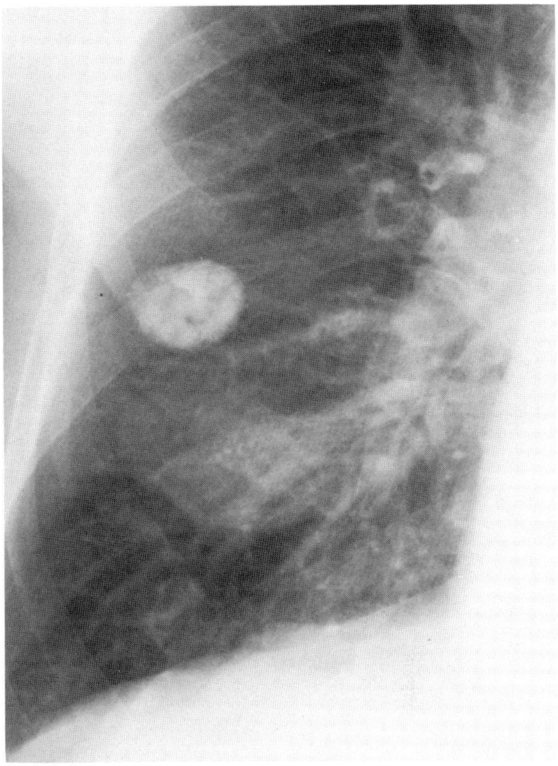

Abb. **174** Hamartom. Schollig verkalkter, glattberandeter Rundherd.

Hamartome

Hamartome sind mit 55% die häufigsten gutartigen Lungentumoren. Es handelt sich um geschwulstartige Fehlbildungen aus Knorpel-, Binde-, Fett- und Muskelgewebe mit epithelialen Anteilen. In 80% sind die Hamartome peripher und intrapulmonal lokalisiert, in 20% zentral und endobronchial (287).
Röntgenologisch sind die Rundherde homogen, scharf konturiert, leicht lobuliert und haben einen Durchmesser von bis zu 4 cm. Selten sind sie puffreisartig und schollig verkalkt, was als pathognomonisch gilt (Abb. **174, 175**).

Adenome

Unter dem Begriff Bronchialadenom werden unterschiedliche Tumoren zusammengefaßt. Sie wachsen langsam mit lokaler Infiltration und können als semimaligne Tumoren ausnahmsweise in die Lymphknoten, die Wirbelsäule und die Leber metastasieren. Die häufigsten Typen sind:
– Karzinoid,
– Zylindrom.
Nach der neuen histologischen Klassifikation von 1977 werden die Karzinoide als eigene Gruppe und das Zylindrom unter die Karzinome der Bronchialwanddrüsen eingereiht (Tab. **11, 12**). Diese Einteilung wird sich voraussichtlich auch in der Terminologie des Klinikers durchsetzen (283, 291).

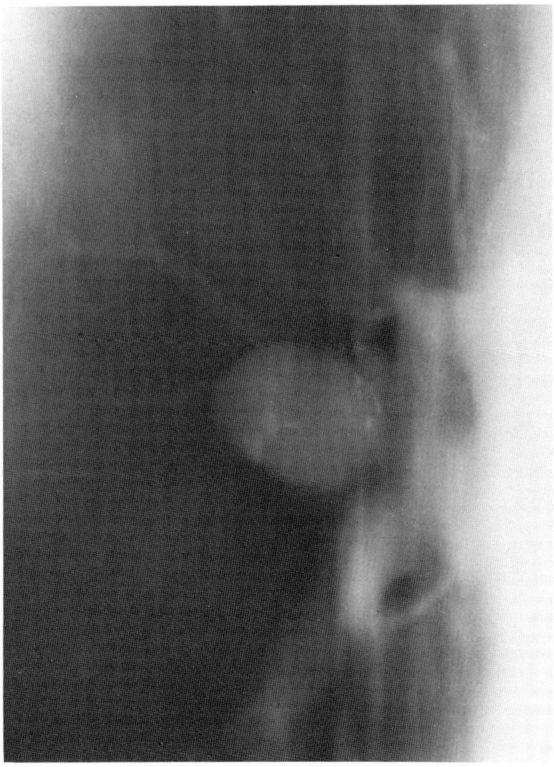

Abb. **175** Chondrom. Glattberandeter Rundherd mit scholliger Verkalkung.

80% der Adenome, bei denen es sich meist um Karzinoide handelt, sind in den großen Bronchien und der Trachea lokalisiert und können deshalb bronchographisch erfaßt werden. Sie führen zu rezidivierenden Hämoptysen, poststenotischen Pneumonien und Atelektasen sowie zu asthmoider Dyspnoe. Beim operablen Patienten empfiehlt sich eine chirurgische Resektion.

Röntgenologisch sitzen die endobronchial wachsenden Adenome der Wand breitbasig auf und imponieren im Tomogramm und im Bronchogramm als Füllungsdefekte. Verlegen sie das Bronchiallumen, so resultieren atelektatische Flächenschatten (Abb. **176**).

Peripher lokalisierte Bronchialadenome sind homogene scharf konturierte Rundherde, die einen Durchmesser bis zu 10 cm haben können (Abb. **177**).

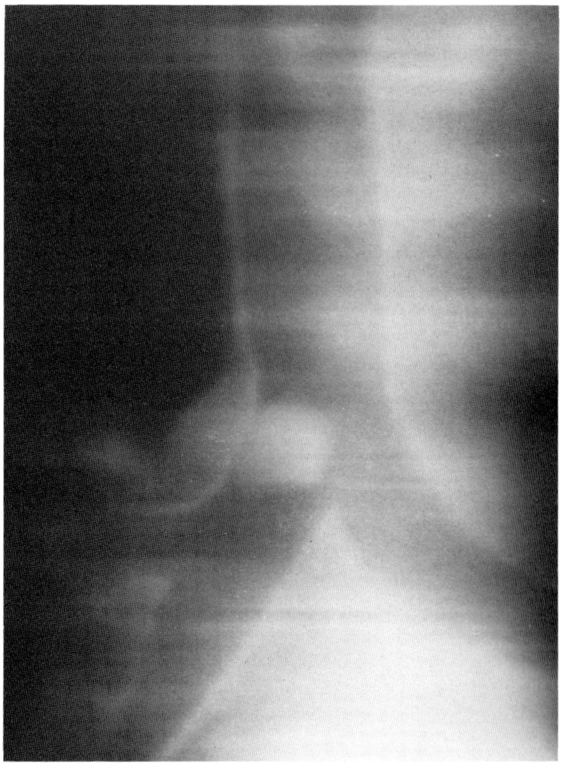

Abb. **176** Fibrom. Runder Füllungsdefekt im Luftband der Trachea.

a

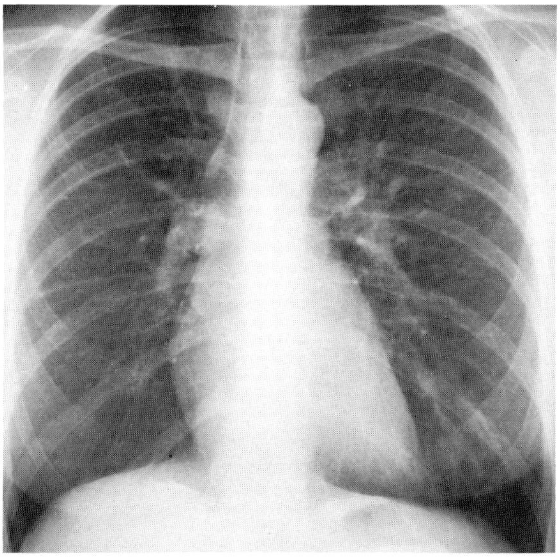

Abb. **177 a–c** Bronchialadenom im Bronchus intermedius. Das Tomogramm zeigt den glatt berandeten intraluminalen Tumor, die Exspirationsaufnahme dokumentiert seine Ventilfunktion.

b

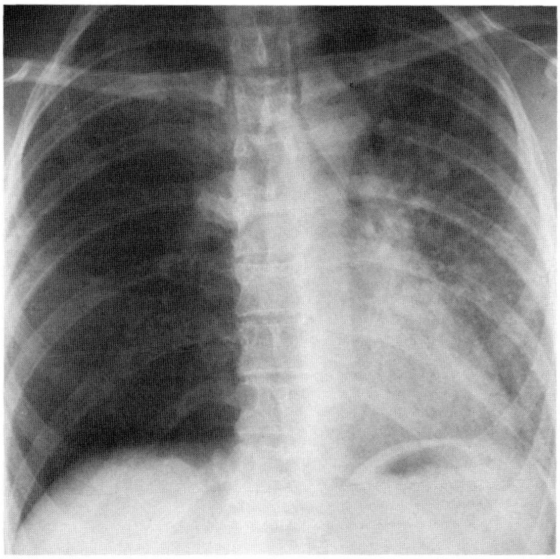

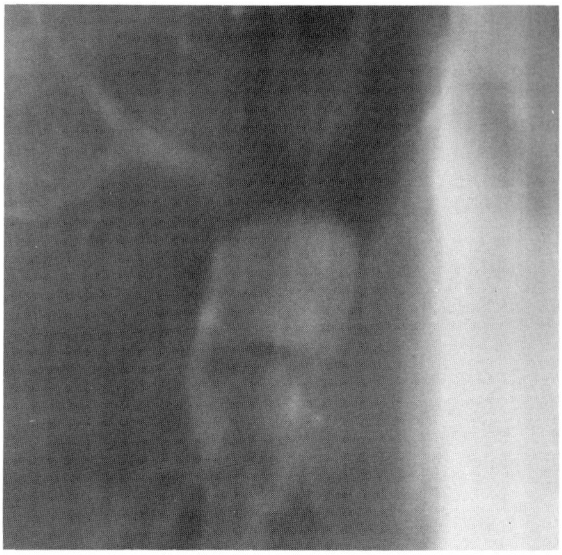

c

Histiozytose X (eosinophiles Granulom)

Die Ätiologie dieser chronischen Histiozytenproliferation ist unbekannt. Sie manifestiert sich an zahlreichen Organen, besonders häufig aber an der Lunge und am Knochen. Die Krankheit verläuft langsam über viele Jahre und macht meist erst im Endstadium klinische Symptome im Sinne einer restriktiven Ventilationsstörung. Die Diagnose wird bioptisch über den Nachweis der histiozytären Granulome gestellt.

Röntgenologisch zeigen sich im granulomatösen Stadium multiple Knötchen (1–10 mm Durchmesser), bilateral symmetrisch vorwiegend in den Oberfeldern. Im Fibrosestadium entwickeln sich eine grobretikuläre, honigwabenartige Zeichnung ebenfalls in den Oberfeldern, ein ausgedehntes Narbenemphysem und eine pulmonale Hypertonie mit Verbreiterung der zentralen Gefäße und Rarefikation der peripheren Lungenzeichnung (Abb. **178–180**).

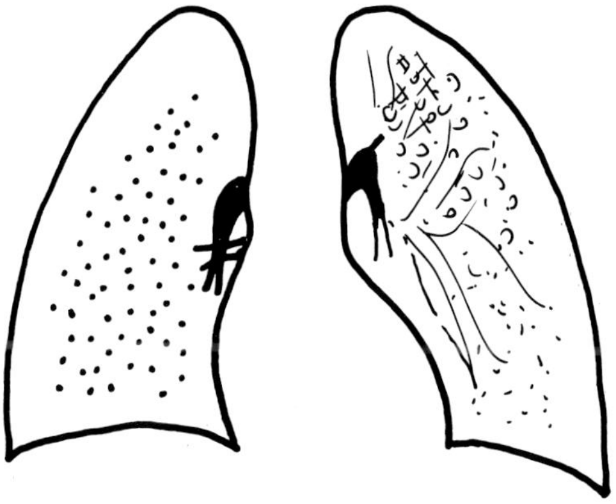

Abb. **178** Histiozytose X. Anfangs interstitielle Knötchen, später oberfeldbetonte Fibrose.

Abb. **179** Histiozytose X. Disseminierte Knötchenschatten.

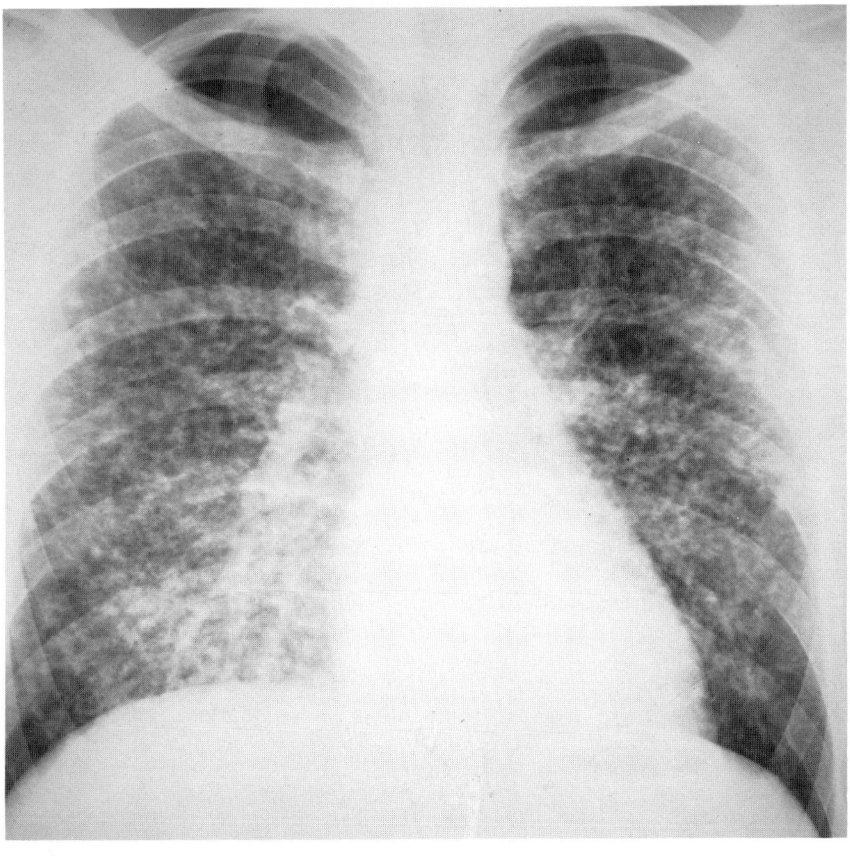

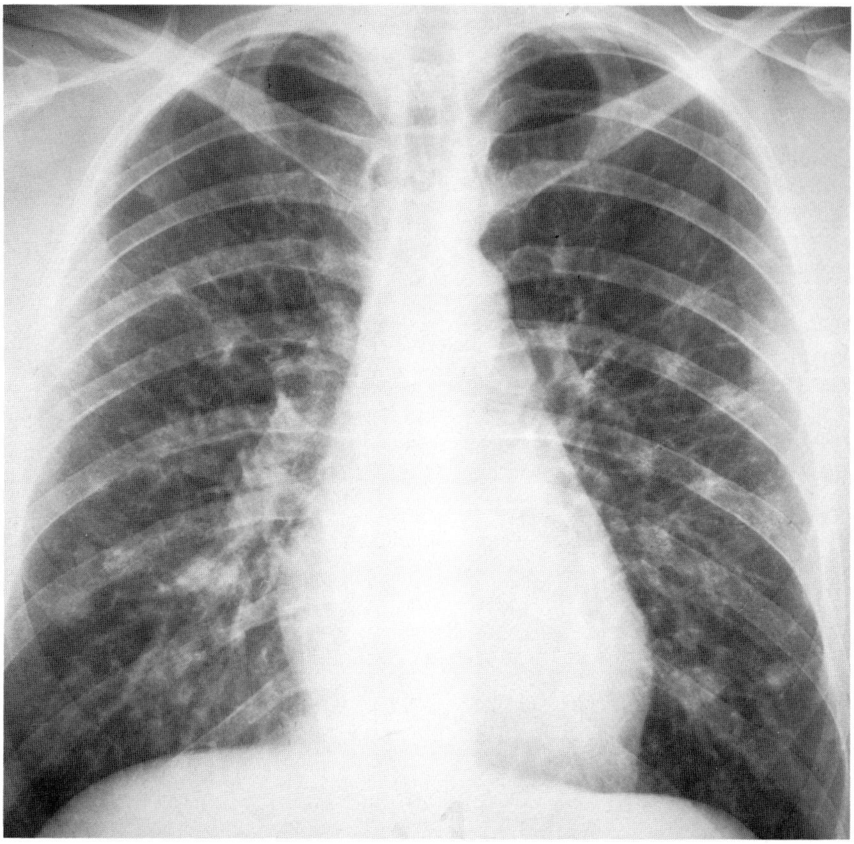

Abb. **180** Histiozytose X. Beginnendes Fibrosestadium mit vermehrter strähniger Streifenzeichnung und Narbenemphysem.

Bronchialkarzinom

Das Bronchialkarzinom ist ein vom Bronchialepithel ausgehender Tumor, der lokal expansiv wächst, das Nachbargewebe infiltriert und lymphogene sowie hämatogene Metastasen setzt. Seine Inzidenz hat sich seit 1930 in den Industriestaaten verzehnfacht (283), und das Bronchialkarzinom ist heute in Deutschland der zweithäufigste Organkrebs nach den Malignomen des Magen-Darm-Traktes. Männer erkranken häufiger als Frauen, was hauptsächlich mit den Rauchgewohnheiten zusammenhängt, denn die Korrelation zwischen Zigarettenkonsum und Erkrankungsrate ist gesichert. Es gilt die 20er Regel: Wer 20 Jahre lang 20 Zigaretten täglich raucht, dessen Erkrankungsrisiko ist 20fach erhöht (296). Das Bronchialkarzinom gehört zu den besonders bösartigen Neubildungen, die schnell zum Tode führen. Die 5-Jahres-Überlebenszeit beträgt in Deutschland nach Sammelstatistiken nur 2% (270). Die schlechten Behandlungsergebnisse sind zum Teil dadurch bedingt, daß der Tumor zu spät diagnostiziert wird. Allein die Frühdiagnose und die dann noch mögliche Resektion bieten eine gewisse Heilungschance, obwohl auch dann die 5-Jahres-Überlebenszeit weniger als 40% beträgt.

Aufgabe der Radiologie ist es:
– das Karzinom zu entdecken. Die radiologischen Zeichen sind im Anfangsstadium meist vieldeutig, so daß lediglich der Verdacht ausgesprochen wird, der zytologisch und bioptisch gesichert werden muß. Reihenuntersuchungen zur Früherkennung des Bronchialkarzinoms sind aufwendig und bisher nicht ermutigend, denn sie ändern kaum den schicksalhaften Ablauf der Erkrankung. Groß angelegte prospektive Studien kommen aus den USA (267, 280, 294). Über besonders günstige Ergebnisse hat die Mayo-Foundation bei 10 000 Probanden berichtet: In einem Vorsorgekollektiv, das alle 4 Monate mit Sputumanalysen und Röntgenthoraxaufnahmen kontrolliert wurde, waren 62% der diagnostizierten Karzinome noch resezierbar, und die errechneten 5-Jahres-Überlebensrate betrug 45%. Demgegenüber war beim Kontrollkollektiv die Resektionsrate 28% und die errechnete 5-Jahres-Überlebensrate 19%. Interessant ist, daß die Röntgenaufnahme bei der Früherkennung etwa dreimal so häufig fündig war wie die Sputumzytologie. Insgesamt betonen die Autoren aber, daß sie aufgrund ihrer Studie bisher keine allgemeingültigen Empfehlungen zu Vorsorgeuntersuchungen geben können;

– das Stadium der Karzinomerkrankung zu bestimmen. Die Größe des Tumors und ein evtl. vorhandener Pleuraerguß werden mit dem Röntgenübersichtsbild erfaßt, Lymphknotenmetastasen mit der konventionellen Tomographie und der Computertomographie und Fernmetastasen mit anderen radiologischen Verfahren (s. Abb. **181**);
– die gutachterlich wichtigen prädisponierenden Faktoren zu entdecken, wie z. B. die Asbestose. Auch dabei geben die Röntgenzeichen nur Hinweise, die histologisch gesichert werden müssen;
– pulmonale Zweiterkrankungen wie Emphysem, Herzinsuffizienz u. a. festzustellen, die die Prognose im Einzelfall verschlechtern und oft auch im frühen Tumorstadium eine Operation vereiteln.

Pathologie

Nach der Lokalisation, die auch für die Therapie wichtig ist, unterscheidet man:

- Das *zentrale Bronchuskarzinom* (75–85%) entsteht in den Ostien der Segment- und Subsegmentbronchien, seltener in den Hauptlappenbronchien. Die Tumoren wachsen teils im Bronchiallumen, teils entlang den Lymphspalten in der Bronchialwand und im Interstitium. Es handelt sich in 65% um entdifferenzierte, meist kleinzellige Karzinome, in 30% um Plattenepithelkarzinome (283).

- Das *periphere Bronchialkarzinom* (15–30%) geht von der Schleimhaut der kleineren Bronchien aus. Es wächst zunächst expansiv knotig und in der Regel etwas langsamer als das zentrale Karzinom. Etwa 51% der Tumoren sind entdifferenziert, 36% Plattenepithelkarzinome und 12% Adenokarzinome (283).

- Das *Ausbrecherkarzinom* liegt in der Lungenperipherie und infiltriert früh die Pleura und benachbarte extrapulmonale Strukturen. Eine bevorzugte Lokalisation des Tumors ist die Lungenspitze am Sulcus superior: Dort infiltriert das Karzinom die Thoraxwand, den Plexus brachialis und den Grenzstrang, so daß eine typische klinische Symptomatik mit Brachialgie und Horner-Trias entsteht (Pancoast-Syndrom).

- Das *diffus infiltrierende, pneumonisch wachsende Lungenkarzinom* ist selten (2,5%), und es sind fast ausschließlich Adenokarzinome vom Typ des bronchioalveolären Karzinoms.

Die Stadien nach dem TNM-System der WHO zeigt Abb. **181**. Die Tumoren metastasieren anfangs lymphogen zu den hilären, mediastinalen, supraklavikulären und paraaortalen Lymphknoten. Doch auch die hämatogene Aussaat erfolgt früh, und die Tochtergeschwülste befallen Gehirn, Nebennieren, Leber, Skelettsystem und andere Organe.

Tabelle **12** Histologische Klassifikation von Lungentumoren 1977 (aus *K. H. Müller:* Lungentumoren. In Doerr, W.: Spezielle pathologische Anatomie. Springer, Berlin 1983)

I. Epithelial tumours
  A. Benign
  B. Dysplasia and carcinoma in situ
  C. Malignant
    1. Squamous cell carcinoma (epidermoid carcinoma)
       Variant:
       a) Spindle cell (squamous) carcinoma
    2. Small cell carcinoma
       a) Oat-cell-carcinoma
       b) Intermediate cell-type
       c) Combined oat-cell carcinoma
    3. Adenocarcinoma
       a) Acinar adenocarcinoma
       b) Papillary adenocarcinoma
       c) Bronchiolo-alveolar carcinoma
       d) Solid carcinoma with mucus formation
    4. Large cell carcinoma
       Variants:
       a) Giant cell carcinoma
       b) Clear cell carcinoma
    5. Adenosquamous carcinoma
    6. Carcinoid tumour
    7. Bronchial gland carcinomas
       a) Adenoid cystic carcinoma (cylindroma)
       b) Mucoepidermoid carcinoma
       c) Others
    8. Others
II. Soft tissue tumours
  A. Benign
  B. Sarcoma
III. Mesothelial tumours
  A. Benign mesothelioma
  B. Malignant mesothelioma
    1. Epithelial
    2. Fibrous (spindle-cell)
    3. Biphasic
IV. Miscellaneous tumours
  A. Benign
  B. Malignant
    1. Carcinosarcoma
    2. Pulmonary blastoma
    3. Malignant melanoma
    4. Malignant lymphomas
    5. Others
V. Secondary tumours (metastases)
VI. Unclassified tumours
VII. Tumour-like lesions

Histologisch werden die Bronchialkarzinome heute meist nach dem Vorschlag der WHO klassifiziert (Tab. **12**). Es gibt aber zwischen den Gruppen Übergänge, und in ein und demselben Tumor können Regionen mit unterschiedlicher Histologie nachgewiesen werden. Deshalb ist bei mindestens 25% der Fälle die Klassifikation unsicher (266). Die häufigsten histologischen Typen sind (Abb. **182**):

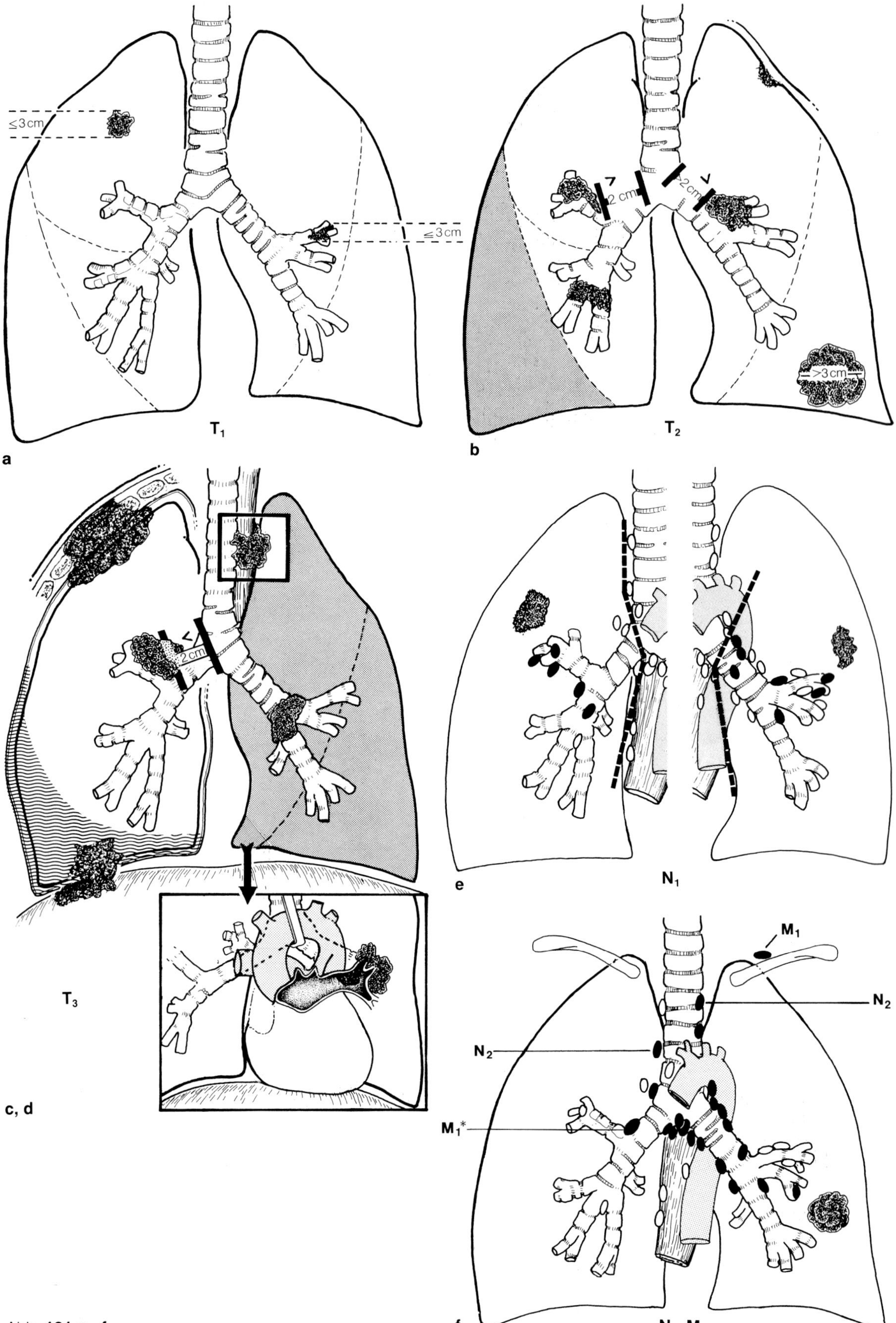

Abb. **181 a–f**

◁ Abb. **181 a–f** Prätherapeutische TNM-Klassifikation (Minimaldiagnostik: Röntgenbild und Bronchoskopie). **a** Tumor ∅ < 3 cm, distal vom Lappenbronchus (Bronchoskopie!). **b**Tumor ∅ > 3 cm *oder* Segment- bis Lappenatelektase *oder* Segment- bis Lappenpneumonie *oder* Invasion der Pleura visceralis; Stammbronchus bis 2 cm distal der Karina tumorfrei. **c**, **d** Tumor näher als 2 cm an der Karina *oder* Lungenatelektase *oder* Ausbrecherkrebs (Pleuraerguß, Invasion von Brustwand, Mediastinum und Herz). **e** Peribronchiale perihiläre Lymphknoten. **f** Mediastinale Lymphknoten. Supraklavikuläre und kontralaterale hiläre Lymphknoten gelten als Fernmetastasen M_1 (aus UICC: TNM-Atlas. Springer, Berlin 1982).

- Das *Plattenepithelkarzinom* ist das häufigste und entwickelt sich vor allem im Bereich der Segment- und Subsegmentbronchien, kommt aber auch peripher vor. Es wächst meist knotig und endobronchial, und es zerfällt oft nekrotisch.

- Das *kleinzellige Karzinom* ist der zweithäufigste Typ. Es ist ebenfalls vorwiegend zentral lokalisiert, wächst aber vorwiegend entlang von präformierten Gewebsspalten (279) und setzt ausgesprochen früh Metastasen.

- Das *Adenokarzinom* ist der dritthäufigste histologische Typ und wächst besonders in der Peripherie. Es ist bei Frauen häufiger als bei Männern. Eine Sonderform ist das bronchioalveoläre Karzinom, das vorwiegend intraalveolär wächst und auch multilokulär als Alveolarzellkarzinose (Lungenadenomatose) anzutreffen ist. Narbenkarzinome sind besonders häufig Adenokarzinome (269).

- Das *großzellige Karzinom* ist ein solider Lungentumor, der sich wachstumsbiologisch, klinisch und röntgenologisch ähnlich verhält wie das Adenokarzinom (289).

Klinik

Klinische Symptome stellen sich in der Regel erst bei fortgeschrittenen Stadien ein. Neben den allgemeinen Tumorzeichen (Leistungsknick, Kachexie, Anorexie, beschleunigte Senkung und Anämie) finden sich chronischer Husten und rezidivierende Pneumonien. Später kommt es zu Hämoptysen und Dyspnoe. Eine Invasion der extrapulmonalen Strukturen führt zu Einflußstauung (V. cava superior), Dysphagie (Ösophagus), Heiserkeit (N. laryngeus recurrens), Horner-Trias (Grenzstrang) und Brachialgien (Plexus brachialis) (290).
Fernmetastasen besonders im Gehirn und im Skelettsystem können die ersten klinischen Beschwerden eines Bronchialkarzinoms sein.

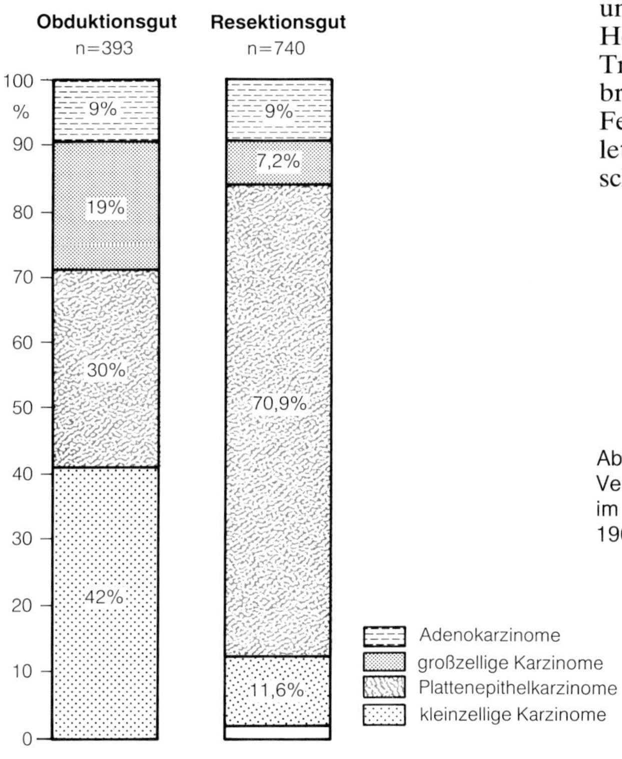

Abb. **182** Flächendiagramme mit Gegenüberstellung der Verteilung histologischer Typen beim Bronchialkarzinom im Obduktionsgut (Pathologisches Institut Münster 1965–1975) und Resektionsgut (nach *Hinson* u. Mitarb.).

Röntgen

● *Bronchusstenose.* Da die meisten Karzinome im Bronchiallumen oder manschettenartig in der Bronchialwand wachsen, ist die Bronchusstenose mit ihren poststenotischen Veränderungen der häufigste Befund. Obwohl in der Regel erst die poststenotische Dys- oder Atelektase die Aufmerksamkeit auf den Bronchus lenkt, kann eine Stenose der Hauptbronchien und der Trachea bereits auf dem Übersichtsbild erkannt werden (Abb. **185**), und die Stenose der Lappen- und Segmentbronchien kann tomographisch sichtbar gemacht werden. Das Bronchiallumen ist konzentrisch eingeengt oder bricht komplett ab; intraluminale polypöse Schatten sind seltener.
Häufiger als die Stenose selbst werden deren Folgen röntgenologisch erkannt (286):
– Die *Dys- und Atelektasen* sind das häufigste Zeichen eines Bronchialkarzinoms. Segmente, Lappen oder ganze Lungenflügel sind nicht mehr belüftet und kollabieren partiell (Dystelektase) oder total (Atelektase). Es resultieren streifig-fleckige Verdichtungen bzw. homogene Schatten in segmentaler Anordnung. Die betroffenen Lungenabschnitte werden kleiner und verziehen die Interlobärsepten, das Mediastinum, das Zwerchfell und die Rippen (s. Atelektase S. 208) (Abb. **186**).
– Die *poststenotischen Pneumonien* zeigen röntgenologisch eine vermehrte Streifen- und Fleckzeichnung in segmentaler und lobärer Anordnung. Das Röntgenbild kann sich nach einer antibiotischen Therapie normalisieren. Trotzdem muß im Karzinomalter und besonders bei rezidivierenden Pneumonien der Verdacht auf Bronchialkarzinom bis zum Beweis des Gegenteils weiter bestehen.
– Die *poststenotischen Überblähungen* von Lungenabschnitten sind selten und finden sich in weniger als 2% (268). Partielle Bronchialstenosen werden inspiratorisch geweitet und exspiratorisch komprimiert, so daß sie als Ventil wirken. Röntgenologisch sind die geblähten Lungenanteile

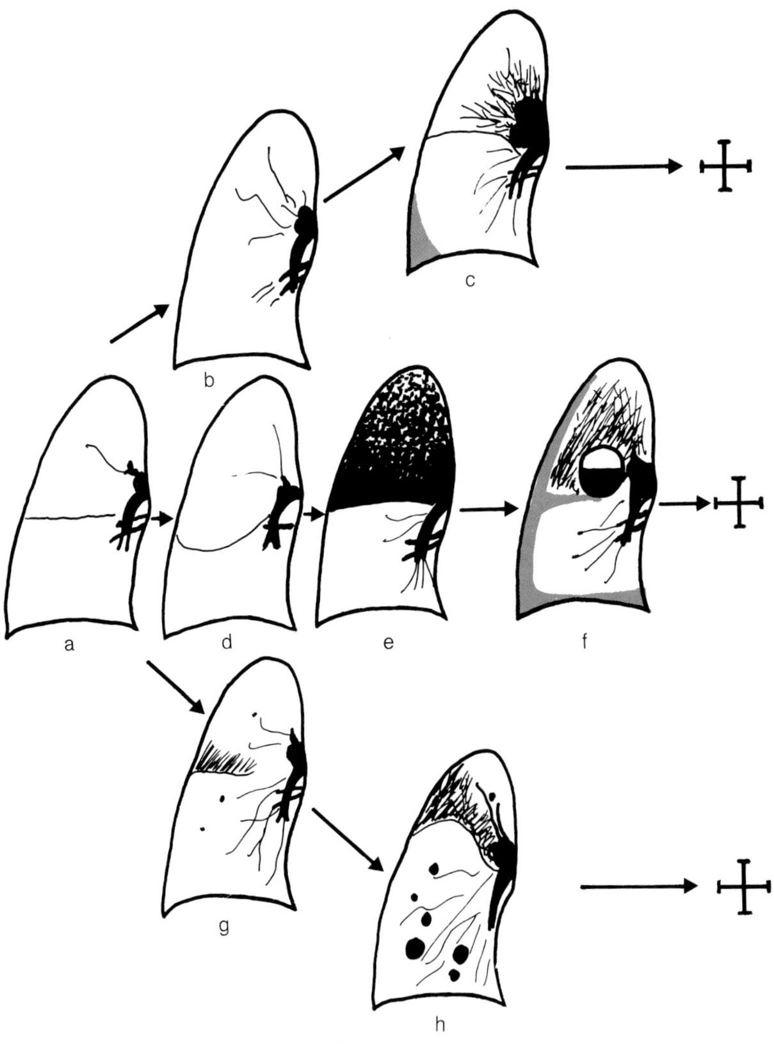

Abb. **183** Mögliche Verlaufsformen eines Bronchialkarzinoms (nach *Bohlig*).
a–b–c vorwiegend peribronchiales Wachstum. Tod durch Fernmetastasierung.
a–d–e–f Bronchusverschluß, anfangs Überblähung, Atelektase, poststenotische Anschoppung und Abszendierung, Marasmus.
a–g–h langsames örtliches Wachstum mit früher Fernmetastasierung.

Abb. **184** Röntgenzeichen des Bronchialkarzinoms. ▷

zentrales Bronchialkarzinom
vorwiegend peribronchiales Wachstum

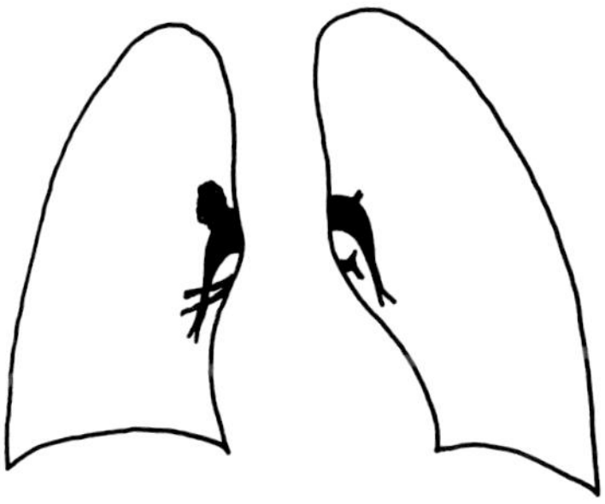

plumper Hiluspol

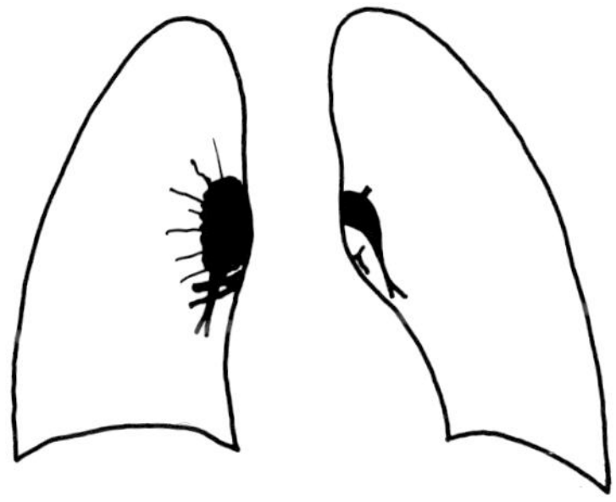

- lateral konvexer Hilusschatten
- hilifugale Krebsfüßchen

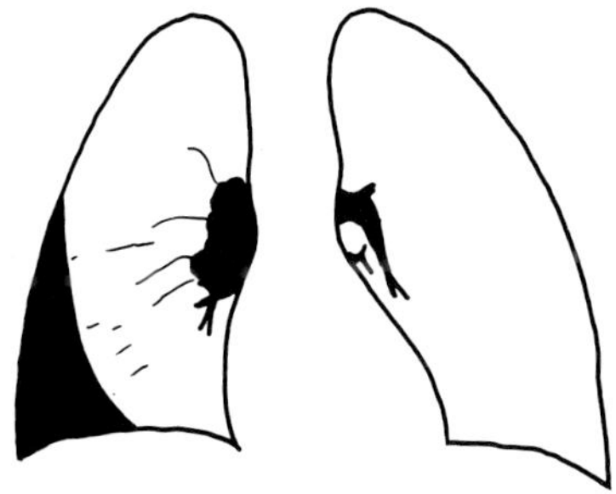

Pleuritis carcinomatosa

vorwiegend endobronchiales Wachstum

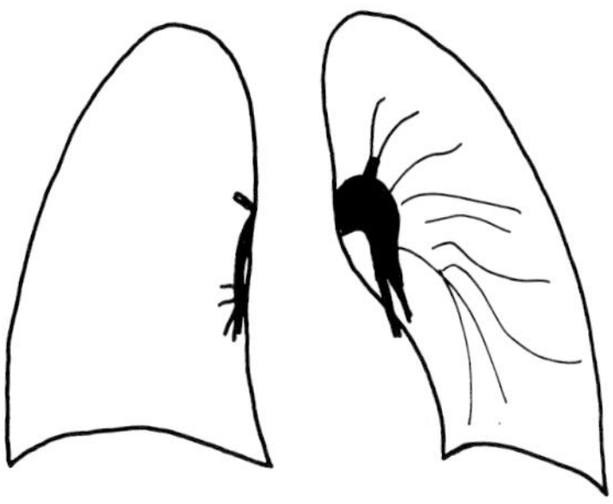

- poststenotische Überblähung
- paradoxes Hiluszeichen

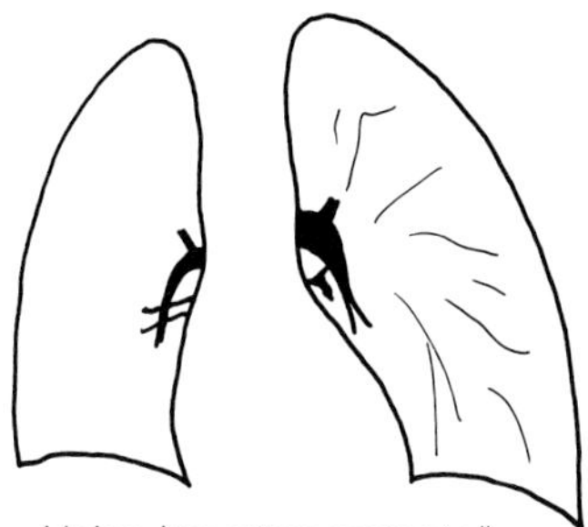

„kleine hypertransparente“ Lunge (Fraser-Zeichen)

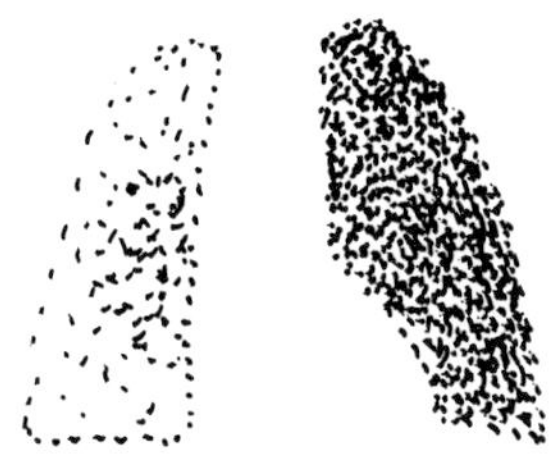

Nuklidminderbelegung

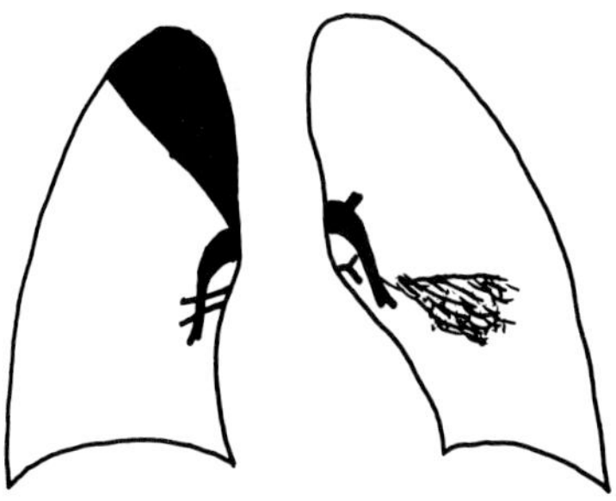

Atelektase

poststenotische Pneumonie

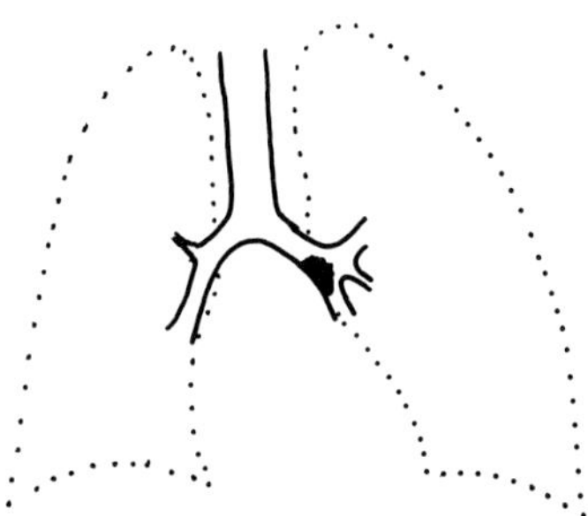

- Bronchusstenose, -abbruch
- Füllungsdefekt

Ausbrecherkrebs

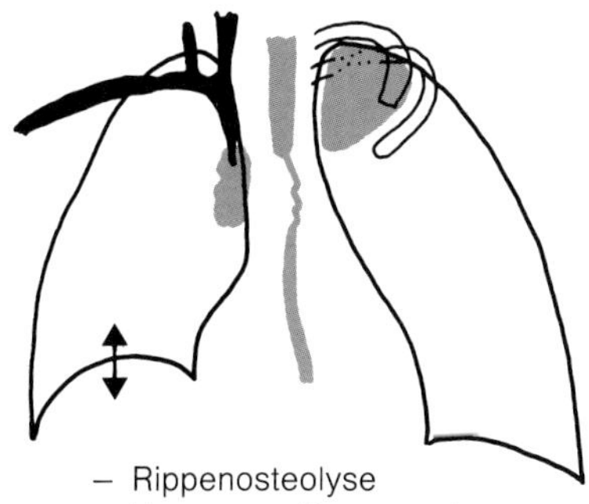

- Rippenosteolyse
- Vena-cava-Kompression
- Zwerchfellparese
- Ösophagusstenose

peripheres Bronchialkarzinom

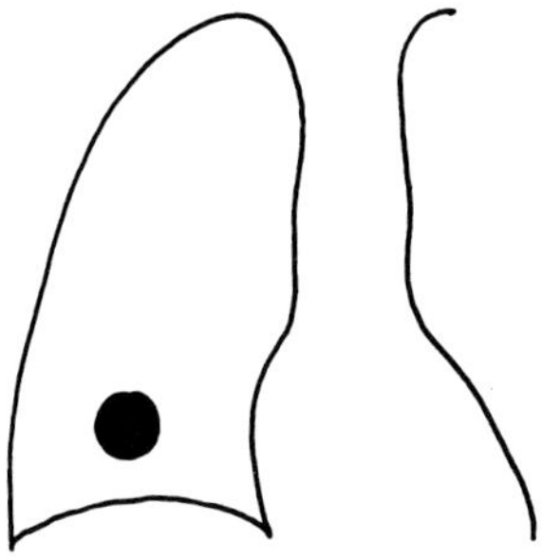

Rundherd

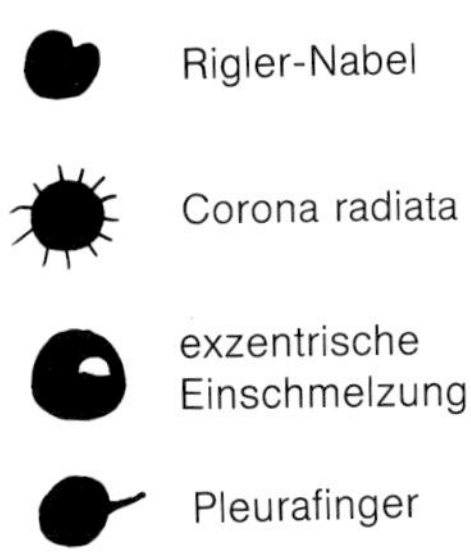

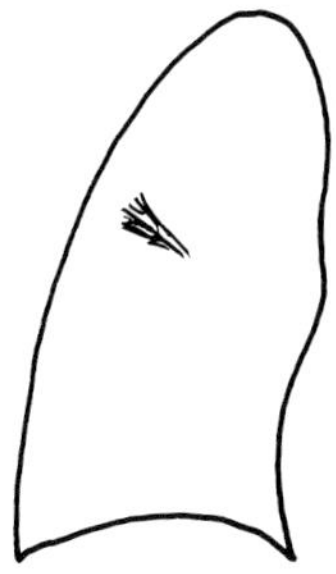

pneumonisches Karzinom

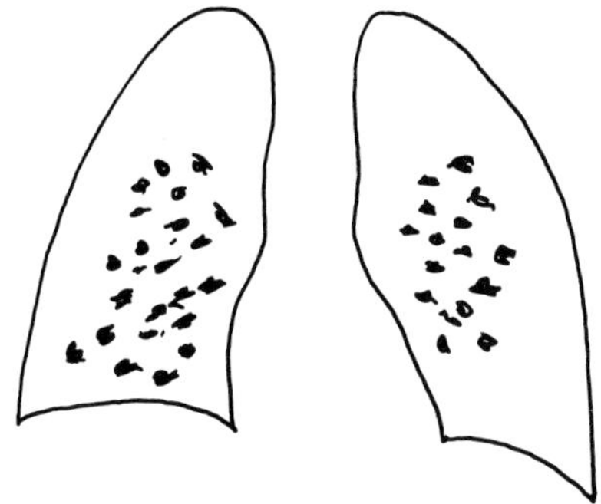

Lungenadenomatose

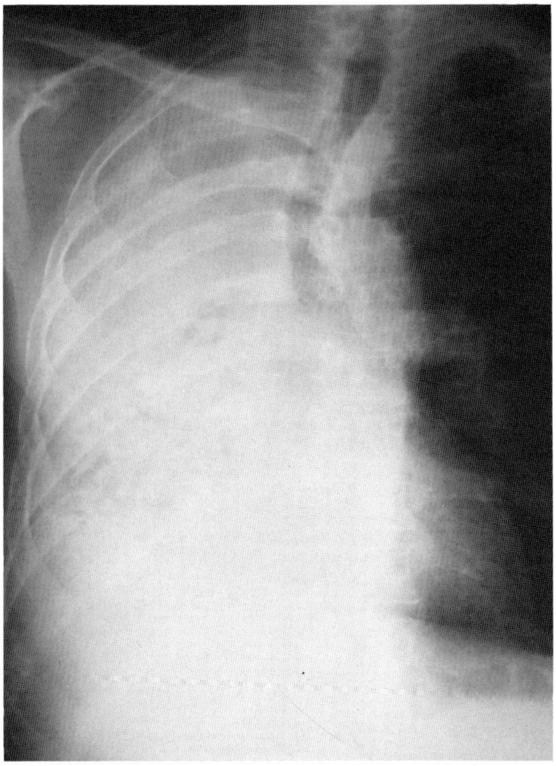

Abb. **185** Zentrales Bronchialkarzinom. Lungenflügelatelektase rechts. Abbruch des rechten Hauptbronchus an der Bifurkation. Noch einzelne gering belüftete Lungenareale.

hypertransparent und können angrenzende Strukturen verdrängen. Verlagert sich dadurch der Mediastinalschatten zur Gegenseite, so wird der kontralaterale Hilus prominent. Diese kontralaterale Hilusverdichtung, die auch noch durch die Perfusionsdrosselung auf der Seite des Karzinoms zustande kommen kann, wurde „paradoxes Hiluszeichen“ genannt. Die einseitige Lungenüberblähung wird in der Exspirationsphase deutlicher und sollte deshalb so dokumentiert werden. Inspiratorisch ist das Volumen der erkrankten Seite eher kleiner als das des gesunden Lungenflügels.

– *Reflektorische Oligämie.* Bei einer partiellen Bronchialstenose ist selbst beim normalen oder gesteigerten Luftvolumen die Ventilation eingeschränkt. Deshalb drosselt der Euler-Liljestrand-Reflex die Perfusion und kontrahiert die Gefäße röntgenologisch. Die Oligämie kann aber auch Folge einer Einengung der Pulmonalarterie durch den Tumor sein. In dem betroffenen Areal sind die Gefäßstrukturen rarefiziert, und die Strahlen-

a

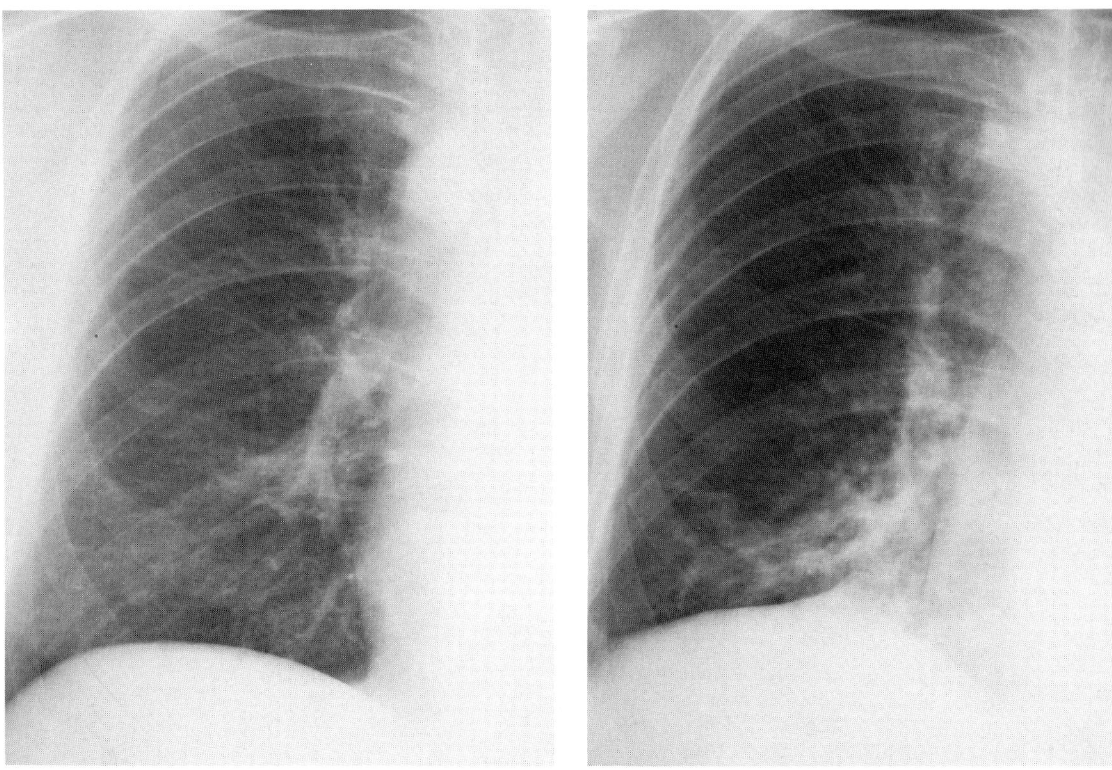

b

Abb. **186 a–b** Zentrales Bronchialkarzinom des Unterlappens mit Lymphknotenmetastasen. Im Februar zeigt sich lediglich eine Verschattung im Tracheobronchialwinkel, die einer Lymphknotenmetastase entspricht. Im Oktober entstand eine poststenotische Pneumonie und Dystelektase im Unterlappen. Diagnose bronchographisch gesichert.

transparenz ist entsprechend erhöht. In einem Übergangsstadium zur Dystelektase kann die Lunge kleiner als auf der Gegenseite sein und trotzdem transparenter erscheinen (Fraser-Zeichen).

- *Hilärer Tumorschatten.* Manche zentrale Bronchialkarzinome wachsen anfangs vorwiegend peribronchial (Abb. **187, 188**). Bei ihnen ist röntgenologisch ein Tumorkernschatten in der Hilusregion zu erkennen, und zwar ehe Bronchusstenose und deren Folgen auftreten. Zunächst ist ein Hiluspol verplumpt und aufgetrieben, dann füllt der Tumor die laterale Konkavität der Hilusschatten aus, und schließlich verdeckt er als Kernschatten alle Hilusstrukturen. Vom Kernschatten gehen besenreiserartige Streifenzeichnungen aus, die hilifugalen Infiltrationen der Lymphangien entsprechen. Besonders im Anfangsstadium muß der Befund eines hilären Tumorschattens immer auch tomographisch in zwei Ebenen geklärt werden. Selbst dann ist die Abgrenzung gegen ektatische Pulmonalgefäße und hiläre Lymphome anderer Genese schwierig, so daß Computertomographie, Angiographie und schließlich Bronchoskopie eingesetzt werden müssen.

- *Peripherer Rundherd.* Es handelt sich um homogene Rundschatten in der Lungenperipherie (Abb. **189**). Die Erkennungsgrenze auf dem Übersichtsbild liegt bei 6 mm, oft werden aber auch Rundschatten mit einem Durchmesser von 1 oder mehr Zentimeter übersehen, wenn sie von anderen Strukturen überlagert sind (271). Die röntgenologische Artdiagnose eines Rundherdes ist in der Regel nicht möglich. Einige Zeichen machen aber die Malignität wahrscheinlich (288):
  - ein Durchmesser größer als 6 cm;
  - eine unscharfe Kontur, die bei 85% der malignen Läsionen gefunden wird (268);
  - eine Einkerbung der Kontur, die dem vaskulären Hilus des Tumors entspricht und „Rigler-Nabelzeichen" genannt wird;
  - die Corona radiata entspricht einer radiären Streifenzeichnung an der Grenze zum Lungenparenchym, die der zentrifugalen Ausbreitung entlang den Lymphangien entspricht;
  - eine exzentrische Kaverne, die besonders beim Plattenepithelkarzinom vorkommt.

- *Pneumonisches Karzinom.* Es zeigt sich röntgenologisch als umschriebenes streifiges bis homogenes Infiltrat mit unscharfen Rändern in segmentaler und nichtsegmentaler Anordnung.

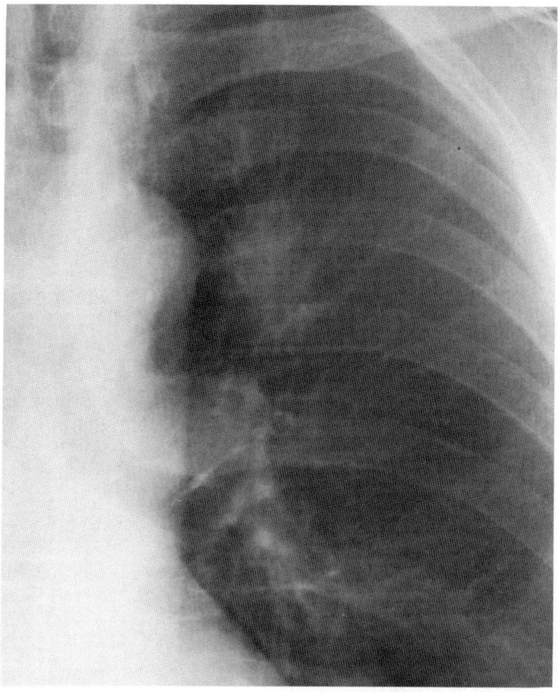
a

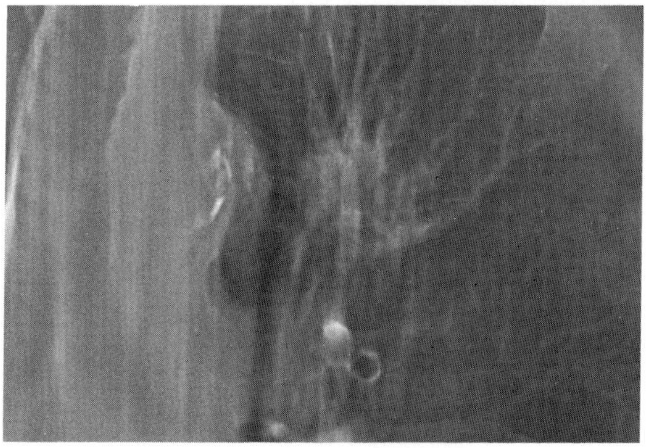
b

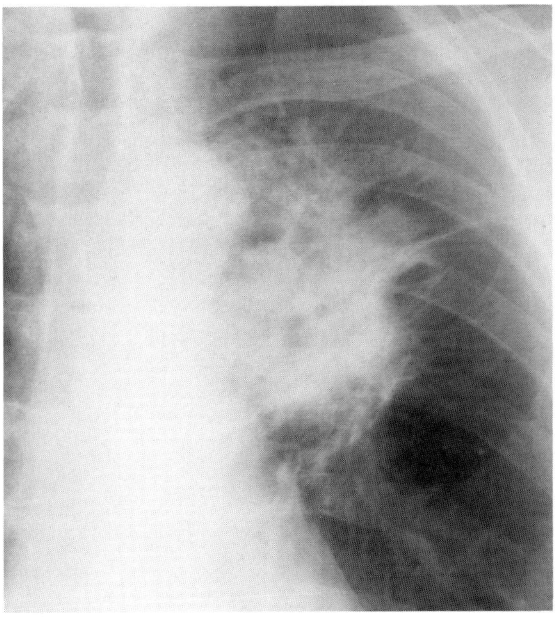
c

Abb. **187 a–c** Bronchialkarzinom am oberen Hiluspol links. Im November verplumpter oberer Hiluspol links und im Tomogramm Tumorknoten mit strahligen Ausläufern. Im Juni des folgenden Jahres Größenzunahme des Tumors und Dystelektase.

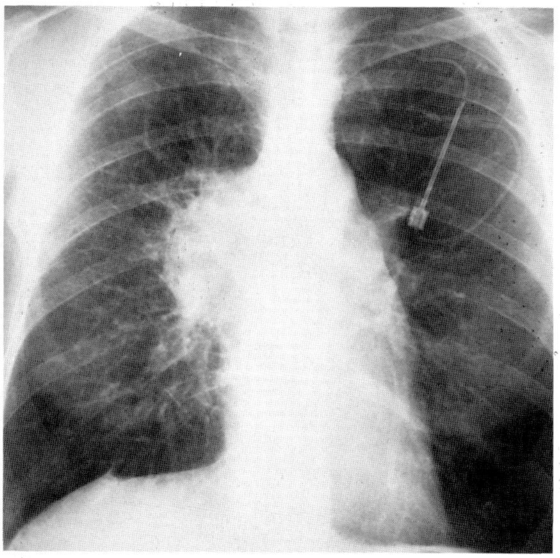
a

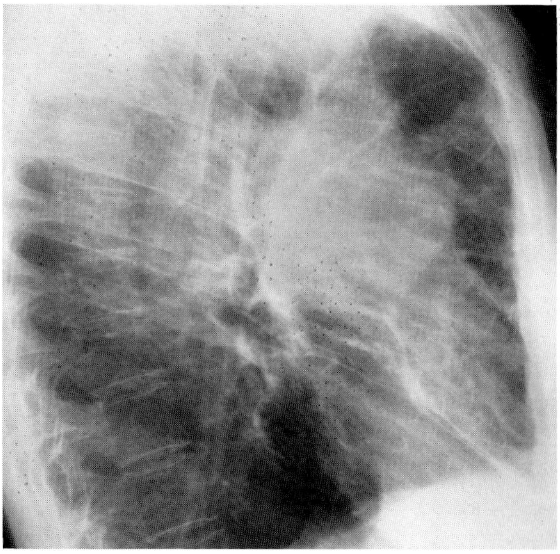
b

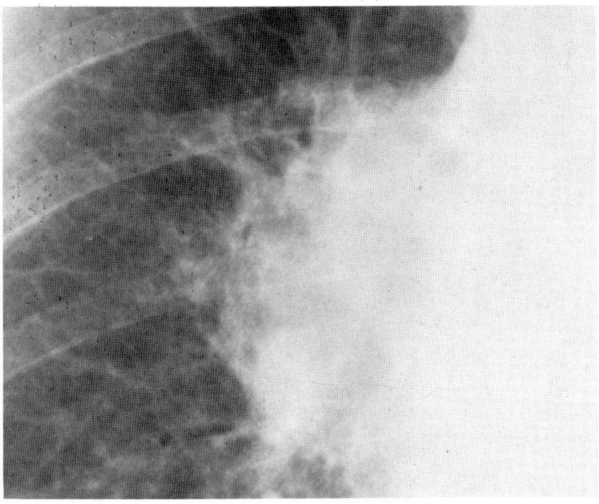
c

Abb. **188 a–c** Zentrales Bronchialkarzinom. Vorwiegend peribronchiales Wachstum. Hilifugale Krebsfüßchen (Lymphangiosis carcinomatosa).

Gelegentlich können Pneumoalveologramm und Pneumobronchogramm gesehen werden (Abb. **190**). Zunächst wird diese Verschattung meist als Pneumonie gedeutet, und erst die fehlende Rückbildung unter Antibiotikatherapie führt zur Biopsie und damit zur Diagnose. Histologisch handelt es sich in der Regel um Adenokarzinome.
Eine Sonderform des pneumonischen Karzinoms ist das multizentrische bronchioloalveoläre Adenokarzinom – die Lungenadenomatose –, bei dem sich in weiten Lungenpartien multiple teilweise konfluierende Fleckschatten zeigen (Abb. **191**).

• *Ausbrecherkrebs.* Daß ein Lungenkarzinom die Lungengrenzen überschritten hat, kann oft schon auf dem Thoraxübersichtsbild demonstriert werden.
– Rippen- und Wirbelsäuleninvasion führt zu Osteolysen und pathologischen Frakturen (Abb. **192, 193**).
– Die Zwerchfellparese wird durch eine Infiltration des N. phrenicus verursacht. Röntgenologisch zeigt sich in Inspirationsstellung ein ipsilateraler Hochstand und bei der Durchleuchtung eine paradoxe Bewegung.
– Eine Ösophagusstenose kann durch die prästenotische Dilatation bereits auf dem Übersichtsbild auffallen, wird aber mit dem Kontrastmittelbreischluck verifiziert.
– Der Pleuraerguß ist in der Regel Ausdruck einer Pleuritis carcinomatosa, was durch maligne Zellen im Punktat bewiesen wird. Gelegentlich entsteht er aber lediglich durch eine Lymphabflußstörung bei zentralem Bronchuskarzinom und bildet sich zurück, wenn der zentrale Tumor durch eine Radiotherapie einschmilzt.

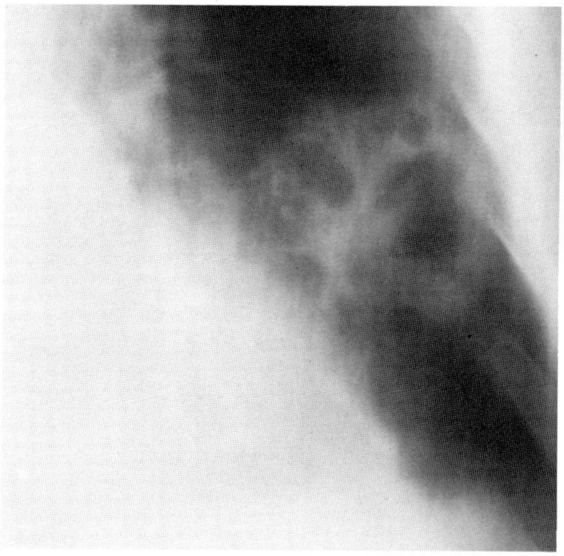
a
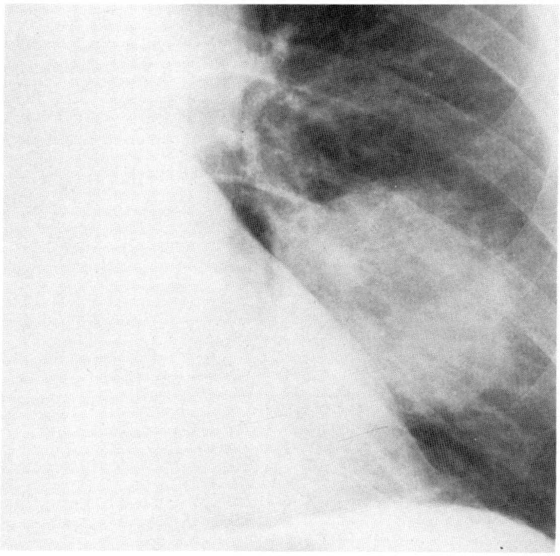
b
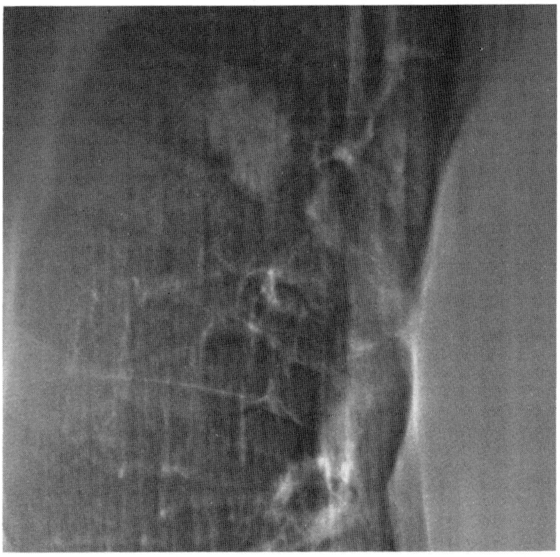
c

Abb. **189 a–c** Drei verschiedene periphere Bronchialkarzinome (Plattenepithelkarzinome). **a** und **c** sind tomographische Darstellungen.

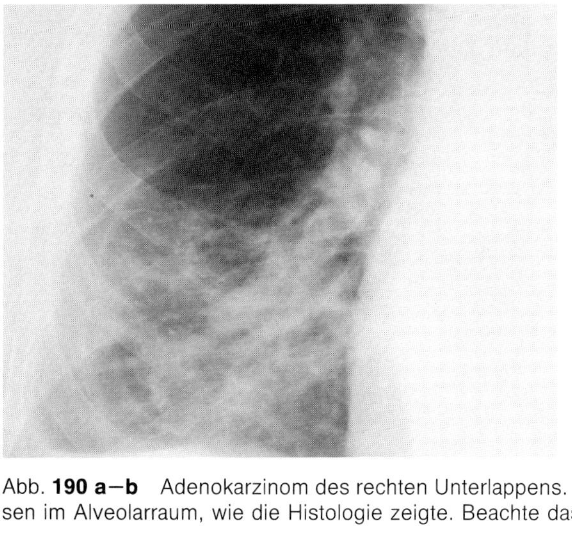
a
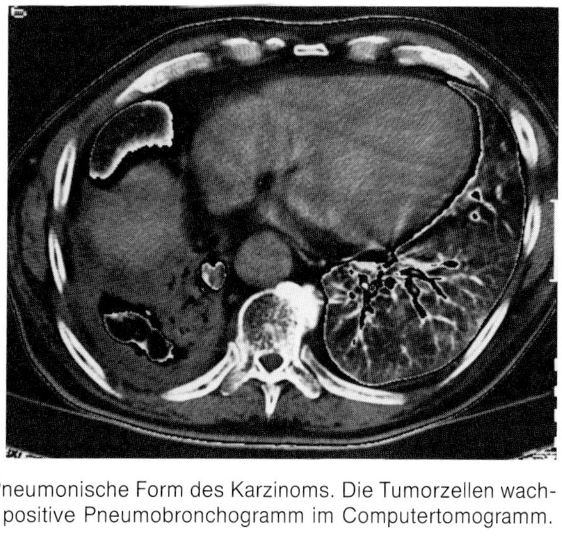
b

Abb. **190 a–b** Adenokarzinom des rechten Unterlappens. Pneumonische Form des Karzinoms. Die Tumorzellen wachsen im Alveolarraum, wie die Histologie zeigte. Beachte das positive Pneumobronchogramm im Computertomogramm.

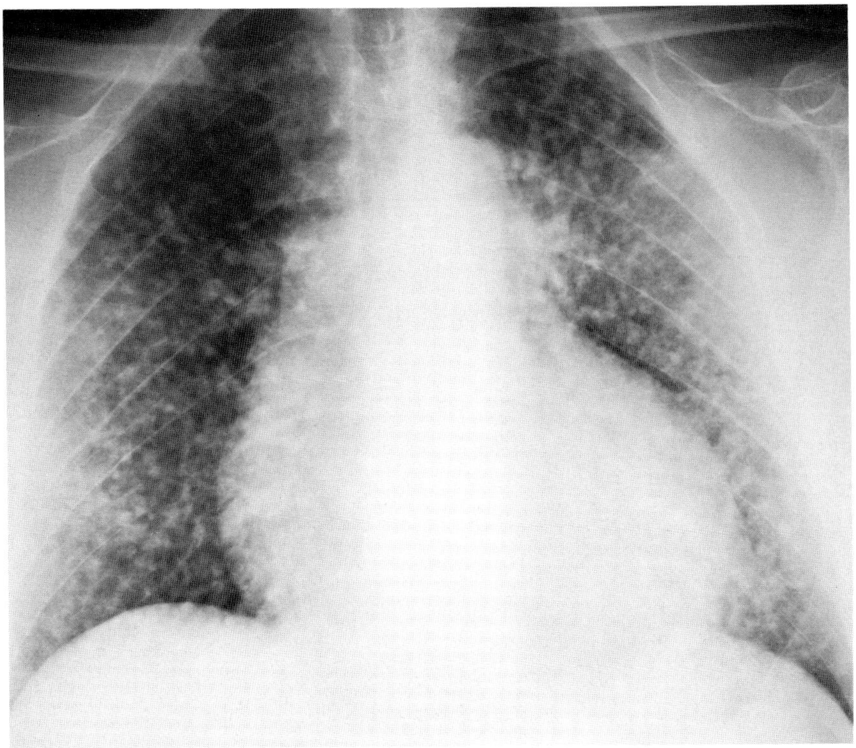

Abb. **191** Lungenadenomatose. Multilokuläres alveobronchioläres Karzinom. Herzvergrößerung infolge einer Pericarditis carcinomatosa.

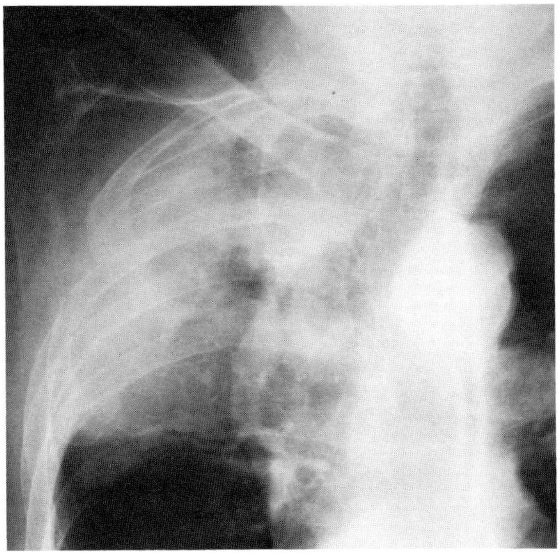

Abb. **192** Pancoast-Tumor. Plattenepithelkarzinom im rechten Oberlappen. Destruktion der 3.–5. Rippe.

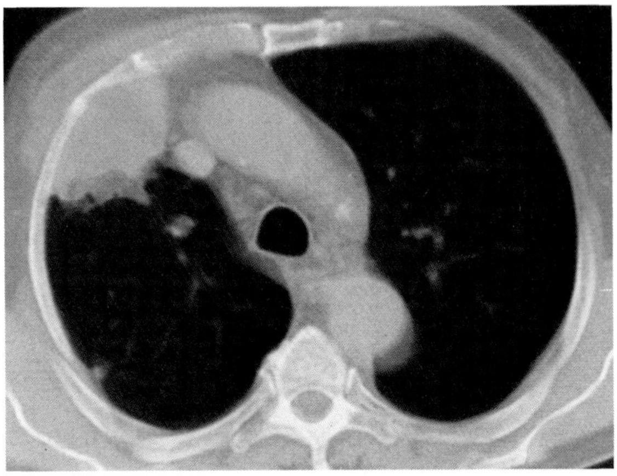

a

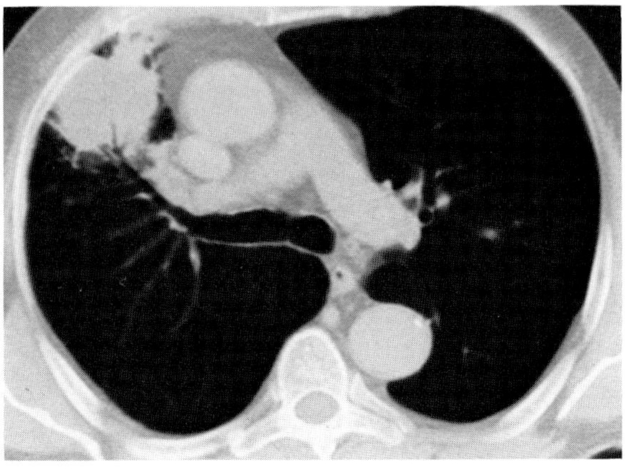

b

Abb. **193 a–b** Pancoast-Tumor. Plattenepithelkarzinom im anterioren Oberlappensegment rechts mit Infiltration des M. pectoralis. Verziehung des Mediastinums nach rechts.

- *Mediastinale Lymphome.* Voluminöse paratracheale, subkarinale und parabronchiale Lymphknoten verbreitern den Mediastinalschatten, der nach lateral auch polyzyklisch begrenzt sein kann. Selten wird die Karina durch subkarinale Lymphknoten gespreizt. Die Mediastinalverbreiterung kann das röntgenologische Erstsymptom eines Bronchialkrebses besonders beim kleinzelligen Karzinom sein („Der Tod lauert in der Kulisse" [21]) (Tab. **13**).

Tabelle **13** Röntgenzeichen in Abhängigkeit von der Tumorhistologie (aus *R. G. Fraser, J. A. P. Paré:* Diseases of the Chest. Saunders, Philadelphia 1983)

Röntgensymptom	Plattenepithel	Kleinzelliges Karzinom	Adenokarzinom	Großzelliges Karzinom
Hilärer Tumor	40%	78%	18%	32%
Peripherer Tumor	27%	29%	71%	59%
(davon > 4 cm)	(18%)	(26%)	(8%)	(41%)
Apikaler Tumor	(3%)	(2%)	(1%)	(4%)
Multiple Tumoren	(0%)	(1%)	(2,4%)	(2%)
Atelektase	36%	17%	10%	13%
Pneumonie	15%	22%	15%	23%
Einschmelzung	7%	0%	2%	4%
Mediastinale Lymphknoten	1%	13%	2%	10%

Computertomographie

Das Computertomogramm zeigt die paratrachealen und subkarinalen Lymphknoten früher als die konventionellen Methoden. Auch die Beziehung des Tumor zur Thoraxwand und zu den Mediastinalstrukturen wird deutlicher (276, 295) (Abb. **194, 195**).

Szintigraphie

Das Bronchialkarzinom führt sehr früh zu einer reflektorischen Drosselung der Perfusion, so daß szintigraphisch relativ große Lungenareale das Nuklid nicht fixieren, auch wenn im Röntgenbild die Lungen noch ausreichend belüftet erscheinen. Präoperativ sollte der regionale Perfusionsfall auch quantitativ erfaßt werden.

Angiographie

Die Phlebographie der oberen Extremität kann eine tumoröse Infiltration und Thrombosierung der V. cava superior zeigen. Die Kontrastmittelsäule bricht ab, und es füllen sich zahlreiche Kollateralen der Brustwand (Abb. **196**).

Bronchographie

Durch die Perfektionierung der Bronchoskopie hat die Bedeutung der Bronchographie bei der Tumordiagnostik abgenommen. Bronchusstenosen und -verschlüsse lassen sich jedoch broncho-

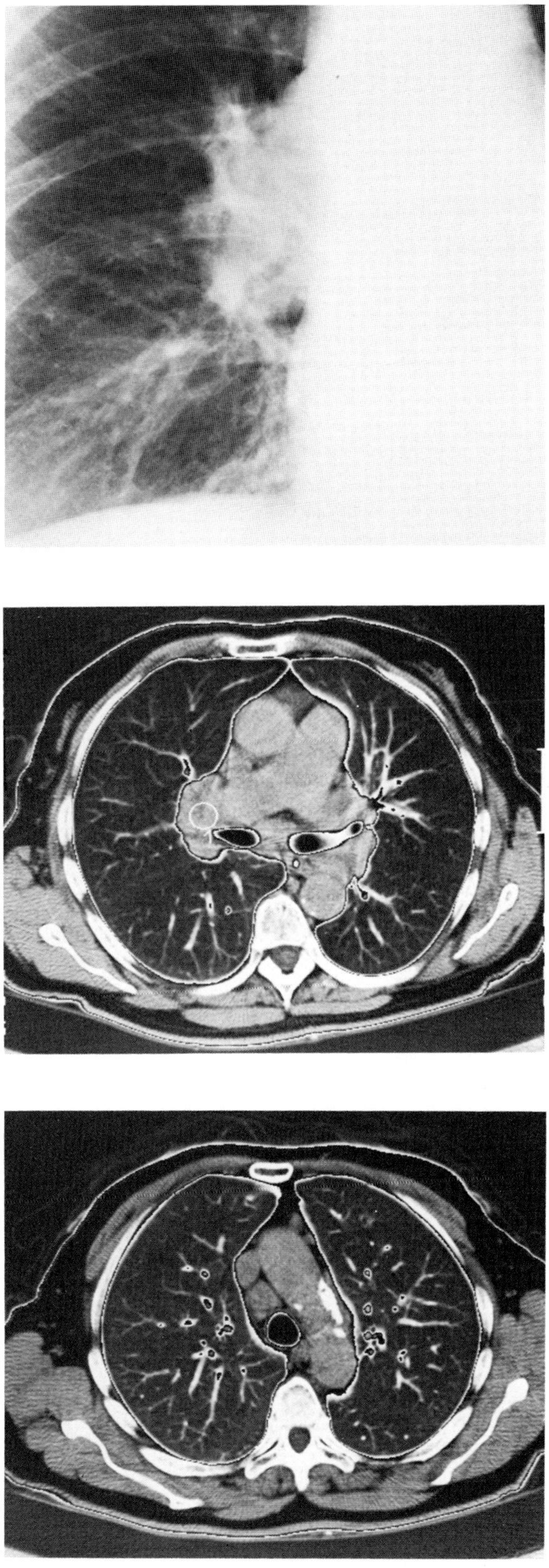

a

b

c

Abb. **194 a–c** Zentrales Bronchialkarzinom. Im Röntgenbild Verplumpung des rechten Hilus. Das Computertomogramm weist den Tumor nach, deckt darüber hinaus subkarinale Lymphknoten auf und zeigt einen Lymphknoten im Zwickel zwischen Trachea, V. cava und Aortenbogen.

graphisch deutlich darstellen und topographisch oft besser zuordnen, als es mit der Bronchoskopie möglich ist (Abb. **197**).

Sonographie

Keine wesentlichen Zusatzinformationen.

NMR

Die tumoröse Invasion und die Thrombosierung der V. cava wird deutlich sichtbar. Außerdem kann die Ausdehnung der mediastinalen Lymphknotenmetastasen mit sagittalen und koronaren Schnitten übersichtlich dokumentiert werden.

Differentialdiagnose

Hilusverplumpung wie Gefäßektasie, Morbus Boeck, Morbus Hodgkin (S. 226); segmentale Verschattung durch Pneumonie, Fremdkörperaspiration usw. (S. 208); Rundherd wie Tuberkulum, Abszeß, gutartiger Tumor (S. 239); Mediastinalverbreiterung wie Struma, Morbus Hodgkin usw. (S. 189).

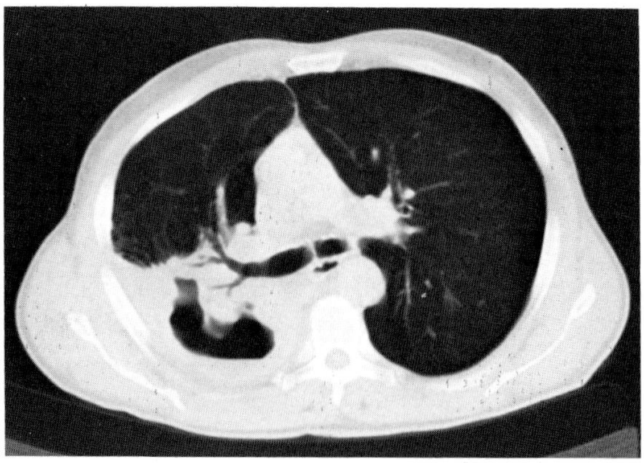

Abb. **195** Plattenepithelkarzinom. Ausgedehnte Höhlenbildung.

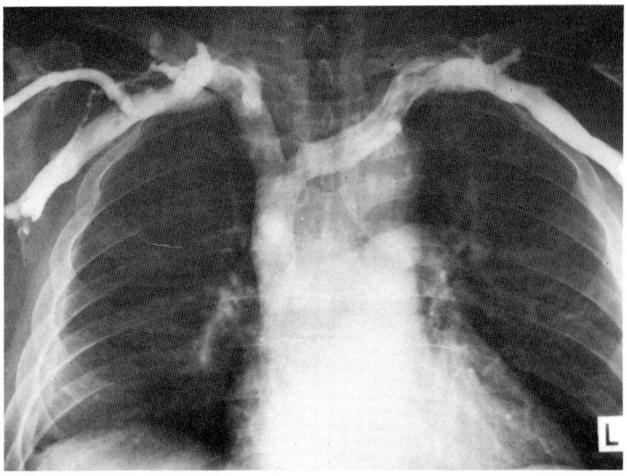

a

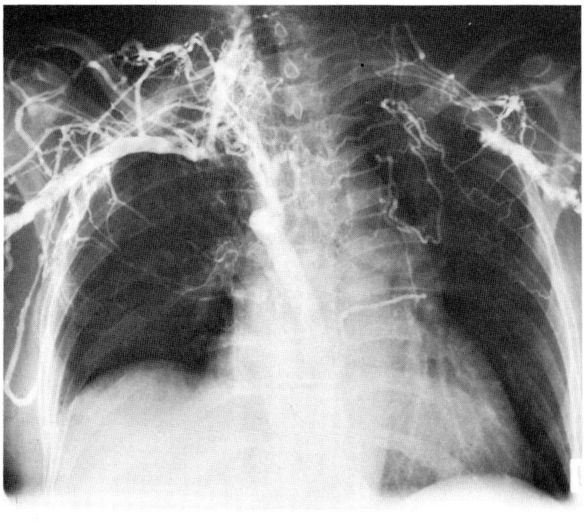

b

Abb. **196 a–b** Obere Einflußstauung infolge einer karzinomatösen Infiltration der V. cava superior mit ausgedehnter Thrombosierung. Zum Vergleich ein normales Kavogramm (**a**).

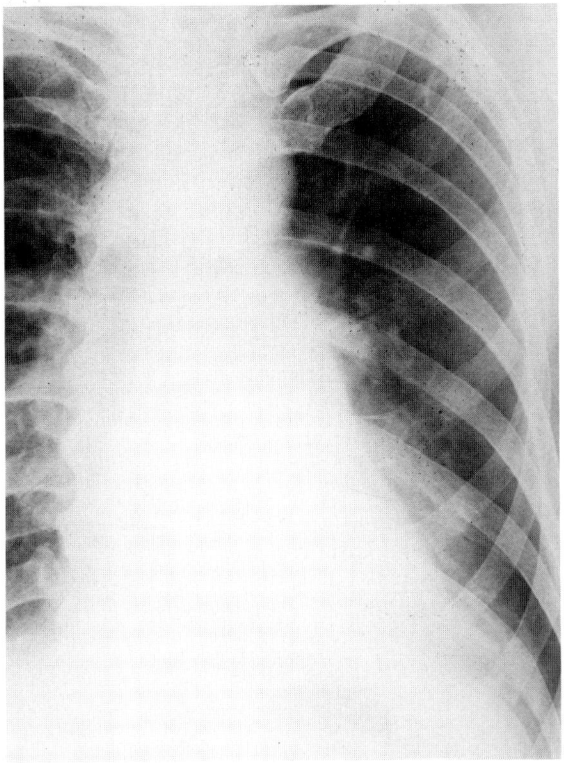

a

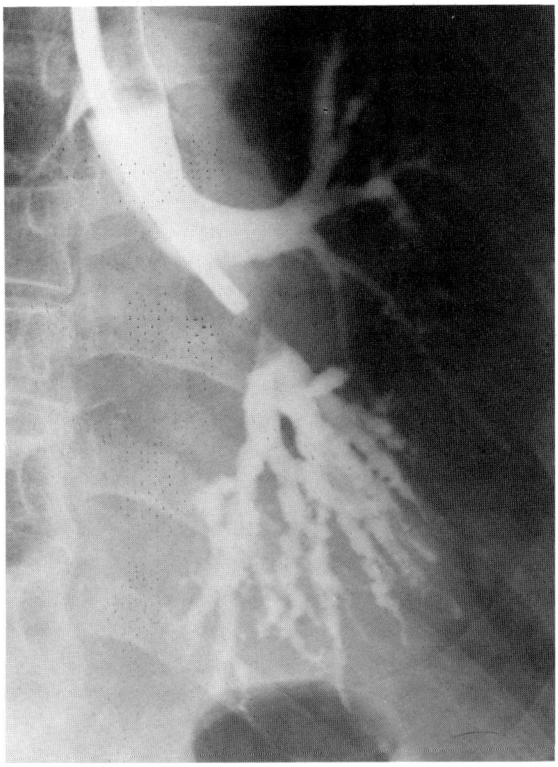

b

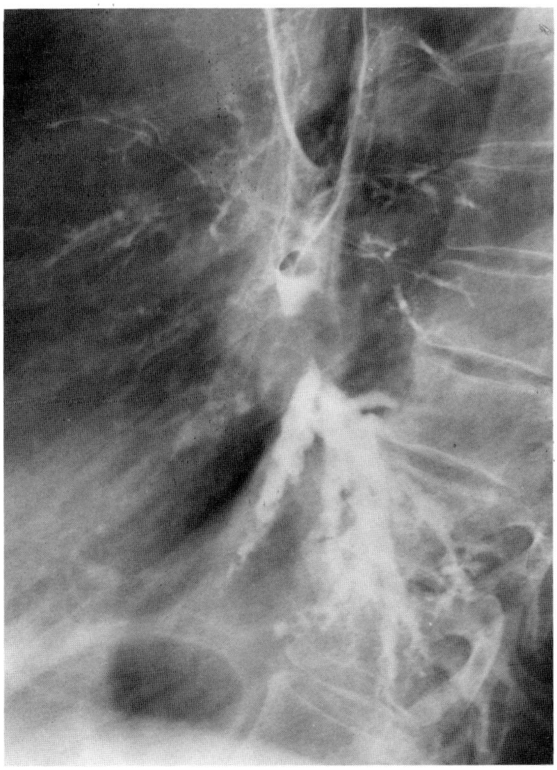

c

Abb. **197 a–c** Zentrales Bronchialkarzinom. Auf der Übersichtsaufnahme Unterlappenatelektase links. Das Bronchogramm zeigt eine konzentrische Stenose des linken Unterlappenbronchus.

Lungenmetastasen

Tumormetastasen in der Lunge sind beim älteren Menschen häufig und sie kommen bei 20–30% aller Malignome vor (294). Die Tumorzellen werden durch die V. cava in das rechte Herz und das pulmonale Kapillarnetz eingeschwemmt. Seltener breiten sie sich lymphogen aus, was besonders beim Magenkarzinom, beim Pankreaskarzinom und beim Mammakarzinom beobachtet wird. Sehr selten ist die bronchogene Aussaat, die vor allen bei HNO-Tumoren angenommen wird. Nach ihrer Wuchsform unterscheidet man (281):

- *Rundherdmetastasen,* die kugelförmig expansiv wachsen. Die Absiedelungen können hirsekorn-, erbs- und kirschgroß sein oder auch als sog. Golfballmetastasen imponieren. In einer Lunge ist die Größe der Herde manchmal einheitlich, was auf eine einzeitige Entstehung hinweisen könnte. Zwischen der Art des Primärtumors und der Größe der metastatischen Herde besteht eine gewisse Abhängigkeit (272) (Abb. **198**):
- *Lymphangiosis carcinomatosa,* bei der sich das Tumorgewebe strangartig in den Lymphangien im Lungengerüst ausbreitet;
- *Pleurakarzinose,* die meist zu einem massiven Pleuraerguß, seltener zu einer pleuralen Tumorschwarte führt;
- *pneumonische Metastase,* bei der sich die Tumorzellen in den präformierten intraalveolären und intrabronchialen Räumen ausbreiten.

Aufgabe der Radiologie ist es, die Metastasen zu diagnostizieren, was beim Vorliegen von multiplen Rundherden und bekanntem Primärtumor problemlos ist. Beim solitären Rundherd sollte – wenn möglich – die Resektion angestrebt werden, nachdem die häufigsten Primärtumoren (Mamma, Niere, Gastrointestinaltrakt, Hoden) ausgeschlossen worden sind.

Pathologie

Die einzelnen Tumorarten metastasieren mit unterschiedlicher Frequenz (Tab. **14**). Die Tumorzellen werden im Sieb der Lungenkapillaren und der Lymphangien festgehalten, vermehren sich und entwickeln sich zu kuglig, expansiv wachsenden Tumoren. Sie können aber auch die Kapillarwände permiieren und in den Lymphspalten, im Intraalveolarraum und endobronchial wachsen. In der Regel ähnelt der histologische Aufbau der Metastase dem des Primärtumors, so daß z. B. auch eine Knochenbildung bei Osteosarkomen vorkommen kann (283).

Perihilär gelegene Metastasen werden von den Bronchialarterien versorgt, periphere Metastasen zapfen die Pulmonalarterienäste an (270).

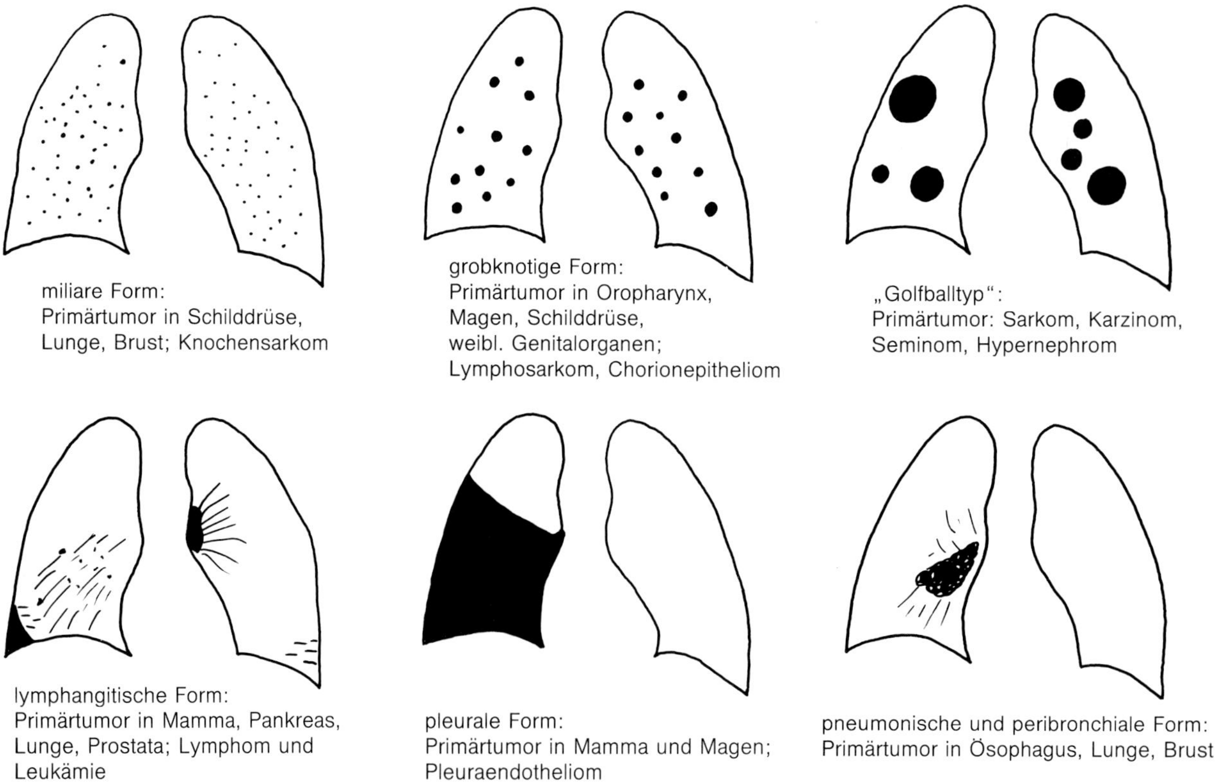

Abb. **198** Formen der pulmonalen Metastasierung (nach *Meschan*).

Tabelle **14** Häufigkeit von Lungenmetastasen bei unterschiedlichen Primärtumoren (nach *Weiss* u. *Gilbert*)

Primärtumor	Lungenmetastasen (%)
Chorionkarzinome	70–100
Hodentumoren	70–80
Melanome	60–80
Ewing-Sarkom	77
Osteosarkom	75
Hypernephrom	50–75
Hodgkin-Lymphome	50–70
Schilddrüsenkarzinome	65
Mammakarzinome	60
Wilms-Tumor	60
Rhabdomyosarkom	55
Kolon/Rektumkarzinome	20–43
Uterus	30–42
Non-Hodgkin-Lymphome	30–40
Pankreastumoren	25–40
Lunge	20–40
Plattenepithelkarzinome des Kopf- und Halsbereiches	13–40
Ösophaguskarzinome	20–35
Blase	25–30
Magenkarzinome	20–30
Gebärmutterhals	20–30
Neuroblastom	25
Vulva	20
Hepatome	20
Prostata	13–20
Penis	10
Ovar	10

Bei der Lymphangiosis carcinomatosa wachsen tumoröse Zellstränge in den subpleuralen, septalen, perivasalen und peribronchialen Lymphangien. Gleichzeitig versteift eine reaktive Fibrose die befallenen Lungenregionen.

Klinik

Rundherdmetastasen sind asymptomatisch. Die Lymphangiosis carcinomatosa verursacht früh Husten und Belastungsdyspnoe. Das gleiche gilt für die Pleurakarzinose, bei der oft ein blutig-seröser Erguß mit malignen Zellen abpunktiert werden kann.

Röntgen

- *Rundherdmetastasen.* Die homogenen Rundherde sind meist glatt und scharf konturiert. Kavitationen sind selten und dann gewöhnlich Ausdruck von Plattenepithelkarzinommetastasen aus dem HNO-Bereich oder der Zervix uteri. Kalkeinlagerungen sind die Ausnahme und können bei Osteo- und Chondrosarkommetastasen vorkommen. Die verschiedene Größe der Metastasen kann auf den Primärtumor hindeuten, obwohl ein Beweis nicht möglich ist und Ausnahmen häufig vorkommen (Abb. **198–203**).

- *Lymphangiosis carcinomatosa.* In umschriebenen Lungenregionen ist eine verstärkte Netz- und Streifenzeichnung mit Kerley-B- und A-Linien nachweisbar. Infolge einer Lungenschrumpfung ist der Hemithorax verkleinert, und das Zwerch-

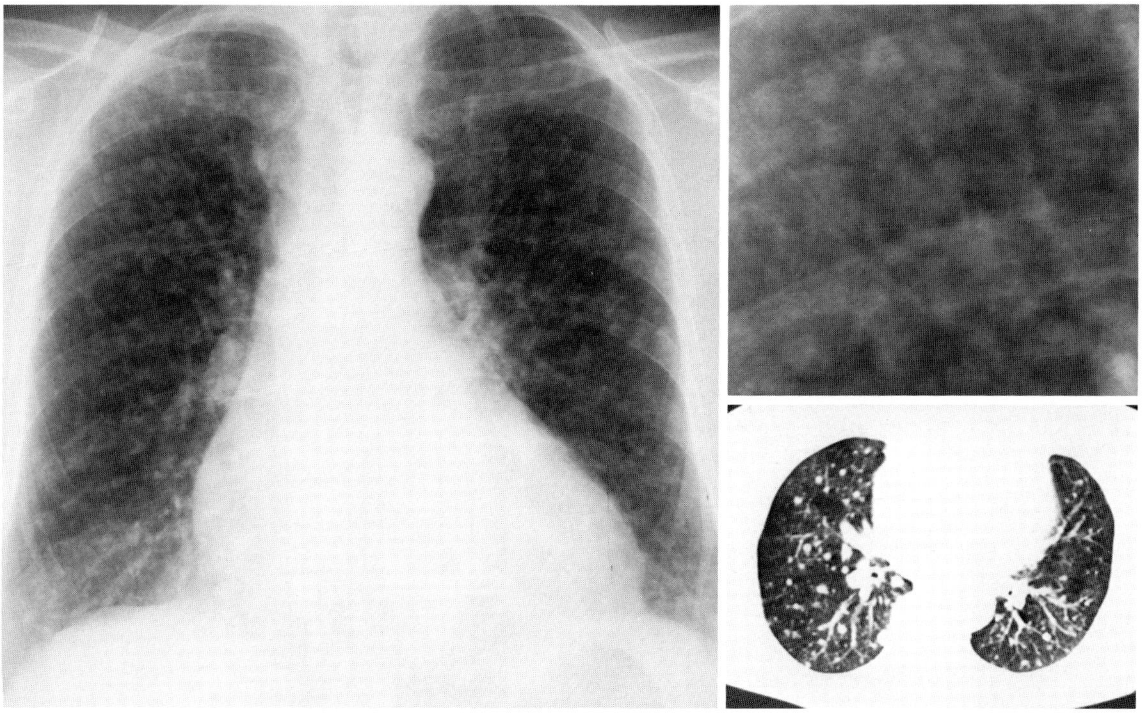

Abb. **199 a–c** Lungenmetastasen. Multiple, kleinknotige Herde bei bekanntem Magenkarzinom.

a
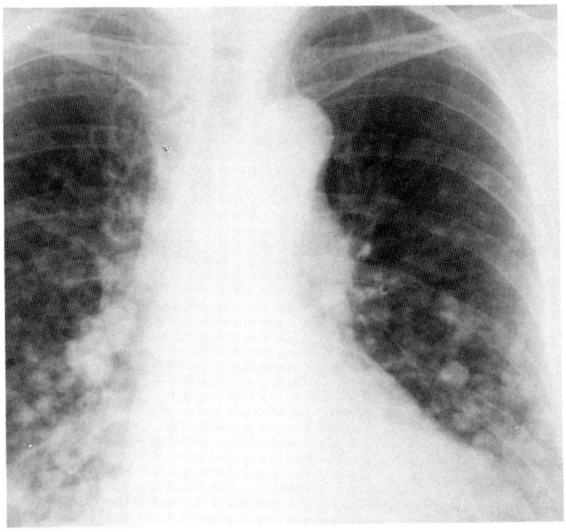

Abb. **200 a–c** Metastasen. Kleinknotige Herde bei bekanntem follikulärem Schilddrüsenkarzinom. Das Szintigramm mit ^{99m}Tc-MOP und ^{131}J zeigt einen einzelnen jodspeichernden Herd im rechten Lungenparenchym.

b
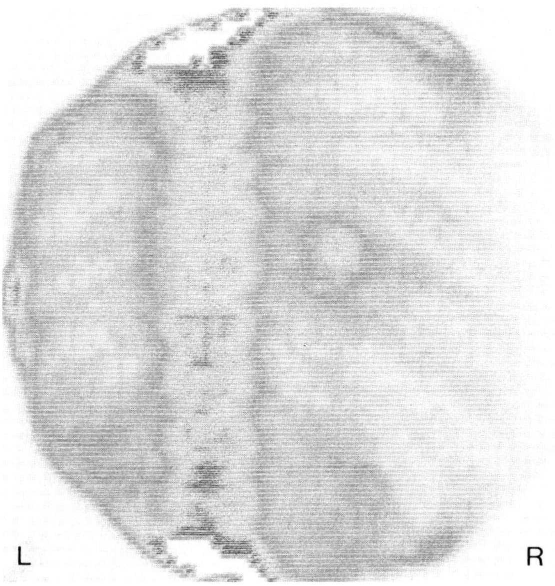

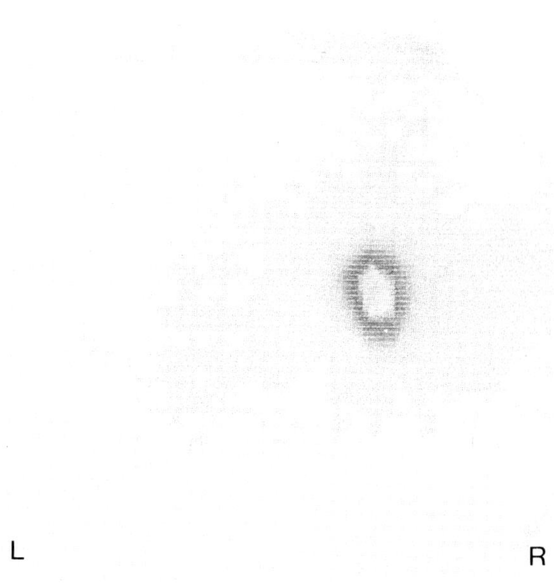

c

fell steht hoch. Bei der Hälfte der Fälle sind auch Pleuraergüsse nachweisbar. Beim Mammakarzinom findet sich der maligne Erguß doppelt so häufig auf der Seite des Mammakarzinoms, wie kontralateral, was auf eine Entstehung per continuitatem hinweisen könnte (274, 277) (Abb. **204**).

- *Pleurakarzinose.* Röntgenologisch zeigt sich ein Pleuraerguß oder eine Pleuraschwiele. Die Pleurakarzinose ist beim Mammakarzinom und beim Magenkarzinom besonders häufig.

- *Pneumonische Metastase.* Das intraalveoläre und endobronchiale Wachstum führt zu unscharf berandeten Flächenschatten und zu segmentalen Atelektasen (Abb. **205**).

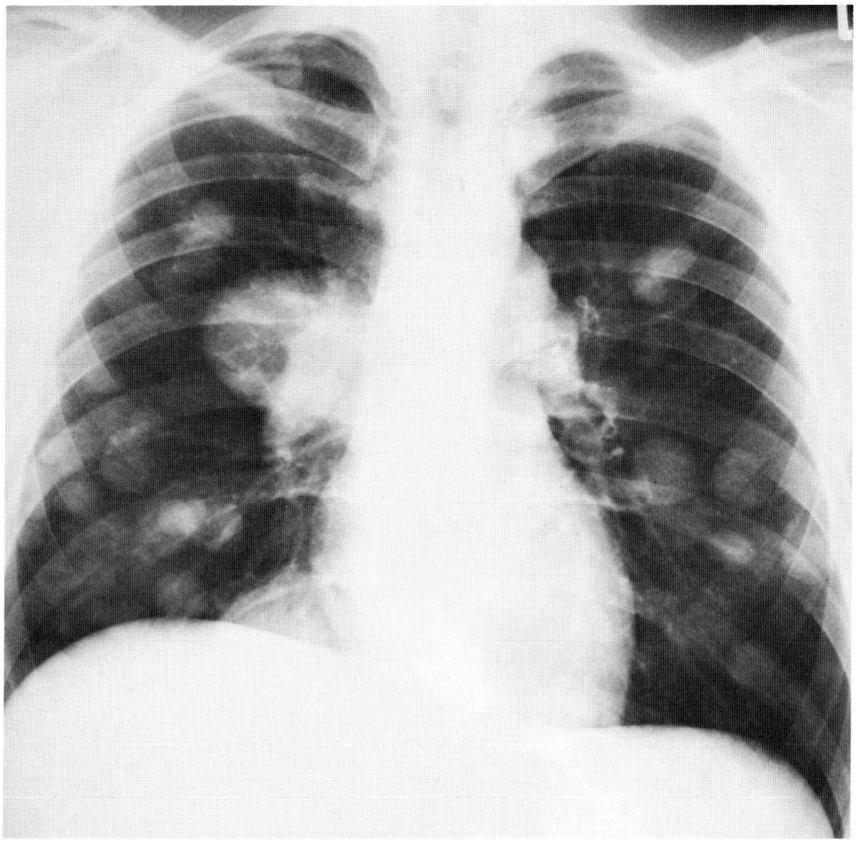

Abb. **201** Metastasen. Golfballgroße Rundherde bei Teratokarzinom des Hodens.

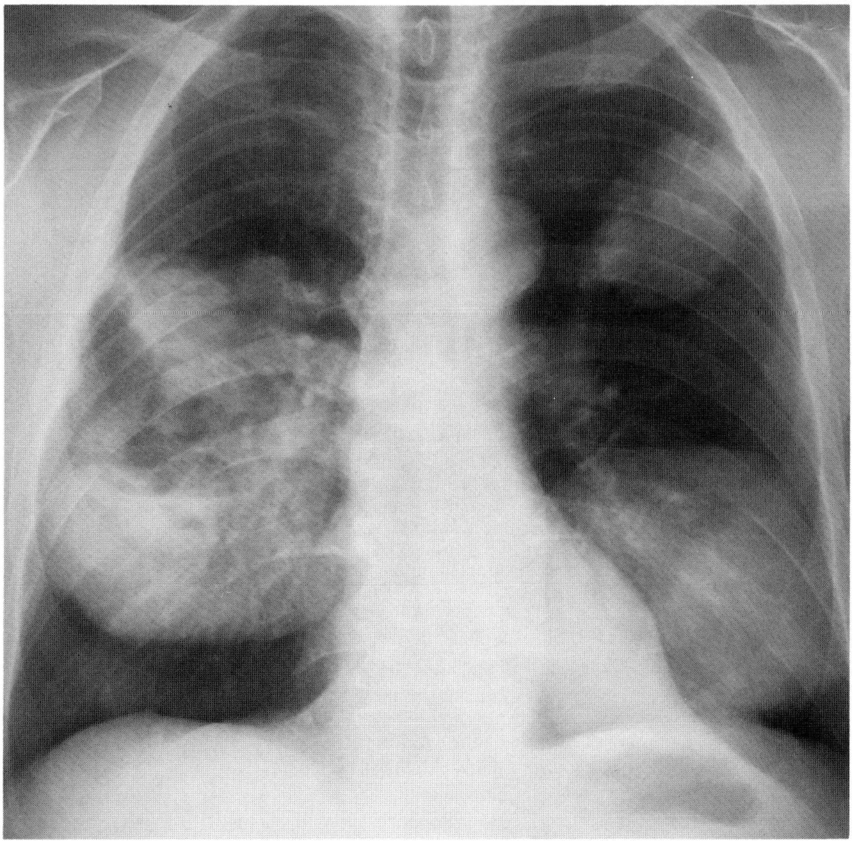

Abb. **202** Metastasen. Bis zu faustgroße Tumormassen bei Fibrosarkom des Unterschenkels.

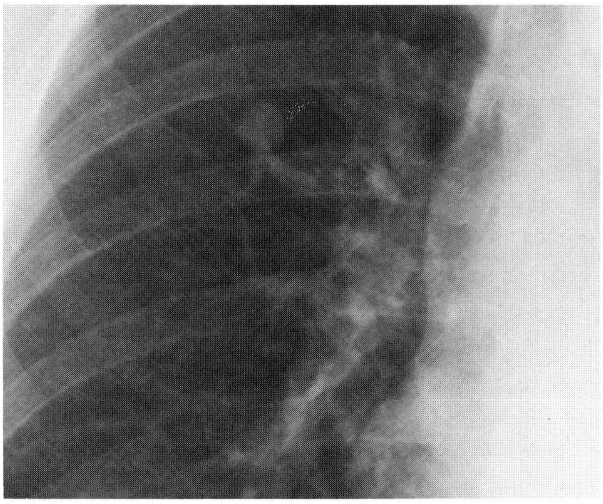

Abb. **203** Metastasen im rechten Mittelfeld. Der solitäre Rundherd wurde operiert. Später fand sich als Primärtumor ein Hypernephrom.

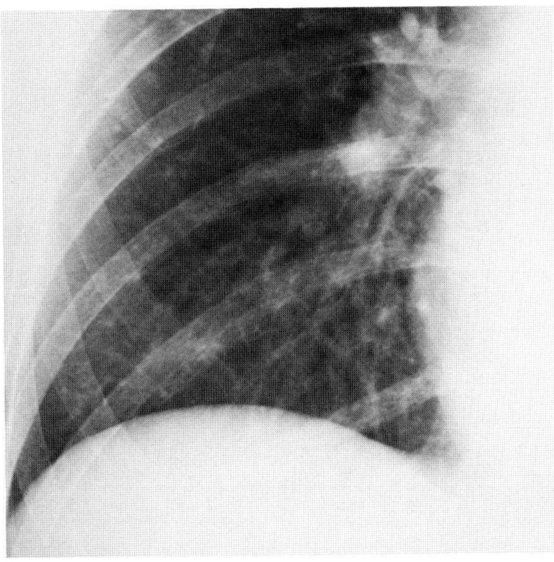

a

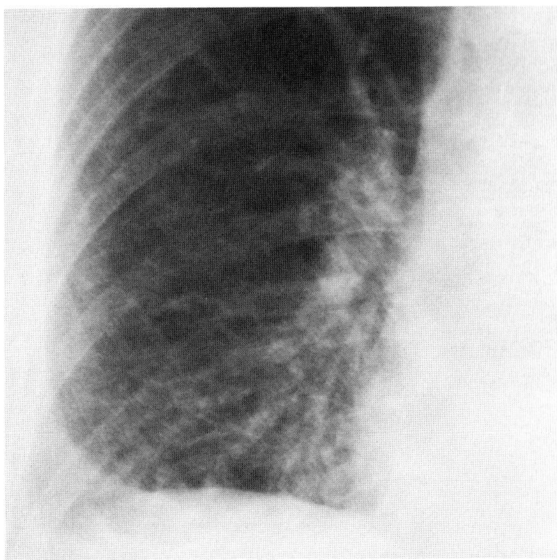

b

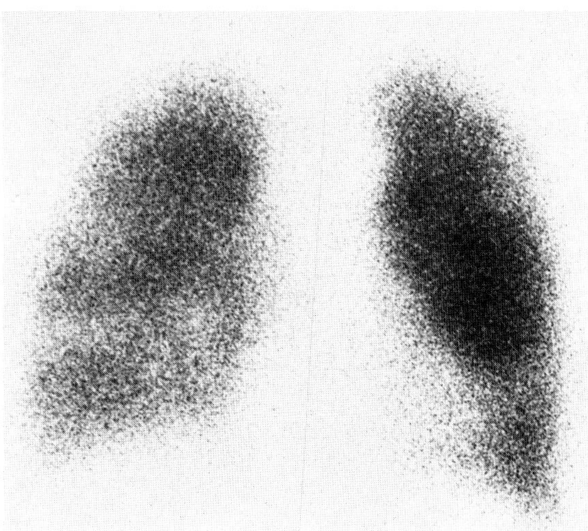

c

Abb. **204 a–c** Lymphangiosis carcinomatosa. Vermehrte Netzzeichnung des Unter- und Mittelfeldes mit Pleurabegleiterguß. Diese Veränderung war ein Jahr vorher noch nicht nachweisbar. Im Szintigramm diffuse Perfusionsausfälle. Trotz der relativ geringen Röntgensymptomatik starke Dyspnoe.

Szintigraphie

Bei der Lymphangiosis carcinomatosa zeigen sich regionale Perfusions- und Inhalatationsausfälle, die gelegentlich dem Röntgenbefund vorauseilen. Metastasen von differenzierten Schilddrüsenkarzinomen speichern gelegentlich Radiojod und können dadurch identifiziert werden (Abb. **200**).

Computertomographie

Kleine subpleural gelegene Rundherde werden computertomographisch oft früher erfaßt als mit der Röntgenübersichtsaufnahme.

Angiographie, Sonographie, Bronchographie, NMR

Keine Zusatzinformationen.

Differentialdiagnose

Bronchialkarzinom, Tuberkulom (s. Rundherd S. 239); Lungenstauung, interstitielle Fibrose (s. interstitielles Muster S. 257); Pleuraerguß (S. 174), Atelektase (S. 208).

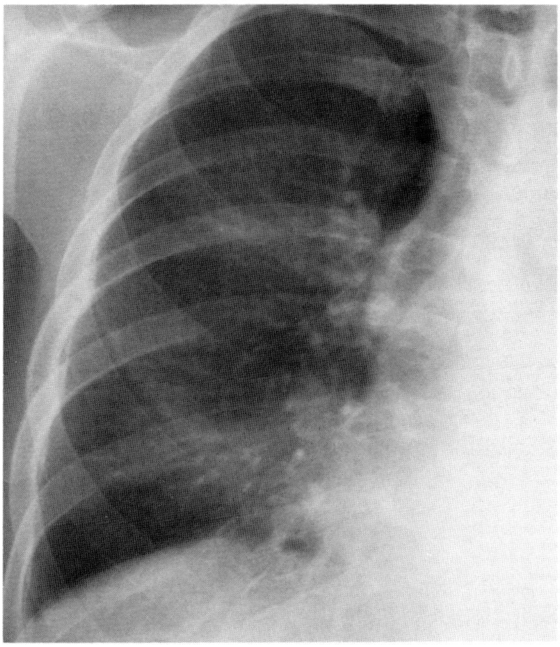

Abb. **205** Pneumonische Metastase. Bei Mammakarzinom konfluierende Fleckzeichnung im medialen Mittellappensegment. Die histologische Untersuchung zeigte ein intraalveoläres Wachstum von Tumorgewebe.

Malignes Lymphom

Das maligne Lymphom vom Hodgkin- und Non-Hodgkin-Typ ist eine Blastomatose des lymphatischen Systems, die an den Lymphknoten beginnt und in späteren Stadien auch die inneren Organe wie Milz, Leber, Knochen und Lunge befällt. Das maligne Lymphom macht etwa 2% aller Neoplasien aus und hat einen Altersgipfel im 2.–3. Dezennium (Morbus Hodgkin) sowie im Kindesalter und 6. und 7. Dezennium (Non-Hodgkin). In 40–65% der Fälle manifestiert sich die Erkrankung auch intrathorakal, vor allem mit einer Vergrößerung der mediastinalen und hilären Lymphknoten (284), seltener mit einer neoplastischen Infiltration des Lungenparenchyms. Die Diagnose und die histologische Zuordnung ergibt sich aus einer Biopsie, meist von zervikalen, axilären oder inguinalen Lymphomen.

Aufgabe der Radiologie ist es, einen intrathorakalen Befall festzustellen und damit das Stadium der Erkrankung festzulegen. Davon hängen Art und Umfang der Therapie ab, die heute vielen Patienten Heilung bringen kann. Auch der Erfolg einer Chemo- oder Strahlentherapie muß röntgenologisch überprüft und dokumentiert werden.

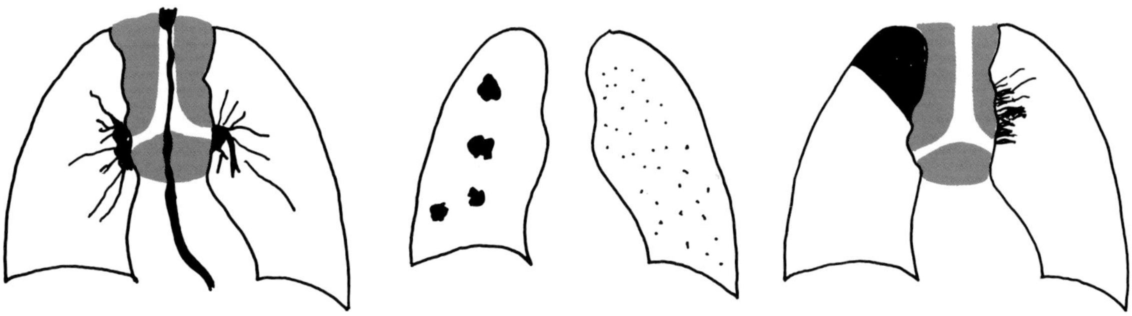

thorakale Lymphome:
- mediastinaler „Schornstein"
- polyzyklischer Hilus

pulmonale Metastasen:
- nodulär
- miliar

lokale Lungeninvasion:
- maligne Lymphangiose
- Atelektase

Abb. **206** Malignes Lymphom.

Pathologie

Intrathorakal sind die hilären und medistinalen Lymphknoten vergrößert. Per continuitatem kann die Lunge über die Lymphangien des bronchovaskulären Bündels infiltriert werden; es können aber auch solitäre und multiple intrapulmonale Herde bestehen (Abb. **206**).
Gelegentlich ist der Lymphabfluß blockiert, so daß Pleuraergüsse entstehen.
Histologisch ist der Morbus Hodgkin unter anderem durch eine Lymphozytenproliferation, durch Hodgkin- und Sternberg-Riesenzellen gekennzeichnet. Eine Klassifikation wurde von Rye angegeben.
Bei den Non-Hodgkin-Lymphomen ist die Kiel-Klassifikation gebräuchlich, wobei heute eine zusätzliche Typisierung mit spezifischen Antikörpern angestrebt wird (285) (Tab. **15**).

Klinik

Das klinische Leitsymptom sind zervikale, axilläre und inguinale Lymphome und allgemeine Zeichen wie Fieber, Schwäche, Kachexie und Nachtschweiß. Ein massiver intrathorakaler Befall kann Husten, Dyspnoe und retrosternale Schmerzen verursachen.

Röntgen

- *Mediastinale Lymphome.* Das obere Mediastinum ist schornsteinartig verbreitert (Abb. **207**). Auf dem Seitenbild ist der obere Retrosternalraum durch Lymphome verschattet, was bei der Sarkoidose nur selten vorkommt (Abb. **208**).
- *Hiläre Lymphome.* Die Hilusstrukturen sind bilateral knollig verdickt und nach lateral polyzyklisch begrenzt. Oft ist der Befall asymmetrisch (Abb. **207**).
- *Lymphangiosis blastomatosa.* Per continuitatem wächst das Tumorgewebe aus den hilären und mediastinalen Lymphknoten in die Lunge ein. Entsprechend finden sich perihiläre und paramediastinale Regionen mit konfluierenden Streifen- und Fleckzeichnungen, die als chronische Pneumonie fehlgedeutet werden können (Abb. **209**).
- *Metastasen.* Die solitären oder multiplen Rundherde sind klein- bis grobknotig und können sehr selten auch einschmelzen (273, 292) (Abb. **210**).

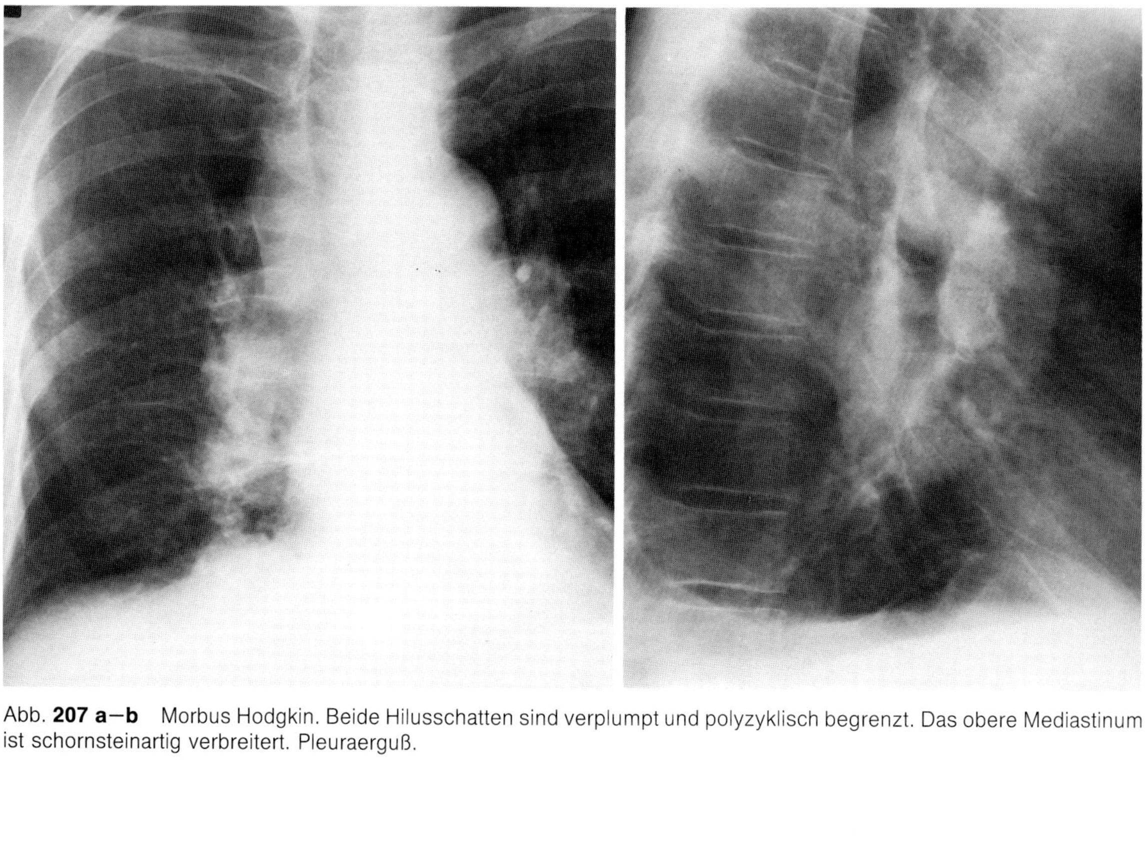

a b

Abb. **207 a–b** Morbus Hodgkin. Beide Hilusschatten sind verplumpt und polyzyklisch begrenzt. Das obere Mediastinum ist schornsteinartig verbreitert. Pleuraerguß.

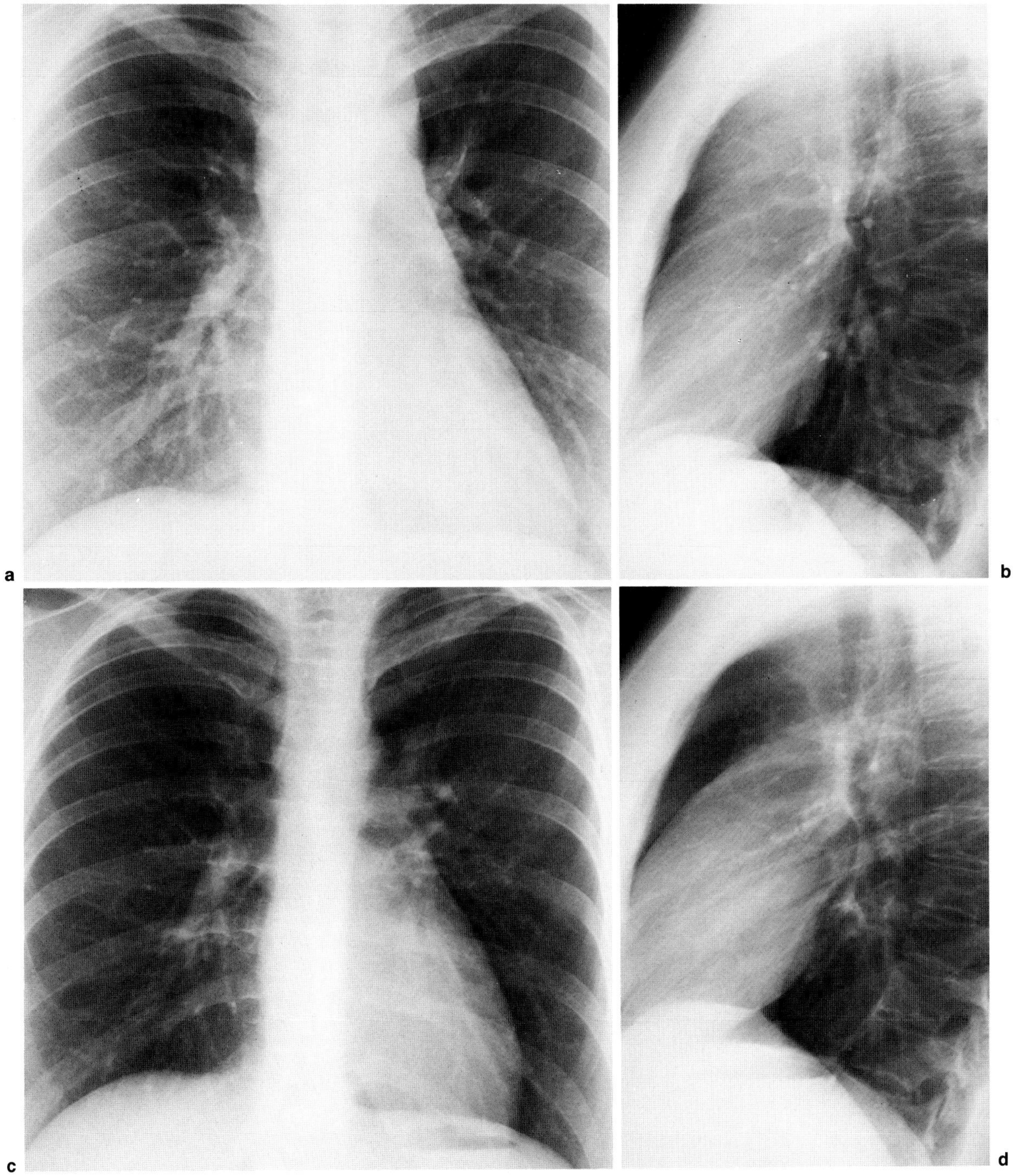

Abb. **208 a–d** Morbus Hodgkin. Verbreiterung der mediastinalen Lymphknoten und Verschattung im oberen Retrosternalraum auf dem Seitenbild. Vier Monate nach Strahlentherapie sind die Lymphome verschwunden.

Tabelle **15** Klassifikationen der Hodgkin- und Non-Hodgkin-Lymphome

Stadieneinteilung der Hodgkin- und Non-Hodgkin-Lymphome (Ann-Arbor-Klassifikation)

Stadium I	unilokulärer Lymphknotenbefall
Stadium I e	extranodulärer Befall, umschriebener Organbefall (z. B. Rundherd Lunge)
Stadium II	multiokulärer Lymphknotenbefall einseitig vom Zwerchfell
Stadium II e	extranodulärer lokalisierter Befall und Lymphknotenbefall (dazu gehören z. B. perihiläre Parenchyminvasion bei homolateraler Lymphadenopathie und unilateraler Pleuraerguß bei hilärer Lymphadenopathie)
Stadium III	Lymphknotenbefall beiderseits vom Zwerchfell
Stadium III e	umschriebener extralymphatischer Befall bei Lymphknotenbefall beiderseits vom Zwerchfell
Stadium IV	diffuser Organbefall (dazu gehören z. B. multifokaler Lungenbefall, bilateraler Erguß)

Histologische Klassifikation des Morbus Hodgkin (Rye-Klassifikation)

1. Lymphozytenreich (Paragranulom), Häufigkeit 15%
2. Nodulär-sklerosierend, Häufigkeit 40%
3. Gemischtzellig, Häufigkeit 30%
4. Lymphozytenarm (Hodgkin-Sarkom), Häufigkeit 15%

Histogenetische Klassifikation der Non-Hodgkin-Lymphome (Kiel-Klassifikation)

- Lymphome niedriger Malignität
  - lymphozytisches Lymphom
  - immunozytisches Lymphom (Morbus Waldenström)
  - plasmozytisches Lymphom (extramedulläres Plasmozytom)
  - zentrozytisches Lymphom
  - zentroblastisch-zentrozytisches Lymphom (Morbus Brill-Symmers)
  - Mycosis fungoides
  - Sézary-Syndrom (retikulämische Erythrodermie)
- Lymphome höherer Malignität
  - zentroblastisches Lymphom
  - lymphblastisches Lymphom (Burkitt-Lymphom, akute Lymphoblastenleukämie)
  - immunoblastisches Lymphom (Retikulosarkom)

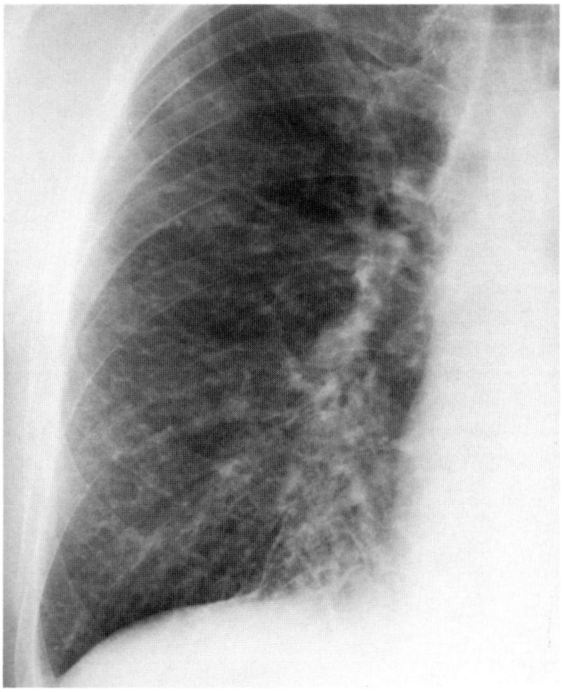

Abb. **209** Morbus Hodgkin. Interstitielles Muster mit feinen pulmonalen Knötchen, histologisch gesichert.

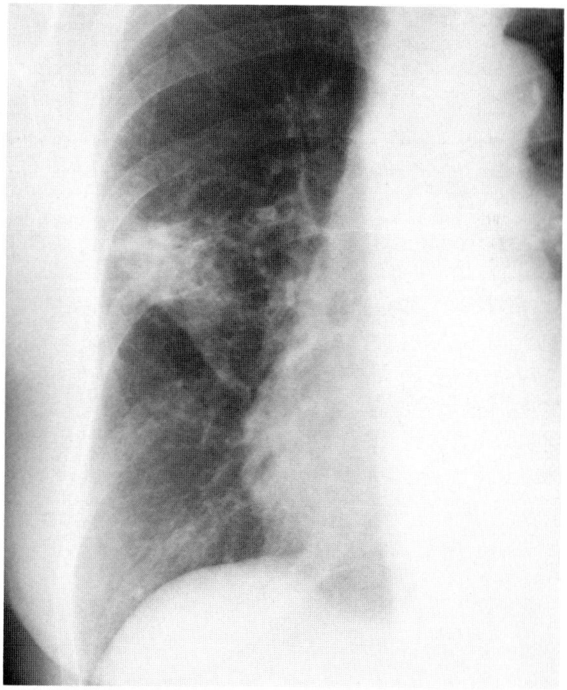

Abb. **210** Non-Hodgkin-Lungeninfiltrat; histologisch gesichert.

Computertomographie

Sie weist die mediastinalen Lymphome genauer nach als die konventionelle Röntgendiagnostik (Abb. **211**).

Szintigraphie, Sonographie, Angiographie, Bronchographie, NMR

Keine Zusatzinformationen.

Differentialdiagnose

Sarkoidose, Mediastinaltumor (s. Hilusverbreiterung S. 189, 226); Pneumonie; Metastasen.

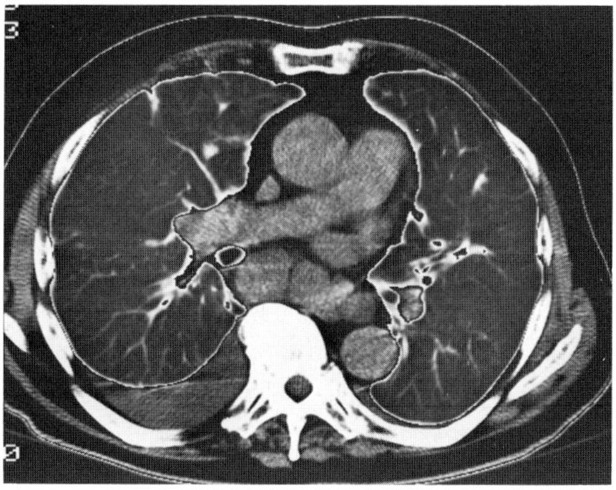

Abb. **211** Non-Hodgkin-Lymphom. Der computertomographische Schnitt in Höhe der rechten Pulmonalarterie zeigt subkarinale Lymphknoten und einen Pleuraerguß.

Gefäßerkrankungen

Pulmonale Hypertonie

Zahlreiche Lungen- und Herzerkrankungen führen zur pulmonalen Hypertonie, die dann vorliegt, wenn bei Kathetermessungen der mittlere Druck in der A. pulmonalis höher als 20 mmHg ist. Bei der leichten Form liegen die Druckwerte zwischen 20 und 30 mmHg, bei der mäßiggradigen Hypertonie zwischen 40 und 70 mmHg und beim schweren Lungenarterienhochdruck über 70 mmHg (297).

Eine chronische Erhöhung des pulmonalarteriellen Druckes (Pa) resultiert nach dem Ohmschen Gesetz ($Pa - Pv = R \times I$) entweder als Folge einer Flußerhöhung (I), einer Widerstandserhöhung (R) oder einer Erhöhung des Pulmonalvenendruckes (Pv). Entsprechend kann man die verschiedenen Ursachen klassifizieren (323) (Tab. **16**):

• Eine *pulmonale Flußerhöhung* findet sich z. B. beim Rezirkulationsvitium. So kann etwa beim Ventrikelseptumdefekt infolge des Links-rechts-Shunts der Blutfluß im pulmonalen Kreislauf auf das Vielfache der Norm gesteigert sein.

• Eine *Widerstandserhöhung* in der pulmonalen Gefäßbahn wird z. B. durch Thrombembolien oder durch das chronisch obstruktive Emphysem verursacht. Es müssen aber 60–70% der pulmonalen Gefäßbahn obturiert sein, ehe sich der Druck meßbar erhöht (323), d. h., erst bei recht fortgeschrittenen Erkrankungen resultiert eine pulmonale Hypertonie.

• Eine *Drucksteigerung* in der Pulmonalvene, wie sie bei Linksherzinsuffizienz oder bei Mitralstenose vorkommt, führt über einen Rückstau zur Erhöhung des pulmonalarteriellen Druckes (Abb. **212**).

Tabelle **16** Klassifikation der pulmonalen Hypertension

- *Pulmonale Vasookklusion*
  - Lungenparenchymerkrankung wie chronisch obstruktives Emphysem und Lungengerüsterkrankung
  - Lungenarterienembolie (Thromben, neoplastische Metastasen, Fettembolie, Parasitenembolie)
  - Vasospasmus durch alveoläre Hypoventilation (Muskeldystrophie, Poliomyelitis, Pickwick-Syndrom, Wotan-Fluch-Syndrom, Thoraxdeformation infolge von Kyphoskoliose, Thorakoplastik und Fibrothorax)
  - idiopathische Hypertension
- *Pulmonalvenöse Hypertonie*
  bei Linksherzversagen, Mitralklappenfehler, Cor triatriatum, Vorhofmyxom und Pulmonalvenenstenose
- *Pulmonale Blutrezirkulation*
  beim Links-rechts-Shunt des Herzens (offener Ductus arteriosus, Vorhofseptumdefekt, Ventrikelseptumdefekt, aortopulmonales Fenster, Fehlmündung der Lungenvenen in die V. cava oder das rechte Herz)

Aufgabe der Radiologie ist es, den Verdacht auf eine pulmonale Hypertonie zu lenken, der bei entsprechend schwerer klinischer Symptomatik mit Kathetermessung bestätigt werden muß. Außerdem muß die Radiologie Hinweise auf die zugrundeliegende Erkrankung geben, wie z. B. Emphysem, Thrombembolie, Herzinsuffizienz, Herzvitium u. a.

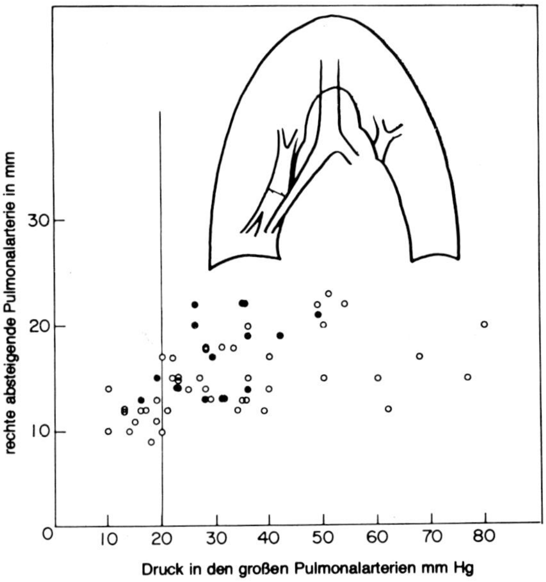

Abb. **212** Korrelation von Pulmonalarteriendruck und Weite der Unterlappenarterie rechts (aus *I. Meschan:* Analyse der Röntgenbilder, Bd. II. Enke, Stuttgart 1981).

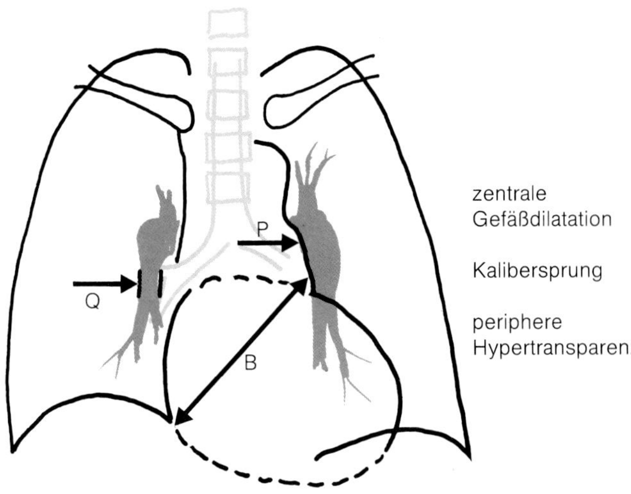

Abb. **213** Kriterien der pulmonalen Hypertonie. B ≤15 cm, P ≤ 4,5 cm, Q ≤ 1,8 cm (Normalwerte nach *Fochem* u. *Klumair*).

Pathologie

Die großen Pulmonalarterien sind erweitert, ihre Intima ist arteriosklerotisch verändert, und die Mediamuskulatur ist hyperplasiert. An den kleineren Pulmonalarterien finden sich Intimafibrosen, die im Spätstadium das Lumen obliterieren. Dadurch wird aber der Gefäßwiderstand weiter erhöht, und es entsteht ein Circulus vitiosus, der endlich zum Rechtsherzversagen führt (328).

Klinik

Allen Formen der pulmonalen Hypertonie ist eine Belastungsdyspnoe gemeinsam, und im fortgeschrittenen Stadium kommt es zum Cor pulmonale mit elektrokardiographischer Rechtsherzhypertrophie und P-pulmonale. Beim Rechtsherzversagen zeigen sich periphere Ödeme und eine obere Einflußstauung, evtl. mit sichtbaren Pulswellen in der V. jugularis (Trikuspidalinsuffizienz).

Röntgen

Die pulmonalen Arterien gehören zum Niederdrucksystem und sind deshalb stärker dehnbar als die Arterien des großen Kreislaufs. Ein Druckanstieg verbreitert deshalb früh die Gefäßkaliber, was röntgenologisch nachweisbar ist.
Eine chronische Druckerhöhung in der Pulmonalarterie belastet des weiteren das rechte Herz, das sich dem anfangs durch eine muskuläre Hypertrophie anpaßt (kompensiertes Cor pulmonale), schließlich aber dilatiert (Rechtsherzversagen) (Abb. **213**).

- Die perihilären Gefäßschatten sind verbreitert.
- Der Durchmesser der rechten Pulmonalarterien in der Pars intermedia ist größer als 18 mm.
- Der Truncus pulmonalis ist verbreitert. Er legt sich im Seitenbild eng an das Sternum an, so daß der Retrosternalraum schmal wird. Auf der p.-a. Aufnahme beträgt der Abstand zwischen Karina und Außenkontur des Pulmonalsegmentes mehr als 4,5 cm.
- Der rechte Ventrikel ist vergrößert und hypertrophiert; der Basaldurchmesser des Herzens beträgt mehr als 15 cm.

Je nach Ursache der pulmonalen Hypertonie finden sich:

- eine Rarefikation der peripheren Gefäßzeichnung, z. B. beim Emphysem und bei der idiopathischen pulmonalen Hypertonie. Die Differenz zwischen den verbreiterten zentralen Gefäßkaliber und den schmalen peripheren Gefäßen imponiert als Kalibersprung (Abb. **214**);
- verstärkte periphere Gefäßzeichnung im Anfangsstadium eines Rezirkulationsvitiums (s. Abb. **215**);
- verschiedene Veränderungen, die auf die Grunderkrankung hindeuten, wie z. B. Emphyem, Thoraxdeformation, Zwerchfellhochstand bei Hypoventilation, Herzvergrößerung bei Insuffizienz oder kongenitalen Vitien.

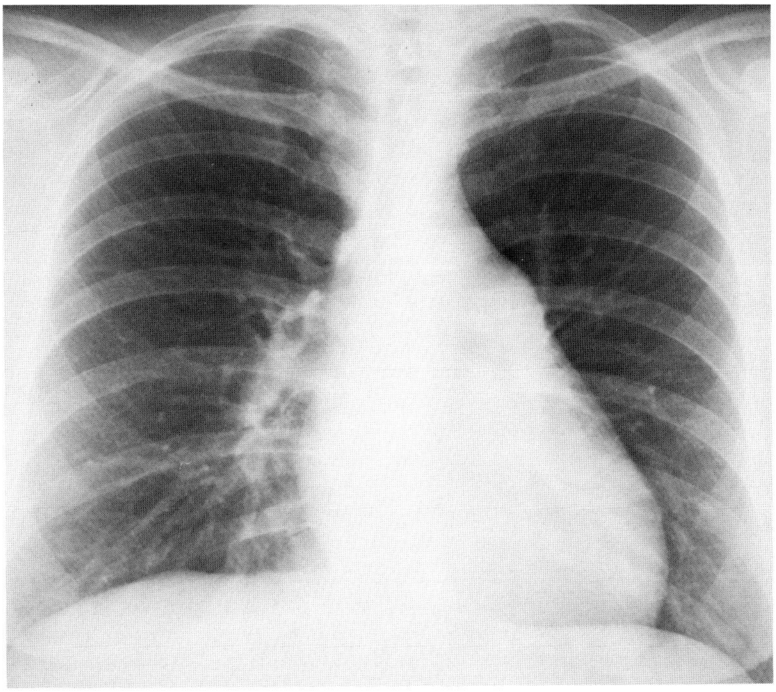

Abb. **214** Idiopathischer pulmonaler Hypertonus nach Appetitzüglermedikation.

Angiographie

Die bereits auf der Übersichtsaufnahme sichtbaren Verbreiterungen der zentralen Gefäße sowie der Kalibersprung werden im Arteriogramm deutlicher. Darüber hinaus kann das Arteriogramm ein Rezirkulationsvitium beweisen und embolisch obturierte Gefäßabschnitte aufdecken.

Szintigraphie

Je nach Grunderkrankung finden sich fleckige Nuklideinlagerung (Emphysem) oder keilförmige Nuklidausfälle (Embolien). Eine Kranialisierung der Nuklidbelegung (Mitralstenose und Herzinsuffizienz) ist nur beweisbar, wenn das Nuklid dem aufrecht stehenden Patienten injiziert wird.

Sonographie

Die verdickte Wand des rechten Ventrikels kann sonographisch gemessen werden.

NMR

Die Vergrößerung des rechten Ventrikels beim Cor pulmonale und die Verformung der Kammern bei Shuntvitien kann dargestellt werden.

Computertomographie und Bronchographie

Keine wesentliche Zusatzinformationen.

Seltenere Formen der pulmonalen Hypertonie

Die häufigsten Ursachen eines pulmonalen Hypertonus sind die Linksherzinsuffizienz (S. 56), das Emphysem (S. 94) und die Lungenembolie (S. 93). Hier werden einige seltenere Formen kurz dargestellt.

Idiopathische pulmonale Hypertonie

Die idiopathische pulmonale Hypertonie ist selten (304). Einige Autoren bestreiten sogar ein eigenes Krankheitsbild dieser Art, da als Ursache eine klinisch latente chronisch rezidivierende Mikroembolie nicht auszuschließen sei (319, 320). Dennoch scheinen einige Besonderheiten die Entität zu rechtfertigen (326): Sie tritt familiär gehäuft auf, manifestiert sich meist beim Jugendlichen und befällt Frauen fünfmal so oft wie Männer; eine Acetylcholininfusion senkt diese Form der pulmonalen Hypertonie (301). In den sechziger Jahren häufte sich die Erkrankung in Deutschland, Österreich und der Schweiz, was auf den Appetitzügler Menocil zurückgeführt wurde.

Klinisch finden sich Dyspnoe, Synkopen und Thoraxschmerzen, und es kann zum Rechtsherzversagen kommen. Im EKG finden sich die Zeichen des Cor pulmonale.

Röntgenologisch sind die zentralen Pumonalarterien stark erweitert, und die Lungenperipherie ist oligämisch.

Infolge der Rechtsherzvergrößerung ist der Retrosternalraum verschmälert, und infolge der Herzrotation erscheint das pulmonale Segment an der linken Herzkontur prominent (verstrichene Herztaille), was vor allem bei Änderung in Verlaufskontrollen diagnostischen Wert gewinnt. Diese Befunde können angiographisch verifiziert werden, jedoch soll dabei mit einer erhöhten Komplikationsrate zu rechnen sein (298).

Rezirkulationsvitium

Beim Gesunden fließt ebensoviel Blut durch die Pulmonalgefäße wie durch die Körpergefäße. Malformationen mit Shuntbildung können aber den Blutfluß in der Lunge 3- bis 6mal so groß werden lassen wie im Körperkreislauf. Beim Vorhof- und Ventrikelseptumdefekt, beim Ductus arteriosus apertus Botalli und beim aortopulmonalen Fenster strömt nämlich ein Teil des Blutes aus dem linken Herzen durch den Defekt zurück ins rechte Herz und wird dann durch die Lunge rezirkuliert. Auch bei Fehlmündungen der Lungenvenen in die V. cava oder das rechte Herz kommt es zu einer Rezirkulation des Blutes.
Trotz des gesteigerten Flusses ist der pulmonalarterielle Druck zunächst normal. Erst wenn unter der Flußbelastung die Lungenarteriolen sklerosieren und dadurch der Widerstand zunimmt, erhöht sich auch der pulmonalarterielle Druck. Dies führt zu einer Hypertrophie des rechten Herzmuskels, und schließlich kann dadurch der Druck in der rechten Herzkammer so hoch werden, daß sich die Shuntrichtung umkehrt (Eisenmenger-Reaktion). Dies ereignet sich in Abhängigkeit von der Größe des ursprünglichen Shuntvolumens in der Kindheit oder erst im Erwachsenenalter.
Klinisch leiden die Patienten an Belastungsdyspnoe und verstärkten Herzpulsationen. Man kann pathologische Herzgeräusche auskultieren, und im EKG finden sich Veränderungen.
Röntgenologisch ist der Herzschatten vergrößert und deformiert. Die zentralen Pulmonalgefäße sind monströs erweitert und oft geschlängelt (Abb. **215**). Anfangs sind auch die Gefäße in der Lungenperipherie weit, erst im späteren Stadium werden sie mit zunehmender Widerstandserhöhung schmal. Recht eindrucksvoll ist bei der Durchleuchtung der sog. Hilustanz, d. h. eine extreme Pulsation der zentralen Pulmonalarterien, was besonders zuverlässig an der rechten Unterlappenarterie zu beobachten ist. Beim offenen Ductus arteriosus Botalli ist diese Pulsation geringer, weil dabei kontinuierlich, d. h. auch während der Diastole, Blut übertritt. Angiokardiographisch wird der Shunt lokalisiert und das Shuntvolumen bestimmt.

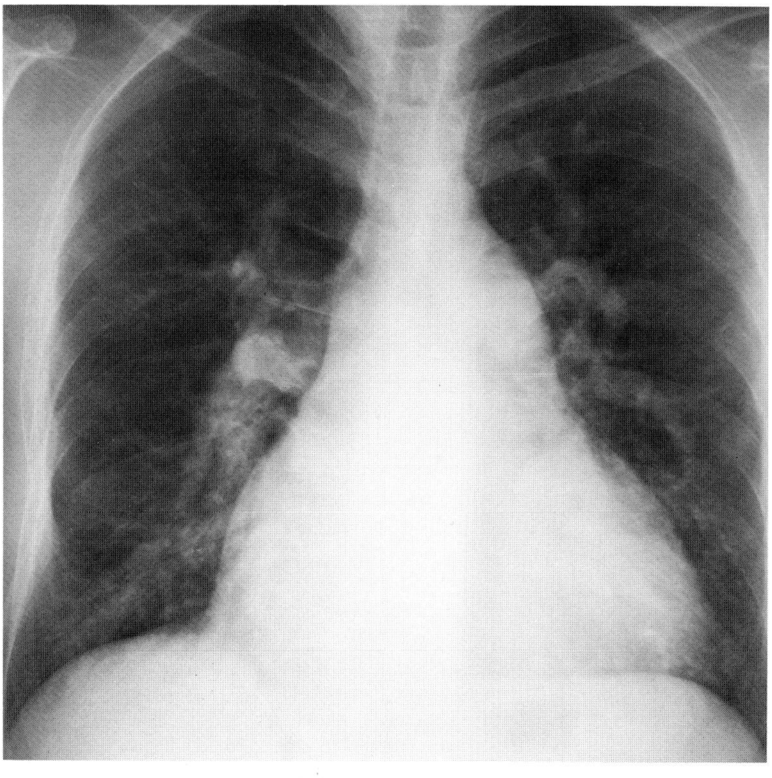

Abb. **215** Pulmonale Blutrezirkulation. Vorhofseptumdefekt, prominenter Pulmonalisbogen, weite Pulmonalarterien, die bei der Durchleuchtung stark pulsieren (tanzender Hilus).

Pulmonaler Hypertonus durch alveoläre Hypoventilation

Eine Hypoventilation der Lunge verursacht reflektorisch einen Vasospasmus der pulmonalen Arteriolen. Ist die Minderbelüftung chronisch, so entwickelt sich langsam eine pulmonale Hypertonie. Einige Ursachen werden als Syndrome benannt.

- *Wotans-Fluch-Syndrom.* Es ist eine angeborene oder postenzephalitische Hyposensibilität des Atemzentrums auf CO_2 (314). Diese Patienten vergessen gewissermaßen intermittierend das Atmen; ihnen kann gelegentlich mit einem elektrischen Atemschrittmacher geholfen werden.

- *Pickwick-Syndrom:* Wenn die Atemexkursion infolge einer Adipositas permagna eingeschränkt ist, kann das Atemzentrum sekundär refraktär auf den chronischen Hyperkapniereiz werden. Dieses Phänomen findet sich aber auch bei der Atemmuskelinsuffizienz durch Poliomyelitis, Muskeldystrophie, amyotrophe Lateralsklerose u. a. (310).

- *Chronisches Hyperkapniesyndrom.* Auch die chronische Hyperkapnie, wie sie bei Verteilungsstörung der Perfusion und Ventilation durch bullöses Emphyem, Thoraxdeformation und Fibrothorax vorkommt, macht das Atemzentrum refraktär und führt zur Hypoventilation.

Lungenthrombembolie

Wenn man bei der Autopsie besonders sorgfältig darauf achtet, findet man in 65% Lungenembolien, die damit beim Krankenhauspatienten den häufigsten pathologischen Befund überhaupt darstellen (306). Klinisch bleiben die Lungenembolien allerdings in mehr als 80% der Fälle stumm.
Der in eine Lungenarterie eingeschwemmte Thrombembolus drosselt die Perfusion der distal davon gelegenen Lungenpartie. Meist reicht zwar das Blut des Bronchialarteriensystems aus, um den Lungenbezirk zu ernähren, in 10–15% entstehen aber Infarkte, d. h., durch die lokale Hypoxie kommt es zu Kapillarschäden mit Transsudationen und Einblutungen und schließlich zur Kolliquationsnekrose (317).
Aufgabe der radiologischen Diagnostik ist es, die Lungenembolie zu erkennen, was mit Lungenszintigraphie und Angiographie bei großen und damit klinisch relevanten Thromben auch recht sicher gelingt. Die Thoraxübersichtaufnahme kann lediglich Hinweise auf die Erkrankung geben.

Pathologie

Bei der Autopsie findet man zusammengeknäulte Thromben in den Lumina der Pulmonalarterien. Als Zeichen des akuten Cor pulmonale kann der rechte Ventrikel dilatiert sein. Bei chronisch rezidivierenden Mikroembolien können die zentralen Gefäße als Ausdruck der pulmonalen Hypertonie dilatiert sein; dazu müssen aber mehr als 50% der Strombahn obliteriert sein (307). Distal von der Obliteration ändert sich die Morphologie der Lunge in der Regel nicht, da sie ausreichend vom Bronchialarteriensystem versorgt wird. Der Druck in diesem System kann aber eine pulmonal venöse Hypertension, z. B. bei Linksherzinsuffizienz, nicht überwinden, es kommt zu hypoxischen Schäden der Alveolarwände, zu Transsudation und Einblutungen in die Alveolen und schließlich zur Kolliquationsnekrose (313). Der hämorrhagische Infarkt ist auf der Schnittfläche fest, luftleer und livide dunkelrot. Im weiteren Verlauf wird er vom Rande her revaskularisiert und organisiert, was bei kleineren Infarkten zur Restitutio ad integrum oder zu Narbenstrangbildung führt. Die Infarktzonen werden nicht selten superinfiziert und abszedieren (317).

Klinik

Die Diagnose ist schwierig, da nur in 5% die klassische Trias aus plötzlich einsetzendem Thoraxschmerz, Dyspnoe und Hämoptoe vorhanden ist (327). Oft ist eine Thrombose der Becken- und Beinvenen bekannt, die für die Diagnose richtungsweisend ist.

Röntgen

Es ist geradezu charakteristisch für die Thrombembolie, daß die Thoraxübersichtsaufnahme keine oder nur diskrete Veränderungen zeigt, daß der Patient aber an starken pulmonalen Symptomen leidet und daß die Szintigraphie und die Pulmonalisangiographie deutliche Befunde aufweisen (Abb. **216**).
Gemäß der verstärkten Perfusion in den basodorsalen Lungenarealen finden sich Embolien dort gehäuft und werden in den Oberlappen nur in 10% angetroffen.

- Bei der *Embolie ohne Infarkt* können sich zeigen:
– *Lokale Oligämie (Westermark-Zeichen).* Regional ist die Gefäßzeichnung rarefiziert. Der an sich unzuverlässige Befund gewinnt an Bedeutung, wenn Voraufnahmen in dieser Region eine deutlich stärkere Vaskularisation zeigen (331) (Abb. **217**).
– *Ballonierte Hilusarterie* mit Kalibersprung (Finger-Knöchel-Zeichen). Eine Lappenarterie oder Segmentarterie wird durch die Thrombembolie kugelförmig balloniert, und die distal gelegenen Gefäße kontrahieren sich (308).
– *Plattenatelektasen.* Sie sollen infolge eines Surfactant-Mangels der betroffenen Lungenareale entstehen und zeigen sich röntgenologisch als 1–3 mm dicke, mehrere Zentimeter lange intrapulmonale Streifenschatten, die bis zur Pleura ziehen (302, 321).

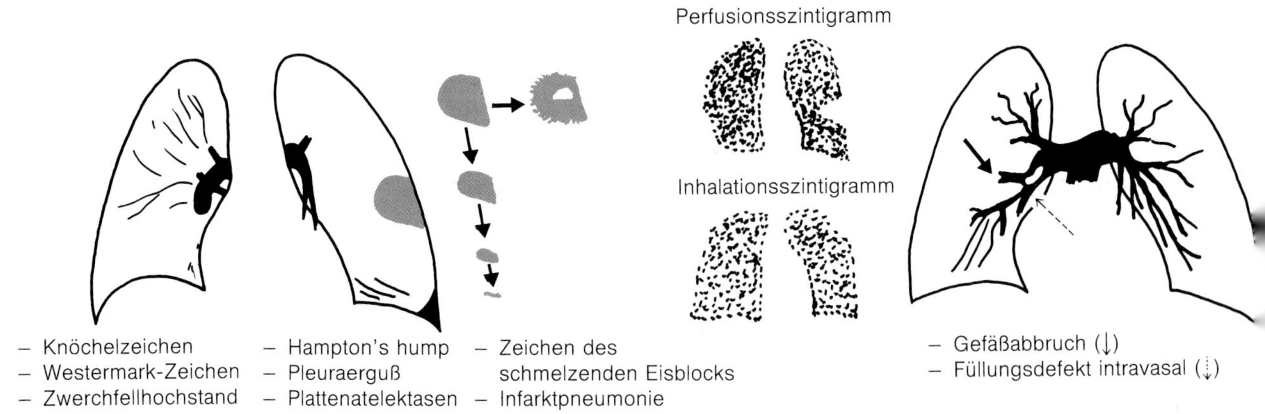

Abb. **216** Lungenembolie und -infarkt.

– *Zwerchfellhochstand.* Er ist Ausdruck einer reflektorischen Schonung des betroffenen Lungenflügels. Auch eine beginnende Dystelektase, die röntgenologisch noch nicht sichtbar ist, könnte den Befund erklären (325).

– Röntgenzeichen der *Rechtsherzdekompensation.* Vergrößerung der Herzsilhouette, Verbreiterung des Mediastinalschattens durch Kavadilatation und Verbreiterung des Azygosschattens. Die Diagnose ist nur ausnahmsweise möglich, da bei den schwerkranken Patienten meist nur Liegeaufnahmen möglich sind.

– Zeichen der *pulmonalen Hypertonie.* Bei chronisch rezidivierenden Mikroembolien, die mehr als 50% der Gefäßbahn obturieren, sind die zentralen Gefäße verbreitert und die peripheren Gefäßstreifen rarefiziert (S. 150).

● Bei der *Embolie mit Infarkt* kann das Röntgenbild zeigen:

– *Keilförmige oder ovale Flächenschatten* (Hampton's hump; 309). Im typischen Fall manifestiert sich die Verschattung einen Tag nach dem embolischen Ereignis (302), die Verschattung hat einen Durchmesser von 3–5 und maximal 10 cm. Hat sie Keilform, so grenzt die Basis des Keils an die viszerale Pleura, und seine abgerundete Spitze zeigt hiluswärts. Bildet sich die Verschattung innerhalb von 4–7 Tagen zurück, so kann als deren Ursache ein intra-alveoläres Ödem und eine Einblutung angenommen werden, während eine langsame Resorption in 3–5 Wochen auf eine Parenchymnekrose hinweist. Charakteristischerweise wird diese Verschattung vom Rande her kleiner und bleibt bis zuletzt homogen

a
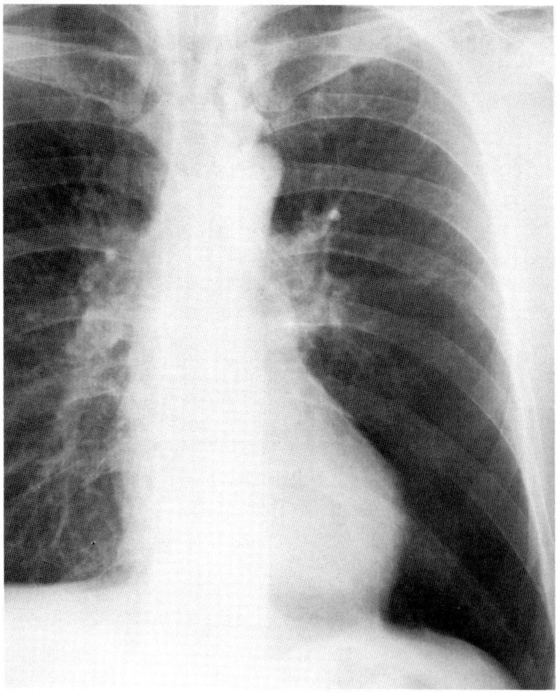

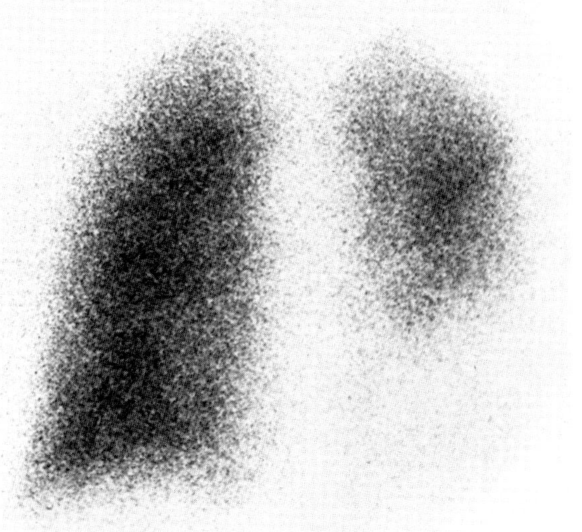
b

Abb. **217 a–b** Lungenembolie. Im linken Unterfeld rarefizierte Gefäßzeichnung (Westermark-Zeichen). Im Perfusionsszintigramm entsprechender Nuklidausfall.

(„schmelzender Eisblock"); dies steht im Gegensatz zur Pneumonie, bei der sich der Flächenschatten von innen her auflockert.
Die Resorption verzögert sich durch eine Superinfektion. Die Verschattung kann dann vorübergehend größer werden und auch abszedieren (Abb. **218**).

– *Pleuraerguß.* Die Sinus phrenicocostales sind homogen verschattet, und bei Lagewechsel fließt der Erguß nach kranial ab. Bei der Punktion ist er in der Regel sanguinolent.

Szintigraphie

Ein normales Szintigramm schließt eine massive operativ angehbare Embolie aus (308). Klinisch relevante Gefäßverschlüsse zeigen szintigraphisch einen keilförmigen Perfusionsausfall. Bei röntgenologisch nachgewiesenen Infarktschatten ist der szintigraphische Ausfall oft größer als der Röntgenbefund, allerdings ist eine sichere Abgrenzung zu anderen pneumonischen Infiltraten nicht möglich. Bei unauffälligem Röntgenbefund kann ein Nuklidausfall auf ein lokalisiertes Emphysem hinweisen; die Inhalationszintigraphie zeigt beim Embolus eine nur wenig gestörte Ventilation, während diese beim Emphysem stark reduziert ist (Abb. **49, 50, 219**).

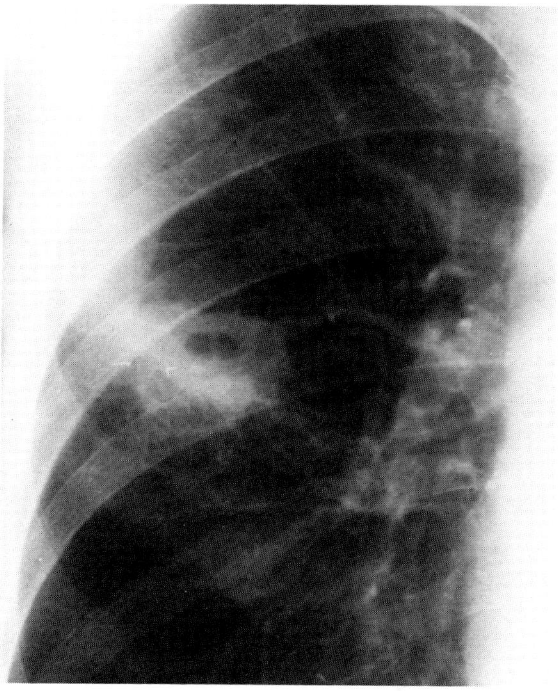

Abb. **218** Infarkt mit Pneumonie und Abszedierung.

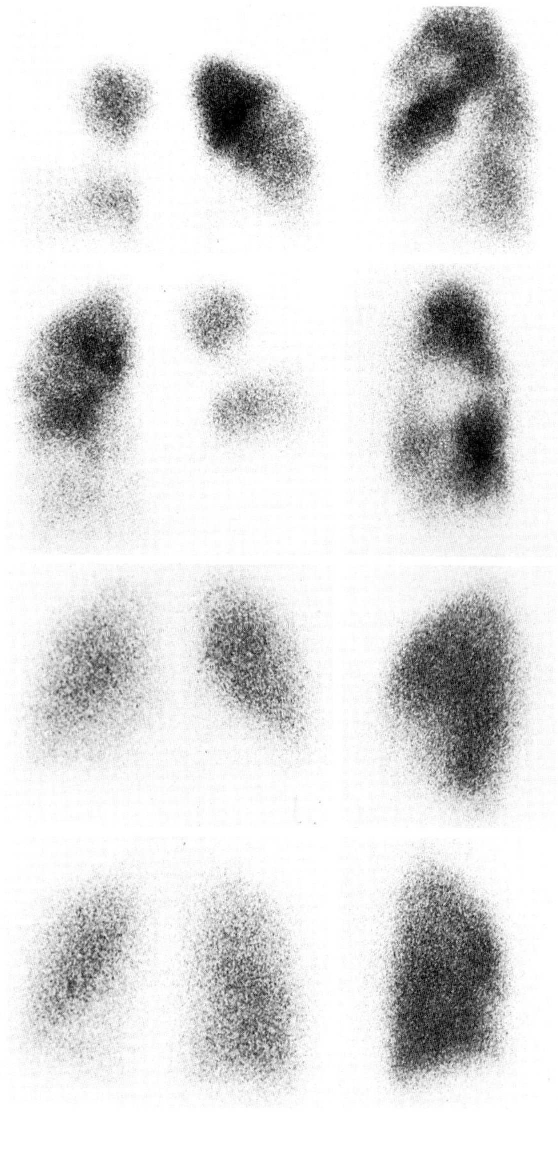

Abb. **219 a–h** Multiple Lungenembolien, szintigraphischer Verlauf. Trotz erheblicher klinischer Symptomatik mit Dyspnoe und Hämoptysen war das Röntgenbild stets unauffällig. Multiple Perfusionsausfälle in allen Lungenabschnitten. **a** Ventral anliegend; **b** links anliegend; **c** rückenanliegend, **d** rechts anliegend. **e–h** 14 Tage später komplette Erholung mit homogener Blutperfusion.

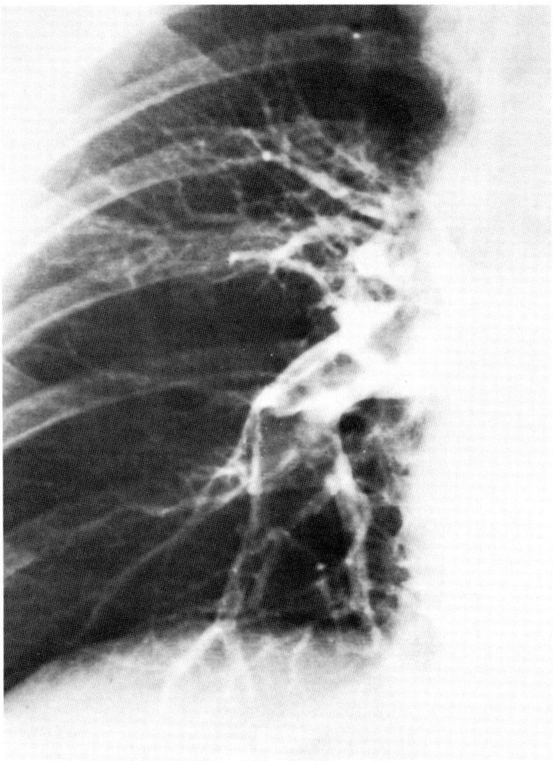

Abb. **220** Massive Lungenembolie der rechten Pulmonalarterie. Der Thrombus ragt sowohl in die Oberlappen- als auch in die Unterlappenarterie und verursacht Füllungsdefekte.

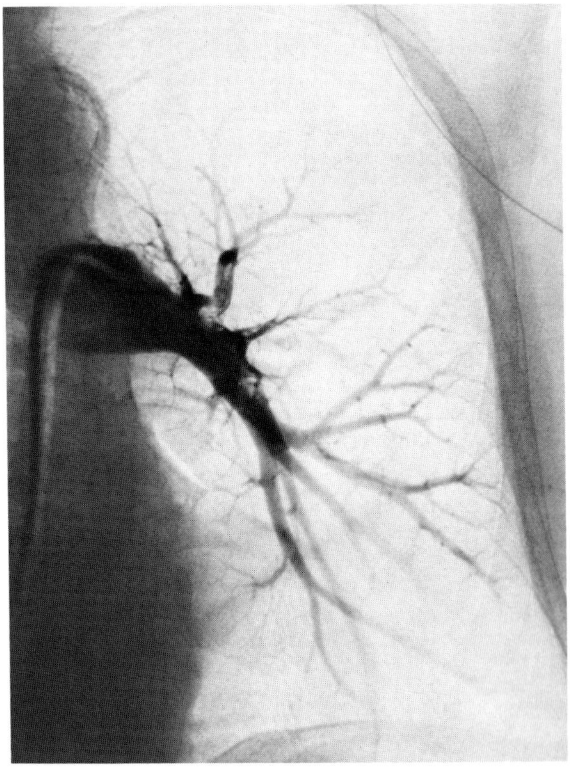

Abb. **221** Embolie. Füllungsdefekt in der linken Oberlappenarterie und poststenotische Gefäßrarefikation.

Angiographie

Sie ist die sicherste Methode, um einen Embolus direkt nachzuweisen, und zwar über den Füllungsdefekt und den Abbruch der Kontrastmittelsäule. Allerdings sind subsegmentale Verschlüsse wegen der geringen röntgenologischen Detailerkennbarkeit nicht zu erfassen. Unsichere angiographische Zeichen einer Embolie sind die fehlende oder verlangsamte Perfusion in umschriebenen Lungenarealen und eine vermehrte Schlängelung und Rarefizierung der subsegmentalen Arterien (Abb. **220, 221**).

Computertomographie, Bronchographie, NMR

Keine Zusatzinformationen (322).

Differentialdiagnose

Pneumonie, Tumor (s. segmentale und nichtsegmentale Verschattung S. 208, 232); Pleuranarben (s. Streifenschatten S. 251); lokalisiertes Emphysem (s. Hypertransparenzen S. 274).

Lungenstauung

Eine Lungenstauung entsteht, wenn der Abfluß aus den Lungenvenen behindert ist, was vor allem bei Linksherzinsuffizienz und Mitralstenose vorkommt. Die Drucksteigerung in den Lungenvenen überträgt sich wegen der fehlenden Klappen im Lungenkreislauf auf alle Gefäßabschnitte. Die unmittelbare Folge ist eine starke Volumenzunahme des intravasalen Blutes, denn die Lungengefäße sind ähnlich leicht dehnbar wie das Venensystem im Körperkreislauf. Später führt die intrakapilläre Drucksteigerung zu einer Flüssigkeitstranssudation in das Interstitium und den Intraalveolarraum. Die akute Lungenstauung ist reversibel. Eine langjährig chronische Stauung läßt aber eine Fibrose des Lungengerüstes entstehen. Die Lungenstauung als Symptom der Linksherzinsuffizienz ist überaus häufig und wird in fast jedem Röntgeninstitut mehrfach täglich gesehen. Aufgabe der Röntgendiagnostik ist es, die Lungenstauung zu diagnostizieren und Begleiterkrankungen wie z. B. Pneumonien und Herzklappenfehler aufzudecken. Dies gelingt in der Regel mit der Thoraxübersichtsaufnahme in zwei Ebenen. Obwohl in einer auf Verlaufsbeobachtungen fußenden Studie die Röntgenzeichen eines interstitiellen Ödems in 30% der Fälle vor der klinischen Symptomatik auftraten, muß man bei der

Beurteilung eines einzelnen Bildes größte Vorsicht walten lassen, da die Röntgenzeichen des interstitiellen Ödems vieldeutig sind, d. h., die Diagnose ergibt sich meist erst im Zusammenhang mit der klinischen Symptomatik.

Pathologie

Autoptisch sind bei der akuten Stauung die Lungen groß, blutreich und schwer. Die Kapillaren sind erweitert und können die Alveolen einengen (angiektatische Alveolarkompression).
Das Interstitium ist ödematös durchtränkt, was infolge des höheren hydrostatischen Drucks in den basalen Lungenpartien stärker ausgeprägt ist als in den Lungenspitzen. Diese durch die Gravitationskraft bewirkte ungleiche Verteilung des Ödems führt auch zu einer Umverteilung der Perfusion, die röntgenologisch erkennbar ist.
Diese Umverteilung der Durchblutung zeigt sich an einer relativ stärkeren Perfusion in den apikalen Lungenpartien (Kranialisation) und kann durch mindestens zwei Faktoren erklärt werden: Zum einen vermindert das basale Ödem die Elastizität dieser Lungenabschnitte, und bei der Inspiration können deshalb die Gefäße nicht wie üblich gedehnt werden. Zum anderen führt die verminderte Elastizität auch zu einer Hypoventilation, die über den Euler-Liljestrand-Reflex in den betroffenen Lungenarealen die Gefäße eng stellt und die Perfusion drosselt (s. Abb. **30, 32**).
Im fortgeschrittenen Stadium dringt das Ödem auch in den Intraalveolarraum. Dabei laufen die Azini und die Lobuli einzeln mit Flüssigkeit voll und liegen dann zwischen noch belüfteten Lobuli. Daraus erklärt sich das röntgenologisch grobfleckige Muster, das mit zunehmendem Befall zu homogenen Schatten konfluiert.

Bei der chronischen Lungenstauung bilden sich kollagene Fasern in der Alveolarwand und in den interlobulären Septen. Dadurch nimmt die Konsistenz der Lunge, die weiterhin prall mit Blut gefüllt ist, zu (rote Induration). Im weiteren Verlauf kommt es zu Diapedeseblutungen, die von Makrophagen aufgenommen werden. Diese Makrophagen finden sich in der Alveolenlichtung, in der Alveolenwand und in den lobulären Septen; sie enthalten Siderin, färben die Lunge homogen braun (braune Induration) (317) und sind als sog. Herzfehlerzellen im Sputum nachweisbar.

Klinik

Die Zeichen der Herzinsuffizienz sind Nykturie, periphere Ödeme, Zyanose und Dyspnoe, die im Anfangsstadium nur bei Belastung, später auch in Ruhe auftritt. Beim Lungenödem steigert sich die Atemnot zur Polypnoe, und es wird schaumiges, leicht hämorrhagisches Sputum ausgehustet. Auskultatorisch finden sich feuchte Rasselgeräusche (324).

Röntgen

Während die Diagnose der fortgeschrittenen Lungenstauung und die des Lungenödems eindeutig und leicht ist, kommt es in der täglichen Praxis immer wieder vor, daß erfahrene Röntgenologen uneins sind, ob bei einem Röntgenbild bereits eine beginnende Lungenstauung oder nur eine Normvariante vorliegt. Die Beurteilung ist nämlich schwierig und basiert auf der Anhäufung und Kombination von mehreren unsicheren Einzelzeichen. Diese Zeichen lassen sich durch die Pathomorphologie der Lungenstauung erklären:
- Dilatation der Lungengefäße infolge der pulmonalvenösen Hypertonie,
- Zephalisation der Perfusion,
- interstitielles Ödem,
- alveoläres Ödem.

Die röntgenologischen Äquivalente dieser Veränderungen sind (316) (Abb. **222**):

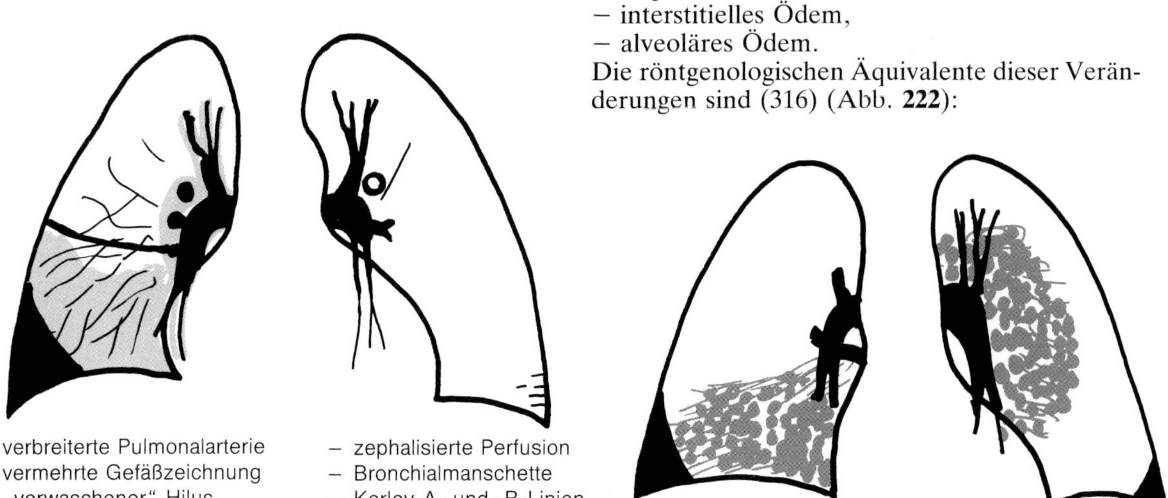

Abb. **222** Lungenstauung und -ödem.

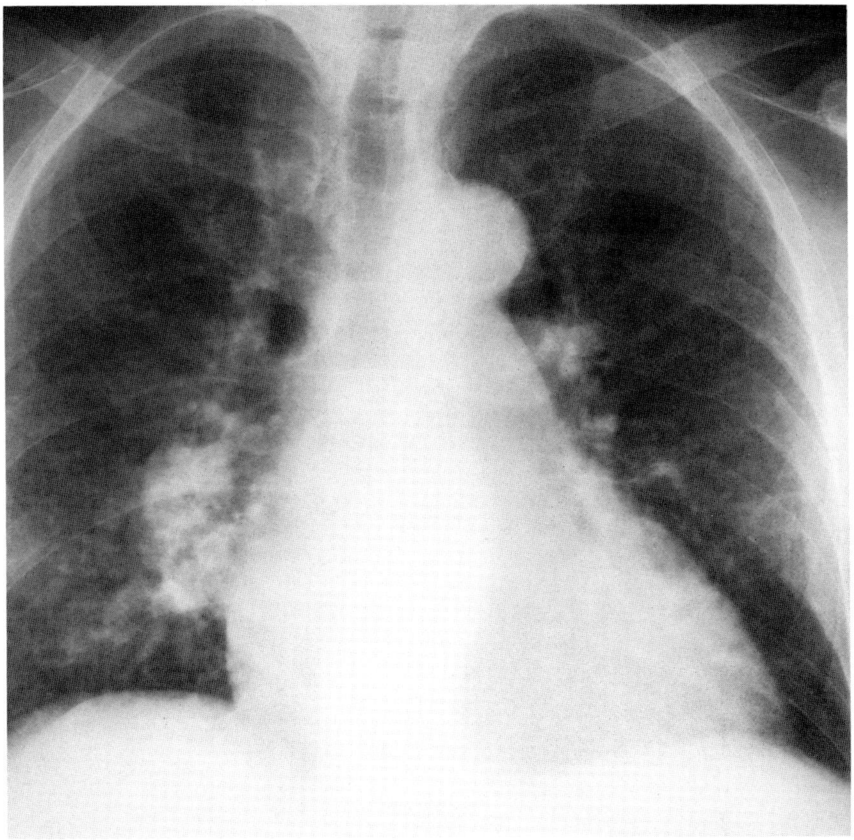

a

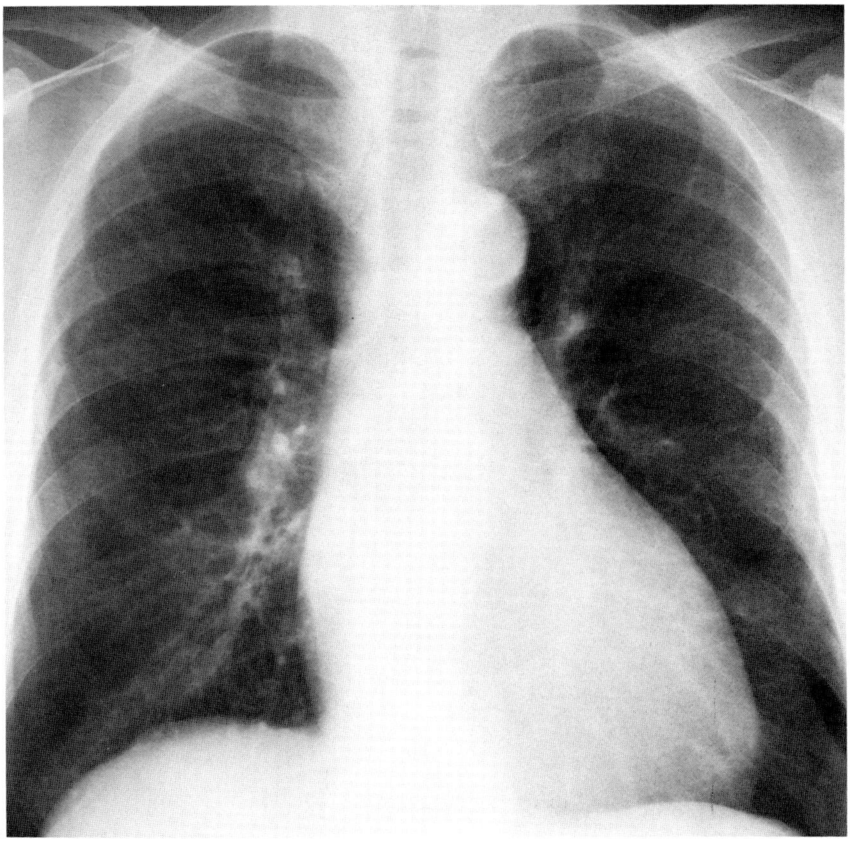

b

Abb. **223 a–b** Dekompensierte Herzinsuffizienz. Deutliche Verbreiterung der zentralen Gefäße als Ausdruck einer venösen pulmonalen Hypertonie. Nach Rekompensation, eine Woche später, sind die Lungengefäße unauffällig; der Herzschatten ist weiterhin vergrößert.

• *Verbreiterte Lappen- und Segmentgefäße.* Wegen der großen Streuung der normalen Gefäßkaliber ist eine Verbreiterung am sichersten dann zu beurteilen, wenn Verlaufskontrollen vorliegen. Eine Verbreiterung der rechten Unterlappenarterie in Höhe des Bronchus intermedius über 1,8 cm gilt als pathologisch (Abb. **223**).

• *Vermehrte Gefäßzeichnung.* Die Dilatation der kleinen – vorher nicht erkennbaren – Gefäße erhöht die Zahl der auf dem Röntgenbild pro cm^2 sichtbaren vaskulären Schatten. Auch die verminderte Dehnbarkeit der Lunge staucht das Parenchym und läßt die Gefäßschatten näher aneinanderrücken.

• *Vermehrte perihiläre orthograde Gefäßschatten.* Die erweiterten Segment- und Subsegmentarterien, die parallel zum Röntgenstrahl ziehen, bilden sich als ovale oder runde Schatten ab.

• *Zephalisation.* Beim Gesunden sind im Stehen die Oberfeldgefäße schmaler als die Gefäße im Untergeschoß, und das apikobasale Querschnittverhältnis beträgt etwa 0,8. Bei der Blutumverteilung kann dies Verhältnis Werte von 1 bis maximal 3 haben (330) (zum Enstehungsmechanismus s. Pathologie S. 157).

• *Unscharfe Gefäßkonturen* werden durch das perivasale interstitielle Ödem erklärt. Die Ursache des Befundes ist aber schwer gegen Bewegungsunschärfen abzugrenzen (300).

• *Verwaschener Hilus.* Das perivasale und peribronchiale Ödem der Hilusstrukturen strahlt in die Septen des Parenchyms ein, so daß die Konturen des Hilus unscharf werden.

• *Peribronchiale Manschette.* Das Schleimhautödem und die evtl. vorhandene Stauungsbronchitis verdicken die Wand des Bronchus. Dies zeigt sich deutlich an den anterioren Oberlappensegmentbronchien, die vom Röntgenstrahl orthograd als dickwandige Ringschatten abgebildet werden (Abb. **224**).

• *Verdicktes Interlobium.* Das subpleurale Ödem markiert die interlobären Pleuraduplikaturen, die dadurch röntgenologisch oft erst sichtbar werden.

• *Septumlinien.* Sie entsprechen ödematös aufgequollenen Interlobulärsepten. Als Kerley-B-Linien werden sie besonders gut im Zwerchfell-Rippen-Winkel als horizontale, etwa 1 cm lange, schmale Streifen sichtbar. Kerley-A-Linien zeigen sich perihilär in den Mittelfeldern als hilifugale, etwa 4 cm lange Streifen, die sehr viel dünner als Gefäßschatten sind (Abb. **224**).

• *Diffuse Schleierung.* Die vermehrte Wassereinlagerung im Interstitium führt besonders in den Unterfeldern zu einer erhöhten Strahlenabsorption.

• *Basales Lungenödem.* In den abhängigen Lungenpartien bilden sich konfluierende Fleckschatten, deren pathomorphologisches Äquivalent die mit Flüssigkeit gefüllten Azini (Durchmesser 5 mm) sind (Abb. **225**). Die Differentialdiagnose gegen basale Bronchopneumonien kann im Einzelfall rein röntgenologisch unmöglich sein (311).

• *Schmetterlingsödem.* In nur etwa 5% der Fälle manifestiert sich das Ödem nicht in den basalen Lungenpartien, sondern im Lungenkern, und die bilaterale Anordnung der konfluierenden Fleckschatten erinnert an eine Schmetterlingsform (Abb. **226**). Die Entstehung im Lungenkern wird über den razemösen Verzweigungstyp der Arterien im Lungenkern erklärt, der die Druckerhöhung in den Kapillaren begünstigen soll. Des weiteren wird angenommen, daß die Atemexkursion als Pumpe den pulmonalen Lymphstrom beschleunigt und daß sie im Lungenmantel stärker wirkt als im Lungenkern (302).

• *Reginal lokalisiertes Lungenödem.* Bei vorbestehenden Lungenerkrankungen, z. B. lokalisierten Emphysemen und Fibrosen, bildet sich das Ödem vorwiegend in den gut durchbluteten Lungenpartien aus. Zum Zeitpunkt der Herzdekompensation kann damit die Lungenerkrankung erstmals röntgenologisch in Erscheinung treten (299) (Abb. **227**).

• Bei der chronischen Lungenstauung kommt es zu einer *Fibrose des Lungengerüstes,* die sich röntgenologisch durch persistierende Kerley-Linien nachweisen läßt. Gelegentlich entstehen auch infolge von Diapedeseblutungen multiple kleine Granulome im Lungenparenchym, die als miliare Fleckschatten imponieren (Hämosiderose) (Abb. **228**). Diese Granulome können auch bis erbsgroß werden und als entsprechende Rundschatten imponieren (tuberöse Sklerose), die meist in den Unterfeldern lokalisiert sind und oft verknöchern.

Wichtige Begleitzeichen der Lungenstauung sind:

• *Herzvergrößerung.* Sie ist Ausdruck der myogenen Dilatation der Ventrikel.

• *Pleuraerguß.* Dieser ist rechts oft stärker ausgeprägt als links (Abb. **229**).

• *Zwerchfellhochstand.* Er erklärt sich durch die verminderte Dehnbarkeit der Lunge infolge des interstitiellen Ödems. Besteht eine Rechtsherzinsuffizienz, so kann auch eine Lebervergrößerung Ursache eines rechtsseitigen Zwerchfellhochstands sein (315).

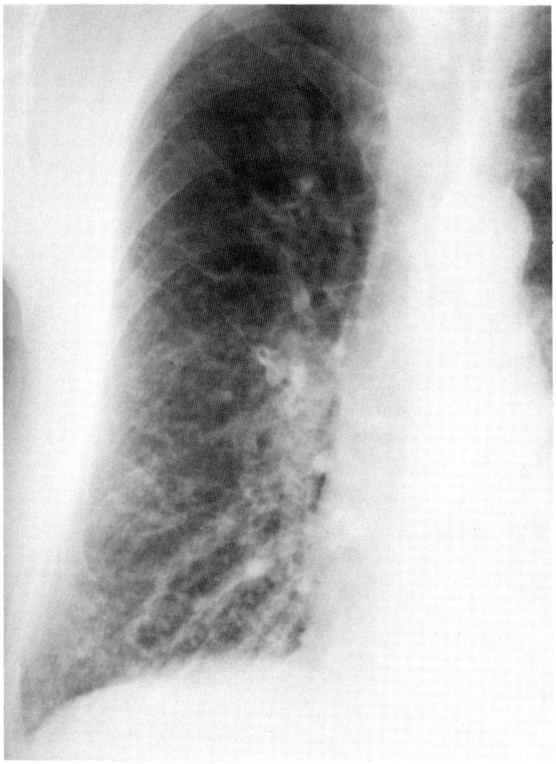

a

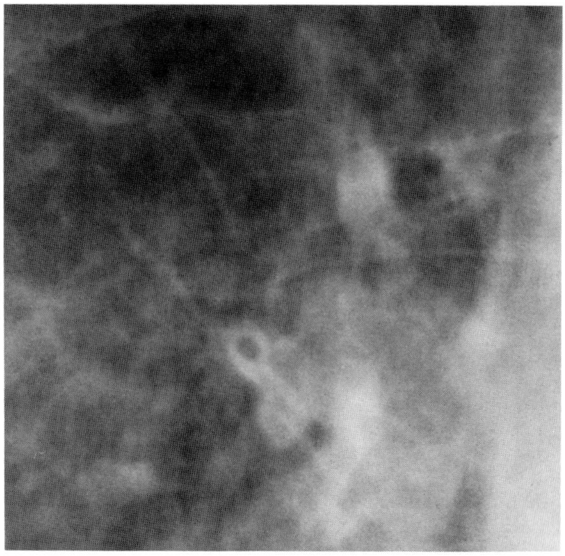

b

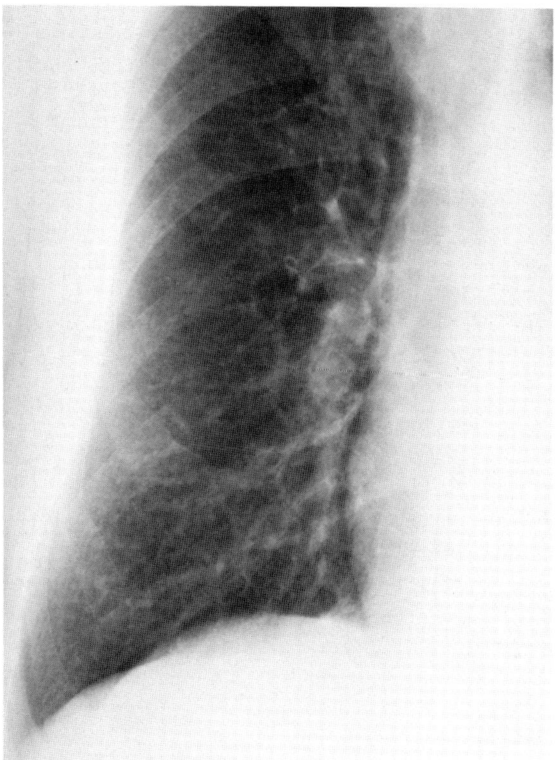

c

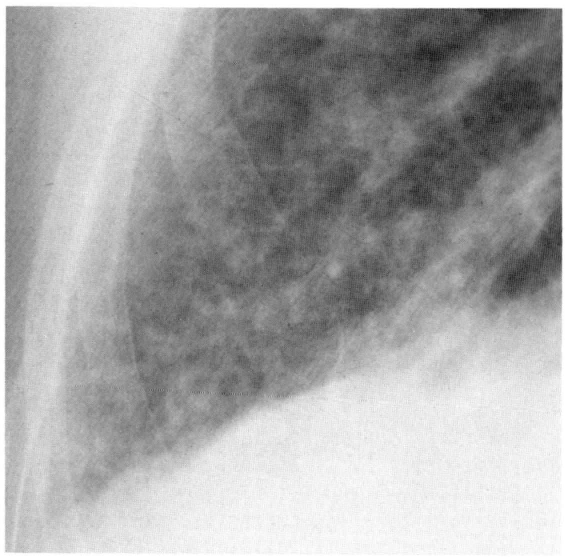

d

Abb. **224 a–d** Lungenstauung. Verbreiterte, unscharf konturierte zentrale Gefäße, Bronchialmanschette, Kerley-A-Linien (**b**), Kerley-B-Linien (**d**). Nach kardialer Rekompensation Normalisierung des Röntgenaspektes (**c**).

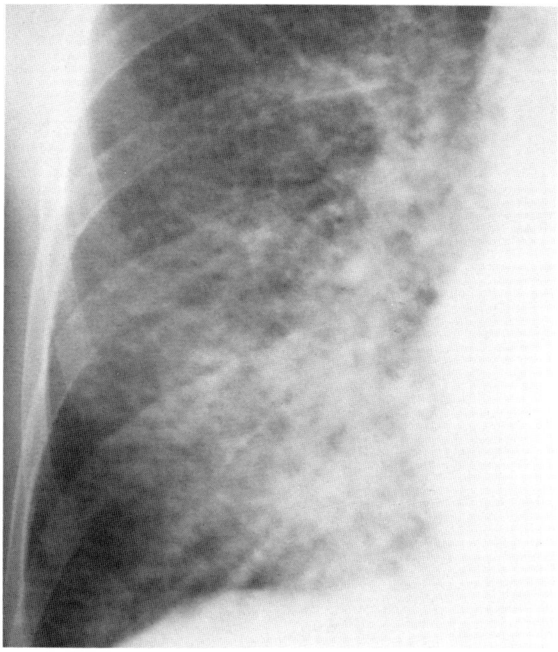

Abb. **225** Lungenödem. Konfluierende azinäre Fleckschatten.

Abb. **226** Weit fortgeschrittenes Lungenödem bei Herzinfarkt. Schmetterlingsförmige Anordnung im Lungenkern.

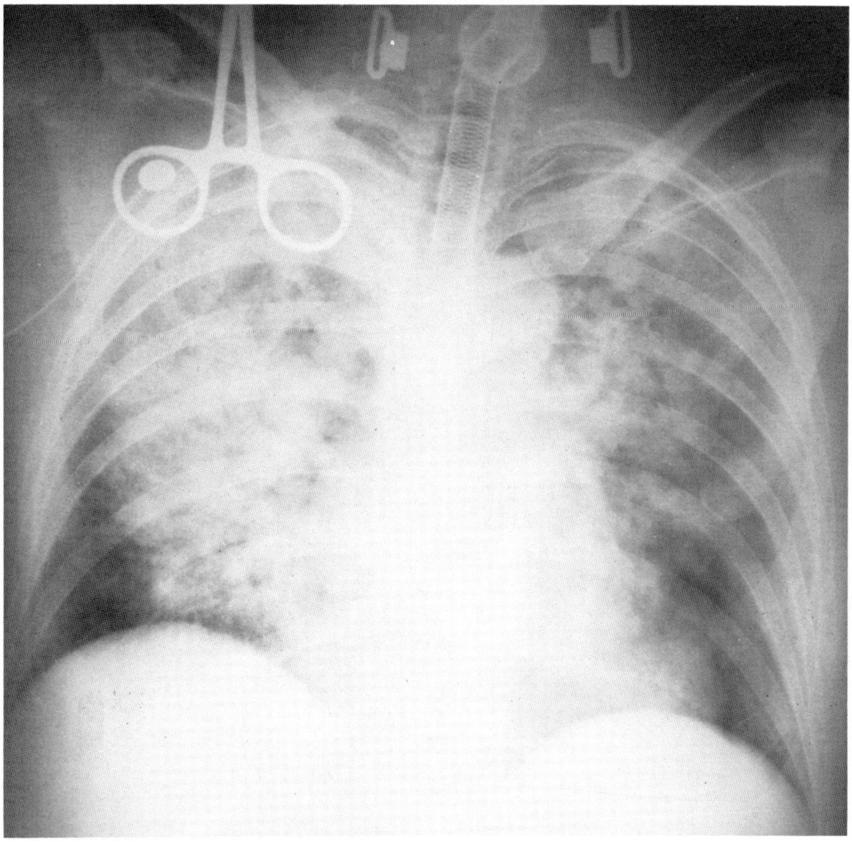

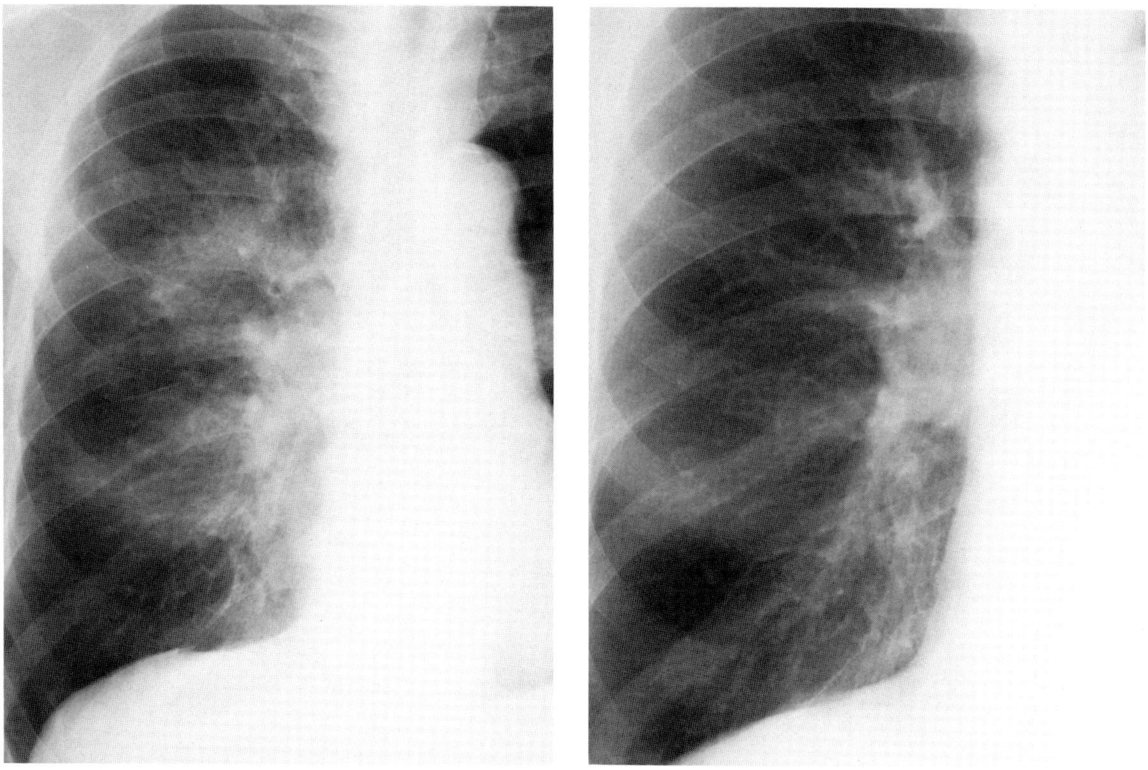

a b

Abb. **227 a–b** Kardiales Ödem bei Emphysem. Das Ödem bildet sich nur in den noch gut erhaltenen Lungenpartien, während die emphysematös veränderten Partien relativ frei bleiben. Zwei Tage später nach kardialer Rekompensation Rückgang des Ödems.

Tomographie, Computertomographie, Szintigraphie, Sonographie, Angiographie, Bronchographie, NMR

Keine Zusatzinformationen.

Differentialdiagnose

Lungenstauchung, Lungenfibrose (s. interstitielles Muster S. 257); Herdpneumonien, toxische Ödeme (s. Fleckschatten S. 245).

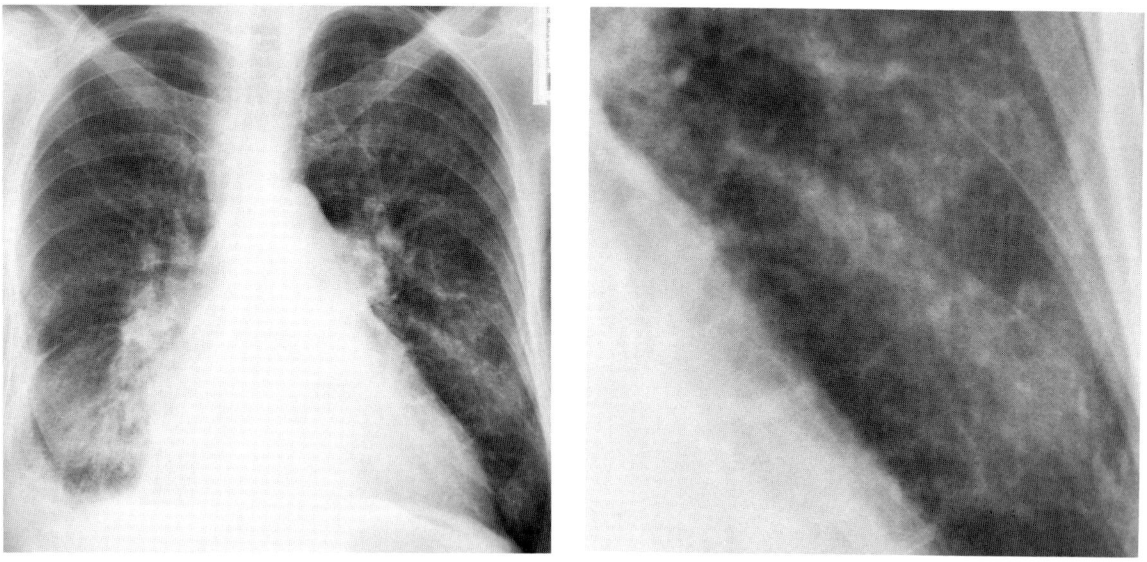

a b

Abb. **228 a–b** Hämosiderose bei chronischer Lungenstauung durch Mitralklappenvitium.

Abb. **229 a–b** Herzinsuffizienz mit Lungenstauung (verbreiterte, unscharfe Gefäße, kleiner Pleuraerguß rechts auch im Interlobium, verkleinertes Lungenvolumen). Nach kardialer Rekompensation Rückgang der Lungenstauung.

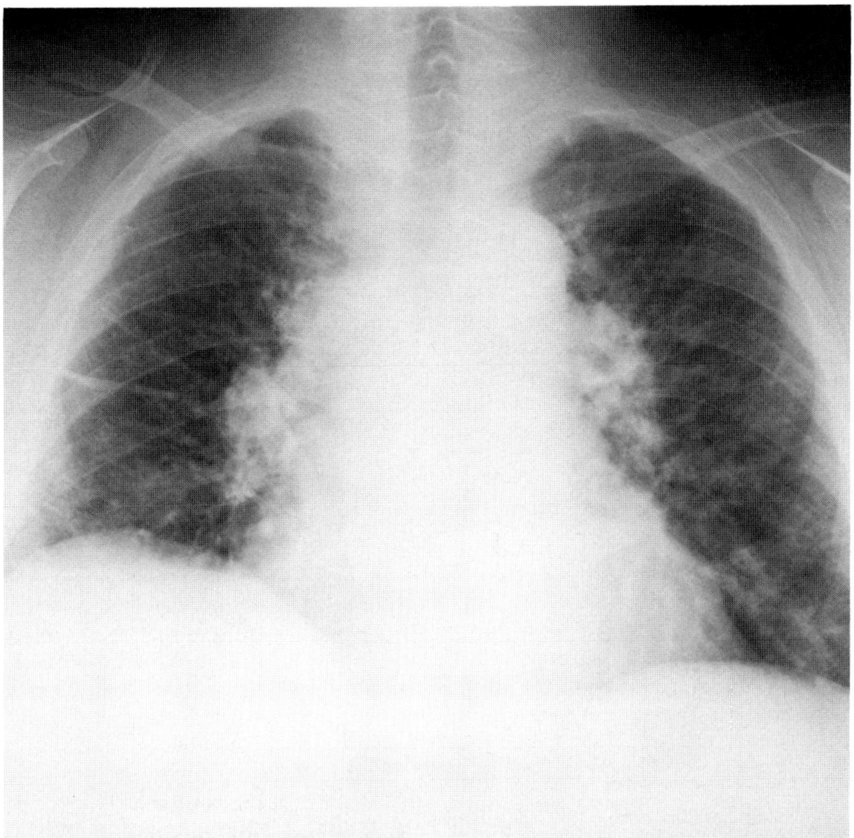

a

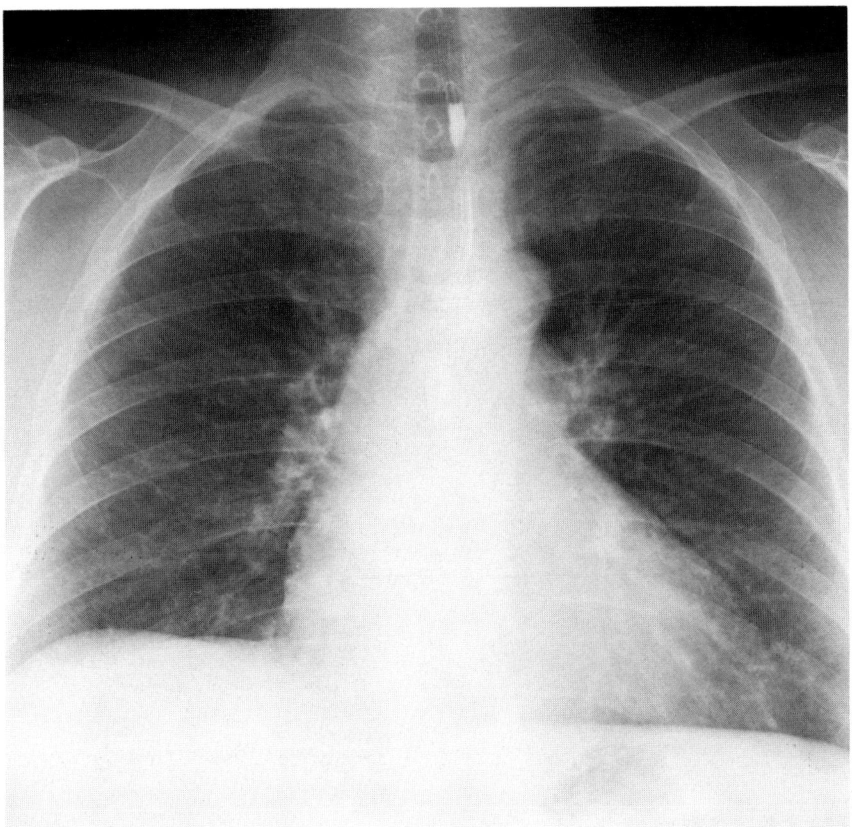

b

Thoraxverletzungen

Verletzungen der Thoraxorgane sind im Zeitalter des motorisierten Straßenverkehrs häufig. In der Regel sind es stumpfe Traumata; perforierende Verletzung durch Messer und Projektile sind die Ausnahme. Die große klinische Bedeutung ergibt sich u. a. daraus, daß bei der Hälfte aller Unfalltoten das Thoraxtrauma den letalen Ausgang verursacht (349, 351). Beim polytraumatisierten Patienten sollte deshalb immer zuerst die Verletzungsfolge an den Thoraxorganen geklärt werden. Dazu reicht in der Regel eine Röntgenübersichtsaufnahme und nur selten muß sie von Computertomographie, Aortographie oder Bronchographie ergänzt werden.
Obwohl die Verletzungen der einzelnen Thoraxstrukturen meist kombiniert sind, werden unterschieden:
- Thoraxwandverletzungen, (s. unten),
- Pleuraverletzungen (S. 167),
- Lungenverletzungen (S. 169),
- Mediastinalverletzungen (S. 172),
- Zwerchfellverletzungen (S. 173).

Thoraxwandverletzungen

(Abb. **230**)

Rippenfrakturen

Eine einzelne Rippe frakturiert am Ort einer umschriebenen Gewalteinwirkung. Bei großflächiger Gewalteinwirkung wird hingegen der gesamte knöcherne Thorax verformt, und die Rippen brechen dann oft serienweise an ihrer schwächsten Stelle, d. h. dorsal im Rippenwinkel und in den lateralen Anteilen (Abb. **231**). Auch Frakturen der Rippenknorpel sowie kostosternale und kostovertebrale Luxationen sind möglich.
Ist infolge von multiplen Frakturen ein größerer Teil der Brustwand nicht mehr am übrigen knöchernen Thorax fixiert, so kann dieser losgelöste Teil eine paradoxe Atemexkursion zeigen und die Ventilation lebensbedrohlich behindern (instabiler Thorax) (Abb. **232**).
Die 1., 2., 11. und 12. Rippe brechen selten. Ihre Fraktur kompliziert sich aber oft durch ernste Gefäß- (A. subclavia) und Organverletzungen (Leber, Milz, Niere), die computertomographisch und evtl. angiographisch geklärt werden müssen.
Röntgenologisch wird der Verdacht auf Rippenfraktur mit der Darstellung des knöchernen Thorax in Weichstrahltechnik und mehreren Projektionen geklärt. Der Frakturspalt imponiert als Aufhellungslinie, die Rippenkontur kann eine Stufe bilden und die Fragmente können gegeneinander verschoben sein. Frakturen der Rippenknorpel sind röntgenologisch stumm und werden allenfalls bei grober Dislokation am Verlauf der knöchernen Rippen abgelesen. Eine Rippenfraktur an sich ist keine gefährliche Verletzung, sie ist jedoch ein Warnzeichen für den Untersucher, der nach anderen thorakalen Traumafolgen fahndet.

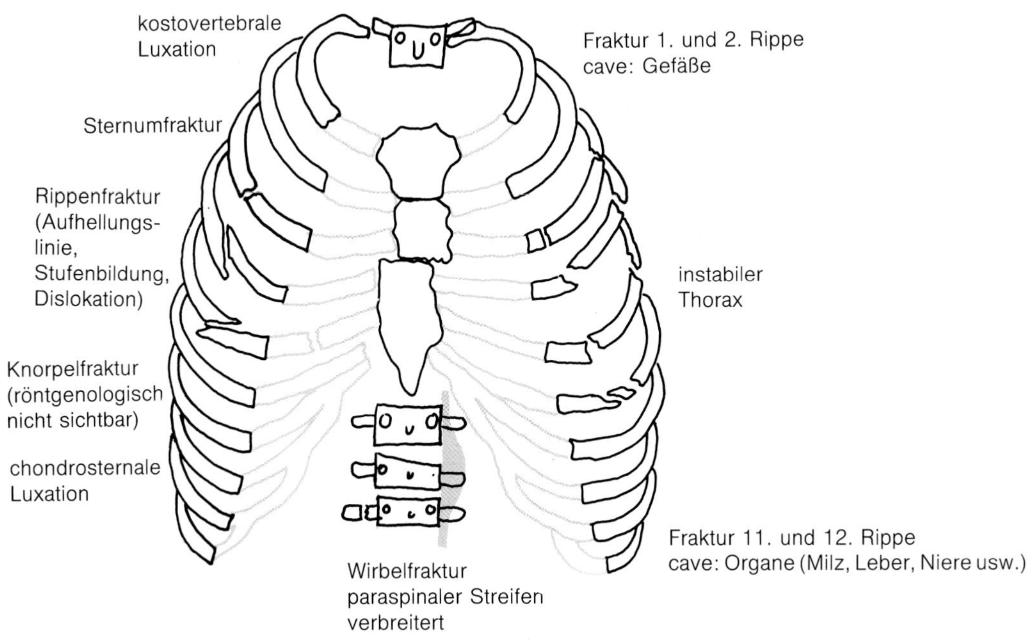

Abb. **230** Thoraxwandfrakturen.

Sternumfraktur

Sie entsteht durch heftige direkte Gewalteinwirkung, wie z. B. bei Lenkradverletzungen. Die radiotransparenten Frakturlinien und die dislozierten Fragmente können am besten tomographisch dargestellt werden. Oft liegen gleichzeitig ein Mediastinalemphysem, ein Pneumothorax und eine Lungenverletzung vor (s. Abb. **241**).

Wirbelkörperfraktur

Sie entstehen meist durch Hyperflektionstraumen.
Röntgenologisch ist der Wirbelkörper keilförmig. An der ventralen Wirbelkörperkante entsteht eine Stufe, und die ineinandergestauchten Spongiosabälkchen zeigen sich als Verdichtungslinie. Auf dem p.-a. Bild kann das Weichteilhämatom den paraspinalen Streifen konvexbogig nach lateral verlagern. Alte Frakturen können von frischen szintigraphisch abgegrenzt werden, da letztere ab dem 3. Tag posttraumatisch ein knochenaffines Nuklid anreichern.

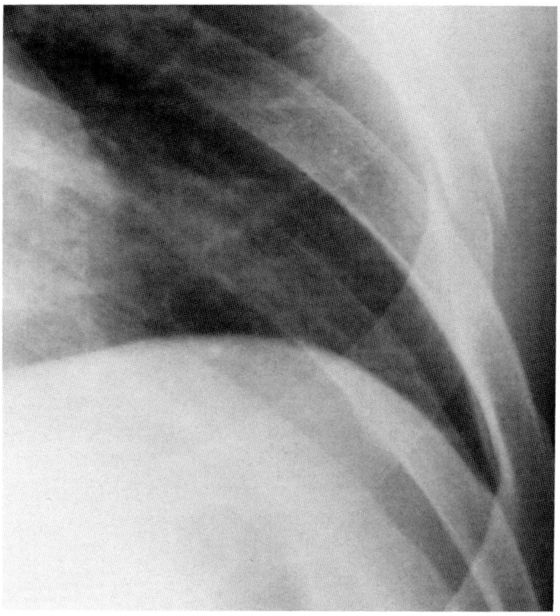

Abb. **231** Rippenfrakturen. Verdickung des Pleurablattes als Ausdruck eines kleinen Hämatoms.

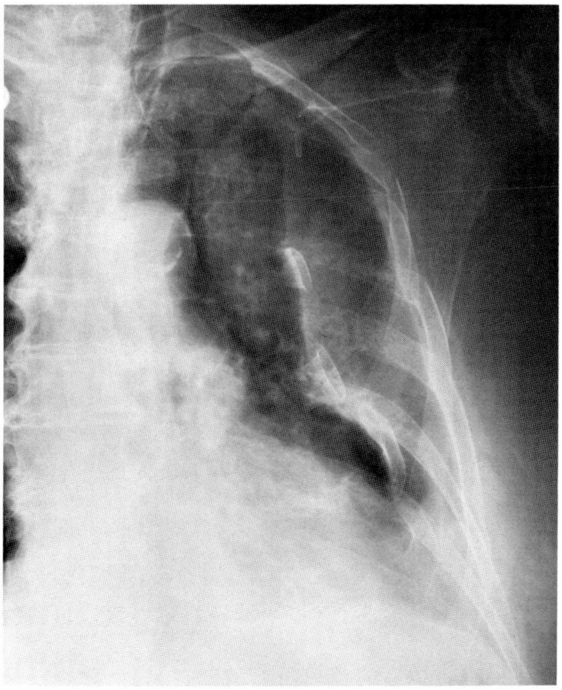

a

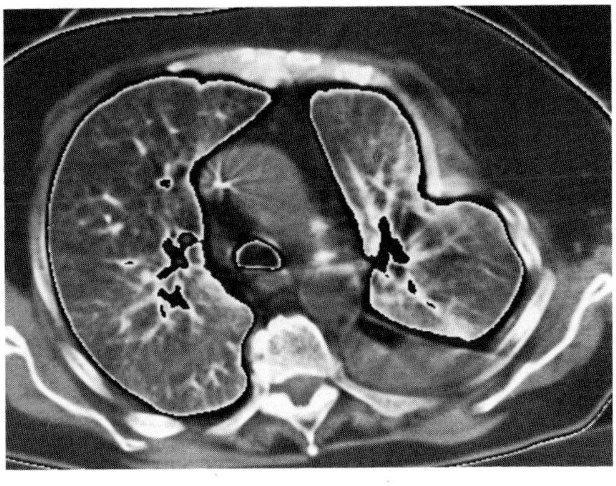

b

Abb. **232 a–b** Instabiler Thorax bei Rippenserienfraktur. Das Computertomogramm zeigt die imprimierten Fragmente, die klinisch eine paradoxe Atembewegung hatten.

Hautemphysem

Ein Emphysem der Thoraxwand kann entstehen, wenn durch eine Rippenfraktur die subkutanen Bindegewebsräume Anschluß an einen Pneumothorax gewinnen oder wenn ein interstitielles Mediastinalemphysem sich über die Bindegewebsräume des Halses auf die Thoraxwand fortsetzt.

Röntgenologisch zeigen sich in den tangential getroffenen Weichteilen blasige, streifige Lufteinschlüsse, die die Haut monströs verdicken können. Charakteristischerweise breitet sich die Luft entlang der Fasern des M. pectoralis major aus, so daß in Projektion auf die Lungenoberfelder fächerförmig angeordnete transparente Streifen sichtbar sind (Abb. **233, 234**).

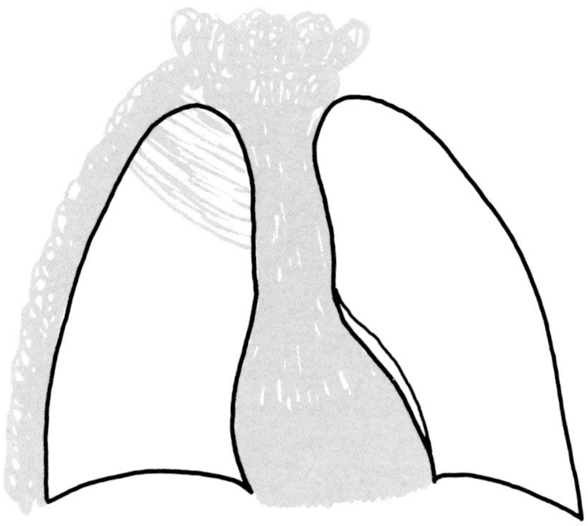

- Brustwandemphysem
- Pneumokollum
- Fasern des M. pectoralis

Mediastinalemphysem

Abb. **233** Mediastinal- und Brustwandemphysem.

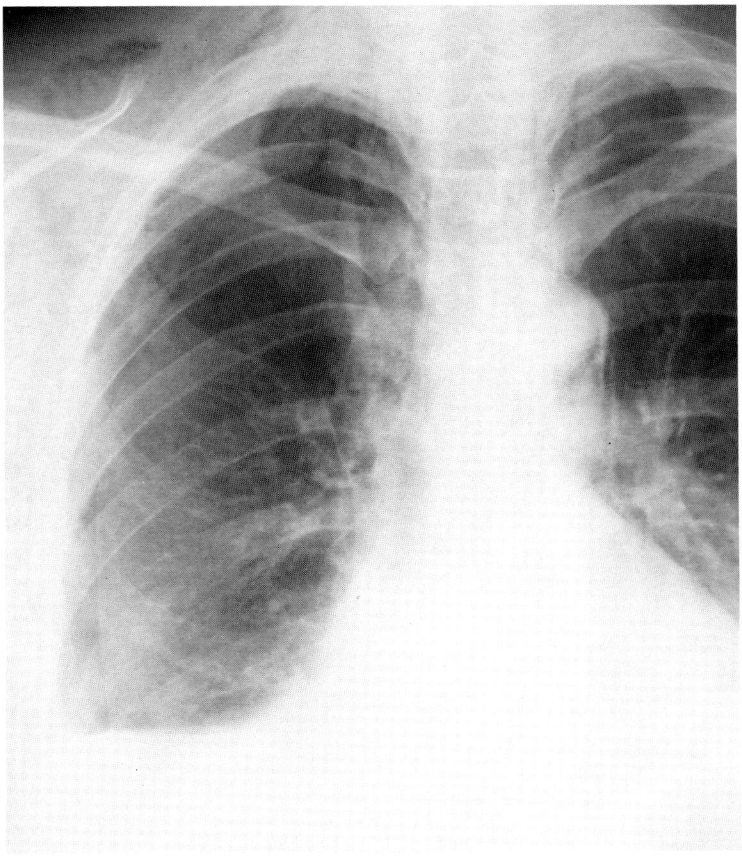

Abb. **234** Brustwandemphysem, Mediastinalemphysem und Seropneumothorax.

Pleuraverletzungen

Pneumothorax

Beim Pneumothorax gelangt Luft in den Pleuraspalt. Dies ist nur möglich, wenn eine Verletzung eine Verbindung zwischen Pleurahöhle und Außenluft schafft. Messerstiche und Stichverletzungen setzen pleurokutane Fisteln, sie sind aber selten. Sehr viel häufiger sind die bronchopleuralen Fisteln. Sie entstehen meist dadurch, daß eine traumatische Thoraxkompression den intraalveolären Druck plötzlich erhöht, einige Alveolen rupturieren und die Pleura visceralis einreißt. Der Unterdruck im Pleuraspalt saugt dann die Luft an. Auch spitze Rippenfragmente können die Pleurablätter lädieren und Ursache einer Fistel sein.

Die elastischen Fasern verkleinern die Lunge solange, bis durch die Entspannungsatelektase der Riß in Pleura und Lungenparenchym sich von selber schließt. Gelegentlich kann aber die Läsion der Pleura visceralis als Ventil wirken, das sich während der Inspiration öffnet und exspiratorisch schließt. Es entsteht dann ein Spannungspneumothorax mit zunehmendem intrapleuralen Luftvolumen, das die Mediastinalstrukturen verlagert, die großen Gefäße abknickt und so zum Tode führen kann.

Seltene, aber für die Therapie wichtige Ursachen eines Pneumothorax sind:

- *Bronchosruptur.* Bestehen ein Mediastinalemphysem, ein Pneumothorax und eine Lungenteilatelektase, evtl. in Kombination mit Frakturen der ersten drei Rippen, sollte an die Bronchusruptur gedacht werden, die bronchoskopisch abzuklären ist (333).
- *Ösophagusruptur.* Posttraumatisch finden sich ein Hydropneumothorax und eine Dysphagie. Der Verdacht wird über einen Kontrastmittelbreischluck und evtl. ösophagoskopisch abgeklärt.

Klinik

Ein kleiner Pneumothorax ist asymptomatisch. Ist sein Volumen aber größer als ein Viertel des Hemithorax, so können durch den partiellen Lungenkollaps Hypoxämie und Dyspnoe entstehen. Der Klopfschall ist hypersonor, und auskultatorisch ist das Atemgeräusch abgeschwächt. Beim Spannungspneumothorax entwickeln sich zunehmende Thoraxschmerzen, Vernichtungsgefühl, Dyspnoe und Zyanose.

Röntgen

(Abb. **235**)

Der Patient sollte im Stehen und – wenn nicht möglich – in Seitenlage geröntgt werden. Eine Exspirationsaufnahme vergrößert die intrapleurale Luft relativ zur Lungenluft und läßt den Pneumothorax deutlicher erkennen. Die viszerale Pleura ist von der Thoraxwand abgehoben und als lateral-konvexe Haarlinie sichtbar, die mehr oder weniger parallel zur Thoraxwand läuft; lateral von dieser Haarlinie fehlt die Lungengefäßzeichnung. Bei der Stehaufnahme ist die pleurale Luft besonders in den apikalen Partien zu erkennen, bei der Seitenaufnahme am höchsten Punkt lateral, es sei denn, die Luft ist von präexistenten Pleuraadhäsionen abgekapselt (Abb. **236**).

Beim Spannungspneumothorax ist die Lunge kollabiert und entsprechend homogen verdichtet. Das Zwerchfell steht tief, die Interkostalräume sind weit, und das Mediastinum ist nach kontralateral verlagert (Abb. **237**).

Eine Pleuradrainage wird von einigen Autoren befürwortet, wenn das Volumen des Pneumothorax mehr als 25% des Hemithorax beträgt, wenn bei Verlaufskontrollen über 3 Tage eine Progredienz festzustellen ist oder wenn der Pneumothorax länger als 1 Woche persistiert (340).

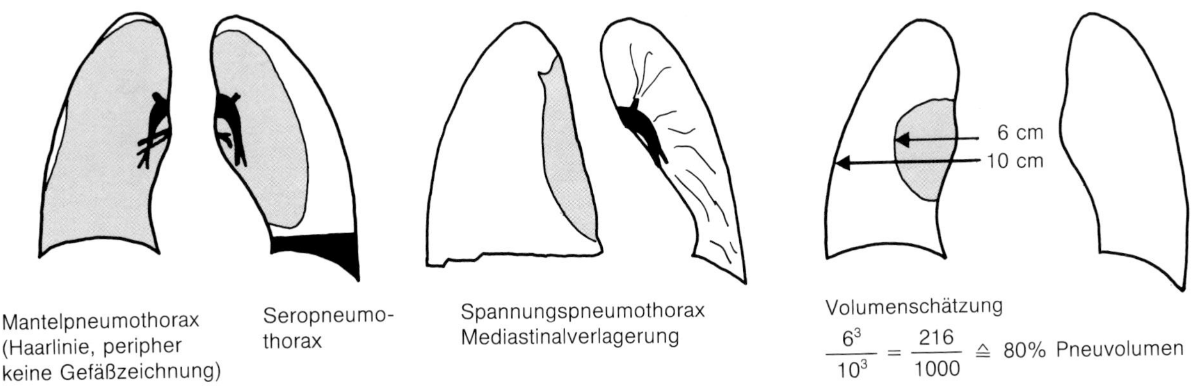

Abb. **235** Pneumothorax.

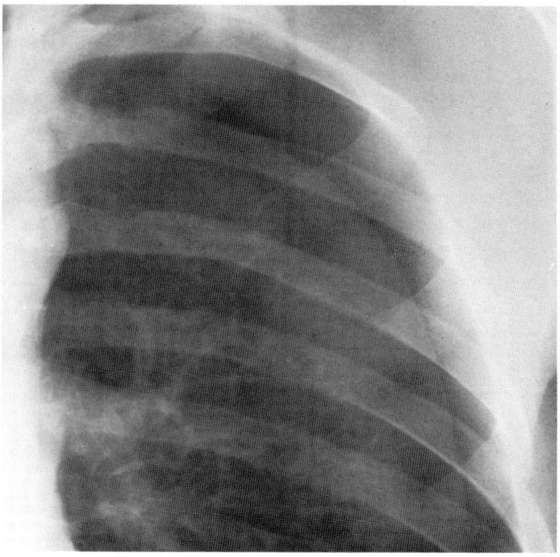

Abb. **236** Mantelpneumothorax.

Bronchographie und Ösophagusbreischluck

Sie sind beim Pneumothorax nur in den seltenen Fällen indiziert, wo der Verdacht auf Tracheobronchialruptur oder Ösophagusruptur besteht.

Computertomographie, Szintigraphie, Sonographie, Angiographie, NMR

Keine Zusatzinformationen.

Differentialdiagnose

Emphysem, Riesenbullae (s. Aufhellung der Lungenfelder S. 274); Hautfalten, pleurale Narbenstränge (s. solitäre Streifenschatten S. 251).

Hämatothorax

Aus verletzten Interkostalgefäßen sowie aus Lungen-, Mediastinal- und Zwerchfellgefäßen kann Blut in den Pleuraspalt fließen. Größere Blutvolumina stammen meist nicht aus der Lunge, da der Hämatothorax die Lunge komprimiert und damit auch die Blutung zum Stehen bringt (340). Ein mehr als minimaler Hämatothorax sollte abgesaugt werden, um einen Fibrothorax zu verhindern. Ist das Hämatomvolumen größer als 1500 ml oder blutet es stärker als 200 ml pro Stunde, so ist eine Thorakotomie indiziert (340).

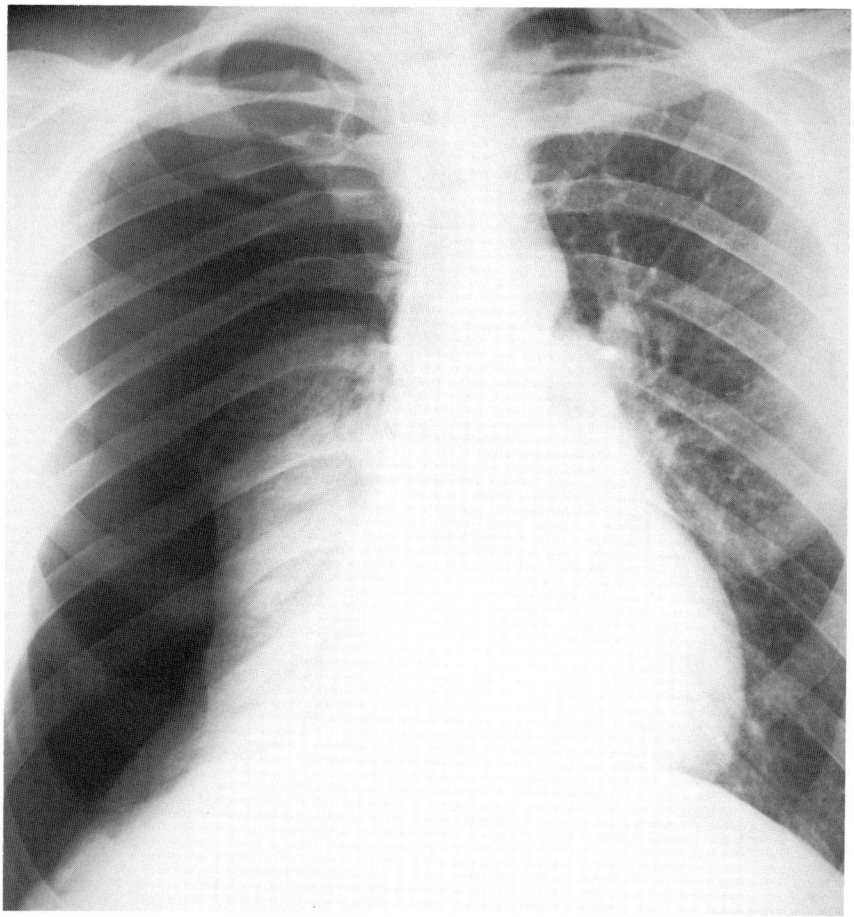

Abb. **237** Spannungspneumothorax mit Verlagerung des Mediastinums zur Gegenseite.

Röntgen
Beim stehenden Patienten sinkt das Blut in die basalen Pleurapartien, so daß sich eine Verschattung des Sinus phrenicocostalis zeigt, die mit medial-konkaver Grenze nach lateral ansteigt und in einen Thoraxwandbegleitschatten ausläuft. In Rückenlage führt das dorsal gelegene Blut zu einer homogenen Transparenzminderung des Lungenfeldes. Oft ist der Hämatothorax mit einem Pneumothorax kombiniert.
Bald nach dem Trauma organisiert sich das Hämatom und ist dann in der Pleurahöhle nicht mehr frei beweglich.

Computertomographie und Sonographie
Kleine Blutmengen im Pleuraspalt können sonographisch und computertomographisch gelegentlich besser nachweisbar sein als mit der konventionellen Technik (348).

Szintigraphie, Angiographie, Bronchographie, NMR
Keine Zusatzinformationen.

Differentialdiagnose
Ein posttraumatischer Pleuraerguß kann auch verursacht sein durch eine Ösophagusfistel, durch einen Chylothorax infolge einer Verletzung des Ductus thoracicus und durch eine Liquorfistel bei traumatischer Eröffnung des spinalen Subarachnoidalraumes. Die chemische Analyse des Pleurapunktates auf Amylase und Chylomikronen sowie die Myelographie und der Ösophagusbreischluck klären die Diagnose.

Lungenverletzungen

Lungenkontusion

In einem kontusionierten Lungenareal entstehen sowohl interstitiell als auch intraalveolär Blutungen und Ödeme, und es bilden sich Mikroatelektasen aus. Bei jungen Patienten sind diese Veränderungen häufiger, da ihre Thoraxwand leichter verformbar ist und die einwirkende Kraft schneller auf die Lunge übertragen wird. Klinisch leiden die Patienten an einer leichten Dyspnoe, an geringem Fieber und an leichten Hämoptysen; der Zustand kann sich aber innerhalb von 36 Stunden dramatisch verschlechtern und in ein akutes Atemnotsyndrom einmünden (S. 170) (Abb. **238**).
Röntgenologisch finden sich fleckig konfluierende Verschattungsbezirke, die nicht segmental angeordnet sind und oft an der Seite der Gewalteinwirkung, seltener auf der Gegenseite (contrecoup) lokalisiert sind. Die Verschattungen werden innerhalb von 6 Stunden nach dem Trauma manifest und bilden sich innerhalb von 2–4 Tagen zurück (349).

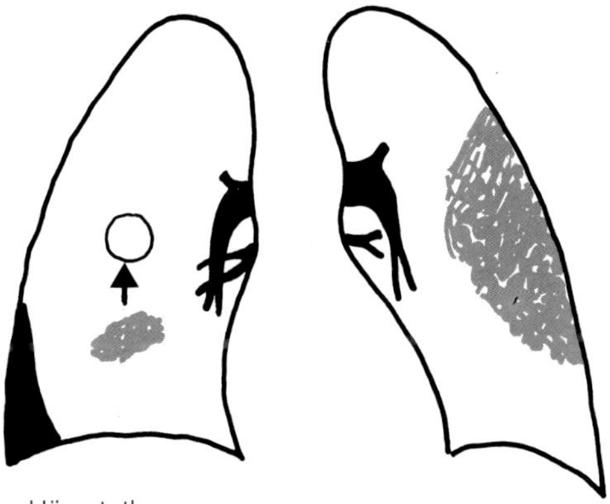

Abb. **238** Lungenhämatom und -kontusion.

Posttraumatische Atelektase

Ein Schleimpfropf, ein Blutkoagel oder Aspirationsmaterial kann eine Bronchus verschließen und eine poststenotische Atelektase entstehen lassen.
Röntgenologisch finden sich segmental angeordnete, homogene Verschattungen. Bei diesen Zuständen ist eine Bronchoskopie indiziert, das obturierende Material abzusaugen und gleichzeitig eine Bronchusruptur auszuschließen.

Posttraumatische Pneumonie

Beim polytraumatisierten, bewußtlosen Patienten kann es zu Aspirationspneumonien kommen. Lungenkontusionsherde und andere Lungenareale können sich aber auch superinfizieren, weil sie infolge der Schmerzen reflektorisch vermindert ventiliert sind.
Röntgenologisch zeigen sich Areale mit konfluierenden Fleckschatten, meist in den basalen und dorsalen Lungenfeldern.

Traumatische Hämatome und Zysten

Wird die Lunge beim Trauma stark verformt, so können durch Scherkräfte kurze Parenchymrisse vorkommen, die sich mit Blut oder Luft füllen. Die *Hämatome* zeigen sich röntgenologisch als ovale Schatten, die im Gegensatz zu Kontusionsherden sehr dicht sind und scharf berandet werden. Innerhalb von Wochen bilden sich diese Hämatome vollständig zurück (vanishing tumor) (336).

Die *Lungenzysten* sind röntgenologisch unilokuläre, ovale, mit Luft gefüllte Hohlräume, die meist subpleural im Lungenmantel gelegen sind. Oft manifestieren sie sich röntgenologisch erst einige Tage posttraumatisch, wenn die Kontusionsherde teilweise resorbiert sind. Sie können sich aber auch schon am ersten Tag zeigen. In der Regel kollabieren die Zysten im weiteren Verlauf und bilden sich innerhalb von 4 Monaten zurück (334, 336).

Tracheobronchiale Ruptur

Nur bei einem sehr schwerem Thoraxtrauma, das meist mit Sternumfrakturen und Frakturen der ersten 3 Rippen kombiniert ist, können Trachea oder Bronchien rupturieren. Diese Veränderung ist sehr selten und endet in 30% letal. Der Prädilektionsort für die Ruptur liegt 2 cm distal von der Karina.
Röntgenologisch zeigen sich Atelektasen, ein Pneumothorax und ein Mediastinalemphysem. Bei vollständigem Abriß der Lunge sinkt der atelektatische Lungenflügel im Pneumothorax nach basal (Kumpe-Zeichen) (339).

Lungentorsion

Die sehr seltene Lungentorsion kommt nur bei Kleinkindern vor. Die Lunge wird am Hilus um 180 Grad gedreht. Die Basis mit den größeren Gefäßen liegt apikal, die Lungenspitze liegt basal. In der Regel wird der Lungenflügel dabei schnell atelektatisch (334).

Akutes Atemnotsyndrom des Erwachsenen (Schocklunge, Da-Nang-Syndrom, Syndrom der steifen Lunge, Sauerstofflunge, Transfusionslunge)

Das akute Atemnotsyndrom des Erwachsenen beginnt plötzlich und manifestiert sich mit einer schweren Dyspnoe, einer restriktiven Ventilationsstörung, einer schweren Hypoxämie und einer röntgenologisch nachweisbaren ausgedehnten Lungenparenchyminfiltration, die in eine Fibrose übergeht.
Die Prognose des Syndroms ist immer ernst, die Erkrankung führt oft zum Tod (338). Posttraumatisch wird das Syndrom durch einen hämorrhagischen Schock oder durch eine schwere Lungenkontusion ausgelöst. Jedoch sind zahlreiche andere Ursachen bekannt: septischer Schock, akute Pankreatitis, Heroinvergiftung, Verbrauchskoagulopathie, Übertransfusion sowie Sauerstoff- und Druckbeatmung (344, 346). Die Pathogenese ist bisher nicht geklärt; angeschuldigt werden aber disseminierte Thrombosen in den Lungenkapillaren (343), Kapillarpermeabilitätsstörung durch Endoxine wie Histamin und Serotonin sowie eine Produktionsstörung des Surfactant-Faktors (335). Die Diagnose ergibt sich aus der Kombination von Anamnese, Röntgenbefund und Blutgasanalyse bei meist geringen Auskultationsbefund und stellt eine Indikation zur Intubation mit Überdruckbeatmung dar.

Pathologie

Im akuten Stadium sind die Lungen autoptisch schwer, rot und von wasserkissenartiger Konsistenz, histologisch zeigen sich intrakapilläre Mikrothromben sowie intraalveoläre und interstitielle Blutungen und ödematöse Exsudationen. Vom 5. bis 7. Tag an bilden sich in den Alveolen hyaline Membranen. Danach entsteht eine progrediente interstitielle und alveoläre Fibrose. Aufgepfropft sind oft Bronchopneumonien, die auch abszedieren können (334).

Klinik

Innerhalb von wenigen Stunden entwickelt sich eine schwere Dyspnoe mit Zyanose, trockenem Husten und einer metabolischen Azidose.

Röntgen

(Abb. **239, 240**)
Etwa 12 Stunden nach dem Trauma zeigt das Röntgenbild Gefäßunschärfen und kleinfleckig generalisierte Verschattungen, die vom Aspekt her einem Lungenödem gleichen. Später können in einzelnen Lungenregionen die Verschattungen zu dichten Flächenschatten mit positivem Pneumobronchogramm konfluieren; zu diesem Zeitpunkt oder auch schon früher sind Intubation und Beatmung notwendig. Dadurch lösen sich die Infiltrate oft vorübergehend, befallen dann aber auch andere Regionen. Ab dem 7. Tag posttraumatisch entwickelt sich eine Fibrose mit retikulären, mikronodulären Schatten in allen Lungenfeldern. In jedem Stadium kann die Erkrankung durch Pneumonien kompliziert werden (334, 341, 347).

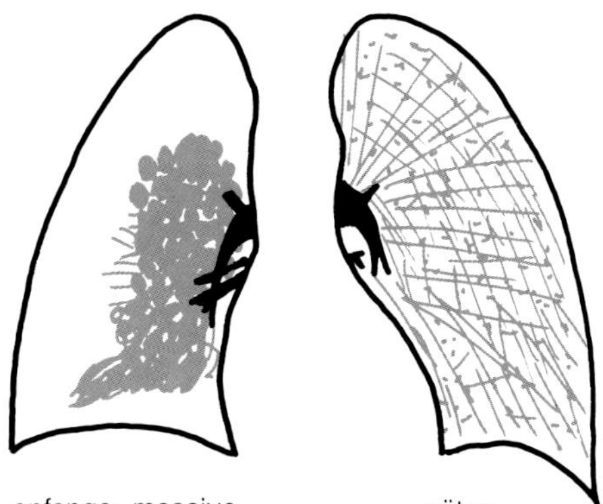

Abb. **239** Schocklunge.

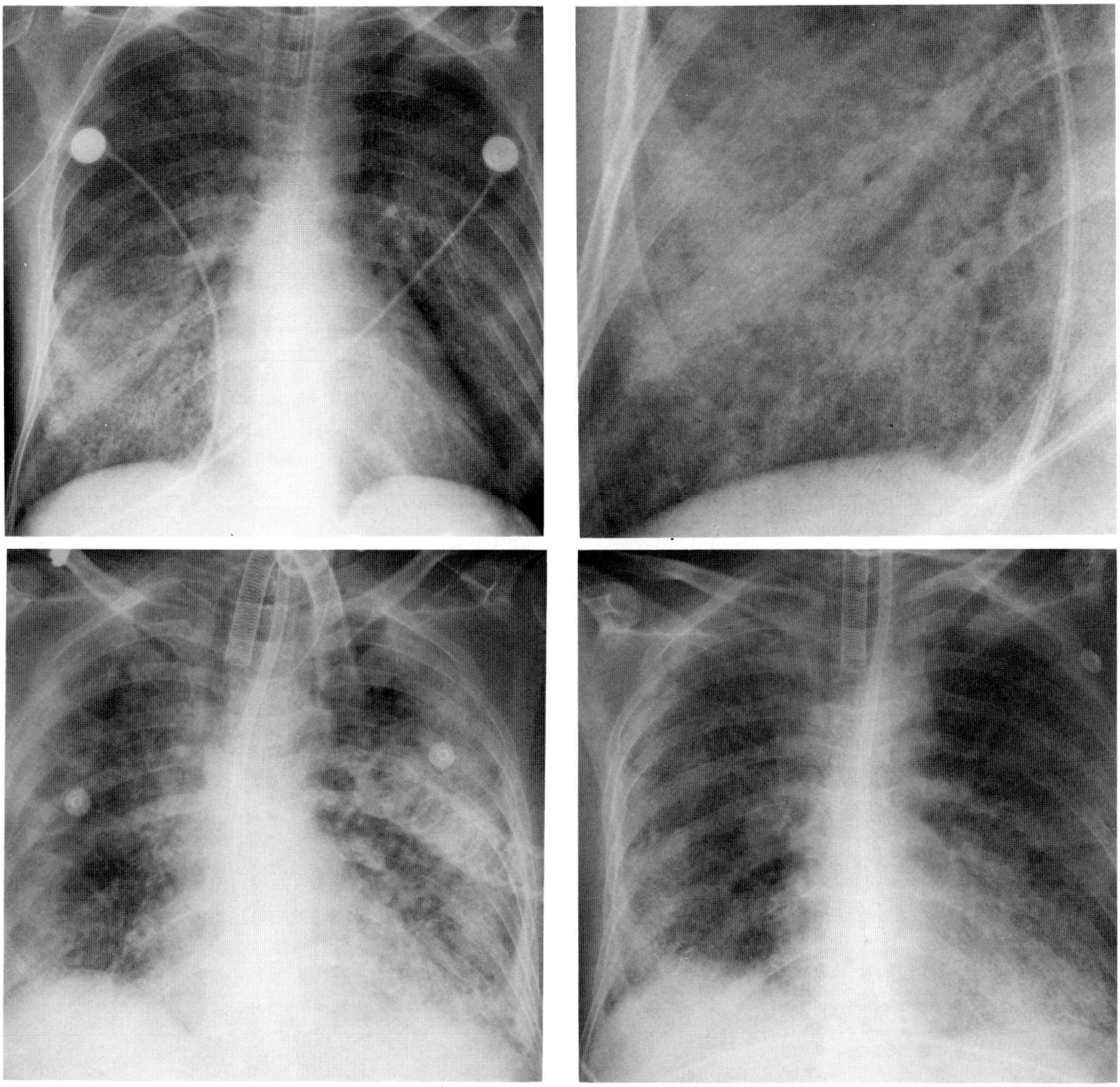

a b c d

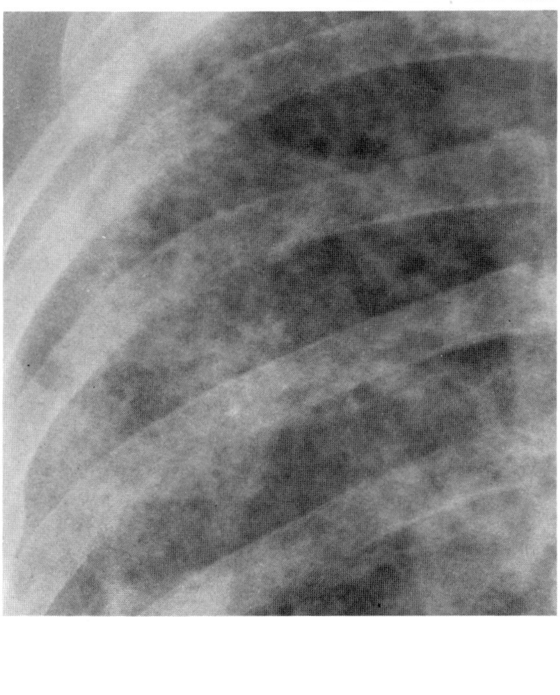

e

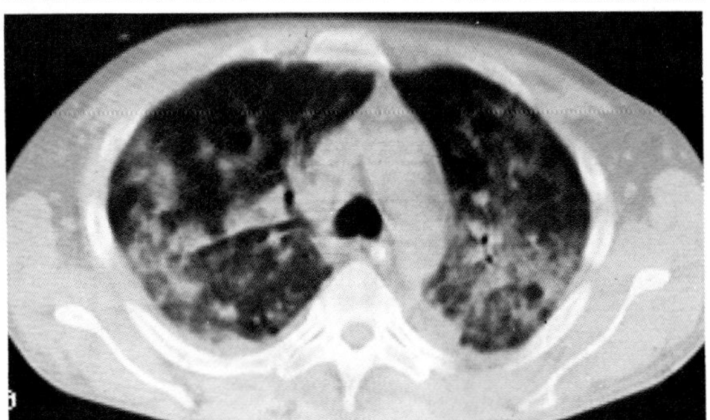

f

Abb. **240 a–f** Lungenkontusion mit Übergang in Schocklunge. Am 21. 4. (**a**, **b**) kontusionelles Lungenödem am Ort der Gewalteinwirkung, Flächenschatten mit Pneumoalveologramm und Pneumobronchogramm. Am 1. 6. (**c**) disseminierte, teilweise konfluierende Fleckzeichnung in allen Lungenarealen. Am 11. 6. (**d**, **e**) diffuse Netzzeichnung über allen Lungenfeldern als Ausdruck einer beginnenden Lungenfibrose, drei Tage später Exitus letalis. Das Computertomogramm wurde am 1. 6. angefertigt und zeigt disseminierte intraalveoläre Infiltrate.

Computertomographie, Sonographie, Szintigraphie, Angiographie, Bronchographie NMR

Keine Zusatzinformationen.

Differentialdiagnose

Lungenstauung (die für Herzinsuffizienz typische Kardiomegalie fehlt), (Ödeme anderer Genese s. interstitielles Muster S. 257); Pneumonie, Kontusionsherde und Infarkt (s. Flächenverschattungen S. 232).

Mediastinalverletzungen

Pneumomediastinum

Ein Pneumomediastinum ist dadurch gekennzeichnet, daß zwischen die Bindegewebslagen des Mediastinums Luft gelangt. Die häufigste Ursache ist eine traumatische Ruptur einiger Alveolen, aus denen Luft ins Lungeninterstitium dringt und durch die Atemexkursion in das Bindegewebe des Mediastinums gedrückt wird. Seltenere Ursachen sind eine tracheobronchiale Ruptur, eine Ösophagusruptur oder eine zygomatikomaxilläre Fraktur. Letztere schafft eine Verbindung zwischen den Nasennebenhöhlen und dem Bindegewebe des Halses, das mit dem Bindegewebe des Mediastinums kommuniziert.

Röntgenologisch finden sich im oberen Mediastinalschatten vertikal angeordnete transparente Streifen. Die Pleura mediastinalis kann etwas abgehoben sein und sich dann als Haarlinie zeigen, die parallel zum Mediastinal- und Herzschatten läuft. Oft besteht gleichzeitig ein Pneumokollum und ein Hautemphysem der Thoraxwand (Abb. **241, 260, 261**).

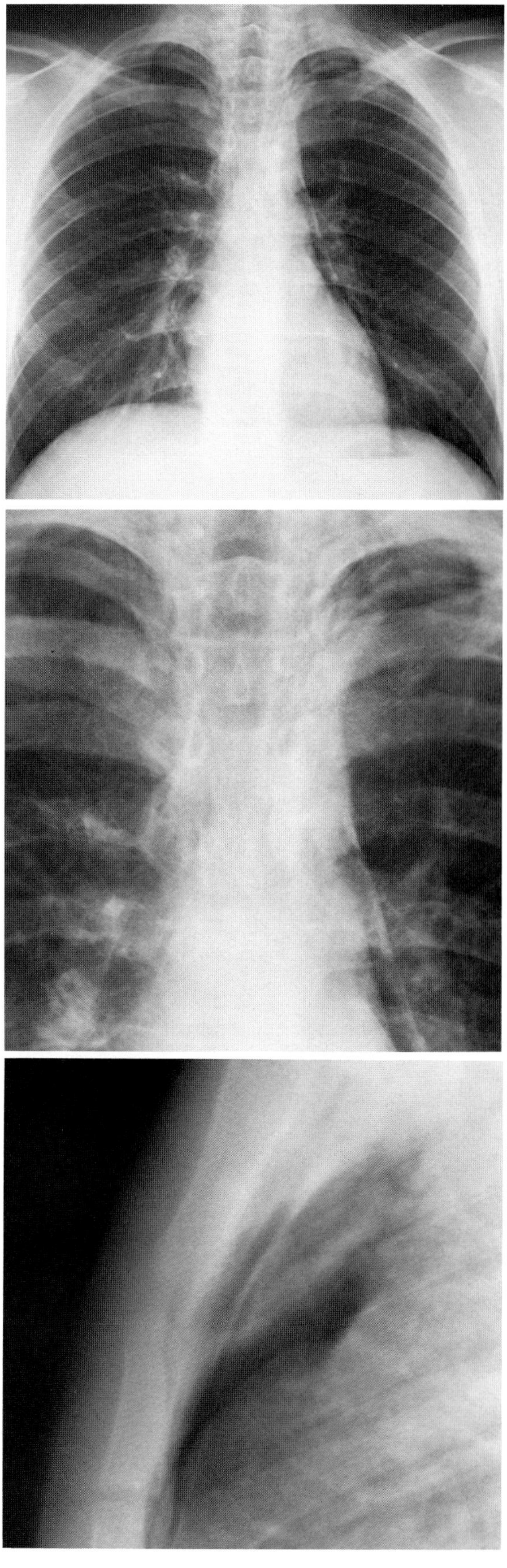

a

b

c

Abb. **241 a–c** Mediastinalemphysem bei Sternumfraktur. Beachte die von der linken Herzkontur abgehobene Pleura mediastinalis, das Pneumokollum und die Luft im retrosternalen Mediastinum.

Hämatomediastinum

Risse und Rupturen der brachiozephalen Gefäße und der Aorta kommen nur bei schweren Thoraxtraumen vor, die oft mit Frakturen des Sternums und der ersten 3 Rippen verbunden sind.
Die Aorta reißt meist am Lig. arteriosum Botalli ein, wenn die mobile Pars anterior des Arcus aortae gegen die fixierte Pars posterior geschleudert wird. Nur 20% der Patienten überleben eine Aortenruptur länger als eine Stunde. Inkomplette Rupturen können ein traumatisches Aneurysma dissecans entstehen lassen (Abb. **242**).

Röntgen

Der obere Mediastinalschatten ist verbreitert, und wenn das Blut absinkt, ist auch der rechte Paravertebralstreifen breit (342). Wichtig sind kurzfristige Verlaufskontrollen, um eine Volumenzunahme zu erfassen.
Bei der Aortenruptur ist der Aortenknopf nicht mehr abgrenzbar. Die Trachea ist nach rechts verlagert, und es findet sich ein Pleurakuppenhämatom oder ein linksseitiger Hämatothorax.

Computertomographie

Nach einer Kontrastmittelbolusinjektion werden die mediastinalen Gefäßlumina deutlich kontrastiert, und die Mediastinalhämatome können besser als mit der konventionellen Röntgenaufnahme nachgewiesen werden (348, 350).

Angiographie

Die Kontrastmitteldarstellung des Aortenbogens und der abgehenden Gefäße zeigt Rupturen bzw. wandständige Füllungsdefekte infolge von subintimalen Blutungen.

Differentialdiagnose

Mediastinaltumoren, Aortenaneurysmen (s. Mediastinalerkrankungen S. 189).

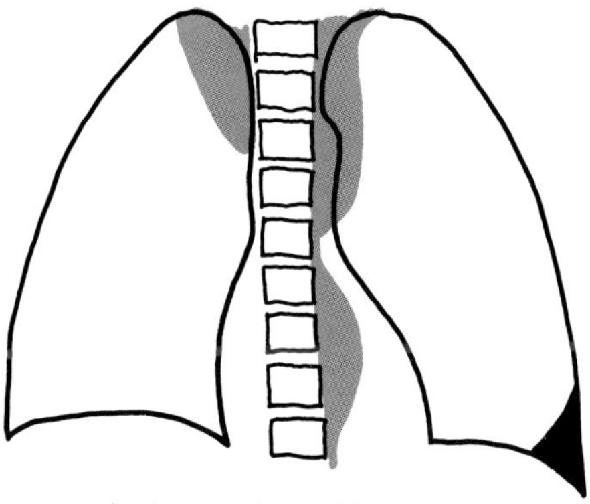

Abb. **242** Mediastinalblutung.

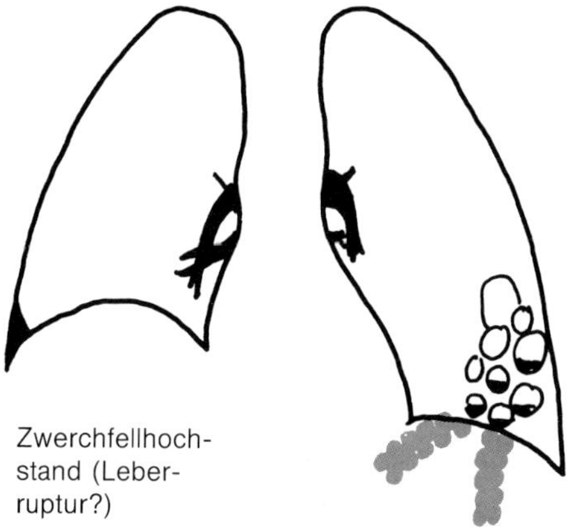

Abb. **243** Zwerchfellruptur, Leberruptur.

Zwerchfellverletzungen

Risse und Rupturen des Diaphragmas sind selten, dann jedoch häufiger links, da die Leber das rechte Zwerchfell schützt. Durch die entstandenen Lücken können Abdominalorgane nach intrathorakal herniieren (s. Abb. **279**).

Röntgen

Das Übersichtsbild zeigt meist Frakturen der unteren Rippen und einen Hämatothorax. Die Herniation der Darmschlingen, kann man vermuten, wenn sich typische Luftkonfigurationen intrathorakal zeigen; mit einer Kontrastuntersuchung des Magen-Darm-Kanals werden sie bewiesen. Eine Abgrenzung gegen eine Relaxation des Zwerchfells kann schwierig sein, gelingt aber, wenn die Darmschlingen in der Bruchpforte eng aneinander gerückt sind (Abb. **243**).

Computertomographie

Sie zeigt die Beziehung des Bruchsackes zum Zwerchfell oft besser als die Übersichtsaufnahme.

Differentialdiagnose

Relaxatio diaphragmatis, Hiatushernie (s. Zwerchfellerkrankungen S. 193); multilokuläre Zysten (s. Ringschatten S. 264).

Pleuraerkrankungen

Pleuraerguß

Der Pleuraerguß ist eine pathologische Flüssigkeitsansammlung in der Pleurahöhle. Beim Gesunden finden sich zwar auch wenige Milliliter Flüssigkeit und erleichtern das Gleiten der Pleurablätter aufeinander; beim Pleuraerguß kann dieses Volumen aber mehrere Liter betragen und dann die Lunge komprimieren und Mediastinum und Zwerchfell verlagern.

Aufgabe der Radiologie ist es, den Erguß zu diagnostizieren und ihn gegen andere Pleuraverschattungen wie Schwarten und Tumoren abzugrenzen. Dies gelingt, wenn man den Patienten umlagert und die freie Beweglichkeit der Flüssigkeit in der Pleurahöhle beweist. Darüber hinaus müssen pulmonale und abdominale Erkrankungen, die einen Pleuraerguß bedingen, erkannt werden, wie z. B. Herzinsuffizienz, Pneumonie, Lungenkarzinom, Lungenembolie, Leberzirrhose u. a. (Tab. **17, 18**). Die Artdiagnose eines Pleuraergusses gelingt aber erst mit dem Pleurapunktat, das zytologisch, bakteriologisch und chemisch analysiert wird.

Tabelle **17** Ungefähre Häufigkeit verschiedener Pleuraergüsse in den USA (aus *R. W. Light:* Pleural Diseases. Lea & Febiger, Philadelphia 1983)

Herzinsuffizienz	500 000
Pneumonie (bakteriell)	300 000
Malignome	200 000
– Lunge	60 000
– Brust	50 000
– Lymphome	40 000
– Varia	50 000
Thrombembolie	150 000
Pneumonie (viral)	100 000
Leberzirrhose mit Aszites	50 000
Gastrointestinale Erkrankung (Pankreatitis)	25 000
Kollagenosen	6 000
Tuberkulose	2 600
Asbestose	2 000
Mesotheliom	450

Pathologie

Nach der Zusammensetzung des Ergusses kann man unterscheiden (333):

- *Pleuratranssudat.* Es ist eine klare Flüssigkeit mit einem spezifischen Gewicht unter 1,016 und einem Eiweißgehalt unter 3 g/dl. Entsprechend ist die Pandy-Probe negativ. Häufigste Ursache des Pleuratranssudats ist die dekompensierte Herzinsuffizienz. Aber auch ein Aszites bei Leberzirrhose oder Ovarialtumoren, ein nephrotisches Syndrom oder ein Myxödem kommen als Ursache in Frage.

Tabelle **18** Ursachen eines Pleuraergusses. Die mit M gekennzeichneten Erkrankungen zeigen neben dem Pleuraerguß in der Regel auch andere Veränderungen auf dem Thoraxbild; bei den mit O gekennzeichneten kann der Pleuraerguß alleiniges Röntgensymptom sein (nach *Light*)

- Vaskulär
  - O Lungeninfarkt
  - M Herzinsuffizienz
  - O Pericarditis constrictiva
- Entzündlich
  - O Tuberkulose
  - M parapneumonisch (Virus, Mykoplasmen, Bakterien, Pilze)
  - O Kollagenosen (LE, rheumatoid)
  - M Wegener-Granulomatose
  - M Löffler-Syndrom
  - O Postinfarktsyndrom (Dressler)
  - M Mononukleose
  - O Morbus Whipple
  - O Mittelmeerfieber
  - O familiäre rezidivierende Polyserositis
- Neoplastisch
  - M Bronchialkarzinom
  - O malignes Lymphom
  - M Rippensarkom oder Metastase
  - O metastatische Pleurakarzinose
  - O Mesotheliom
- Iatrogen
  - O intrapleurale Infusion (z. B. bei fehlerhafter Katheterlage)
  - M nach Thorakotomie
  - M Strahlentherapie
- Traumatisch
  - O Hämatothorax
  - O Ösophagusruptur
  - O Chylothorax
- Mediastinal
  - M Cava-superior-Obstruktion
  - M Aortenruptur
  - O Ösophagusfistel (z. B. Karzinom)
  - O Ductus-thoracicus-Fistel (Filiaren, Karzinom)
  - M ruptierte Dermoidzyste
- Subphrenisch
  - O Pankreatitis oder Pankreastumor
  - O subphrenischer Abszeß
  - O Zirrhose mit Aszites
  - O Meigs-Syndrom (Aszites bei Ovarialtumor)
- Varia
  - O Asbestose
  - O nephrotisches Syndrom
  - O Myxödem
  - O Urämie
  - O spontane Pleurablutung bei Koagulopathie
  - O genuines Lymphödem (Milroy)

● *Pleuraexsudat.* Es ist eine trübe Flüssigkeit mit einem Eiweißgehalt über 3 g/dl und einem spezifischen Gewicht von mehr als 1,016. Entsprechend ist die Pandy-Probe positiv. Die mikroskopische Bestimmung der zellulären Elemente wie Granulozyten, Lymphozyten, Erythrozyten und malignen Zellen engt die Differentialdiagnose ein. Häufigste Ursache des Pleuraexsudates ist die Pleuritis, die meist parapneumonisch bei unspezifischen Infekten der Lunge vorkommt; sie kann aber auch tuberkulös sein, worauf ein hoher Lymphozytengehalt hinweist. Auch maligne Pleuraergüsse sind Exsudate, wobei zytologisch nicht immer maligne Zellen gefunden werden müssen.

● *Empyem.* Die intrapleurale eitrige Exsudation entsteht meist para- und postpneumonisch, selten ist sie Folge einer transdiaphragmalen Ausbreitung von Leberabszessen.

● *Hämatothorax.* Einblutungen in die Pleurahöhle finden sich bei Traumen, bei Aortenrupturen, bei Pleuramalignomen und gelegentlich postembolisch.

● *Chylothorax.* Die milchig-trübe Flüssigkeit, in der mikroskopisch Chylomikronen nachweisbar sind, ist selten Ursache eines Pleuraergusses und findet sich bei tumorösen und traumatischen Fisteln des Ductus thoracicus (353, 354) (Tab. **19**).

● *Cholothorax und Liquorthorax.* Beide Veränderungen sind extrem selten. Biliäre Ergüsse kommen posttraumatisch bei Leber- und Zwerchfellrupturen vor. Eine traumatische Eröffnung des spinalen, liquorhaltigen Subarachnoidalraums läßt Liquor in die Pleurahöhle übertreten.

Klinik

Ein Erguß ist oft asymptomatisch, er kann aber auch Thoraxschmerzen und einseitige Schonatmung bedingen. Ist er voluminös, so resultiert eine Dyspnoe. Auskultatorisch sind das Atemgeräusch und die Bronchophonie abgeschwächt.

Röntgen

Die Form des Pleuraergusses ist eine Resultante
- der Adhäsions- und Kohäsionskräfte zwischen Pleura und Erguß,
- der elastischen Retraktionskräfte, die die Lunge form- und proportionsgetreu verkleinern, und vor allem
- der Schwerkraft, die die Flüssigkeit in den abhängigen Partien sammelt.

Demzufolge ist die Flüssigkeitsverteilung lageabhängig und ändert entsprechend ihren Röntgenaspekt (Abb. **244–246**).

Im Stehen:

– Die Seitenaufnahme zeigt eine Verschattung des dorsalen Sinus, der nach oben konkav begrenzt wird. Erst ab einem Volumen von 100 ml ist der Erguß nachweisbar; kleinere

Tabelle **19** Ursachen eines Chylothorax (aus *G. C. Bower:* Chylothorax. Chest 46 [1964] 464)

- Traumatisch
- Tumorinvasion
- Filiarien
- Kongenitale Atresie oder rupturiertes Aneurysma
- Leberzirrhose
- Thrombose der linken V. subclavia
- Lymphangiom
- Lymphangiomatose
- Iatrogen (nach Thoraxchirurgie)
- Idiopathisch

Ergüsse sammeln sich zwischen Diaphragma und Lungenunterfläche und sind röntgenologisch nicht sichtbar. Für die klinische Praxis gilt aber, daß ein nennenswerter Erguß ausgeschlossen ist, wenn beide dorsale Sinus transparent sind.

– Die p.-a. Aufnahme zeigt Verschattung der kostodiaphragmalen und mediastinodiaphragmalen Winkel, wenn das Ergußvolumen größer als 175–500 ml ist. Er ist zur Lunge hin konkav berandet und wird nach kranial schmal. Im mediastinalen Pleuraraum ist diese Verschattung schmaler und weniger hoch, da die Pleurablätter am Lig. pulmonum ineinander übergehen.

In Rückenlage:

Erst bei mindestens 500 ml wird der Pleuraerguß röntgenologisch sichtbar, und zwar ist
- die Zwerchfellkontur unscharf,
- der Sinus lateralis verschattet und
- die Strahlentransparenz des gesamten Hemithorax homogen vermindert.

Dabei sind im Gegensatz zur Pneumonie oder Atelektase die Lungengefäße gut abgrenzbar,

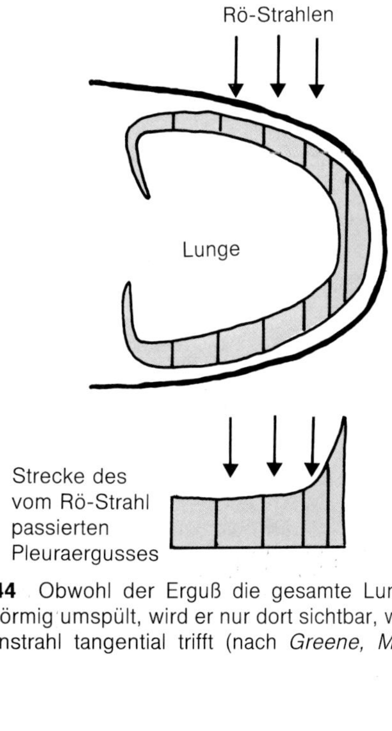

Abb. **244** Obwohl der Erguß die gesamte Lungenbasis mantelförmig umspült, wird er nur dort sichtbar, wo ihn der Röntgenstrahl tangential trifft (nach *Greene, McLond* u. *Stark*).

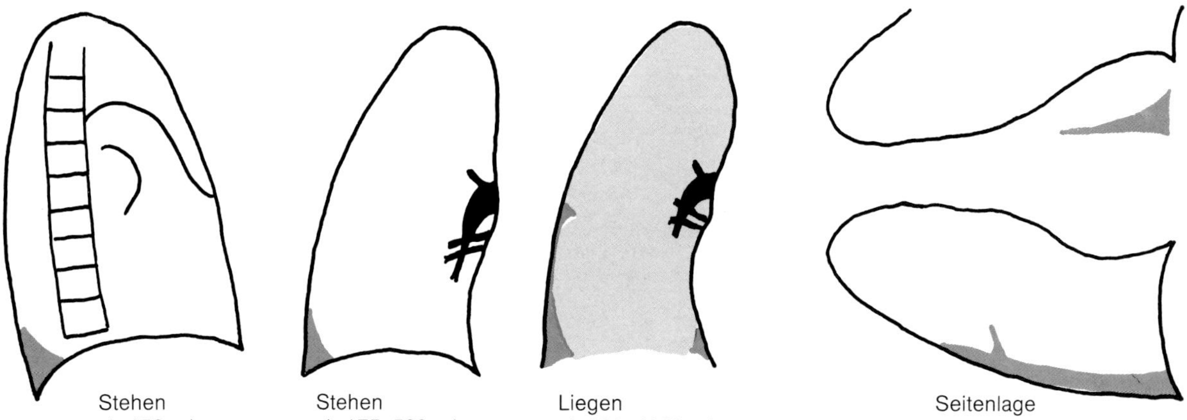

Abb. **245** Nachweisgrenzen eines Pleuraergusses.

und es fehlen Pneumoalveologramm und Pneumobronchogramm.

In Seitenlage:

Die Flüssigkeit sammelt sich zwischen der lateralen Thoraxwand und der Lunge und bewirkt eine bandartige Verschattung, die auch dornförmig in den kleinen Lappenspalt einstrahlen kann. Untersuchungen an Leichen zeigten, daß bereits 5 ml in Seitenlage nachweisbar sind (365). Ist das Flüssigkeitsband schmaler als 1 cm, so ist das Volumen des Pleuraergusses gering und eine Punktion schwierig.

Atypische Formen eines Pleuraergusses (Abb. **247, 248**):

- *Abgekapselter Erguß.* Sind die Pleurablätter partiell verklebt, so kommt es zu umschriebenen pseudotumorösen Ergußansammlungen, die halbkugelig der inneren Thoraxwand aufsitzen. Bei der orthograden Projektion können sie als Rundschatten imponieren; die tangentiale Projektion zeigt aber einen flachen, halbkreisförmigen Schatten, dessen Ränder stumpfwinklig in die Thoraxwand übergehen, im Gegensatz zum peripher gelegenen pulmonalen Tumor, dessen Kontur sich spitzwinklig in die Thoraxwand fortsetzt (s. Abb. **189**) (356).

- Der *Interlobärerguß* (Abb. **249**) kommt am häufigsten im kleinen Lappenspalt vor (Abb. **250**), jedoch auch in den großen Lappenspalten. Er zeigt sich röntgenologisch als flacher, bikonvexer, homogener Schatten, der auch zitronenförmig oder kugelrund erscheinen kann. Ein Erguß im kleinen Lappenspalt muß röntgenologisch von einer Mittellappenatelektase unterschieden werden. Dies gelingt, da erstens der Erguß bikonvex und die Atelektase konkav oder plan konturiert ist, da zweitens nur die Atelektase den rechten Herzrand auslöscht und da drittens bei der Atelektase der Lappenspalt nicht sichtbar ist, während er beim Erguß oft in den peripheren Abschnitten strichförmig erkannt wird. Am sichersten ist aber wohl die Unterscheidung im Tomogramm: Der Erguß ist homogen, die Atelektase ist strukturiert.

- *Posteromediastinaler Erguß.* Die Flüssigkeitssäule ist mediastinal höher und breiter als lateral. Dies ist die Folge einer verstärkten Retraktion des Unterlappens, so daß auch an eine Dystelektase des Unterlappens gedacht werden muß (358).

- *Subpulmonaler Erguß.* Gelegentlich kann ein Ergußvolumen bis zu einem Liter zwischen Zwerchfell und Lungenbasis angesammelt sein, ohne daß die Flüssigkeit in den Sinus phrenicocostalis übertritt. Eine zufriedenstellende Erklärung für dieses Phänomen existiert noch nicht. Röntgenologisch findet sich ein scheinbarer Zwerchfellhochstand, die Kuppe des Diaphragmas ist lateralisiert und fällt lateral entsprechend steil ab. Der Abstand zwischen der linken Lungenunterfläche und der Magenblase beträgt mehr als 2 cm. In Seitenlage läuft der Erguß nach kranial ab (369).

- *Zwerchfellinversion.* Bei voluminösen Ergüssen kann sich das linke Zwerchfell nach kaudal durchbiegen. Röntgenologisch findet sich dann eine entsprechende Impression von Magen- und Kolonluft. Bei der Inspiration kontrahiert sich das Zwerchfell und verkleinert dadurch den Hemithorax, was zu einer erheblichen Dyspnoe führt und röntgenologisch als paradoxe Zwerchfellbewegung zu erkennen ist (368).

Sonographie

Mit der transdiaphragmalen und transthorakalen Sonographie kann der flüssigkeitsgefüllte Pleuraspalt als echofreies Band identifiziert werden. Die Sonographie bewährt sich besonders bei abgekapselten, brustwandnahen Ergüssen, die röntgeno-

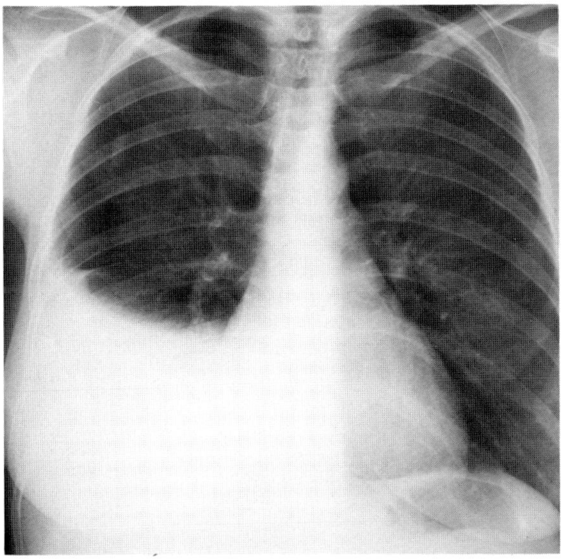
a

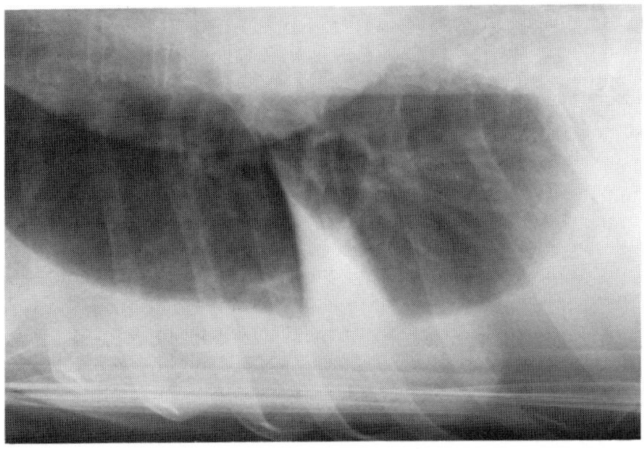
b

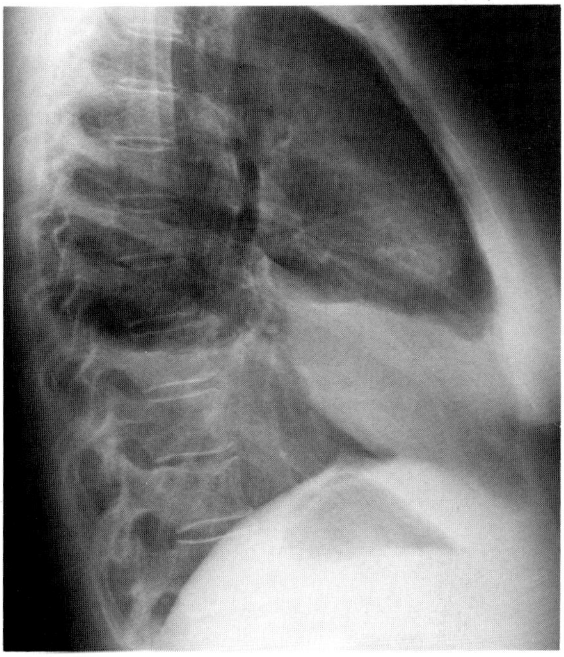
c

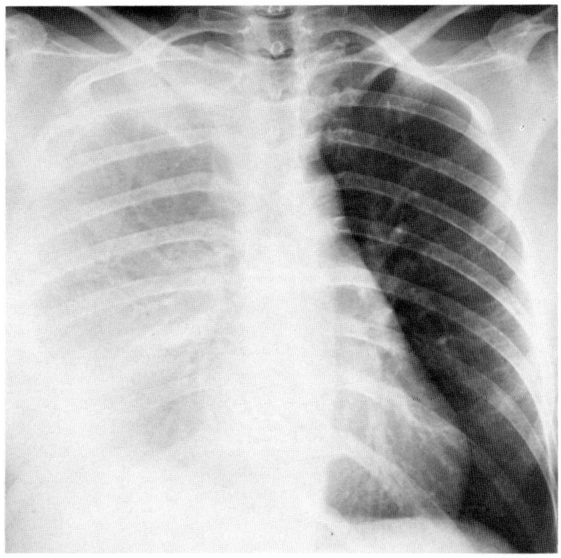
d

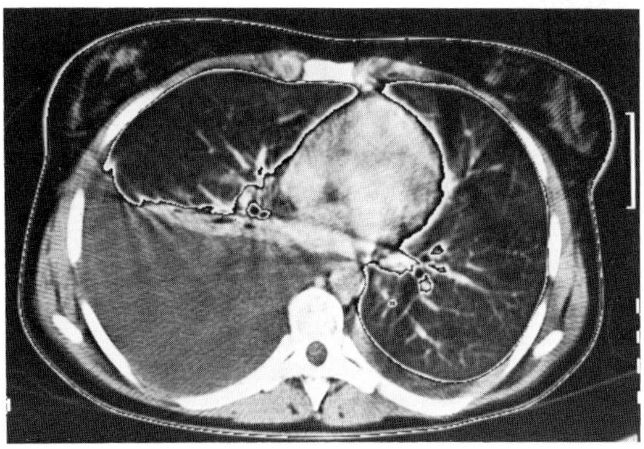
e

Abb. **246 a–e** Chylothorax, der in Seitenlage noch kranial und in den kleinen Lappenspalt abfließt und in Rückenlage den gesamten Hemithorax verschattet. Ursache war eine Mißbildung der Lymhangien Milroy-Trenaunay. Im Computertomogramm Mantelatelektase in der Nachbarschaft des Ergusses.

logisch nicht mit letzter Sicherheit von Tumoren und Schwarten abzugrenzen sind (Abb. **251**).

Computertomographie

Das meist in Rückenlage angefertigte Computertomogramm zeigt dorsal zwischen Thoraxwand und Lunge ein sichelförmiges Band wasseräquivalenter Dichte. Recht gut sind dabei meist auch die verdichteten ergußnahen Lungenanteile zu erkennen, was Ausdruck einer Manteldystelektase oder -atelektase ist (s. Abb. **246e**).

Szintigraphie, Angiographie, Bronchographie, NMR

Keine Zusatzinformationen.

Differentialdiagnose

Pleuraschwarte, Pleuratumor, Zwerchfell- und Brustwanderkrankungen.

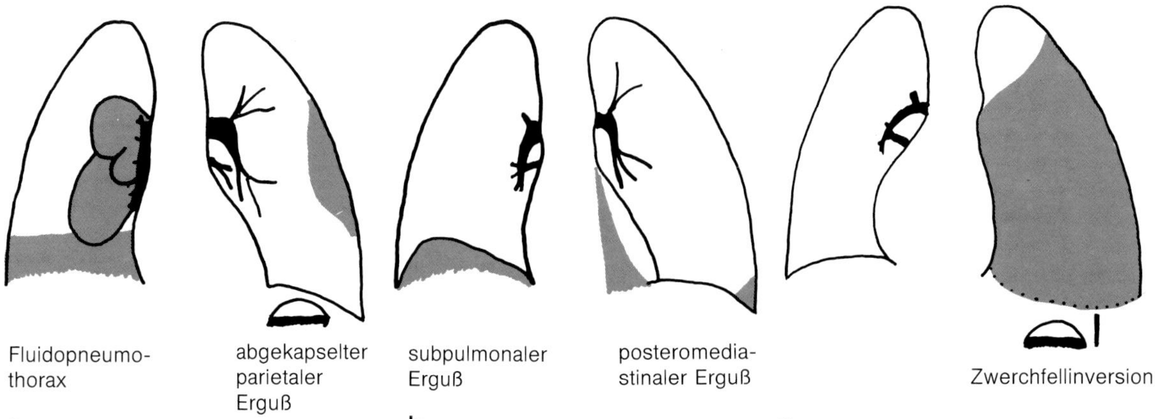

a b c

Abb. **247 a–c** Atypische Formen des Pleuraergusses.

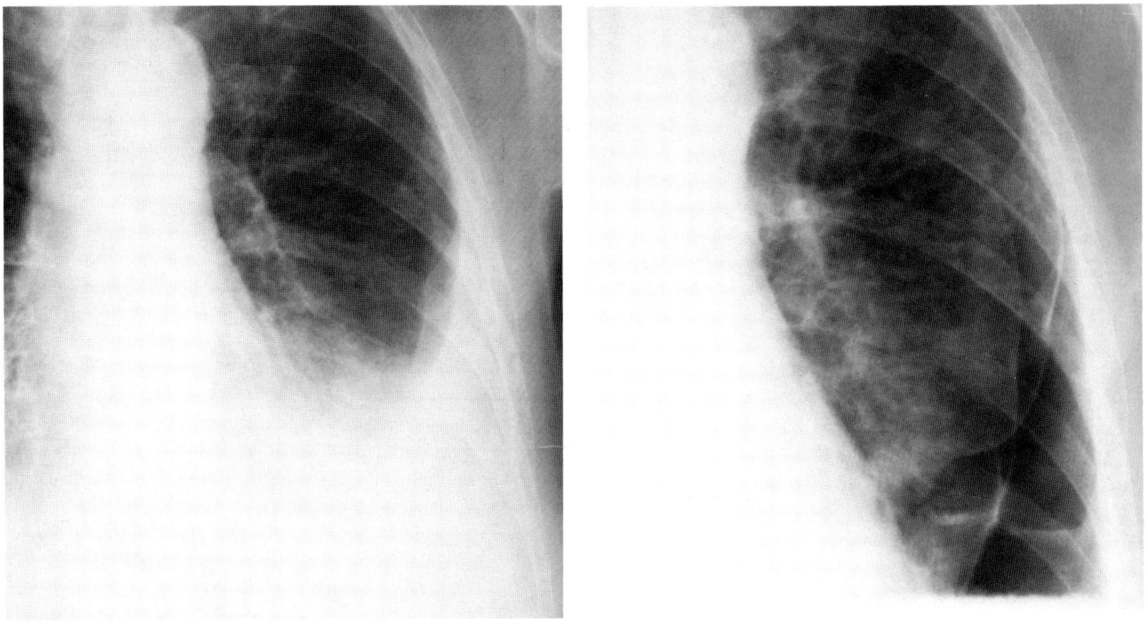

a b

Abb. **248 a–b** Maligner Pleuraerguß bei metastasierendem Mammakarzinom links. Nach Punktion Fluidopneumothorax.

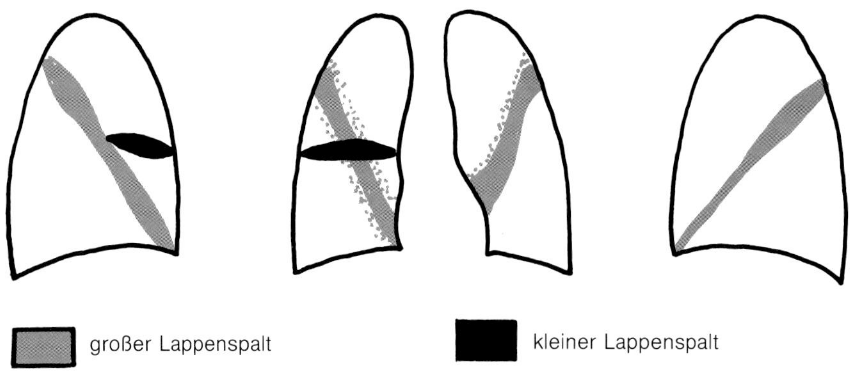

Abb. **249** Anordnung der Interlobärergüsse.

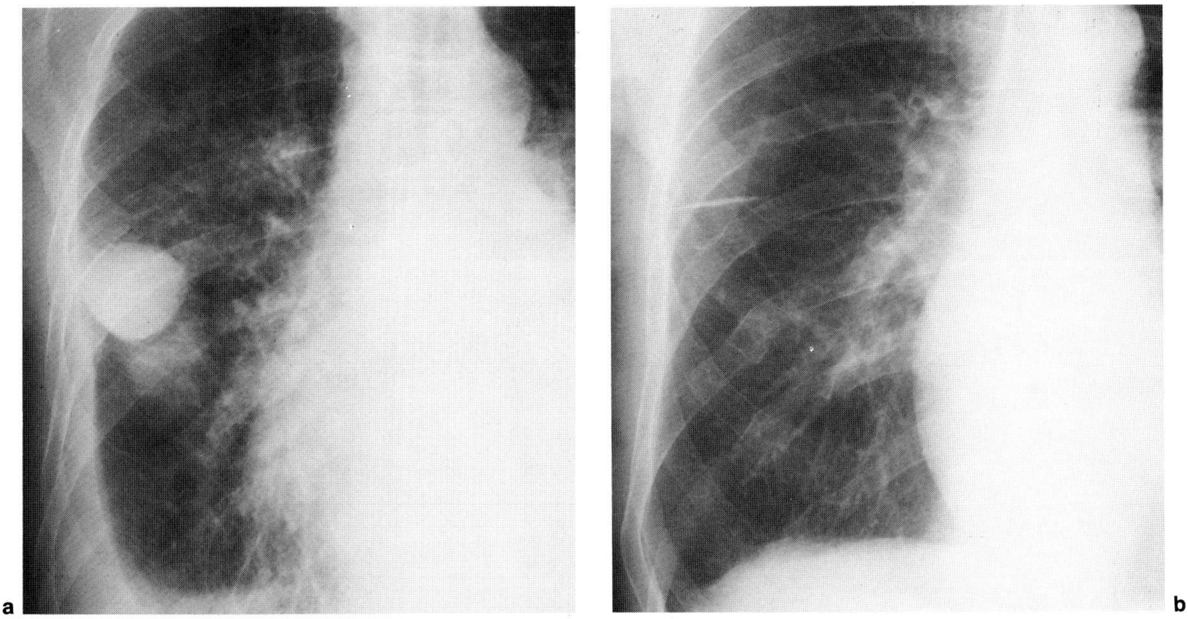

Abb. **250 a–b** Interlobärerguß. Zitronenförmige Verschattung im kleinen Lappenspalt bei Herzinsuffizienz. Nach kardialer Rekompensation nur noch streifenförmiger Resterguß.

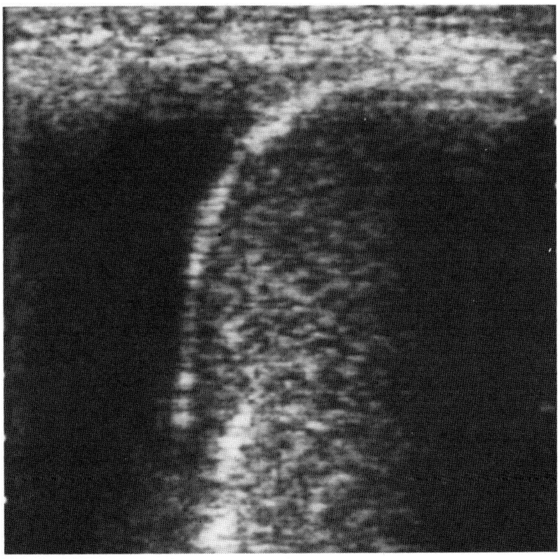

Abb. **251** Pleuraerguß im interkostalen Sonogramm. Der Erguß ist echofrei, das Zwerchfell wird als echogene Grenzfläche gut sichtbar.

Pneumothorax

Der Pneumothorax ist dadurch gekennzeichnet, daß Luft in den Pleuraspalt eindringt. Dies ist nur möglich, wenn ein Riß der Pleura visceralis eine Verbindung zwischen der Pleurahöhle und der Lungenluft schafft. Seltenere Ursachen sind transthorakale Fisteln bzw. transdiaphragmale Fisteln bei vorbestehendem Pneumoperitoneum. Nach der Ursache werden unterschieden traumatischer, iatrogener und spoutaner Pneumothorax (359).

- *Traumatischer Pneumothorax.* Er ist am häufigsten und wird auf S. 167 beschrieben.

- *Iatrogener Pneumothorax.* Er kann durch eine Läsion der Pleura visceralis nach Pleurapunktionen entstehen, aber auch bei einer Überdruckbeatmung auftreten.

- *Spontane Pneumothorax.* Er kann von zahlreichen Lungenerkrankungen (Tab. **20**) verursacht werden, wenn sie eine pleuropulmonale Fistel entstehen lassen. Die häufigste Ursache sind subpleurale Emphysemblasen, die besonders oft apikal lokalisiert sind. Der Spontanpneumothorax findet sich sehr viel häufiger bei Männern als bei Frauen und besonders bei hochgewachsenen, schlanken Personen, was auf die Überdehnung

Tabelle **20** Ursachen eines Pneumothorax

- Traumatisch
  - Rippenfraktur
  - Messerstichverletzung
- Iatrogen
  - Pleurapunktion (z. B. Subklaviakatheter)
  - Lungenpunktion
  - Überdruckbeatmung
  - Tracheostoma
- Spontane bronchopleurale Fistel
  - subpleurale Emphysemblase
  - Pneumatozele
  - Lungenfibrose (z. B. eosinophiles Granulom)
  - Mukoviszidose
  - Pneumokoniose
  - abszedierende Pneumonie
  - tuberkulöse Kaverne
  - Bronchialtumor oder Metastase
  - Infarkt
- Ösophagusruptur
- Pneumoperitoneum (fortgeleitet durch Zwerchfellücken)
- Mediastinalemphysem

der apikalen Lungenpartien durch das größere Lungeneigengewicht zurückgeführt wurde (361).

Klinik

Plötzlich und ohne äußeren Anlaß kommt es zum akuten Thoraxschmerz und zur Dyspnoe.

Röntgen

Die abgehobene Pleura visceralis bildet sich als Haarlinie parallel zur Thoraxwand ab. Peripher von dieser Linie fehlt die Lungengefäßzeichnung. Im Stehen ist der Pneumothorax apikal am deutlichsten zu erkennen. Bei der Exspiration wird der Luftspalt etwas breiter. Beim Spannungspneumothorax ist die Lunge zu einem faustgroßen perihilären Schatten kollabiert und das Mediastinum wird zur Gegenseite verlagert (Abb. **252**).

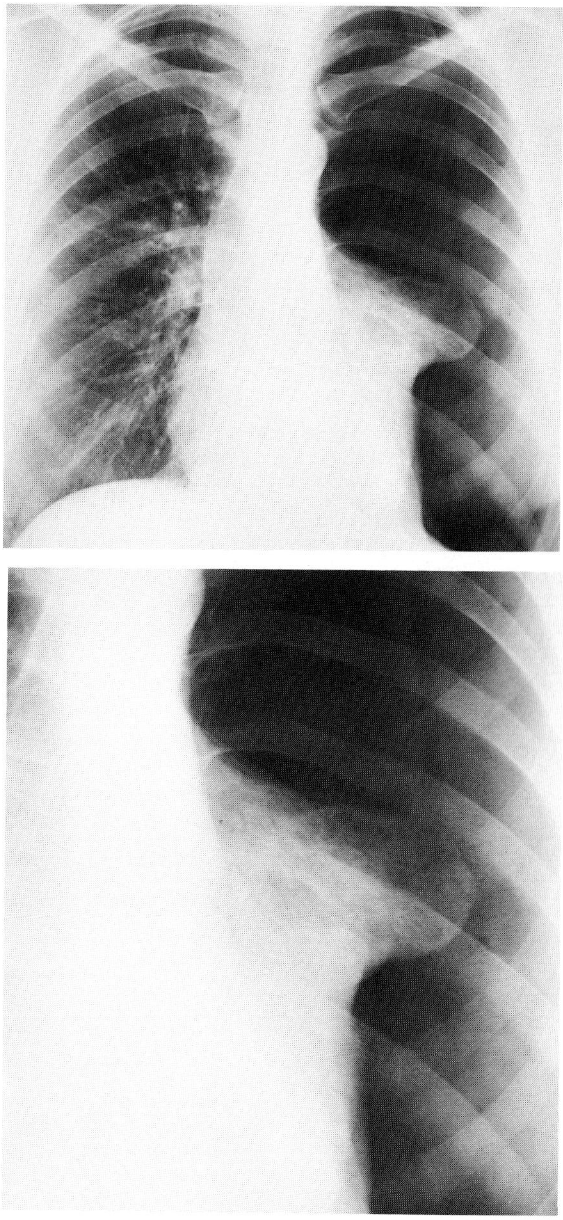

Abb. **252** Spontanpneumothorax. Retraktionsatelektase der Lunge, keine Mediastinalverlagerung.

Schwielen, Schwarten, Fibrothorax

Narbige Veränderungen der Pleura sind häufig und meist Folge einer Pleuritis. Andere Ursachen sind Hämatothorax, Lungenembolien, Pleuraempyem und chronischer Pneumothorax.
Kleinere *Schwielen und Schwarten* finden sich oft basal und führen zu einer Verschattung des Sinus phrenicocostalis und zu zipfligen Ausziehungen der Zwerchfellkontur (Abb. **253, 257**). Auch im Bereich der Pleurakuppe sind Schwielen häufig, besonders infolge der Spitzentuberkulose. Sie zeigen sich als kappenartig der Lunge aufsitzende Schatten, die wegen der Einstrahlung ins Lungenparenchym kleine Ausziehungen und eine wellige Kontur haben (Abb. **254**); differentialdiagnostisch müssen sie gegen die Begleitschatten der oberen Rippen abgegrenzt werden, die zur Lungenspitze hin glatt berandet sind. Auch von subpleuralen Fettstreifen müssen sie unterschieden werden, die meist bilateral-symmetrisch und vorwiegend an der seitlichen Thoraxwand angeordnet sind (357, 360).
Pleuranarben sind gelegentlich strangartig und imponieren dann als mehrere Zentimeter lange Linienschatten. Oft sind sie auch ring- und kokardenartig angeordnet; diese fibrösen *Pleuraplaques* können hyalin umgewandelt werden und

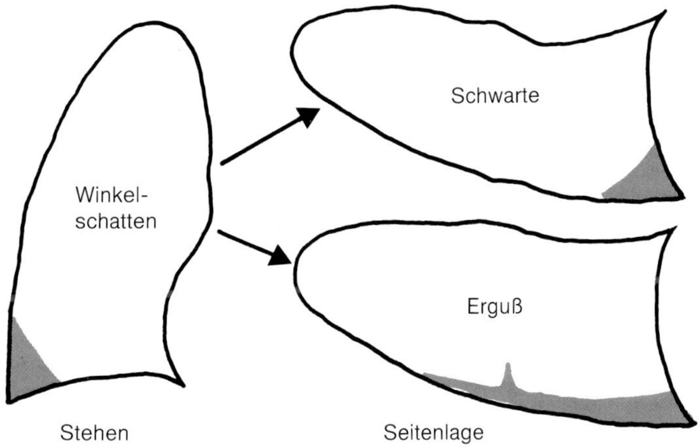

Abb. **253** Unterscheidung zwischen Schwarte und Erguß mit der Aufnahme in Seitenlage.

auch verknöchern; sie sind röntgenologisch dicht (Abb. **255**). Pleuraplaques können als Hinweis auf eine stattgehabte Asbestexposition gewertet werden; die fleckig-flächigen Verschattungen, die teilweise kalkdicht sind, finden sich dann besonders häufig entlang den unteren Rippen und in der Pleura diaphragmatica.
Ein *Fibrothorax* entsteht, wenn ein Hämatothorax oder ein Empyem fibrös organisiert wird. Es finden sich dann mehrere Zentimeter dicke Narbenplatten, die die Lunge panzerartig umgeben. Oft verkalken sie an der Grenze zur Lunge. Ein Fibrothorax fesselt die Lunge und verhindert die Atemexkursion. Durch die einseitige Hypoventilation werden die Lungengefäße reflektorisch enggestellt, was aus dem Röntgenbild abzulesen ist und szintigraphisch bewiesen werden kann. Schrumpfende Narben können zu erheblichen Thoraxdeformationen und Skoliosen führen sowie Narbenemphyseme mit einer pulmonalen Hypertension verursachen (Abb. **257**).

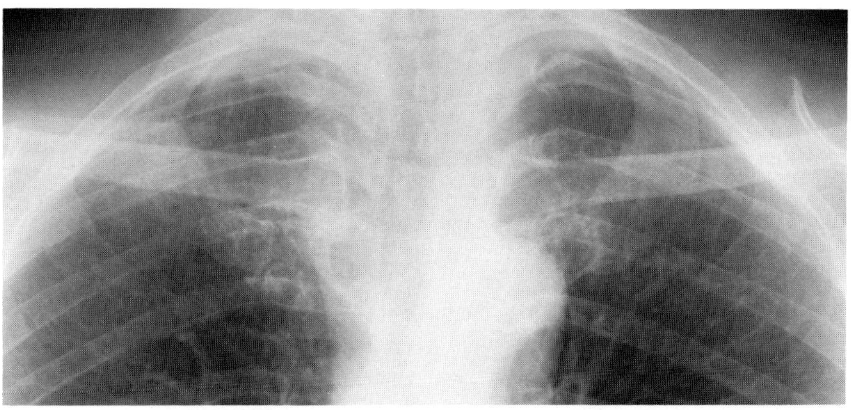

Abb. **254** Pleurakuppenschwielen. Im Gegensatz zum Begleitschatten der 2. Rippe ist die Schwiele girlandenförmig begrenzt und zipflig ausgezogen.

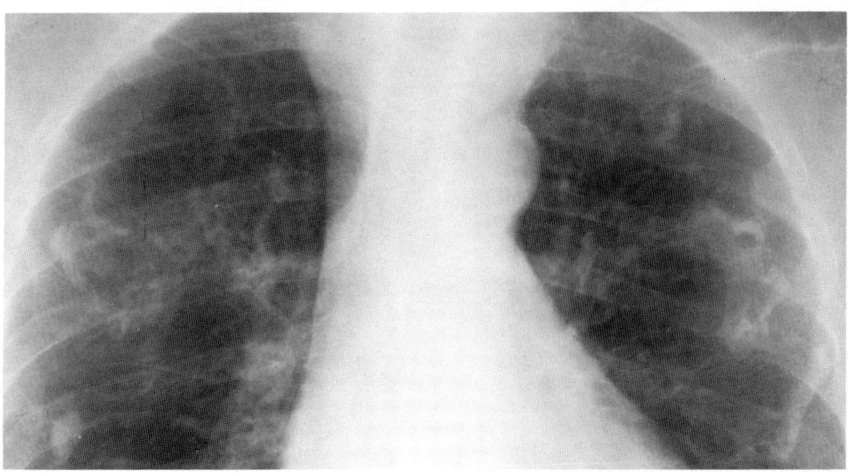

Abb. **255** Kalzifizierte Pleuraplaques.

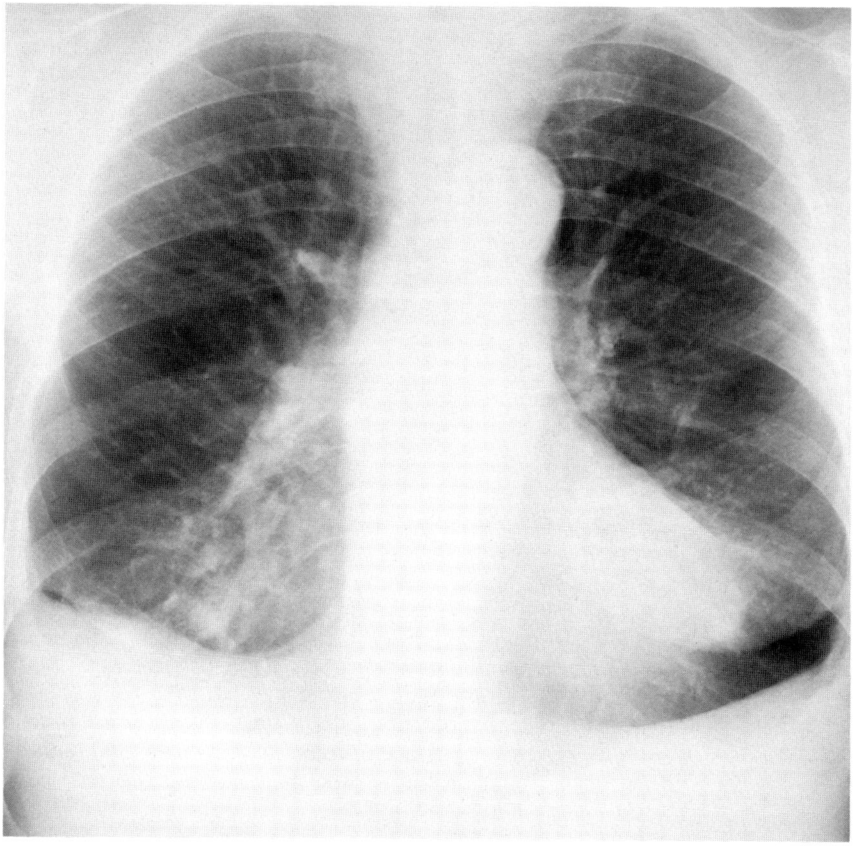
a

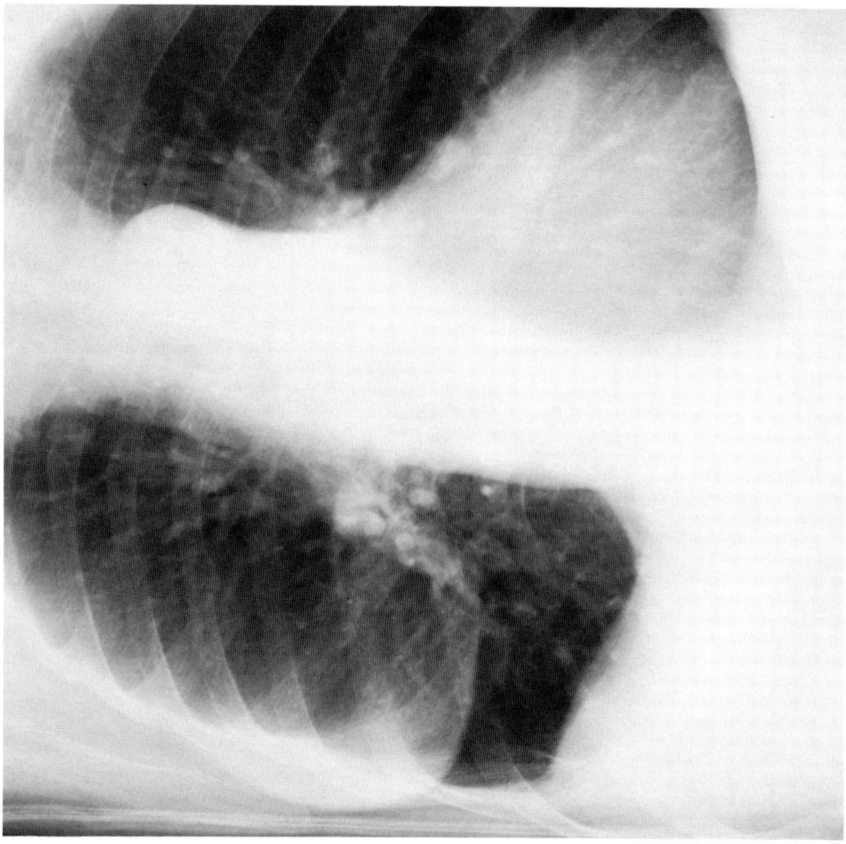
b

Abb. **256 a–b** Basale Pleuraschwarte. In Seitenlage keine Formänderung.

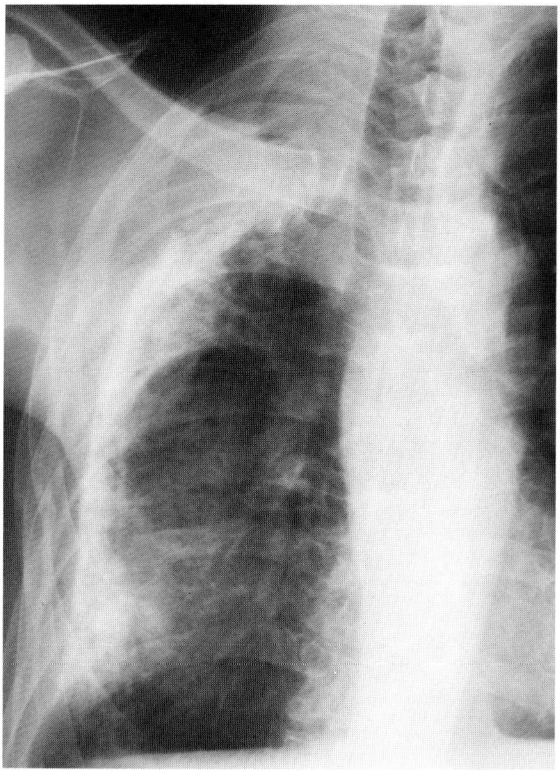

Abb. **257** Mantelschwarte der Pleura mit pleurogener Skoliose und Verkalkung an der Grenze zur Lunge.

Pleuramesotheliom

Das diffuse Pleuramesotheliom ist mit etwa 120 Neuerkrankungen pro Jahr in Deutschland ein seltenes Malignom. Seine Prognose ist schlecht, und die mittlere Überlebenszeit beträgt nur 8 Monate. Das Erkrankungsrisiko ist bei Asbestarbeitern etwa 300mal so groß wie bei Nichtexponierten (359). Auch einige andere organische Faserstäube begünstigen die Mesotheliomentstehung. Das Pleuramesotheliom wird als Berufserkrankung anerkannt, wenn eine entsprechende Exposition bekannt ist und eine erhöhte Konzentration an Asbestnadeln im Lungenparenchym nachgewiesen wurde.
Aufgabe der Röntgendiagnostik ist es, den Pleuraprozeß zu erkennen und zu lokalisieren, um mit der Punktionszytologie bzw. mit der Thorakoskopie und Biopsie die Diagnose abzuklären.

Pathologie

Der Tumor, der meist von der Pleura diaphragmatica ausgeht, wächst entlang dem Pleuraspalt, bis er die Lunge mit einer dicken Schwarte panzerartig umgibt. Später infiltriert er Brustwand, Lungenparenchym, Zwerchfell und Herzbeutel. Oft findet sich zusätzlich ein Pleuraerguß. Histologisch und zytologisch ist die Abgrenzung gegen eine metastatische Pleurakarzinose schwierig. Es werden unterschieden: der epitheliale Typ mit drüsenähnlichen Strukturen, der mesenchymale Typ mit meist reichlich Kollagenbildung und der bivalente Typ (Mischform).

Klinik

Die Thoraxschmerzen sind das Leitsymptom und beginnen oft in der Schulter (Head-Zone des Diaphragmas!). Später entwickelt sich eine Dyspnoe mit Reizhusten. Das Pleurapunktat ist in 50% serös, in 50% hämorrhagisch. Im Gegensatz zum Adenokarzinom ist der CEA-Titer im Pleurapunktat nicht erhöht.

Röntgen

- *Pleuraerguß.* In 80% ist er das röntgenologische Intitialsymptom. Wird er abpunktiert, so entsteht oft ein Pneumothorax, da sich die Lunge infolge der tumorös verschwarteten Pleura visceralis nicht entfalten kann (362).

- *Tumorschwarte.* Sie wird oft erst nach Abpunktion des Ergusses sichtbar und ist an der Pleura parietalis dicker als an der Pleura visceralis. Sie kann gegen die Lunge glatt oder höckerig konturiert sein (Abb. **258**).

- *Tumorknoten.* Der periphere Rundschatten liegt der Brustwand an. Die Übergänge zur hökkerigen Pleuraschwarte sind fließend (Abb. **259**).

- *Rippenosteolysen,* kontralaterale Rundherdmetastasen und eine Herzvergrößerung als Ausdruck der Perikardinvasion finden sich im Spätstadium.

Computertomographie

Die panzerartige Ummauerung der Lunge wird im Axialschnitt besonders deutlich, und die Infiltrationen von Thoraxwand, Lunge, Herz und Diaphragma sind früher zu sehen. Die bei Asbestose vorhandenen Pleuraplaques lassen sich leichter erkennen (364, 367).

Szintigraphie, Sonographie, Bronchographie, Angiographie

Keine wesentlichen Zusatzinformationen.

Differentialdiagnose

Gutartige Pleuratumoren (Fibrom, Angiom, Chondrom) und Pleurametastasen. Pleuraergüsse jeglicher Genese (S. 174), peripheres Bronchialkarzinom (s. Flächenschatten S. 232).

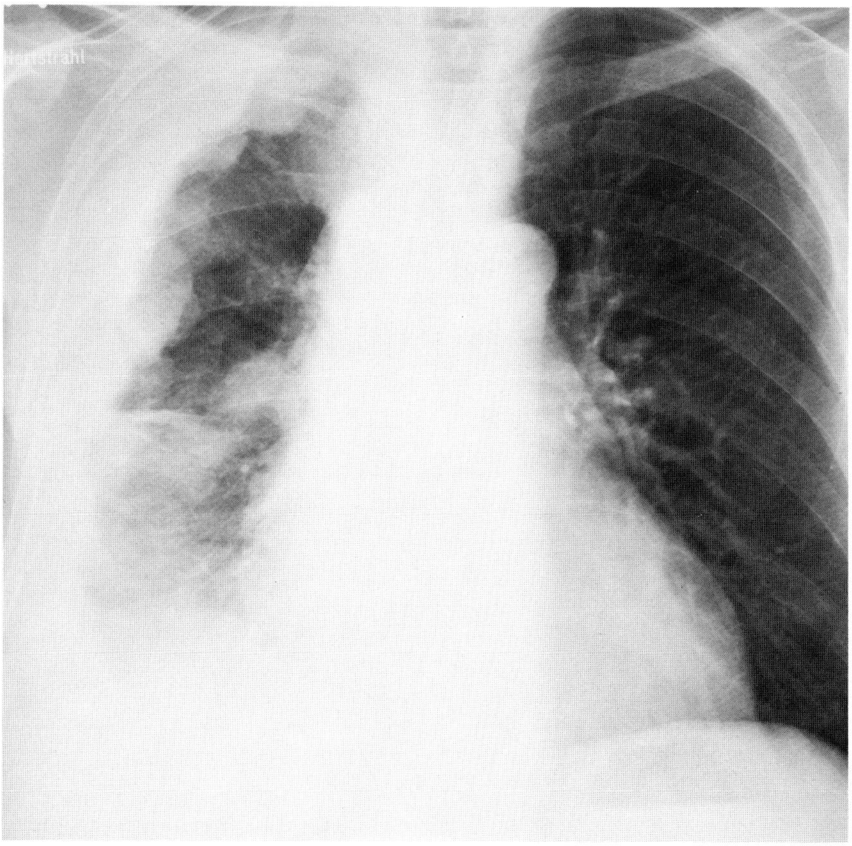

Abb. **258** Mesotheliom. Polyzyklisch begrenzte Tumorschwarte.

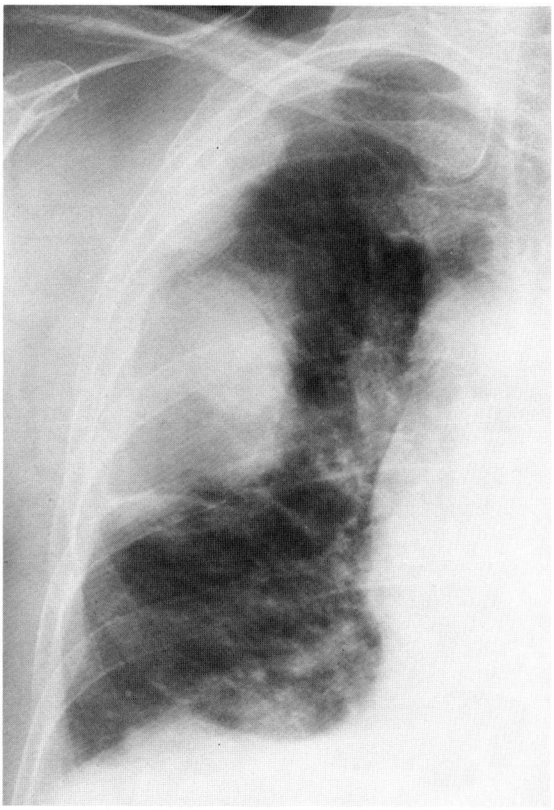

Abb. **259** Mesotheliom der Pleura. Vereinzelte Tumorknoten der Pleura.

Mediastinale Erkrankungen

Das Mediastinum wird vorn vom Sternum, hinten von der Wirbelsäule und seitlich von den mediastinalen Pleurablättern begrenzt; es enthält das Herz, die Speiseröhre, die Trachea, die Schilddrüse, den Thymus sowie große Blutgefäße und Nerven. Wenn man von der Linksvorwölbung der Herzkammern absieht, steht das Mediastinum in der Mitte zwischen den fast gleich großen symmetrischen Lungenflügeln.

Mediastinalverlagerungen

Bei einer Verlagerung des gesamten Mediastinums einschließlich des Herzens sind die Lungenflügel ungleich groß und asymmetrisch dargestellt. Werden nur Teile des Mediastinums verlagert, so kann sich dies mit einer einseitigen Ausbuchtung einer Pleuraumschlagfalte manifestieren (Lungenhernie); solche Teilverlagerungen finden sich bei schrumpfenden Lungenprozessen und dann vor allem im vorderen Mediastinum und retrokardial (380).
Die Differentialdiagnose der *permanenten* Mediastinalverlagerung umfaßt:
- Skoliosen,
- schrumpfende Pleuraschwarte,
- Atelektasen,
- Pneumonektomie.

Bei der *dynamischen* Mediastinalverlagerung pendelt das Mittelfell in Abhängigkeit von der Atemexkursion hin und her, was besonders gut mit der Durchleuchtung erfaßt wird. Ursachen dieses Mediastinalpendelns sind:
- Spannungspneumothorax,
- Lungenüberblähung (z. B. durch Fremdkörperaspiration),
- einseitige Zwerchfellparesen.

Mediastinale Lufteinschlüsse

Da das Mediastinum unmittelbar an die lufthaltige Lunge grenzt, kann eine pathologische Lufteinlagerung im Mediastinalschatten nur bei sorgfältiger Analyse der mediastinalen Grenzen, d. h. vor allem der Pleura mediastinalis, bemerkt werden.

Luft im Ösophagus und Magen

Selten findet sich verschluckte Luft im Ösophagus und kann dann daran erkannt werden, daß die linke Ösophaguswand vom azygoösophagealen Streifen durch ein schmales Luftband getrennt ist. Pathologische Veränderungen des Ösophagus wie Megaösophagus, Ösophagusdivertikel, Hiatushernien und kommunizierende Duplikationszysten des Ösophagus imponieren meist als größere raumfordernde Prozesse mit Lufteinschlüssen.

Tabelle **21** Ursachen eines Mediastinalemphysems

- Traumatisch
  - Lungenkontusion
  - Bronchialruptur (partiell oder total)
  - Tracheotomie
- Überdruckbeatmung
- Asthmaanfall
- Pneumonie (besonders bei Kindern)
- Ösophagusfistel
  - Karzinom
  - nach Bougieren
  - spontane Ruptur (Boerhave-Syndrom)
- Mediastinitis mit gasbildenden Keimen
- Retroperitoneale Darmperforation
  - Duodenal- oder Kolonprozeß

Pneumomediastinum

Aus rupturierten Alveolen gelangt die Luft über das perivasale pulmonale Bindegewebe in das sich anschließende mediastinale Interstitium. Meist ist die Alveolenruptur Folge eines stumpfen Thoraxtraumas, seltener auch eines zu starken Druckanstieges bei der Überdruckbeatmung und beim Husten (spontanes Pneumomediastinum), was besonders bei Kindern vorkommt. Sehr selten kann auch eine Ösophagusruptur oder eine Tracheobronchialwandruptur Ursache des Pneumomediastinums sein (Tab. **21**).
Klinisch besteht oft gleichzeitig ein Pneumokollum und ein Hautemphysem der Thoraxwand, sehr selten auch eine obere Einflußstauung mit Atembehinderung.
Röntgenologisch zeigen sich vertikal angeordnete streifige Lufteinschlüsse in Projektion auf den Herzschatten und die paratrachealen Weichteile. Die mediastinale Pleura kann von einer Luftschicht vom Mediastinalschatten abgehoben sein und sich als Haarlinie parallel zu diesem auf die Lunge projizieren. Im Seitenbild sind die Strukturen des vorderen Mediastinums wie Gefäße und besonders der Thymus von Luft umsäumt (377) (Abb. **241, 260, 261**).

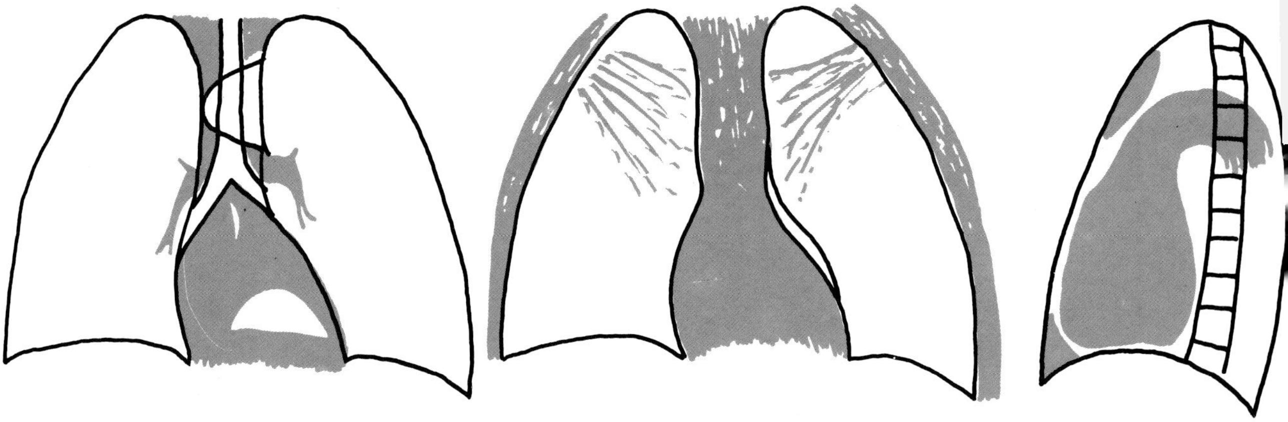

umschlossene Luft im Mediastinum (Lungenhernie, Trachealband, Luft im Ösophagus, Hiatushernie)

Pneumomediastinum

Abb. **260** Luft im Mittelschatten.

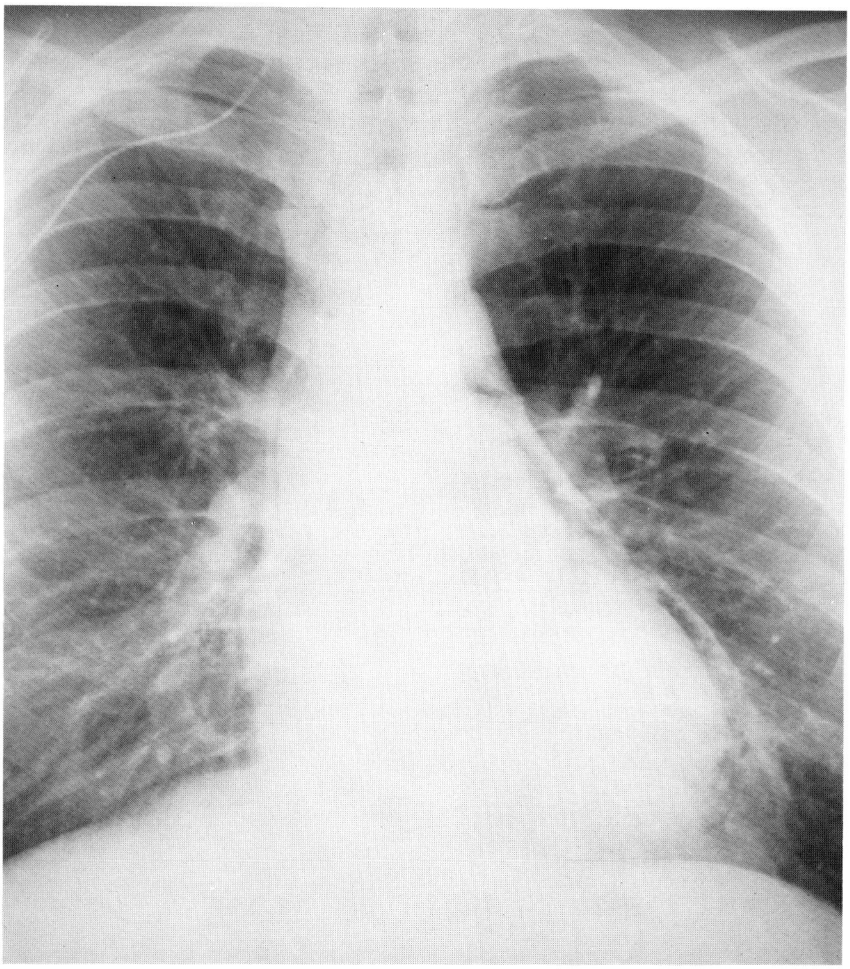

Abb. **261** Mediastinalemphysem. Die Pleura mediastinalis ist vom Herzschatten abgehoben.

Nichttumoröse Mediastinalverbreiterung

Eine Mediastinalverbreiterung kommt recht häufig vor und hat zahlreiche Ursachen. Schon bei der Liegeaufnahme und der Aufnahme in flacher Inspiration stauchen sich die Mediastinalstrukturen und sind scheinbar verbreitert. Des weiteren wirken mediastinale Blutungen und Entzündungen als raumfordernde Prozesse, und jede Aufweitung von Ösophagus, Herz, Aorta oder anderen Gefäßen hat röntgenologisch einen ähnlichen Effekt (371, 378).

Akute Mediastinitis

Die akute Mediastinitis ist eine seltene und schwere Erkrankung, deren Letalität auch heute noch etwa 50% beträgt. Aus der zunächst diffusen Entzündung entwickeln sich oft multiple Abszesse. Die Mediastinitis ist meist Folge einer Ösophagusfistel, seltener entsteht sie durch fortgeleitete Entzündung aus dem Retropharyngealraum, aus den Lungen oder den mediastinalen Lymphknoten.
Klinisch hat der Patient schwere retrosternale Schmerzen und Fieber, falls eine Ösophagusfistel vorliegt auch Dysphagien und ein Pneumokollum.
Röntgenologisch ist der Mittelschatten verbreitert, oft findet sich ein Begleitpleuraerguß und evtl. ein Pneumomediastinum mit streifigen Lufteinschlüssen. Computertomographisch lassen sich Mediastinalprozesse als hypdense Raumforderung nachweisen, die Kontrastmittel ringförmig einlagern. Der Bariumbreischluck stellt Ösophagusmediastinalfisteln dar.

Chronische Mediastinitis

Es handelt sich um eine granulomatöse Entzündung und Fibrosierung des Mediastinums, deren Ursache meist unbekannt, teilweise aber auf Tuberkulose, Histoplasmose oder Sarkoidose zurückzuführen ist. Eine idiopathische Mediastinalfibrose soll Beziehung zur genuinen Retroperitonealfibrose Morbus Ormond haben (374, 379).
Klinisch sind die Patienten meist asymptomatisch. Es können sich aber Beschwerden einstellen durch die Obstruktion der V. cava superior und durch eine Einengung des Ösophaguslumens und des Tracheobronchialbaumes.
Röntgenologisch ist der obere Mediastinalschatten verbreitert und nach lateral gelappt konturiert. Sehr selten finden sich Kalkeinschlüsse. Eine Einengung bzw. der Verschluß der V. cava superior wird venographisch nachgewiesen.

Gefäßektasie

Eine Verbreiterung des Mediastinalschattens ist durch eine Elongation und Ektasie der Aorta, der A. brachiocephalica, der V. cava superior, der V. brachiocephalica und der V. subclavia möglich. Diese Ektasien findet man oft im Alter und man kann sie computertomographisch nach Kontrastmittelinjektion meist sicher differenzieren und in Zweifelsfällen angiographisch beweisen. Ein Kontrastbreischluck deckt die Verziehung oder Stenosierung des Ösophagus auf.

Aortenaneurysma

Eine Wandschwäche der Aorta kann zu einer monströsen Aufweitung des Lumens führen. Diese entsteht auf dem Boden einer Arteriosklerose, seltener durch eine Mesaortitis luica oder durch eine idiopathische Medianekrose Erdheim-Gsell. Alle drei Kompartimente des Mediastinums können betroffen sein, je nachdem ob der Aszendensanteil, der Aortenbogen oder die Aorta descendens erweitert ist.
Röntgenologisch findet sich eine glatt begrenzte Verbreiterung des Mediastinalschattens (Abb. **262**). Oft ist das Aortenaneurysma schalenförmig verkalkt. Auf dem Seitenbild ist der Retrosternalraum verschattet, wenn auch die Pars ascendens der Aorta erweitert ist. Die Computertomographie nach Bolusinjektion zeigt das aufgeweitete Lumen, das teilweise mit wandständigem Thrombenmaterial ausgefüllt ist. Mit der Arteriographie erkennt man die genaue Ausdehnung des Aneurysmas und ob es sich auf die Aortenbogengefäße fortsetzt (382).

Mediastinalhämatom

Blutungen ins Mediastinum sind meist traumatischer Genese oder stehen mit operativen Eingriffen im Zusammenhang. Spontanblutungen kommen ebenfalls vor, wenn ein Aortenaneurysma platzt, wenn Malignome Gefäße arrodieren oder wenn eine allgemeine Gerinnungsstörung vorliegt.
Klinisch sind kleinere Blutungen asymptomatisch, größere Hämatome und besonders Aortenrupturen werden von akuten Thorax- und Rippenschmerzen begleitet, die zunächst an einen Herzinfarkt denken lassen.
Röntgenologisch ist das obere Mediastinum verbreitert, und diese Verbreiterung nimmt bei Verlaufskontrollen zu. Oft findet sich zusätzlich eine Pleuraverschattung als Ausdruck eines Hämatothorax. Die Computertomographie nach Kontrastmittelinjektion zeigt das periaortale Hämatom. Bei progredienter Volumenzunahme muß angiographisch das Gefäßleck lokalisiert werden.

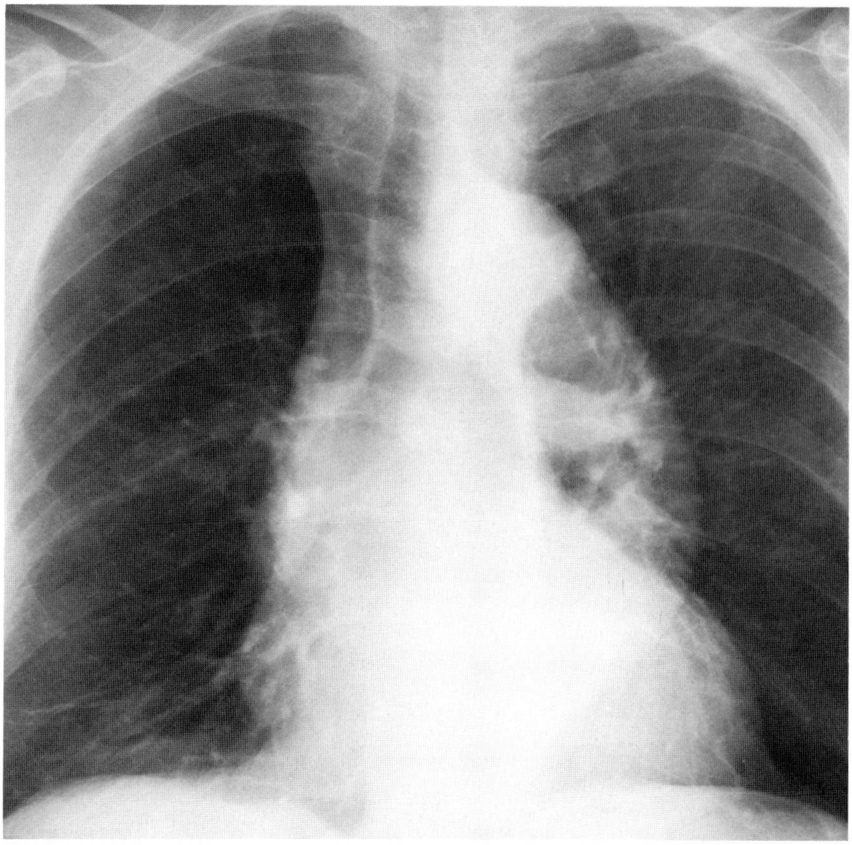

a

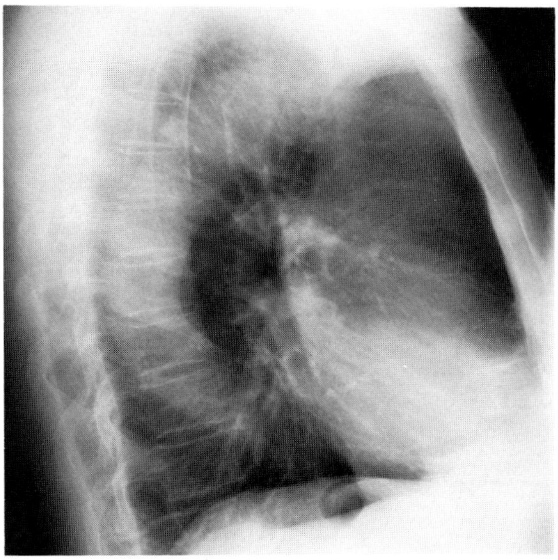

b

Abb. **262 a–b** Aortenelongation.

Tumoröse Mediastinalverbreiterungen

Organhyperplasien sowie gutartige und bösartige Tumoren führen im Mediastinum zu umschriebenen raumfordernden Prozessen, die sich bogig in die Lunge vorwölben. Um sie von mediastinumnahen Lungentumoren zu unterscheiden, kann man den Winkel heranziehen, den die Tumorkontur mit dem Mediastinalschatten bildet; flache Winkel sprechen für einen mediastinalen Prozeß, spitzere Winkel für einen Lungenprozeß, obwohl dieses Zeichen letztlich nicht zuverlässig ist (Abb. **263, 264**).
Häufige raumfordernde Prozesse im Mediastinum sind Strumen, Lymphknotenvergrößerungen und besonders beim Kind Thymushyperplasien (Tab. **22**). Diese Veränderungen lassen sich oft durch radiologische Methoden sicher diagnostizieren (381).

● *Struma.* Es zeigt sich eine becherförmige Verbreiterung des oberen Mediastinums, oft mit einer Einengung und bogigen Verlagerung der Trachea. Strumaknoten können schollig verkalken. Die Diagnose wird szintigraphisch gesichert (Abb. **265**).

● *Thymushyperplasie.* Beim Kleinkind ist der Thymus oft, beim Jugendlichen selten hyperplasiert. Röntgenologisch findet sich eine Verbreite-

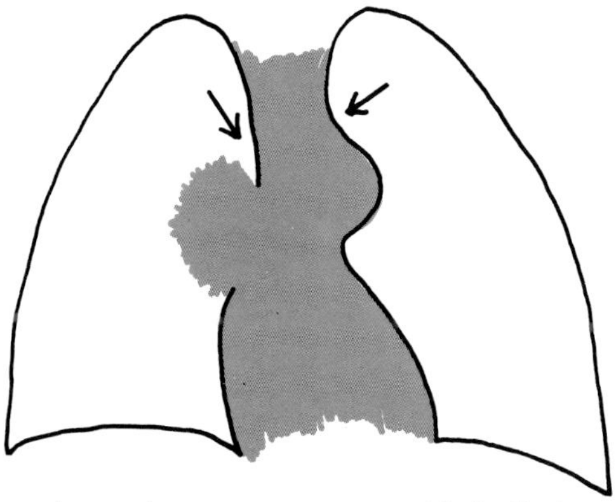

263

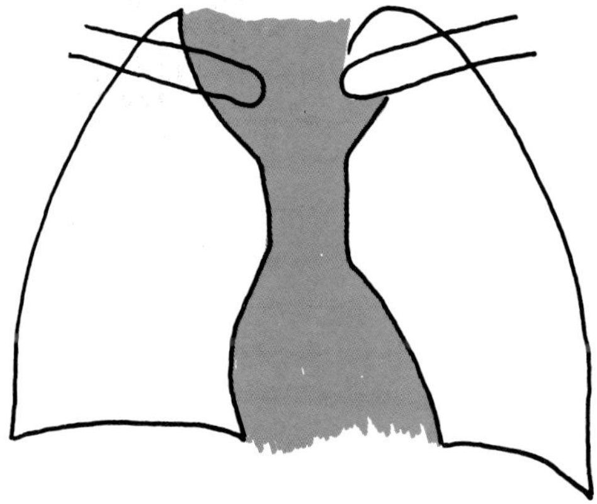

264

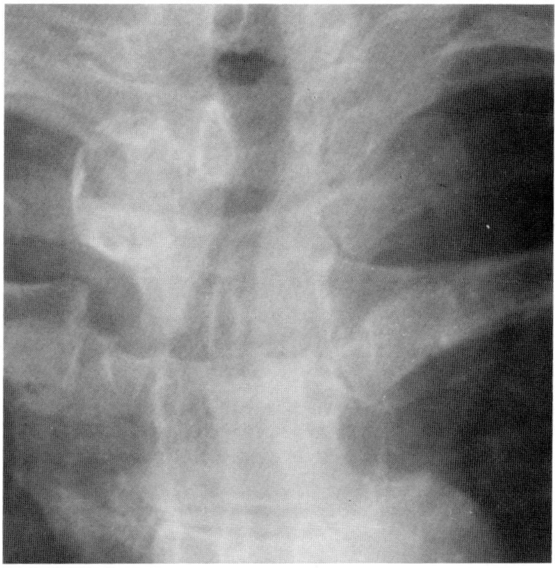

265

Abb. **263** Kriterien zur Unterscheidung zwischen Lungen- und Mediastinaltumor. Ersterer ist unscharf gegen das belüftete Lungengewebe berandet, und sein Umschlagswinkel auf den Mediastinalschatten ist spitz. Beim Mediastinaltumor ist die Grenze zur Lunge scharf und der Umschlagswinkel stumpf.

Abb. **264** Zervikothorakales Zeichen. Prozesse im vorderen Mediastinum enden an der Klavikula. Prozesse im hinteren Mediastinum reichen bis ins Spitzenfeld.

Abb. **265** Struma nodosa. Becherförmige Verbreiterung des oberen Mediastinums. Einengung der Trachea und kalzifizierter Strumaknoten.

Tabelle **22** Raumfordernde Prozesse, geordnet nach dem vorwiegend betroffenen Kompartiment (nach *Meschan*)

Vorderes Mediastinum	*Mittleres* Mediastinum	*Hinteres* Mediastinum
Anomalien oder erweiterte V. cava superior	Tumor der Thyreoidea	Neurogene Tumoren, gutartig oder maligne
Aneurysma des Sinus Valsalvae der Aorta; ausgebuchtete A. brachio-cephalica	Aneurysmen von Aorta oder großen Arterien, des rechten Aortenbogens	Aortenaneurysma
Parathyreoideatumor	Tumor der Parathyreoidea	Glomustumor
Thymuserkrankungen	Vagus- oder Phrenikusneurinom	Laterale Meningozele
Chemodektom	Chemodektom	Chemodektom
Mediastinitis, Abszeß, Fibrose	Mediastinitis, Abszeß, Fibrose	Mediastinitis, Abszeß, Fibrose
Mesenchymaltumor*	Mesenchymale Tumoren*	Mesenchymaler Tumor*
Gut- oder bösartiges Teratom	Trachealtumor	Zyste des Neuralrohres
Lymphom**	Erkrankungen der Lymphknoten	Lymphome**
Perikardialzyste oder -divertikel	Bronchogene und Darmzysten	Extramedulläre Blutbildungsstätten
Perikardialtumor	Ösophaguserkrankungen (Tumor, Divertikel, Megaösophagus)	Phäochromozytom
Kardialer Tumor oder Aneurysma	Erweiterung der V. azygos	Zysten der Ductus thoracicus
Hämatom	Hämatombildung	Hämatom
Morgagni-Hernie, Lebervorfall	Hiatushernie	Bochdalek-Hernie
	Pseudozyste des Pankreas	Erkrankung der Wirbelsäule

* Zu den mesenchymalen Tumoren gehören: Lipome, Fibrome, Myome, Hämangiome, Lymphangiome, Chondrome, Xanthofibrome, Mischtumoren und ihre malignen Abwandlungen.
** Zu den Lymphomen gehören: Lymphosarkome, Leukämien, Retikulozellsarkome, Hodgkin-Lymphogranulomatose usw.

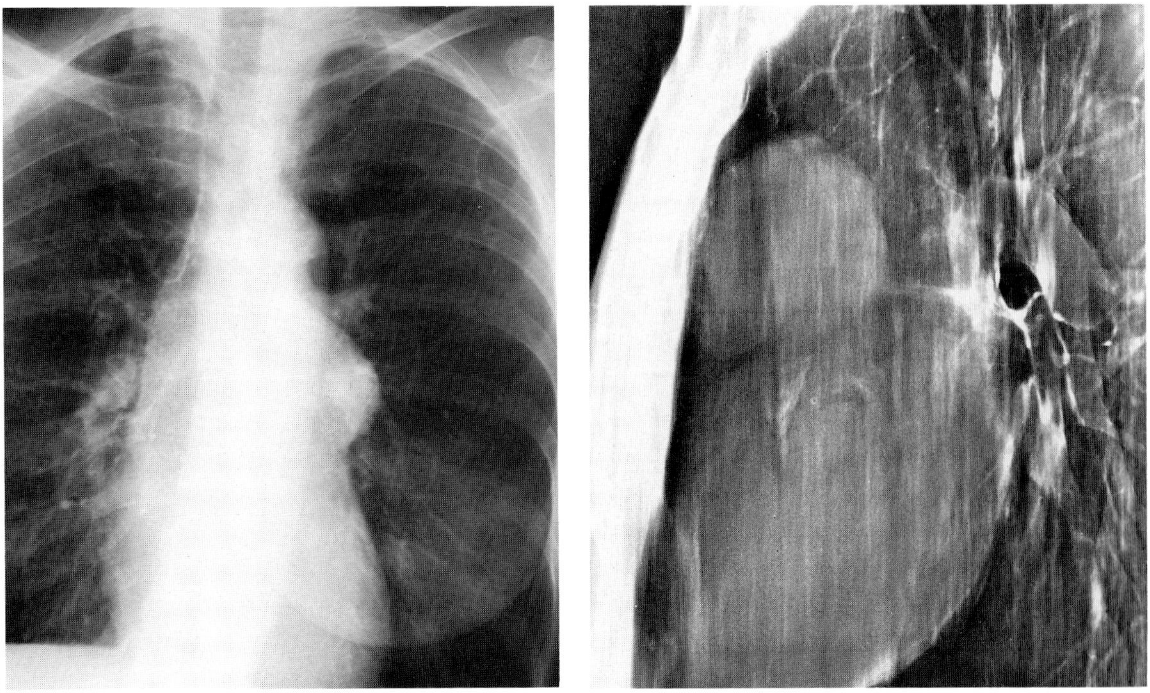

a b

Abb. **266 a–b** Tumor im vorderen Mediastinum. Histologisch Thymom.

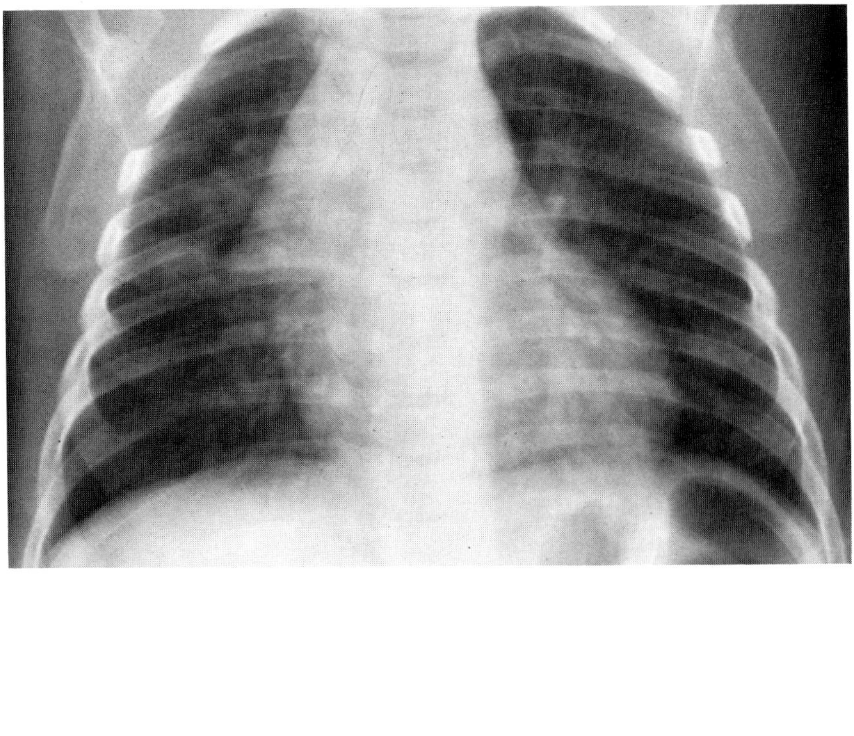

Abb. **267** Thymushyperplasie. Focksegelförmig.

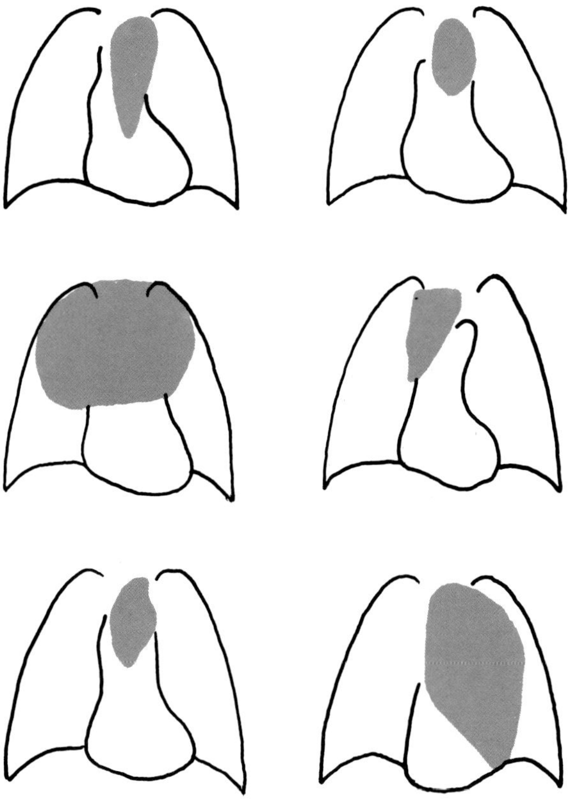

Abb. **268** Mögliche Aspekte von Thymushyperplasien beim Kind und Jugendlichen. Thymus grau (nach *Meschan*).

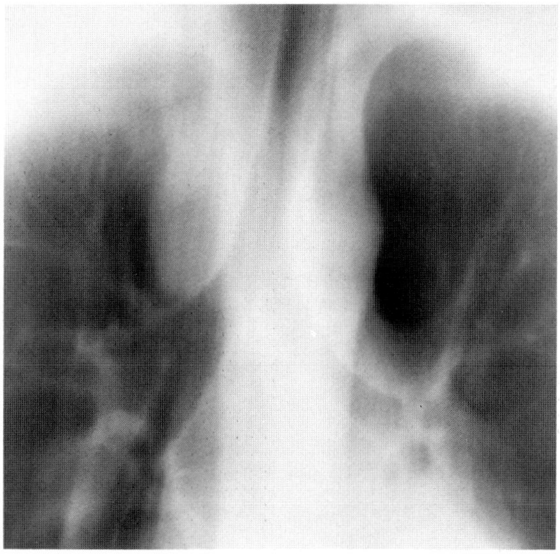

Abb. **269** Morbus Hodgkin. Im Tomogramm Verbreiterung des Paratrachealschattens rechts.

rung des oberen Mediastinums, dessen Konturen entweder glatt oder polyzyklisch sind (Abb. **266–268**). Im Seitenbild ist der Retrosternalraum von Gewebe ausgefüllt und die Trachea leicht nach dorsal verlagert. Zur Differenzierung gegen andere raumfordernde Prozesse eignet sich eine kurzfristige Cortisontherapie, unter der sich das Thymusvolumen deutlich reduziert. Computertomographisch ist die Thymushyperplasie als retrosternale hypodense, glatt berandete Raumforderung sichtbar.

• *Lymphome.* Häufigste Ursache mediastinaler Lymphknotenvergrößerung sind der Morbus Hodgkin und der Morbus Non-Hodgkin; aber auch Lymphknotenmetastasen bei Bronchialkarzinom oder entzündliche Schwellungen wie bei der Mononukleose kommen vor. Röntgenologisch ist das obere Mediastinum schornsteinartig verbreitert, und die lateralen Konturen sind gelegentlich polyzyklisch (Abb. **207, 269**). Computertomographisch finden sich besonders nach Kontrastmittelbolusinjektion zwischen den Mediastinalgefäßen kuglige hypodense raumfordernde Prozesse. Die Artdiagnose ergibt sich je nach Grunderkrankung aus der Biopsie von peripheren Lymphomen, bronchoskopisch oder immunserologisch.

Die übrigen Mediastinaltumoren und -zysten kommen vergleichsweise selten vor. Ihre Lokalisation im Mediastinum und die Dichtebestimmung im Computertomogramm geben einige Hinweise zur Artdiagnose (Abb. **270, 271**), die aber immer bioptisch oder thorakoskopisch abgesichert werden muß.

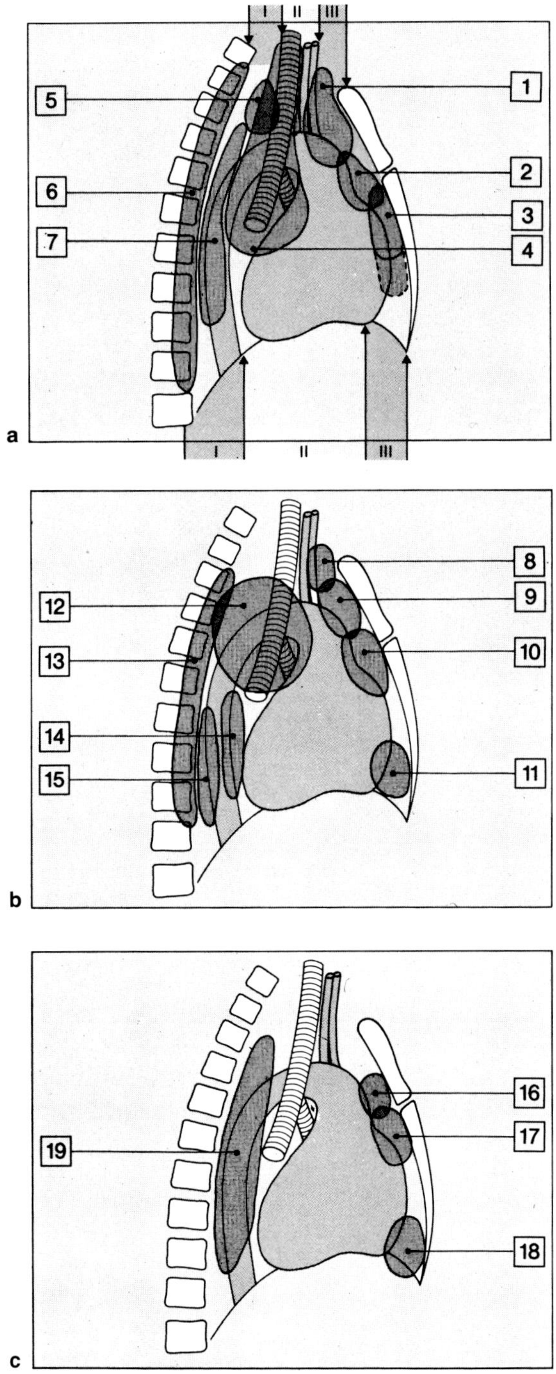

Abb. **270 a–c** Einteilung der Mediastinaltumoren nach computertomographischen Kriterien (aus *O. H. Wegener*: Ganzkörper-Computertomographie. Schering, Berlin 1981).

a Solide Raumforderungen.
1 retrosternale Struma
2 Thymom, SD-Adenom, Hämangiom (Lymphogranulom)
3 Teratom, Dysgerminom (Fibrom)
4 primäre maligne Lymphome
5 retrotracheale Struma
6 neurogene Tumoren
7 Ösophagustumoren, Fibrosarkome
I hinteres Mediastinum
II mittleres Mediastinum
III vorderes Mediastinum

b Zystische Raumforderungen.
8 Schilddrüsenzysten
9 Thymuszysten
10 zystische Teratome
11 Mesotheliom (Lymphangiom)
12 bronchogene Zyste
13 Meningozelen
14 neuroenterale Zysten
15 Lymphangiome

c Fetthaltige Raumforderungen.
16 Thymuslipom
17 Dermoidzyste
18 Lipom
19 Liposarkom

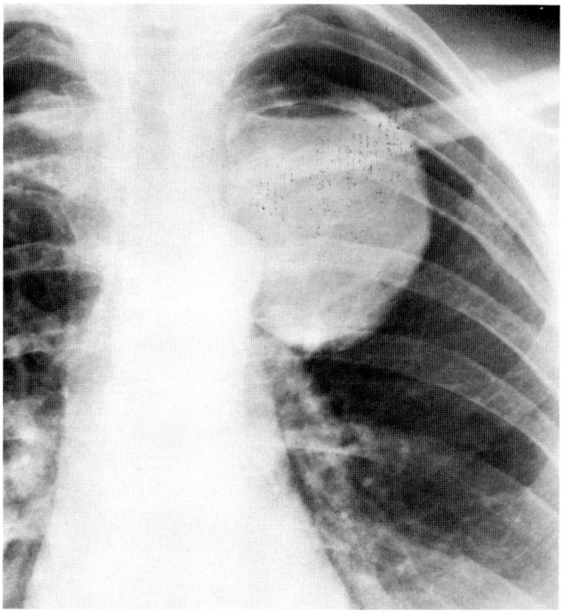

Abb. **271** Neurinom. Der Tumor reicht bis über die Skapula, und der Aortenbogen ist scharf. Er muß also im dorsalen Thoraxteil liegen.

Zwerchfellerkrankungen

Das Zwerchfell bildet eine Trennwand zwischen dem Thoraxraum und der Abdominalhöhle. Seine pathologischen Veränderungen begleiten in der Regel thorakale oder abdominale Erkrankungen (Tab. **23**). Zwerchfelleigene Prozesse sind vergleichsweise selten.

Zwerchfellähmung

Die Ursache einer Zwerchfellähmung ist meist eine Phrenikusparese, z. B. infolge eines Ösophagus- oder Bronchialkarzinoms. Des weiteren können aber auch zwerchfellnahe Infektionen wie subphrenische Abszesse und basale Pneumonien den Muskel schwächen. Eine Zwerchfellähmung wird vorgetäuscht, wenn ein voluminöser subpulmonaler Erguß besteht oder wenn größere transdiaphragmale Hernien intrathorakal liegen.
Besteht eine Zwerchfellähmung länger als ein halbes Jahr, so resultiert eine Muskelatrophie. Von einigen Autoren wird auch die idiopathische Zwerchfellähmung – die Relaxatio diaphragmatis als Folgezustand einer frühkindlichen längerdauernden Parese gedeutet (373).
Die Röntgenzeichen einer Zwerchfellähmung sind (Abb. **276**):

- *Zwerchfellhochstand.* Normalerweise steht die rechte Zwerchfellkuppe bis zu 4 cm höher als links, da das rechte Hemidiaphragma von der Leber nach oben, das linke vom Herzen nach unten gedrängt wird.

- *Kranialverlagerung von Darmteilen.* Beim Zwerchfellhochstand können die linke Kolonflexur und der Magen stark mit Luft gebläht sein und den durch den Zwerchfellhochstand entstandenen Raum ausfüllen. Rechts kann sich das Kolon zwischen Leber und Zwerchfell schieben (Chilaiditi-Syndrom).

- *Paradoxe Atmung.* Bei der Inspiration senkt sich das gesunde Hemidiaphragma, während das kranke nach kranial bewegt wird (Waagebalkenphänomen). Dies wird deutlicher, wenn der Patient bei geschlossenem Mund ruckartig durch die Nase einatmet (Hitzenberg-Schnupfversuch). Es schnellt dann das erkrankte Zwerchfell nach kranial, während sich das gesunde nach basal verschiebt. Ist die Zwerchfellähmung weniger stark ausgeprägt, so verzögert sich lediglich die inspiratorische Abwärtsbewegung der erkrankten Seite (pseudoparadoxe Bewegung).

- *Mediastinalpendeln.* Bei der ruckartigen Inspiration erniedrigt sich der Druck nur in der gesunden Seite, so daß das Mediastinum dorthin gezogen wird. Bei der Exspiration wird es zurückverlagert.

Tabelle **23** Pathologische Veränderungen am Zwerchfell

- *Beidseitiger Tiefstand* (Abb. **272**)
  - asthenischer Habitus
  - Emphysem
  - Status asthmaticus
  - beidseitiger Pneumothorax
- *Einseitiger Tiefstand*
  - einseitige Lungenblähung (Fremdkörper, lokalisiertes Emphysem)
  - Spannungspneumothorax
- *Beidseitiger Hochstand*
  - Exspirationsstellung
  - abdominale Raumforderung (Adipositas, Aszites, Hepatosplenomegalie, Ovarialkystom, Schwangerschaft usw.)
  - restriktive Ventilationsstörung (z. B. Lungenstauung, Lungenfibrose)
  - beidseitiger subpulmonaler Erguß
  - Pleuraschwielen
- *Einseitiger Hochstand*
  - abdominaler Prozeß (Lebertumor, Splenomegalie, Pankreatitis, subphrenischer Abszeß, Magen- oder Kolonüberblähung)
  - Lungenverkleinerung (Atelektase, Hypoplasie, Pleuraschwarte)
  - Zwerchfellparese (idiopathische Relaxation, Bronchialkarzinom), Phrenikusexhärese
  - subpulmonaler Pleuraerguß (scheinbarer Hochstand, der durch eine Aufnahme in Seitenlage widerlegt wird)
- *Zwerchfellbuckel*
  - Hernien (Hiatushernie, Morgagni-Hernie, Bochdalek-Hernie, kongenitale Lücken, traumatische Zwerchfellruptur)
  - Zwerchfelltumoren
  - basaler Pleuratumor
  - abgekapselter subpulmonaler Erguß
  - narbige Verziehung des Zwerchfells
  - subdiaphragmatische Zyste oder Geschwulst
  - umschriebene Relaxation (Abb. **273**)
- *Luftunterkupplung*
  - Pneumoperitoneum (Abb. **274**)
  - Chilaiditi-Syndrom (Abb. **275**)
  - subphrenischer Abszeß mit gasbildenden Bakterien

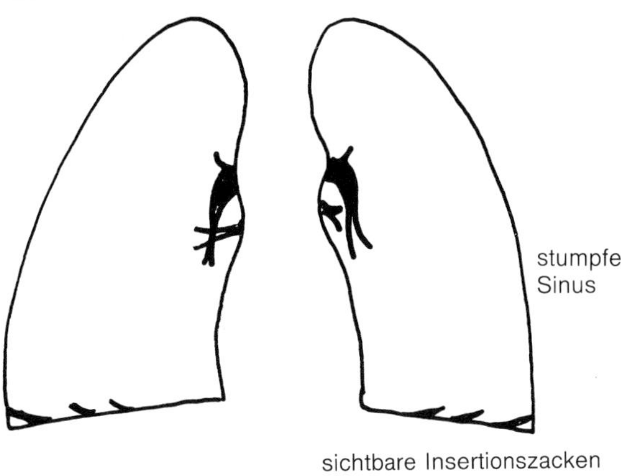

Abb. **272** Zwerchfelltiefstand.

a
b
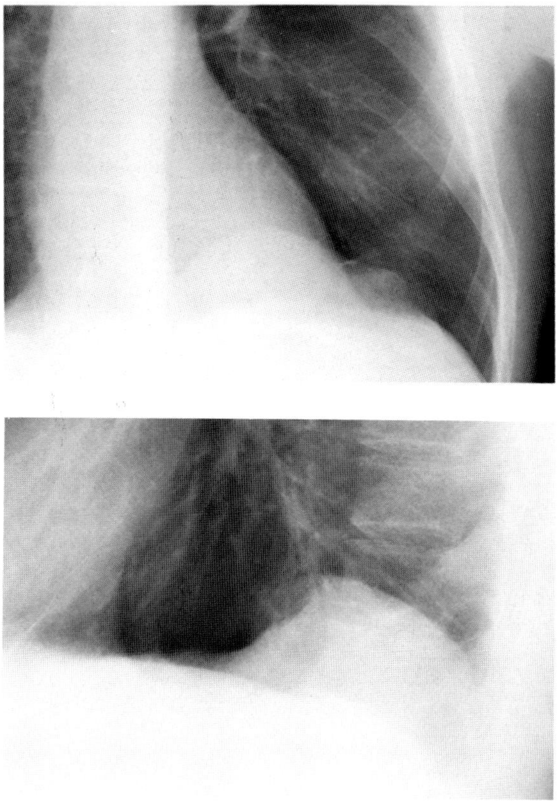

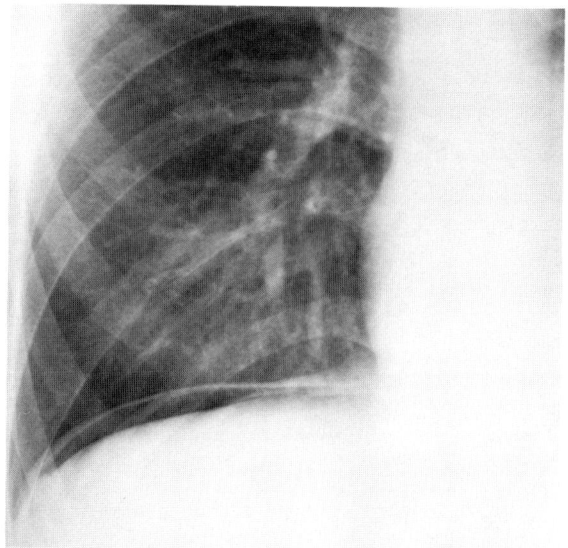

Abb. **274** Pneumoperitoneum nach Appendektomie.

◁ Abb. **273 a–b** Zwerchfellbuckelung. Bei der Durchleuchtung war die Beweglichkeit des Zwerchfellbuckels eingeschränkt.

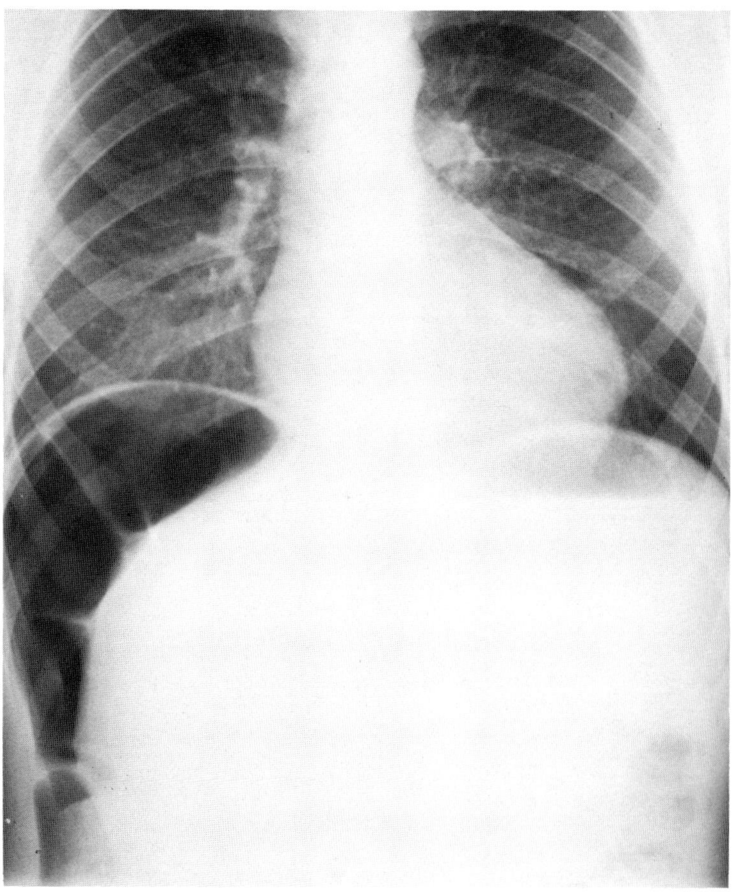

Abb. **275** Chilaiditi-Syndrom. Koloninterposition zwischen Leber und Zwerchfell.

Abb. **276** Zwerchfellähmung.

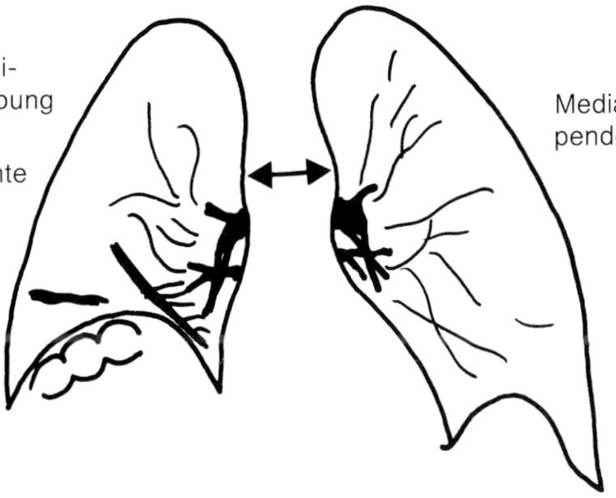

● *Basale Plattenatelektasen.* Der Zwerchfellhochstand staucht die basalen Lungenpartien. Dadurch wird die Gefäßzeichnung in der Lunge dichter, und zum anderen resultieren durch die lokale Hypoventilation Streifenatelektasen.

Subphrenischer Abszeß

Der subdiaphragmale Raum ist ein Schmutzfang der Peritonealhöhle. Die intraperitoneale Flüssigkeit strömt nämlich dorthin, weil die periodische Atemexkursion eine Sogwirkung ausübt und weil transdiaphragmale Lymphgefäße die Peritonealhöhle drainieren.
Die häufigsten Ursachen eines subphrenischen Abszesses sind Perforationen der Appendix, des Magens, des Duodenums und der Gallenblase.
Röntgenologisch zeigen sich:

- ein *Zwerchfellhochstand* mit verminderter Beweglichkeit;
- ein *Pleurabegleiterguß,* der in 80% der Fälle vorhanden ist und den Zwerchfell-Rippen-Winkel verschattet;
- *Plattenatelektasen* in den basalen minderbelüfteten Lungenpartien;
- subdiaphragmale *Luft-Flüssigkeits-Spiegel,* die Folge von gasbildenden Bakterien sind und in etwa 30% der Fälle beobachtet werden;
- eine *verlagerte Magenblase,* die von einem linksseitigen subphrenischen Abszeß nach medial und kaudal gedrängt wird.

Sonographisch findet sich zwischen Leber und Zwerchfell ein raumfordernder Prozeß der echoarm ist.
Computertomographisch wird ein subdiaphragmaler hypodenser raumfordernder Prozeß sichtbar, dessen Randpartien gelegentlich Kontrastmittel anreichern.

Zwerchfellhernien

(Abb. **277**)

Kongenitale Zwerchfelldefekte, durch Konstitutionsschwäche erworbene Muskellücken und traumatische Zwerchfellrisse können eine freie Verbindung zwischen Abdominalraum und Thoraxraum schaffen, so daß Darmschlingen und andere Organe nach intrathorakal verlagert werden.

Hiatushernie

Durch einen erweiterten Hiatus ösophagei prolabieren Magenanteile nach intrathorakal und liegen dann hinter dem Herzen bzw. im linken Thoraxunterfeld. Diese Verlagerung kann reversibel sein (Gleithernie), sie kann aber auch sekundär verkleben (fixierte Hernie).
Röntgenologisch zeigt sich eine Zwerchfellbuckelung bzw. ein scheinbarer Zwerchfellhochstand. Oft ist bereits auf der Übersichtsaufnahme ein charakteristischer Flüssigkeitsspiegel im prolabierten Magenanteil zu sehen. Die Diagnose wird durch den Kontrastmittelbreischluck gesichert, die auch meist eine Einschnürung des Magenlumens am Zwerchfelldurchtritt zeigt. Gelegentlich kann es aber bei großen Hiatushernien schwierig sein, eine einseitige Relaxation des Zwerchfells differentialdiagnostisch abzugrenzen. Man kann dann versuchen, computertomographisch die meist gut sichtbaren medialen Zwerchfellschenkel nach kranial zu verfolgen und ihre Lage zum Magen festzustellen (Abb. **278**).

Morgagni-Hernie

Durch das retrosternal gelegene muskelschwache Trigonum sternocostale können sich Dünndarmschlingen nach intrathorakal verlagern. Rechts von der Medianebene bildet sich diese Lücke zehnmal so häufig wie links.
Röntgenologisch projizieren sich luftgefüllte Darmschlingen im a.-p. Bild auf das Herz, im Seitenbild vor das Herz. Die Dünndarmpassage mit Kontrastmittel klärt die Diagnose.

Abb. **277** Zwerchfellhernien (nach *Meschan*).

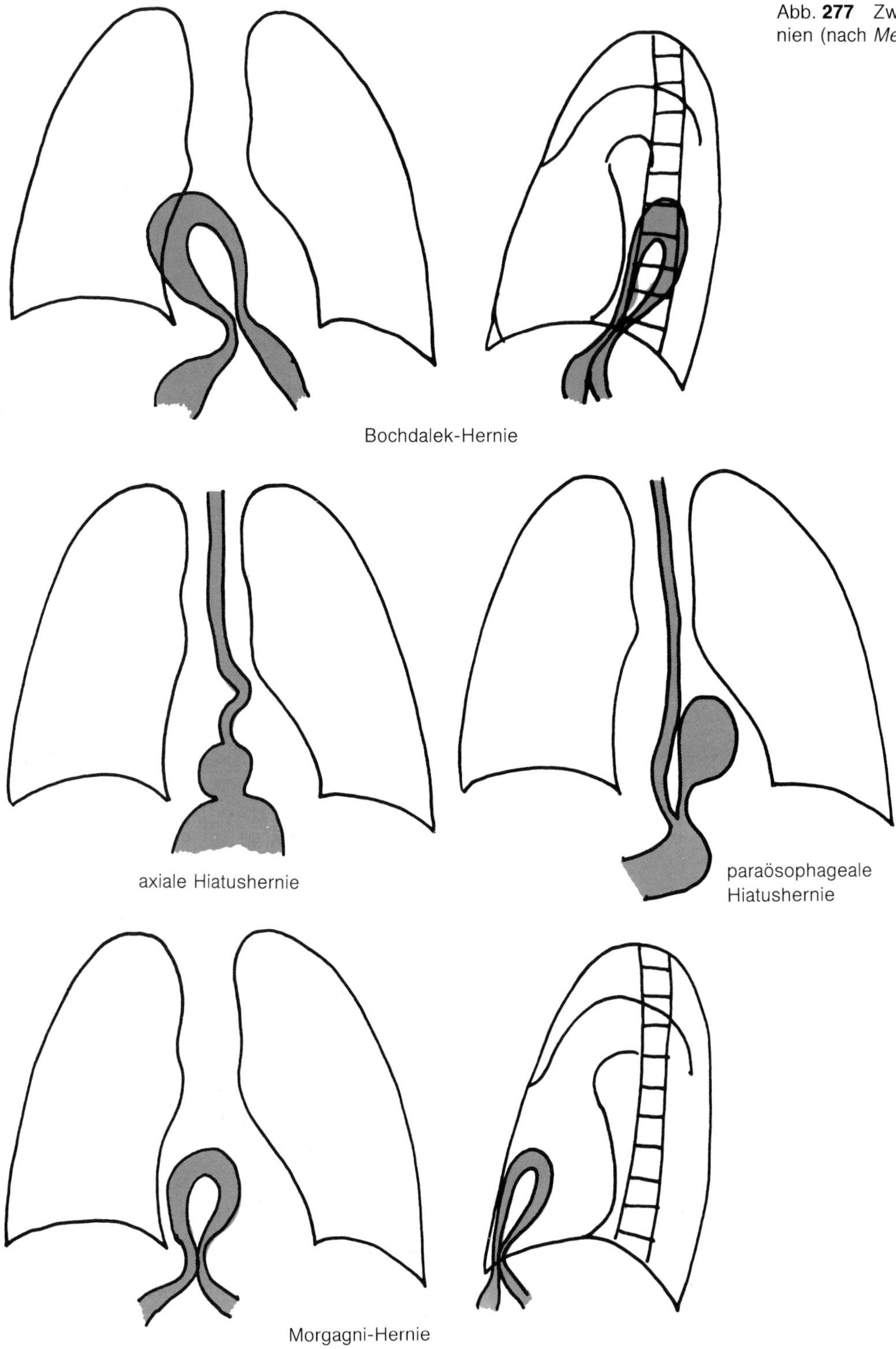

Bochdalek-Hernie

Durch den muskelschwachen pleuroperitonealen Zwerchfellhiatus, der unmittelbar vor der Wirbelsäule liegt, können Dünndarmschlingen nach intrathorakal verlagert werden; gelegentlich prolabieren auch Leber- oder Milzanteile. Bei Darmverlagerung klärt die enterale Kontrastmittelpassage die Diagnose. Bei Leberverlagerung kann die differentialdiagnostische Abgrenzung gegen umschriebene Zwerchfellähmung schwierig sein, was aber für die Therapie keine wesentlichen Konsequenzen hat.

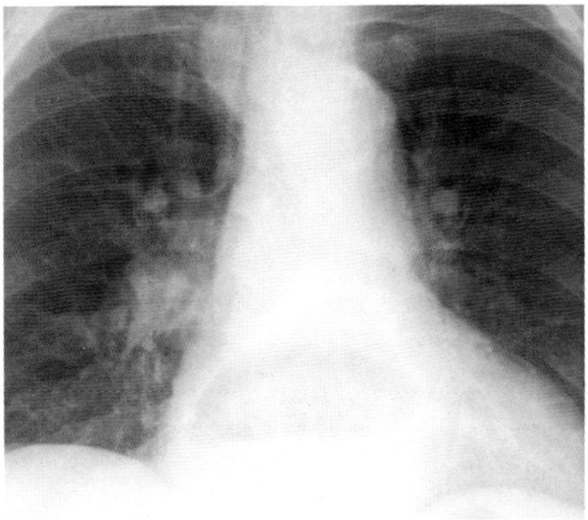

a

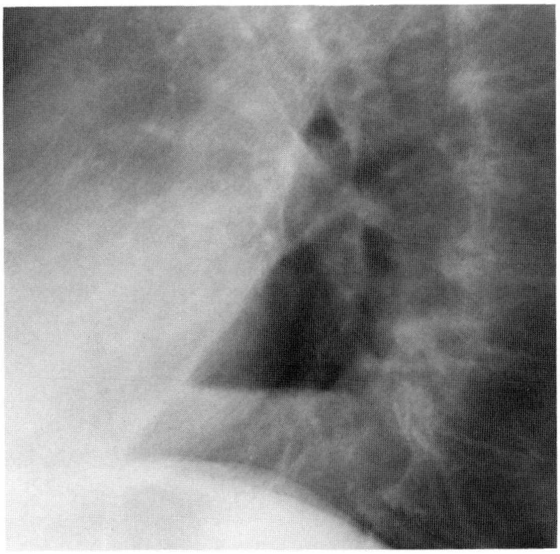

b

Abb. **278 a–b** Pampelmusengroße Zwerchfellhernie mit Spiegelbildung.

Traumatischer Zwerchfellbruch

Zwerchfellrisse ereignen sich meist links, da das rechte Zwerchfell von der Leber geschützt wird. Der Darm verlagert sich nach intrathorakal, wobei der Prolaps sich auch längere Zeit nach dem Trauma ausbilden kann (zweizeitiger Zwerchfellriß) (372).

Röntgenologisch findet sich ein Zwerchfellbuckel oder ein scheinbarer Zwerckfellhochstand links. Kurz nach dem Trauma ist oft gleichzeitig ein Hämatothorax mit Pleuraverschattungen und Rippenfrakturen zu sehen. Die Magen-Darm-Passage mit Kontrastmittel zeigt die verlagerten Magen- bzw. Kolonanteile (Abb. **279**).

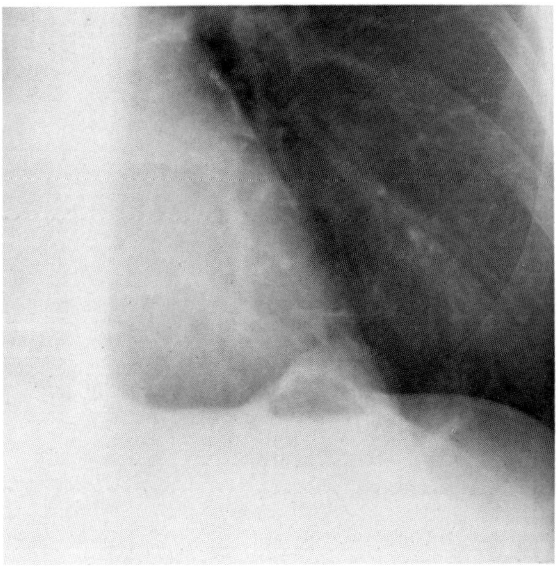

a

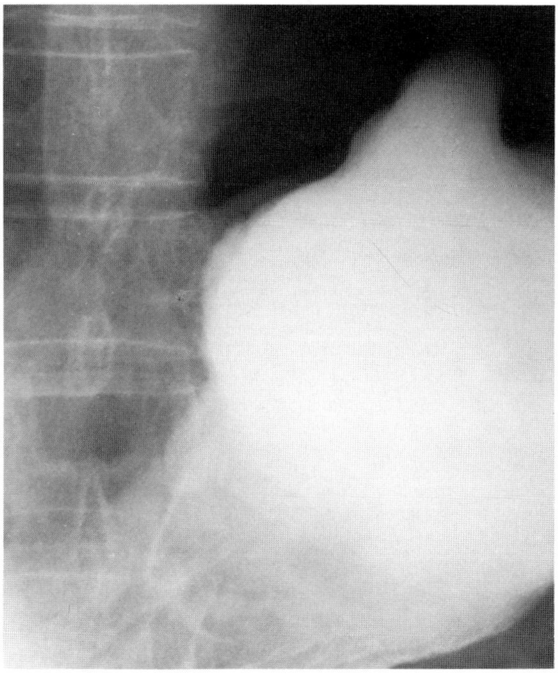

b

Abb. **279 a–b** Traumatische Zwerchfellhernie. Auf der Übersichtsaufnahme kleiner Zwerchfellbuckel mit Spiegelbildung. Die Kontrastmittelfüllung des Magens beweist die partielle Hernierung.

Kongenitales Zwerchfelloch

Infolge einer Hypoplasie des Diaphragmas mit Defektbildung können sich voluminöse Anteile des Darms und der Abdominalorgane nach intrathorakal verlagern. Die Veränderung wird meist schon beim Säugling diagnostiziert, bei dem Atembeschwerden und Verdauungsbeschwerden auffallen.

Zwerchfelltumoren

Zwerchfelltumoren sind selten und werden oft erst zufällig bei einer Thoraxaufnahme entdeckt. Es handelt sich um Fibrome, Lipome, selten auch um Sarkome und Mesothelzysten.

Röntgenologisch findet sich eine Zerchfellbuckelung.

Sonographisch sind die Tumoren solide, was sie z. B. gegen abgekapselte subpulmonale Ergüsse abgrenzen läßt.

Computertomographisch können Lipome an ihrer Dichte erkannt werden. Die Abgrenzung gegen basale Pleuratumoren gelingt aber letztendlich nur thorakoskopisch und bioptisch.

Brustwanderkrankungen

Obwohl bei der Beurteilung von Thoraxbildern das Hauptinteresse den intrathorakalen Strukturen zukommt, sollte man grundsätzlich auch die Weichteilstrukturen und das Skelettsystem der Thoraxwand mitbetrachten. Dies hat auch für den Pulmonologen zwei wichtige Aspekte.

- Zum einen können Thoraxwandveränderungen Schatten verursachen, die sich auf die Lunge projizieren und von Lungenstrukturen getrennt werden müssen. Die zahlreichen Normvarianten und pathomorphologischen Veränderungen der Rippen, des knöchernen Schultergürtels und der Wirbelsäule können hier nicht vollständig erwähnt werden, und es ist lediglich eine Synopsis in den Skizzen versucht worden (s. S. 199).
- Zum zweiten führen aber einige Lungenerkrankungen zu morphologischen Veränderungen der Thoraxwand, ebenso wie Thoraxwanddefor-

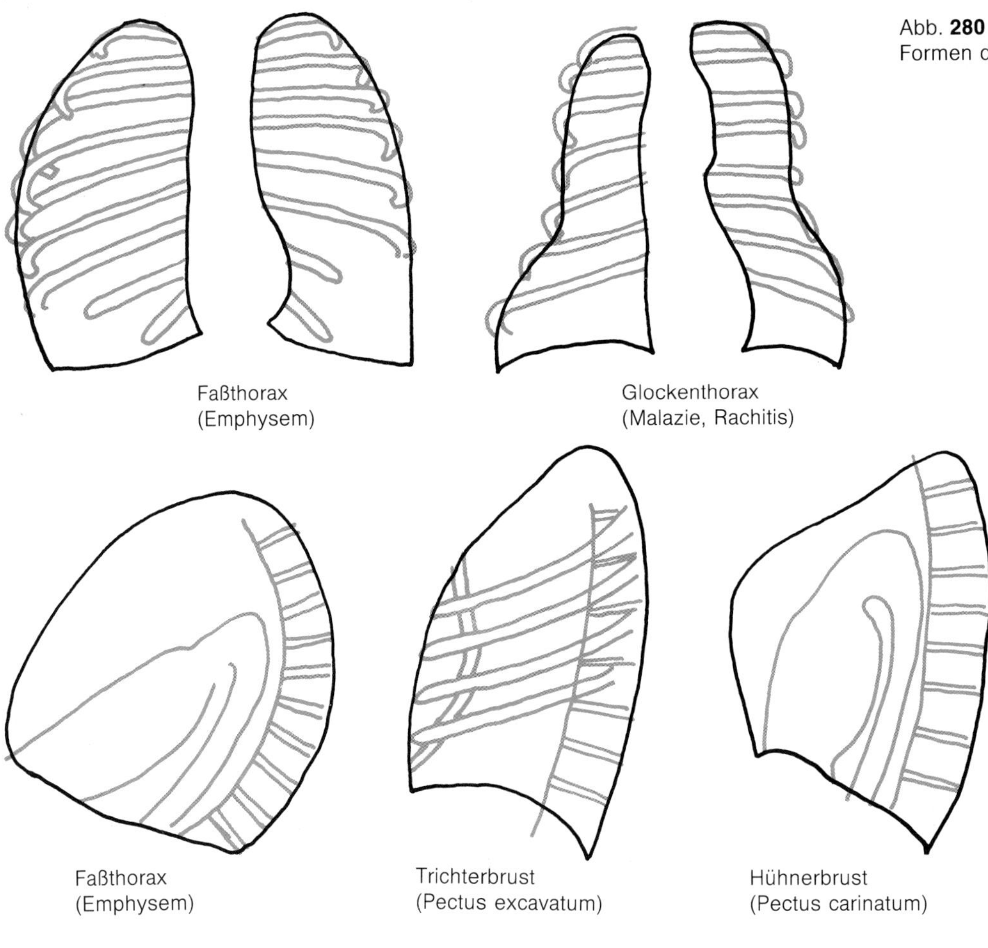

Abb. **280** Verschiedene Formen des Thorax.

Abb. **281** Pathologische Veränderungen im Bereich der Rippen.

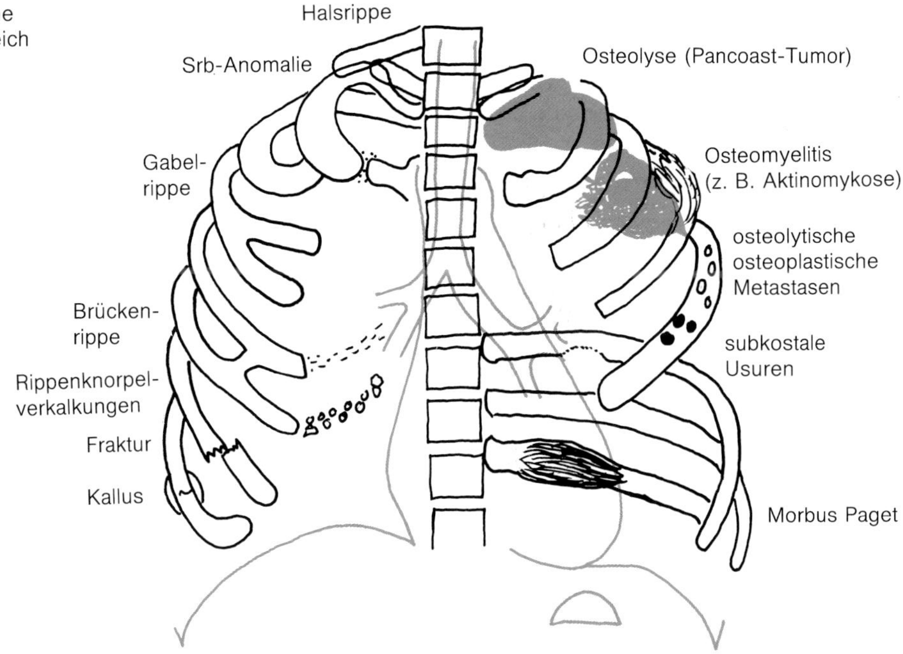

mationen auf die Lungenfunktion zurückwirken (Abb. **280–286**). Als Beispiele seien genannt

- Faßthorax beim Emphysem,
- Rippen- und Wirbelkörperosteolysen beim Pancoast-Tumor,
- Knochenmetastasen bei pulmonalen Malignomen,
- Rippenosteomyelitis bei einer aktinomykotischen Pneumonie,
- subkostale Usuren bei intrathorakalen Gefäßerkrankungen,
- Hautemphysem bei Pneumothorax,
- Lungenkompression und Überdehnung bei Kyphoskoliose oder Thorakoplastik,
- Emphysem und rezidivierende Pneumonien beim Morbus Bechterew,
- Pneumothorax und Hämatothorax bei Rippenfrakturen.

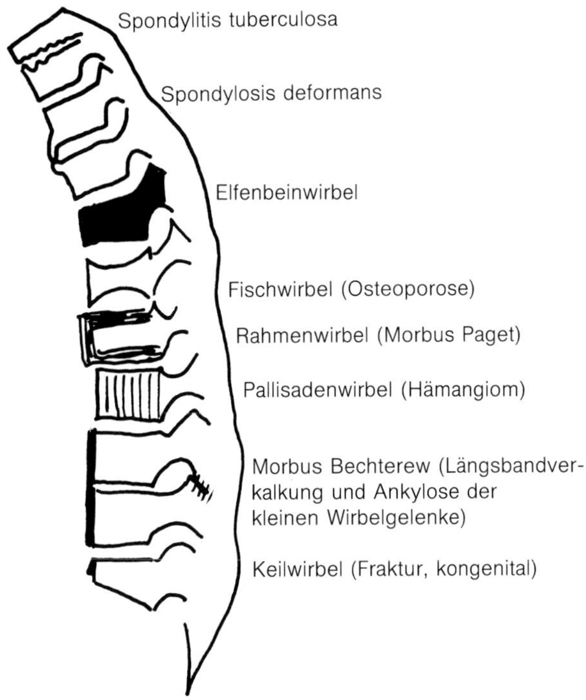

Abb. **282** Pathologische Veränderungen im Bereich der BWS.

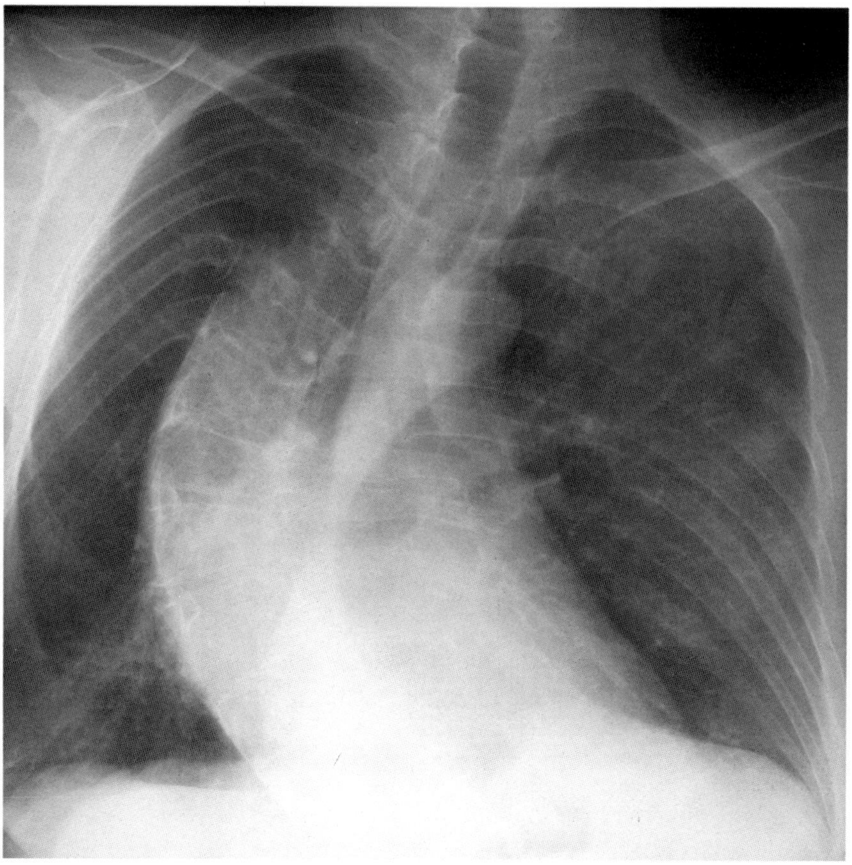

Abb. **283** Skoliose mit Thoraxdeformation. Beachte die schmalen Interkostalräume an der konkaven Seite der Krümmung.

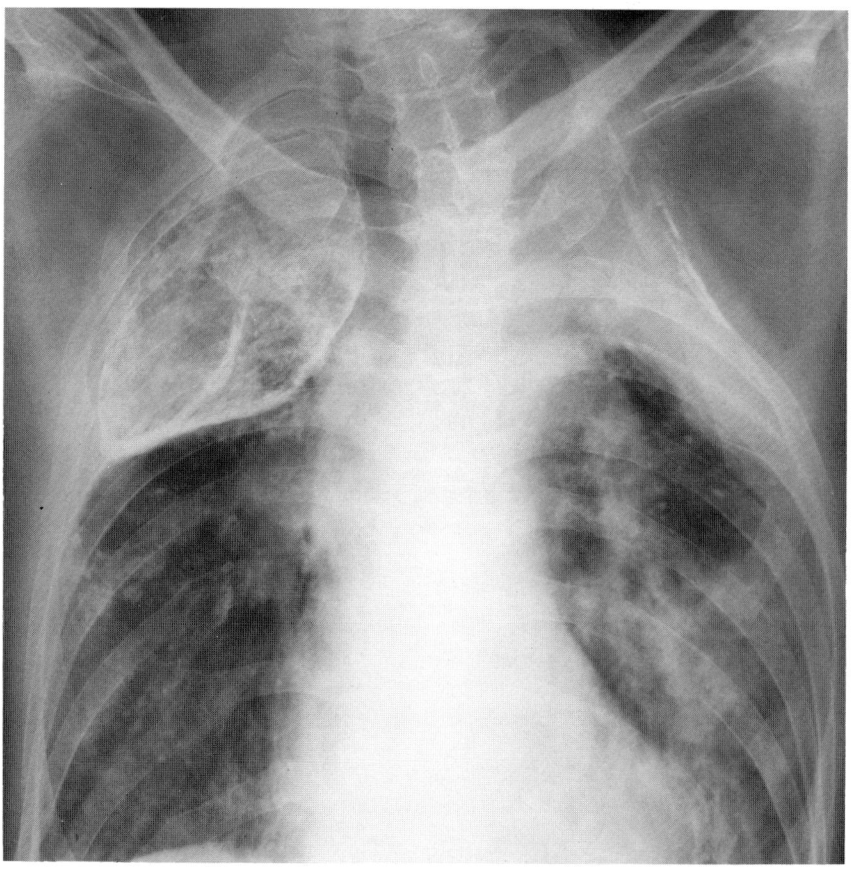

Abb. **284** Thorakoplastik links und Oleothorax rechts bei alter Tuberkulose.

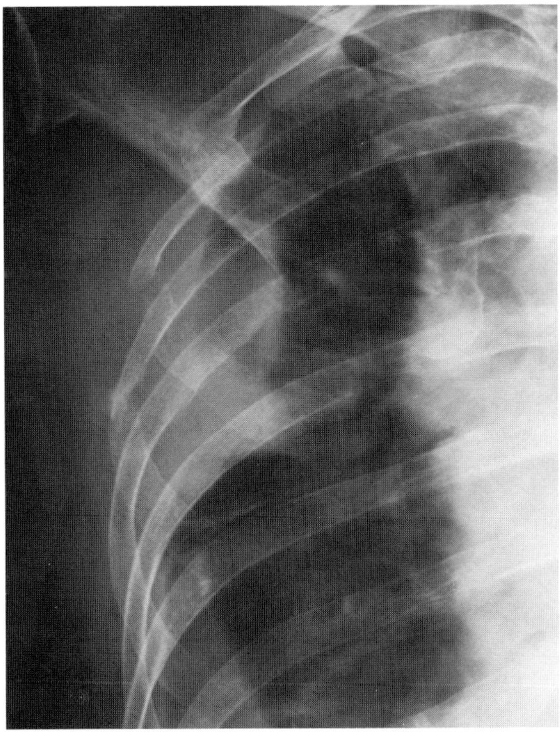

Abb. **285** Rippendestruktion bei Pleuramesotheliom.

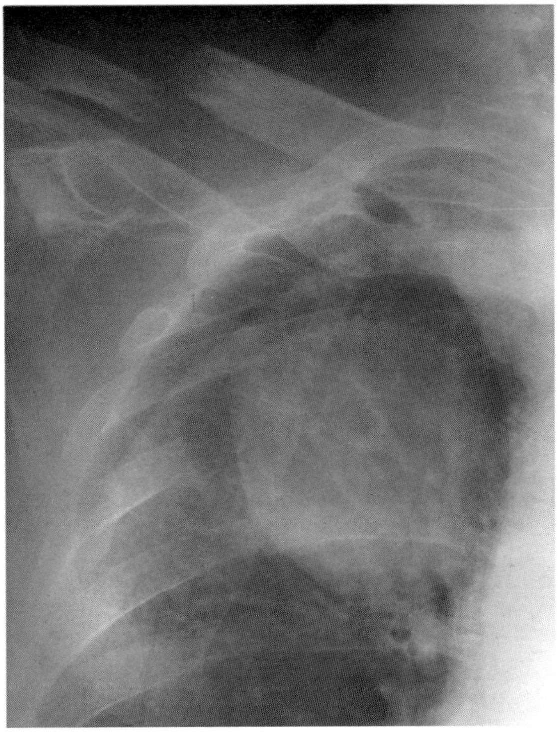

Abb. **286** Klavikulametastase bei Bronchialkarzinom. Als Nebenbefund Hautfalte in Projektion auf das Lungenoberfeld.

Radiologische Zeichen und Differentialdiagnostik

Schatten mit anatomischen Grenzen

Hemithoraxverschattungen

Die Totalverschattung eines Hemithorax ist immer ein ernstes Symptom. Ihre Differentialdiagnose umfaßt (386) (Abb. **287**):

- entzündliche oder tumoröse Infiltrate des gesamten Lungenflügels,
- Atelektasen oder Agenesien eines Lungenflügels,
- pleurale Prozesse (Erguß, Fibrothorax, Pleuratumoren).

Die Entscheidung, welche Ursache im Einzelfall vorliegt, kann schwierig sein. Sie wird etwas erleichtert, wenn die Belichtungstechnik der verschatteten Thoraxseite angepaßt wird. Oft müssen aber auch andere Verfahren eingesetzt werden wie Tomographie, Computertomographie, Bronchographie, Venographie und Bronchoskopie.

Für die Differentialdiagnose ist es wichtig, ob das Volumen der verschatteten Thoraxseite im Vergleich zur Gegenseite zu- oder abgenommen hat oder ob es gleich groß ist.

- Eine *Volumenzunahme* des Hemithorax erkennt man an einer Verlagerung des Mediastinums zur gesunden Seite, einer Erweiterung der Zwischenrippenräume und einem Zwerchfelltiefstand. Sie weist auf massive Pleuraergüsse oder voluminöse Tumoren hin. Der Pleuraerguß wird meist, auch wenn er im Liegen den gesamten Hemithorax verschattet, im Stehen kleinere belüftete Lungenareale freilassen; außerdem ist er sonographisch und mit einer Pleuraprobepunktion sicher zu belegen. Voluminöse Lungen- oder Pleuratumoren, die oft auch mit einem Pleuraerguß kombiniert sind, lassen sich am besten computertomographisch abgrenzen; eine eventuelle Rippendestruktion wird mit der Weichstrahlaufnahme des Hemithorax erfaßt, und eine evtl. Invasion der V. cava wird venographisch dokumentiert.

- Eine *Volumenabnahme* des Hemithorax erkennt man an einer Mediastinalverlagerung zur erkrankten Seite, einer Verschmälerung der Zwischenrippenräume und einem Zwerchfellhochstand. Sie weist auf schrumpfende Pleuraprozesse hin, auf Lungenflügelatelektasen oder Lungenaplasien. Dicke Pleuraschwarten sind oft an ihrer Grenzfläche zur Lunge verkalkt. Eine Lungenflügelatelektase wird meist von Bronchialkarzinomen verursacht, die computertomographisch erfaßt werden können. Eine Lungenaplasie ist mit einer Verlagerung des Mediastinums in den

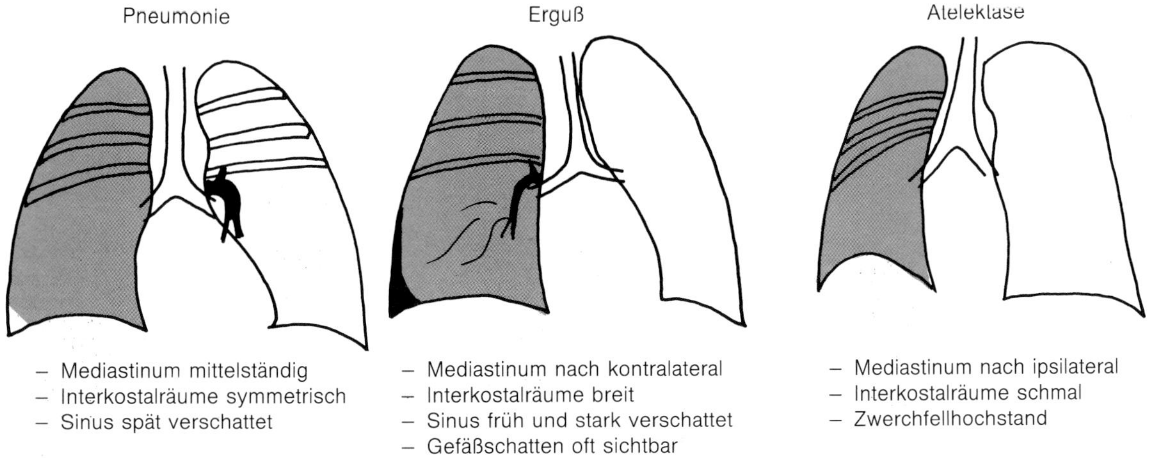

Abb. **287** Totalverschattung des Hemithorax.

betroffenen Hemithorax verbunden; sie wird computertomographisch und bronchographisch verifiziert (s. Mißbildungen S. 53).

- Eine *Volumenkonstanz* des Hemithorax weist auf eine Lungenflügelinfiltration hin. Sie kann aber auch beobachtet werden, wenn Atelektasen und raumfordernde Pleuraergüsse kombiniert sind.

Differentialdiagnose

Tabelle **24** Ursachen der Hemithoraxverschattung

- Pleuraerguß
- Pneumonie
- Tuberkulose
- Pleuraschwarte und Fibrothorax
- Atelektase
- Lungenaplasie, Agenesie und Pneumonektomie
- Pleuramesotheliom
- Lungentumoren
- Zwerchfellbruch
- Thoraxdeformation

Pleuraerguß
Die Verschattung ist im Stehen basolateral besonders dicht und verlagert sich im Liegen und vor allem bei der Aufnahme in Seitenlage. Ein voluminöser Pleuraerguß kann den Hemithorax vergrößern (Abb. **289**). In Zweifelsfällen ist die Sonographie beweisend. Meist ist aber aus diagnostischen und therapeutischen Gründen eine Pleurapunktion nötig, die dann über die Analyse des Aspirates weitere Hinweise ergibt (S. 174).

Atelektase
(Abb. **289–291**)
Lungenflügelatelektasen entstehen, wenn der Hauptbronchus von Bronchialkarzinomen verschlossen ist, seltener auch von Fremdkörperaspiraten, Schleimpfröpfen, Strikturen und Bronchusfrakturen. Das Volumen des Hemithorax ist vermindert und das Mediastinum verlagert. Besteht aber gleichzeitig ein Pleuraerguß, so kann der Thorax symmetrisch sein. Hinweise auf die Ursache einer Atelektase geben die Tomographie, die Computertomographie und die Bronchographie. Falls der Allgemeinzustand des Patienten eine Therapie erlaubt, muß aber bei der Lungenflügelatelektase stets bronchoskopiert werden.

Pneumonie
Nur selten dehnt sich ein pneumonisches Infiltrat auf einen gesamten Lungenflügel aus. Mit der stärker belichteten Aufnahme und der Tomographie werden stets kleinere lufthaltige Lungenareale (Pneumoalveologramm) und luftgefüllte Bronchien (Pneumobronchogramm) nachweisbar sein. Die Diagnose ergibt sich aus den klinischen Symptomen Fieber, Husten, Auswurf und Leuko-

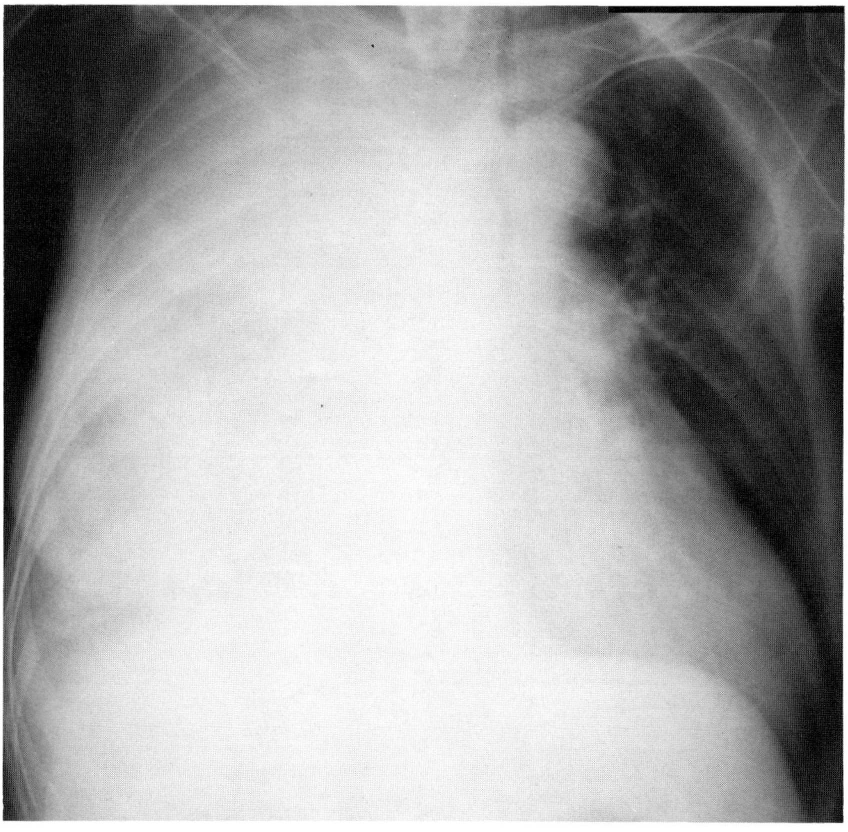

Abb. **288** Voluminöser Pleuraerguß rechts mit Verlagerung des Mediastinums nach links. Als Nebenbefund verkalkter Strumaknoten.

Abb. **289** Lungenflügelatelektase rechts bei zentralem Bronchialkarzinom. Verlagerung des Mediastinums nach rechts. Zur Darstellung von Trachea und Lunge waren zwei unterschiedliche Belichtungen notwendig.

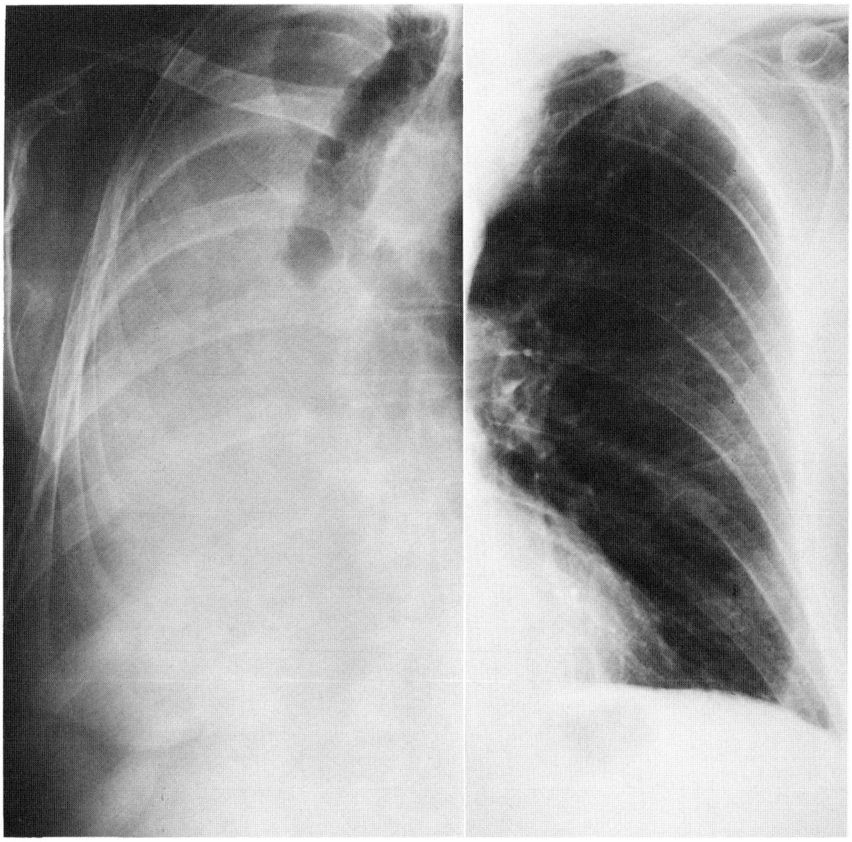

a

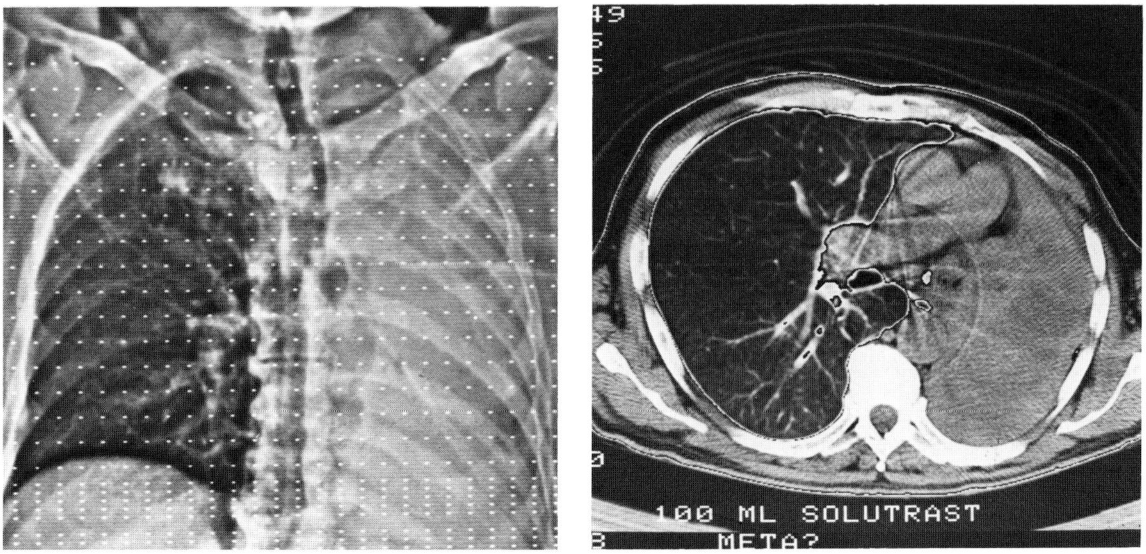

b

Abb. **290 a–b** Lungenflügelatelektase links bei zentralem Bronchialkarzinom. Beachte die Herniierung der rechten Lunge.

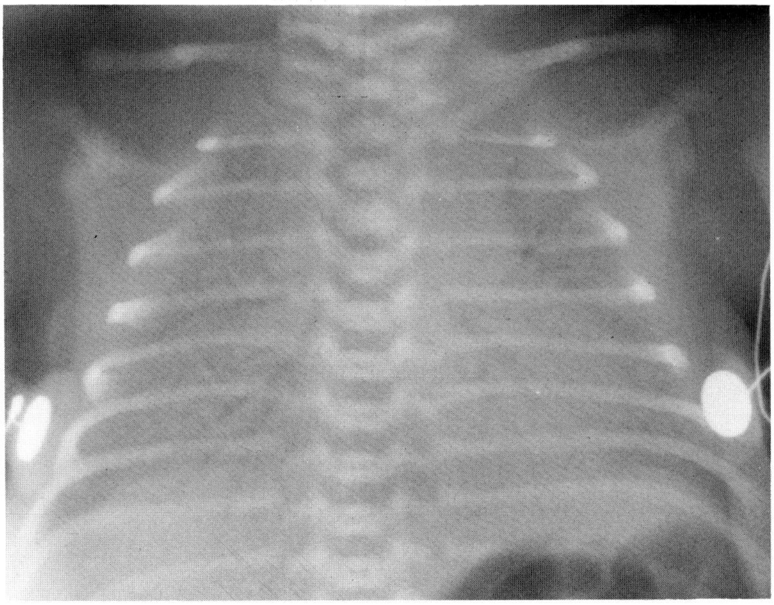

Abb. **291** Hyaline Membran. Atelektase beiderseits bei Frühgeborenem; deutliches Pneumobronchogramm.

zytose sowie aus dem Erregernachweis im Sputum.

Tuberkulose
Nur ausnahmsweise erstreckt sich eine tuberkulöse Pneumonie vor allem bei Kindern auf den ganzen Lungenflügel. Tomographisch finden sich dann meist auch Kavernen. Röntgenologisch ändert sich die Verschattung bei Verlaufskontrollen langsamer als eine unspezifische Pneumonie. Die Diagnose wird mit der Tuberkulinreaktion und dem Nachweis von Tuberkulosebakterien im Sputum gestellt.

Pleuraschwarte und Fibrothorax
Ein Pleuraempyem, ein Hämatothorax oder eine Pleuritis tuberculosa können so stark schrumpfen, daß der gesamte Lungenflügel von der Beatmung ausgeschaltet wird. Das Volumen des Hemithorax ist vermindert, und die Schwarten sind oft regressiv verkalkt. Nach Pneumonektomie kann ein Höhlenexsudat ebenfalls verschwarten (Abb. **292**).

Lungenaplasie, Agenesie, Pneumonektomie
Der Hemithorax ist verkleinert und vom Herz- und Mediastinalschatten ausgefüllt. Die Diagnose ergibt sich aus der Anamnese bzw. computertomographisch und bronchographisch (s. Mißbildungen S. 53).

Pleuramesotheliom
Pleuramesotheliome können einerseits durch einen voluminösen Erguß, andererseits durch Tumormassen den Hemithorax vergrößern. Es können aber auch die Tumorschwarten stark schrumpfen und dadurch die Mediastinalorgane verziehen und die Interkostalräume verschmälern. Die Thorakoskopie und die Biopsie sichern die Diagnose.

Zwerchfellbruch
Durch breite Zwerchfellücken können sich die Abdominalorgane in den Thoraxraum verlagern. Der Nachweis von darmtypischer Luft und von Spiegelbildungen gibt einen Hinweis, der mit der Kontrastmittel-Magen-Darm-Passage bewiesen wird (s. Abb. **277–279**).

Skoliosen der Brustwirbelsäule
Extreme Skoliosen mit Rippenbuckeln und Thoraxdeformation täuschen gelegentlich – besonders auf unzureichend belichteten Röntgenogrammen – eine Totalverschattung des Hemithorax vor. Die auch kontralateral vorhandene Deformation und der Verlauf der Wirbelsäule klären den Irrtum (s. Abb. **283**).

Segment- und Lappenverschattungen

Die Lunge ist in zahlreiche funktionell-anatomische Einheiten gegliedert, und bestimmte pathologische Prozesse überschreiten die Grenzen dieser Segmente und Lappen nicht. Je nach der Menge der im Segment zurückgebliebenen Restluft sind die segmentalen Verschattungen fleckig, fleckig-konfluierend oder homogen.
Die Ursache einer Segmentverschattung ist eine Infiltration des Alveolarraums oder eine Atelektase. Es können aber auch Prozesse, die außerhalb des Alveolarraums liegen, wie z. B. Interlobärergüsse, einen segmentalen Schatten vortäuschen.

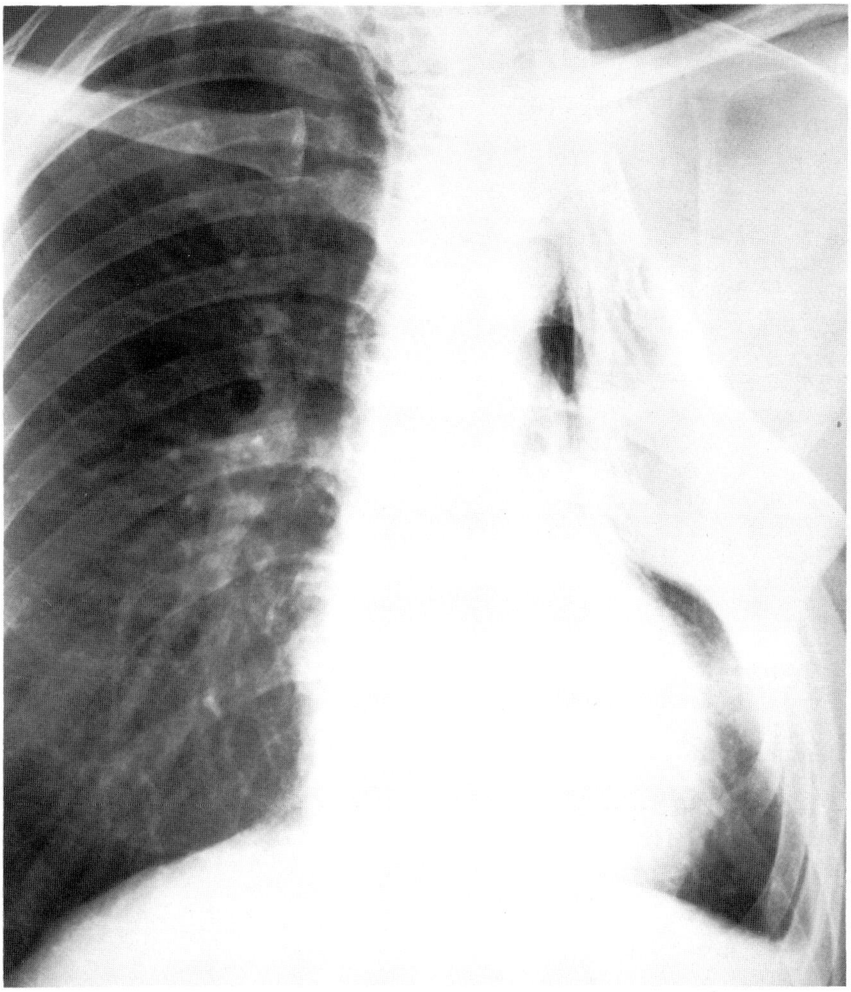

Abb. **292** Thorakoplastik links.

● *Pseudosegmentale Verschattungen.* Abgekapselte Pleuraergüsse, Interlobärergüsse, Brustwandtumoren, große pulmonale Angiome und Tumoren täuschen gelegentlich durch ihre Form und topographische Lage segmentale Verschattung vor, doch fehlt ihnen immer ein Pneumobronchogramm und ein Pneumoalveologramm (s. unten).

● *Segmentale Infiltrationen.* Ein entzündlicher oder tumoröser Prozeß kann sich im Alveolarraum eines Segmentes ausbreiten, bis er dessen Grenze erreicht. Die Luft des Segmentes ist durch Flüssigkeit und Zellmaterial ersetzt. Dabei sind aber einzelne Alveolen oft noch belüftet und bilden sich als kleine schaumige Aufhellungen ab (positives Pneumoalveologramm); auch die Restluft in den Bronchien bildet sich als radiotransparentes Kanalsystem ab (positives Pneumobronchogramm). Die anatomische Form der Segmente ist meist nicht verändert, obwohl auch eine geringe Volumenzunahme (z. B. bei der Friedländer-Pneumonie) mit konvexbogig ausladenden Segmentgrenzen vorkommen kann. Auch Segmentverkleinerungen durch narbige Schrumpfung oder Dystelektasen sind möglich.

● *Atelektasen.* Ist ein Lungensegment oder ein Lappen nicht mehr belüftet, so kollabiert das Lungengewebe, und das Lungenareal wird röntgenologisch dicht (414).
Es werden unterschieden:
– *Resorptionsatelektase* (oder auch *Obturationsatelektase*), bei der zunächst die Bronchuslichtung verschlossen und die poststenotische Luft anschließend resorbiert wird. Der Verschluß kann bedingt sein durch Obturation des Lumens infolge von Tumoren, Schleimpfropfen, Fremdkörpern, durch stenosierende Wandprozesse und durch Kompression von außen (z. B. Lymphknoten beim Mittellappensyndrom). Bei der Resorptionsatelektase ist aber meist nicht das ganze Segment atelektatisch, das vom verschlossenen Bronchus belüftet wurde. Rechte große Randpartien des Segmentes erhalten nämlich Luft über die Kohn-Poren aus den Nachbarsegmenten (kollaterale Ventilation).
– *Retraktionsatelektase* (oder auch *Kompressionsatelektase*), bei der z. B. durch einen Pneumothorax oder einen massiven Pleuraerguß das Lungenareal nicht gedehnt wird und damit kollabiert. Auch voluminöse Spannungszysten lassen gelegentlich benachbarte Lungenpartien kollabieren.

– *Surfactant-Mangel-Atelektase* (oder auch *Adhäsionsatelektase*), bei der die Oberflächenspannung der Alveole so hoch ist, daß diese kollabiert, weil der als Detergenz wirkende Surfactant-Faktor zu wenig oder gar nicht mehr produziert wird. Die Surfactant-Mangel-Atelektase kommt beim akuten Atemnotsyndrom des Neugeborenen (hyaline Membranen Abb. **291**), beim akuten Atemnotsyndrom des Erwachsenen (Schocklunge) und bei der Strahlenpneumonitis vor.
Meist sind mehrere Segmente und größere Lungenareale betroffen. Die durch die Verkleinerung des Lappens oder des Segmentes bedingte Formveränderung folgt gewissen Regeln (Abb. **293**). Oft ist aber das Segment bis zur Unkenntlichkeit deformiert, wenn einzelne Randpartien kollateral belüftet werden oder wenn die gleichmäßige atelektatische Verkleinerung durch narbige Adhärenzen behindert wird.

Röntgenologisch imponiert die Atelektase in ihrem Endstadium zwar als homogener Schatten, anfangs sind aber noch einige Teile des Segmentes belüftet (Dystelektase), so daß ähnlich wie bei der Infiltration ein Pneumoalveologramm und ein Pneumobronchogramm vorkommen können.
Eine Atelektase wird röntgenologisch charakterisiert durch:
– die Form und die Topographie der verschatteten Segmente (s. Abb. **27**, S. 18);
– die konkave Einziehung des Segmentrandes, die wegen der Formvariabilität nur dort überzeugen kann, wo das Segment an den Lappenrand bzw. an das Interlobium grenzt;
– die Überblähung benachbarter Lungenpartien, die man an der Rarifizierung der Gefäßzeichnung und an der lokalen Transparenzerhöhung erkennt;
– der Verlagerung von Lappenspalten und Gefäßschatten in Richtung auf die Atelektase;
– die Verlagerung des Mediastinums zur erkrankten Seite, der Zwerchfellhochstand, die verschmälerten Interkostalräume sowie die transmediastinale Herniierung der kontralateralen Lunge. Diese Veränderungen finden sich nur bei massiven Lappen- und Lungenflügelatelektasen.

Diagnostisches Vorgehen

Die häufigste Ursache einer segmentalen Verschattung ist die akute Pneumonie, deren Diagnose meist eindeutig ist durch die klinische Symptomatik mit Husten, Fieber, Auswurf und durch den Röntgenbefund, der sich innerhalb von weniger als 10 Tagen zurückbildet. Die Diagnostik wird bei chronischen Infiltrationen aufwendiger: Es sind dann Sputumanalysen auf Tuberkelbakterien und Pilze notwendig; evtl. muß bioptisch ein pneumonisches Karzinom oder eine Wegener-Granulomatose bewiesen werden.
Die häufigste Ursache der Atelektase ist das Bronchialkarzinom, das bronchoskopisch und bioptisch diagnostiziert wird und dessen lokale Ausbreitung und lymphogene Metastasierung am besten computertomographisch abgeklärt wird. Die sehr viel selteneren Bronchialverlegungen durch Schleimpfröpfe, Fremdkörper, gutartige Tumoren, posttraumatische Blutkoagel u. a. werden bronchoskopisch und bioptisch gesichert.
Eine wichtige Ursache der segmentalen Verschattung, den Infarkt, diagnostiziert man mit Hilfe der klinischen Symptomatik und des Lungenszintigramms, das oft sehr viel ausgedehntere und zahlreichere Perfusionsausfälle zeigt, als man bei Kenntnis der röntgenologischen Verschattung erwartet hätte.

Differentialdiagnose

Tabelle **25** Ursachen der Segment- und Lappenverschattungen

Pseudosegmentale Verschattungen
– Interlobärerguß
– abgekapselter Pleuraerguß
– Thoraxwandprozeß
– Lungentumoren
– Lungensequestrationen
Segmentale und lobäre Infiltrationen
– bakterielle Lobärpneumonie
– tuberkulöse Lobärpneumonie
– mykotische Lobärpneumonie
– Wegener-Granulomatose
– pneumonisches Karzinom
– Infarkt
Atelektase
Resorptionsatelektase
– Bronchialkarzinom
– Schleimpfropf
– Fremdkörperaspiration
– Bronchialwandmetastase
– gutartige Bronchustumoren
– Bronchusruptur, -hämatom
– Bronchusstriktur (posttraumatisch, tuberkulös, Sarkoidose usw.)
Retraktionsatelektase
– Pneumothorax
– Pleuraerguß
– Pleuratumor
– Skoliose

Akute Segment- bzw. Lobärpneumonie (Abb. **294–296**)

Die klassische Lappenpneumonie durch Pneumokokken und Friedländer-Bazillen ist heute selten. Die atypischen Pneumonien und konfluierenden Bronchopneumonien manifestieren sich aber oft in einzelnen Segmenten, obwohl diese nicht so vollständig befallen sind wie bei der Lobärpneumonie und ihre Grenzen auch entsprechend weniger eindeutig erkannt werden. Die typische klinische Symptomatik mit plötzlich eintretendem Fieber, Husten und Auswurf weist auf die Erkran-

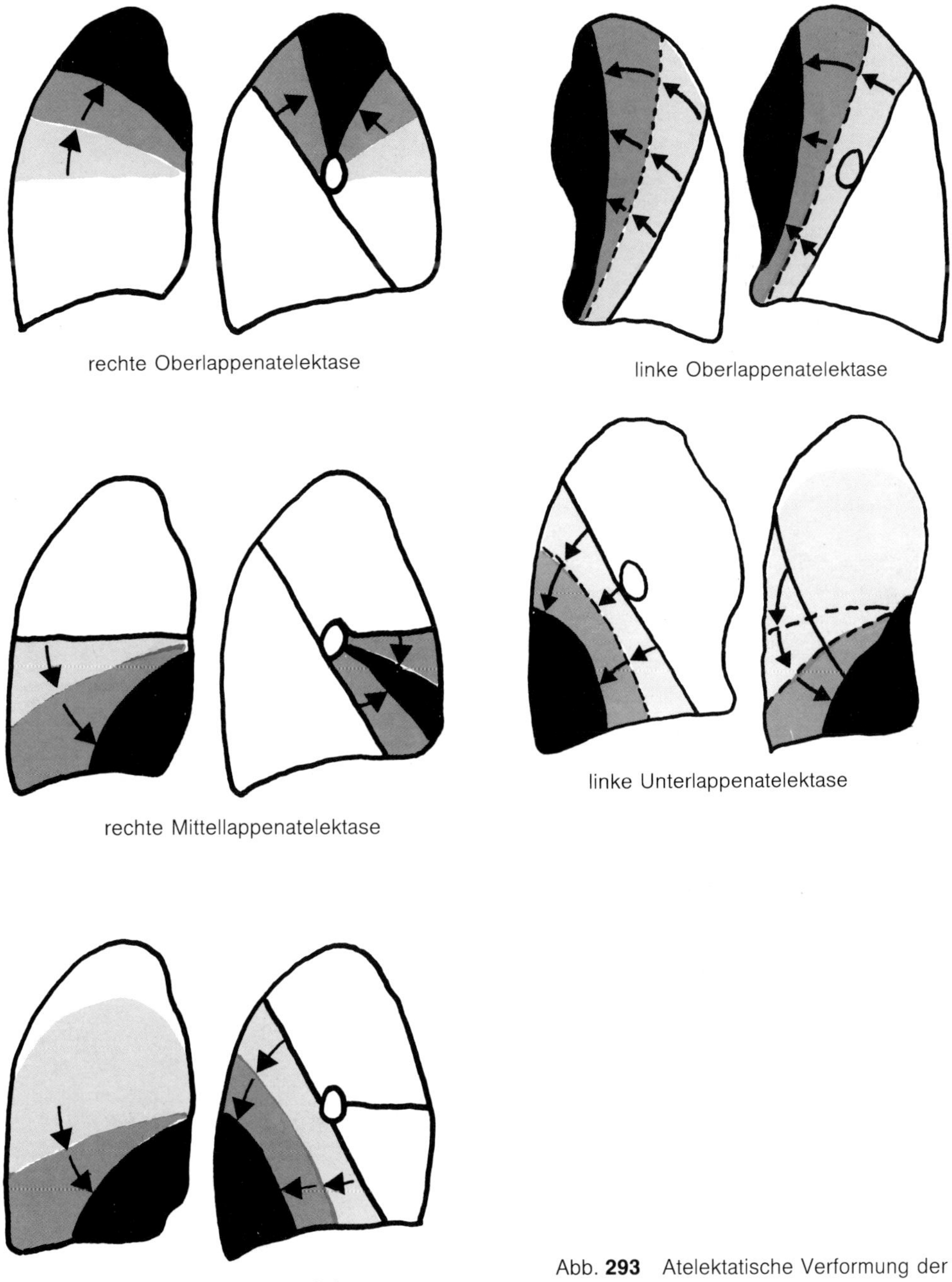

Abb. **293** Atelektatische Verformung der Lappen.

kung hin. Durch die Rückbildung der Infiltrate innerhalb von Tagen wird sie röntgenologisch wahrscheinlich gemacht und durch den Bakteriennachweis im Sputum bzw. durch die Komplementbindungsreaktion und die Kälteagglutinine wird sie bewiesen.

Tuberkulöse Pneumonie

Die Tuberkulose bevorzugt die Segmente des Oberlappens und des Mittellappens. Oft sind zusätzlich alte tuberkulöse Herde wie Pleurakuppenschwiele und fibrozirrhotische Spitzenveränderungen nachweisbar. Der Verdacht ergibt sich bei jeder Segmentverschattung im Oberlappen und bei einem chronisch persistierenden Verlauf über mehrere Wochen. Der Verdacht muß mit dem Tuberkulintest und dem Nachweis von Bakterien im Sputum gesichert werden.

Mykotische Pneumonie

Die in Europa häufigeren sekundären Pneumomykosen mit Candida- und Aspergillusinfektionen kommen fast nur bei immungeschwächten kachektischen Patienten vor. Röntgenmorpholo-

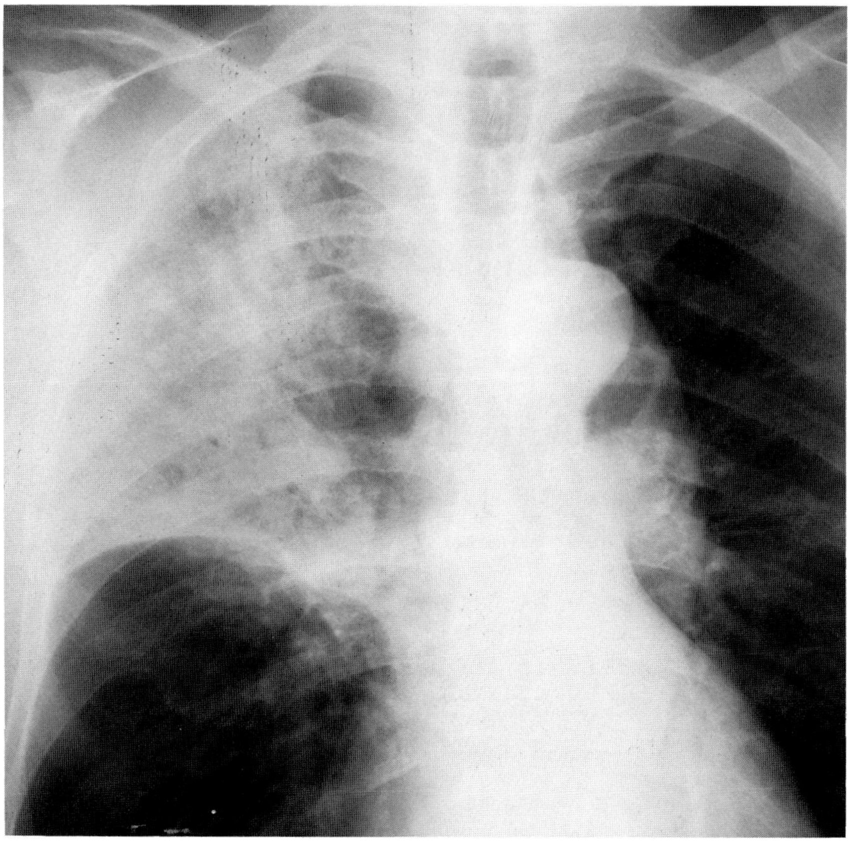

Abb. **294** Rechtsseitige Oberlappenpneumonie mit Pneumoalveologramm und Pneumobronchogramm.

gisch sind die Veränderungen von unspezifischen Pneumonien nicht zu unterscheiden. Die Pneumonien sind antibiotikaresistent. Die Diagnose ergibt sich durch den bronchoskopischen Nachweis von bronchialen Candidarasen und durch transbronchiale Biopsie.
Die primären Pneumomykosen sind in außereuropäischen Ländern endemisch (S. 78).

Wegener-Granulomatose
In der Regel manifestiert sich die Erkrankung mit einschmelzenden multiplen Rundherden, es können aber auch segmentale Infiltrationen vorkommen. Der Verdacht ergibt sich bei gleichzeitigem ulzerierenden Nasennebenhöhlenprozeß und wird bioptisch gesichert.

Infarkt
Die angedeutet segmentalen Verschattungen finden sich vorwiegend in den Unterlappen. Zur Ausbildung eines Infarktes nach Embolie ist eine Linksherzinsuffizienz notwendig. Spezielle Röntgenzeichen wie Hampton's hump, Knuckle sign, Westermark-Zeichen sind diskret und unsicher. Die Verdachtsdiagnose ergibt sich durch den akut einsetzenden Thoraxschmerz mit Dyspnoe und Hämoptysen bei bekannter peripherer Thrombose. Das Szintigramm macht die Diagnose wahrscheinlich, wenn es einen keilförmigen Nuklidausfall zeigt, der größer als die röntgenologische Verschattung ist. Die Diagnose kann durch Pulmonalisangiographie bewiesen werden (s. Abb. **216–221**).

Pneumonisches Karzinom
Einige Bronchialkarzinome, insbesondere das bronchioalveoläre Karzinom, breiten sich im Alveolarraum eines Segmentes aus und sind deshalb von Infiltraten nicht zu unterscheiden. Auch Lungenmetastasen und Non-Hodgkin-Lymphome können sich gelegentlich als segmentale Infiltrate manifestieren (s. Abb. **190**).

Zentrales Bronchialkarzinom
(Abb. **297, 298**)
Neben der Segment- oder Lappenatelektase ist oft ein Tumorkernschatten am Hiluspol zu erkennen, der diesen polyzyklisch auftreibt. Eine Mediastinalverbreiterung durch Lymphknotenmetastase, ein Pleuraerguß sowie Wirbelkörper- und Rippenosteolysen sprechen für ein fortgeschrittenes Tumorstadium. Die Tomographie kann eine Bronchusstenose und einen intraluminalen Tumorschatten erkennen lassen, die Computertomographie weist mediastinale Lymphknotenmetastasen nach. Die Diagnose wird durch einen positiven Zytologiebefund im Sputum oder durch Bronchoskopie mit Biopsie gesichert.

Abb. **295 a–b** Linksseitige Unterlappenpneumonie. Das posterobasale Segment ist ausgespart.

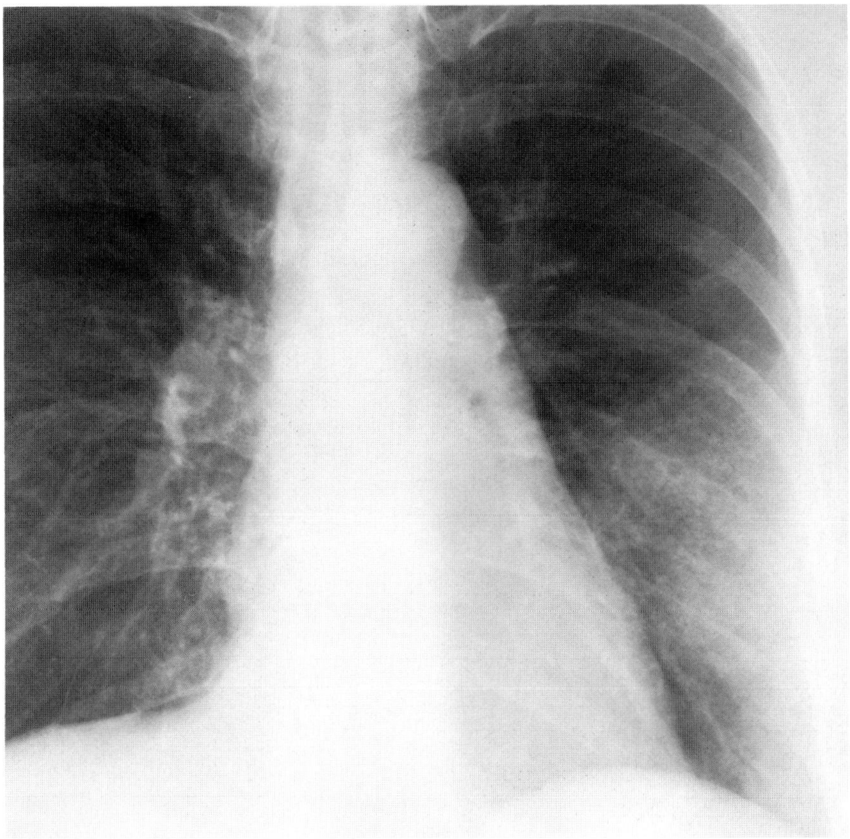

a

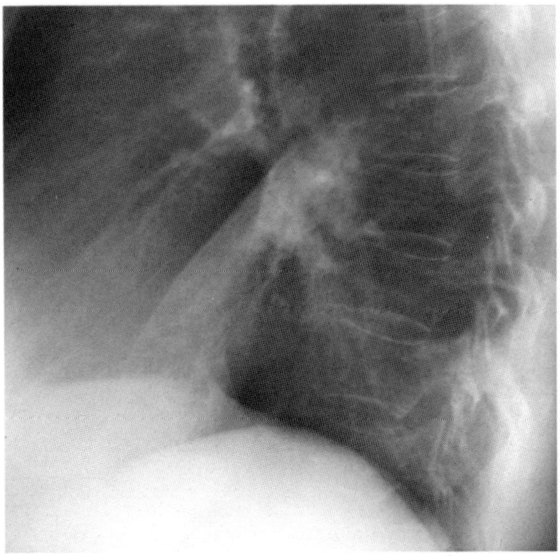

b

Schleimpfropf
(Abb. **299**)
Die lobäre oder segmentale Atelektase ist in der Regel plötzlich entstanden. Die Anamnese (postoperative und posttraumatische Zustände bzw. chronische Bronchitis und Asthma) führen zur Verdachtsdiagnose. Die schnelle Lösung der Atelektase durch Atemtherapie und nach dem Absaugen des Schleimpfropfens sichern die Diagnose.

Benigne Tumoren
Unter den gutartigen Tumoren wächst das Bronchusadenom am häufigsten intraluminal und führt zu einer poststenotischen Atelektase. Die Tomographie kann den intraluminalen Tumorschatten bzw. die Bronchusstenose zeigen. Die Bronchoskopie mit Biopsie sichert die Diagnose. Andere intrabronchiale Tumoren wie Chondrome, die gelegentlich schollig verkalken, Lipome, Fibrome, Leiomyome, Hamartome, Arteriome und Amyloidtumoren sind vergleichsweise selten. Ihre Artdiagnose ergibt sich nur aus der Biopsie.

Bronchuswandmetastase
Besonders beim Mammakarzinom kann gelegentlich eine Metastase in der Wand eines Lappenbronchus wachsen, diesen obturieren und dann

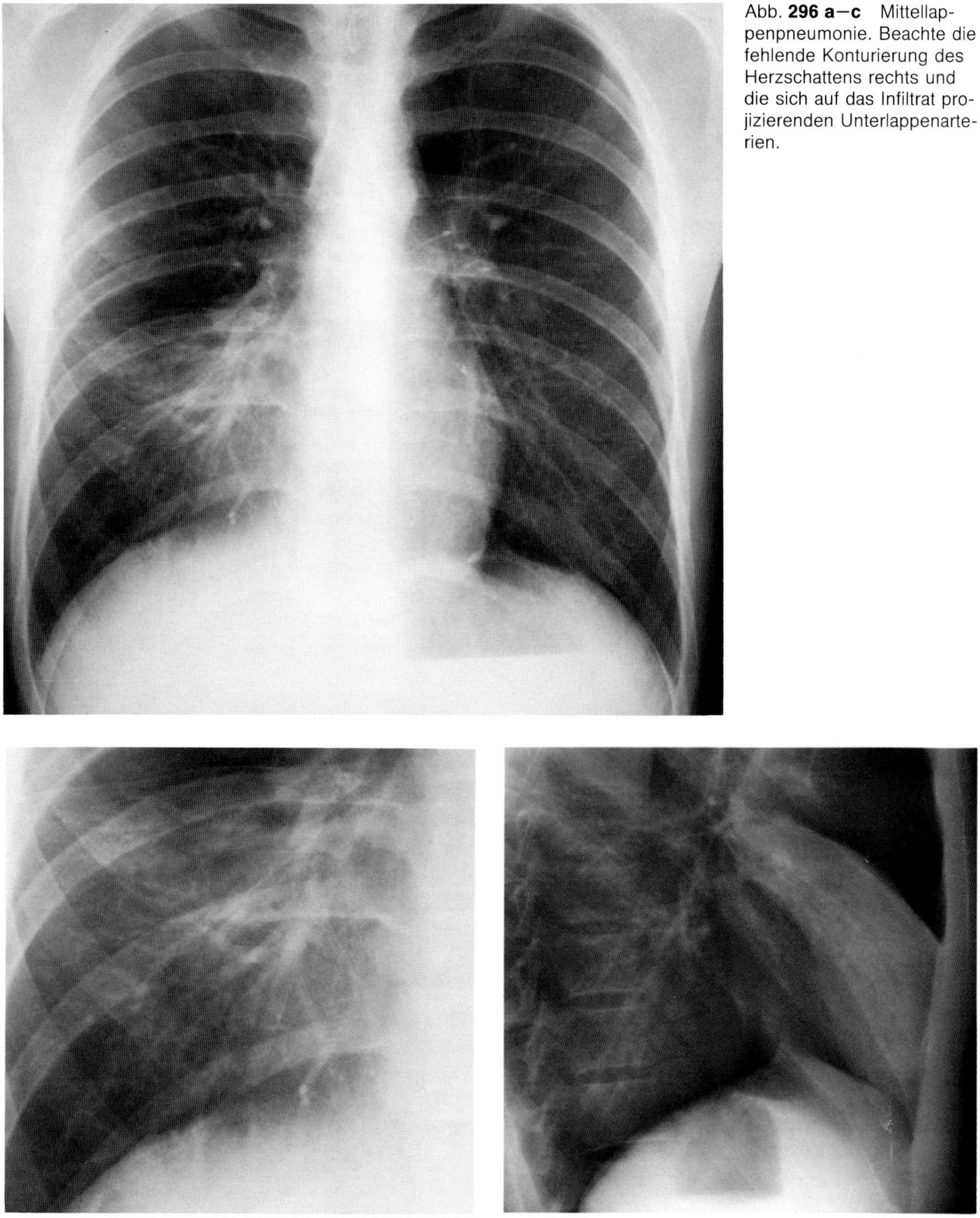

Abb. **296 a–c** Mittellappenpneumonie. Beachte die fehlende Konturierung des Herzschattens rechts und die sich auf das Infiltrat projizierenden Unterlappenarterien.

Abb. **297 a–b** Oberlappenatelektase bei zentralem Bronchialkarzinom.

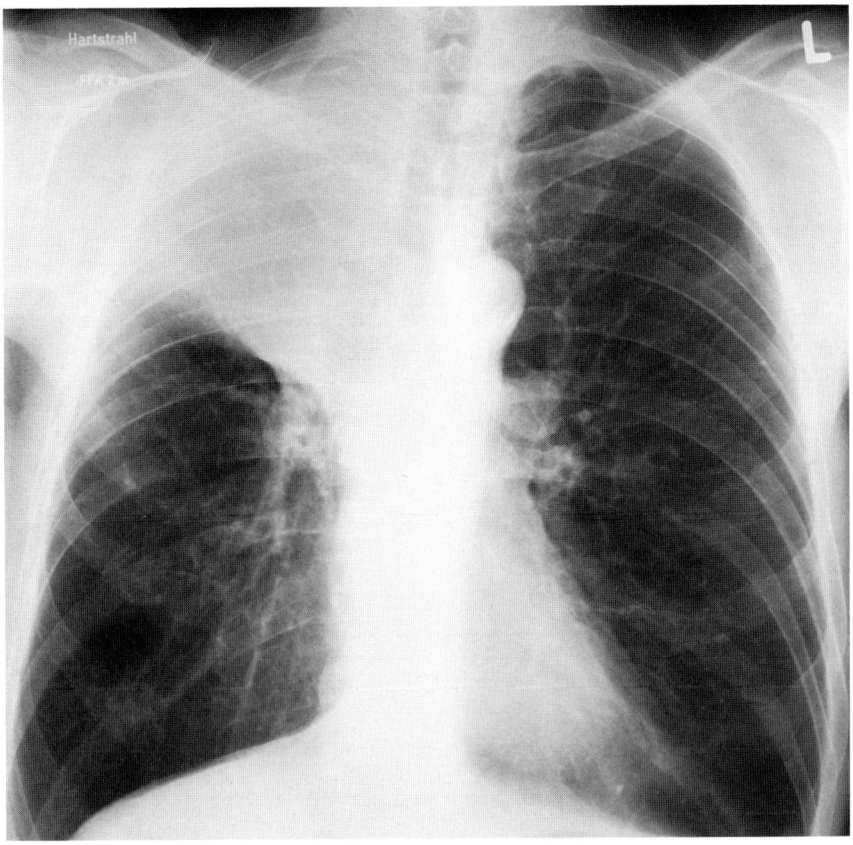

a

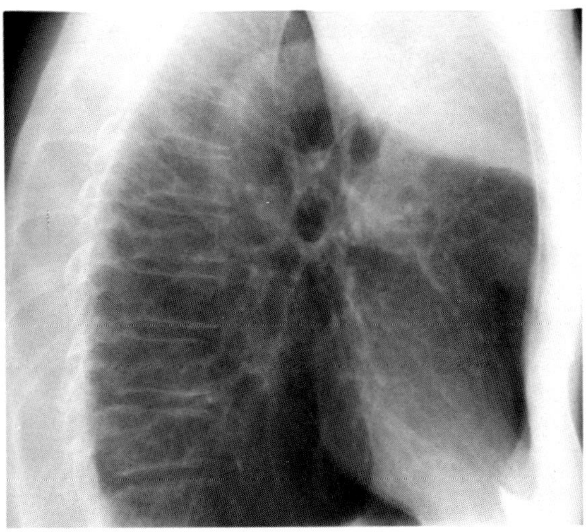

b

zur Atelektase führen. Die Kenntnis des Primärtumors macht die Diagnose wahrscheinlich, die bronchoskopisch gesichert werden kann.

Bronchusruptur und -hämatom
Bei schweren Thoraxverletzungen kann ein Haupt- oder Lappenbronchus rupturieren und ein submuköses Hämatom entstehen, das zur Atelektase führt. Die Veränderung ist meist mit schweren Lungenkontusionsblutungen und evtl. mit einem Pneumothorax vergesellschaftet. Bei Verdacht auf Bronchusruptur ist eine Bronchoskopie indiziert.

Bronchusstrikturen und -kompressionen
Besonders der lange schlanke Mittellappenbronchus kann durch eine benachbarte tuberkulöse Lymphadenitis und andere raumfordernde Prozesse komprimiert werden, so daß eine Mittellappenatelektase resultiert. Die Diagnose ergibt sich durch den Nachweis der Raumforderung im Computertomogramm und letztlich durch die Bronchoskopie mit transbronchialer Biopsie.

Retraktionsatelektasen
Beim Pneumothorax und bei massiven Pleuraergüssen sind weite Lungenareale kollabiert. Wird der Erguß oder der Pneumothorax entfernt, so können die Atelektasen kurzfristig einige Tage lang persistieren, ehe sich die Lungen wieder regelrecht entfalten (s. Abb. **246**).

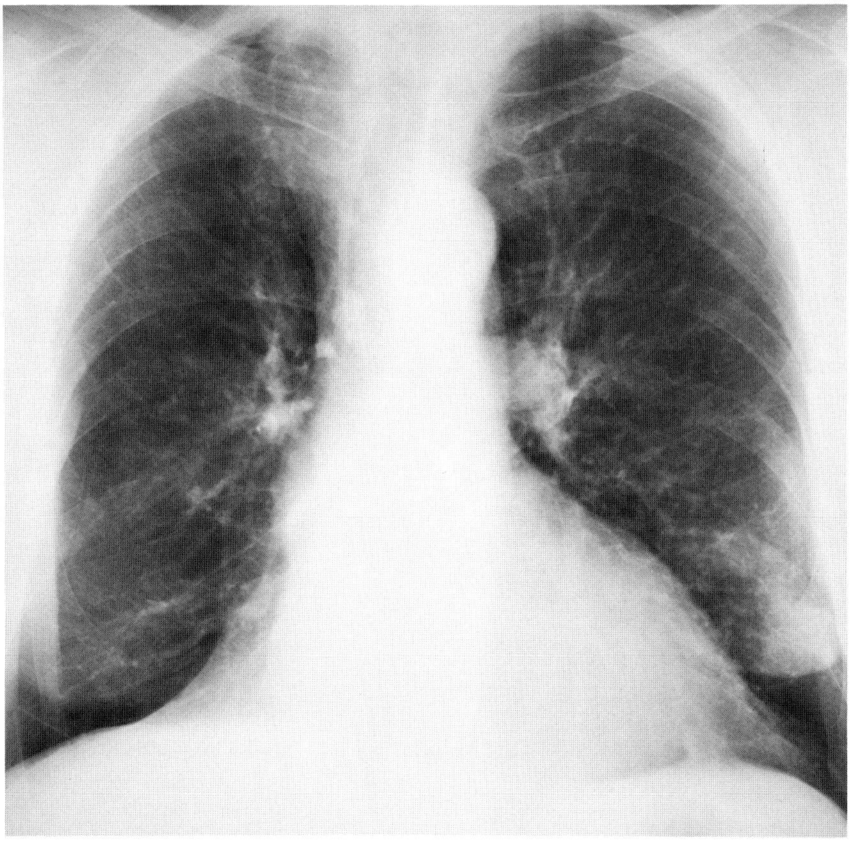

a

Abb. **298 a–c** Unterlappenatelektase. Auf der Übersichtsaufnahme nur eine diskrete Verschattung im Herz-Zwerchfell-Winkel rechts. Ein Vergleich mit einer Voraufnahme (**c**) zeigt aber, daß der kleine Lappenspalt verzogen und die Unterlappenarterie nicht mehr sichtbar ist.

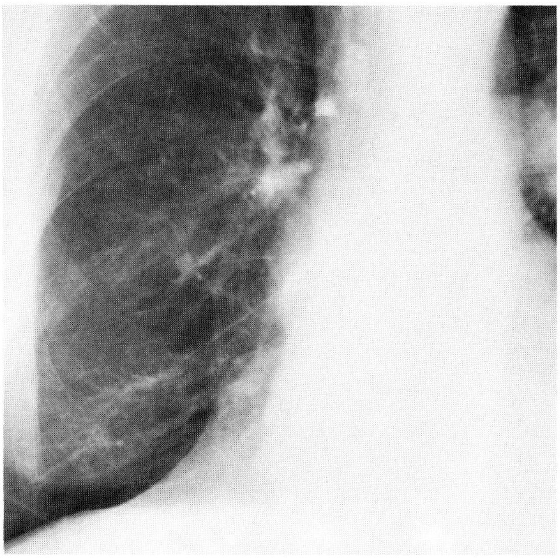

b

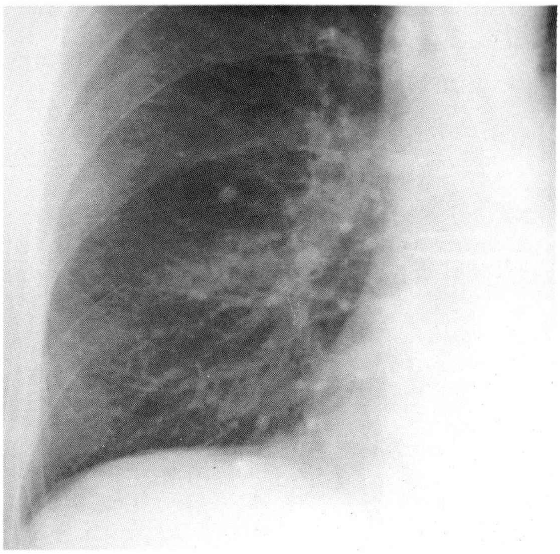

c

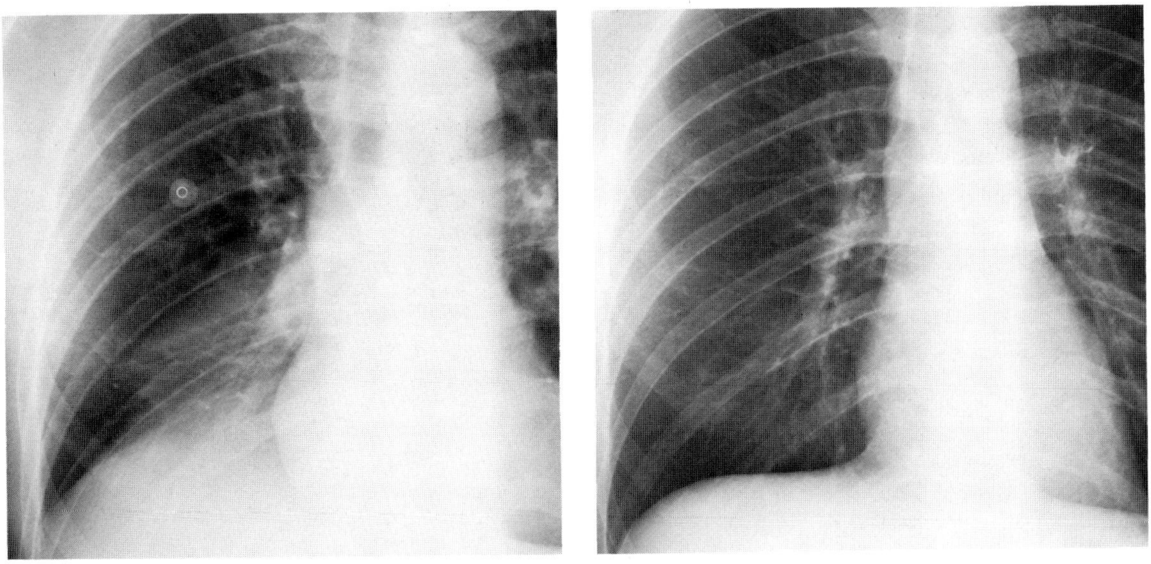

a b

Abb. **299 a–b** Akute Unterlappenatelektase durch Schleimpfropf. Nach bronchoskopischer Schleimentfernung Wiederbelüftung.

Verschattungen im Oberfeld und im apikomediastinalen Winkel

Verschattungen in der Lungenspitze und in den paramediastinalen Oberfeldern sind durch pulmonale und auch mediastinale Erkrankungen bedingt (Abb. **300**).
Alle Lungenerkrankungen können sich prinzipiell auch in der Lungenspitze manifestieren. Einige Erkrankungen haben aber dort ihren Prädilektionsort, wie z. B. die Tuberkulose und ihre Folgeerscheinung, das apikale bullöse Emphysem und die Histiozytose X.
Schatten in diesem Bereich können aber auch von Mediastinalstrukturen verursacht werden, wie z. B. von ektatischen Gefäßen, von einer Struma und von Mediastinaltumoren.
Zur diagnostischen Klärung sind oft mehrere radiologische Verfahren nötig, wie die Durchleuchtung, die Tomographie, die Computertomographie, der Ösophagusbreischluck, die Arteriographie oder die Schilddrüsenszintigraphie.

Differentialdiagnose

Tabelle **26** Ursachen von Verschattungen im Oberfeld und im apikomediastinalen Winkel

Vaskulär
- Ektasie von V. cava superior und brachiocephalica
- Ektasie vom Truncus brachiocephalicus und V. subclavia
- Aortenaneurysma

Entzündlich
- Oberlappentuberkulose
- Pleurakuppenschwiele
- Aspergillom
- Oberlappenpneumonie

Tumorös
- Bronchialkarzinom (Pancoast-Tumor)
- Mediastinaltumoren
  - Struma
  - Lymphom
  - Dermoid
  - Neurinom
  - bronchogene Zyste
  - Lymphangiom (zystisches Hygrom)

Varia
- Lobus v. azygos
- Oberlappenatelektase
- Silikose, besonders progressive massive Fibrose (PMF)
- apikales bullöses Emphysem
- Histiozytose X
- Mukozele

Ektasie von Venen und Arterien
Eine Ektasie oder auch eine Elongation der großen Venen und Arterien im oberen Mediastinum kann den Mediastinalschatten verbreitern, der

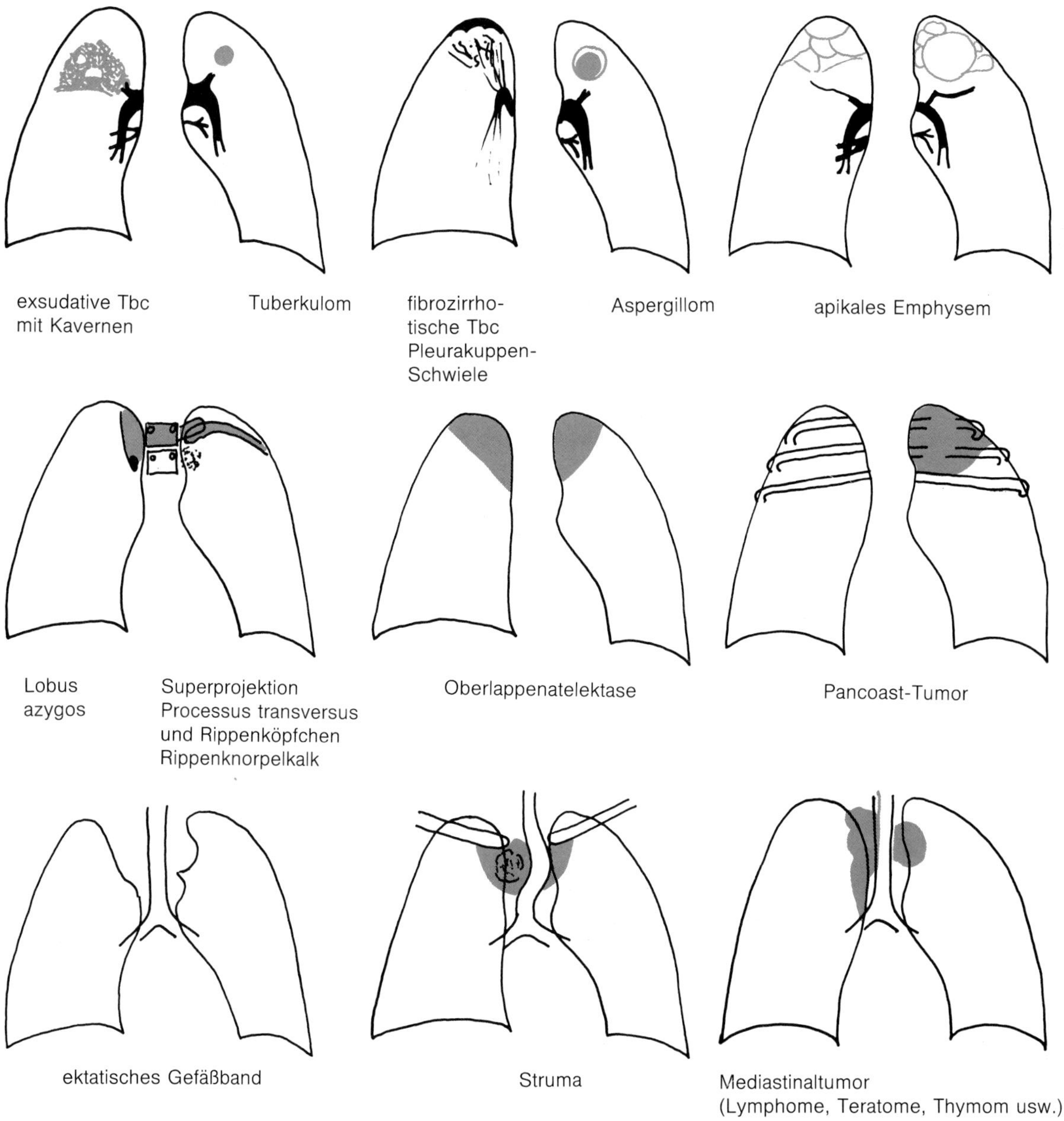

Abb. **300** Einige Ursachen apikaler Verschattungen.

dann in der Regel nach lateral scharf und bogig begrenzt ist. Besonders beim älteren Menschen sind Erweiterungen und Elongationen häufig; sie betreffen die V. brachiocephalica sinistra, die V. subclavia und den Truncus brachiocephalicus dexter sowie die V. cava superior. Venen ändern ihr Kaliber beim Valsalva- und Müller-Versuch, Arterien pulsieren. Im Zweifelsfall kann die Arteriographie den Befund klären.

Aortenaneurysma
Aneurysmatische Erweiterungen des Arcus aortae können auf dem p.-a. Bild zu einer voluminösen paramediastinalen Verschattung führen, die in der Regel nach lateral konvex berandet ist. Das Seitenbild zeigt eine Verschattung im vorderen Mediastinum. Der Befund kann in Zweifelsfällen computertomographisch und angiographisch gesichert werden.

Oberlappentuberkulose
(Abb. **301**)
Die Bevorzugung der Oberfelder durch die Tuberkulose ist so stark, daß der Satz gilt: Jede Infiltration in den Oberfeldern ist bis zum Beweis des Gegenteils als Tuberkulose anzusehen. Dies gilt sowohl für die pneumonischen Infiltrate, die bei Tomographien gelegentlich Kavernen zeigen, als auch für die Rundschatten (Tuberkulome) und die fibrozirrhotischen Folgezustände, die als vermehrte apikohiläre Streifenzeichnung mit Kranialraffung des Hilus und Verziehung der Media-

Abb. **301 a–b** Kavernisierende Oberlappentuberkulose.

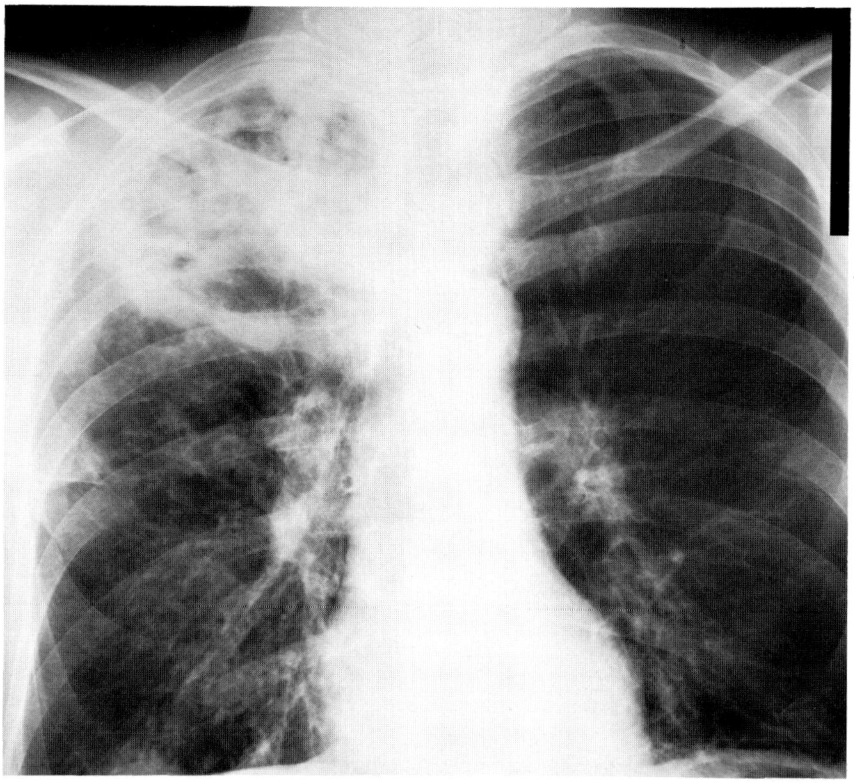

a

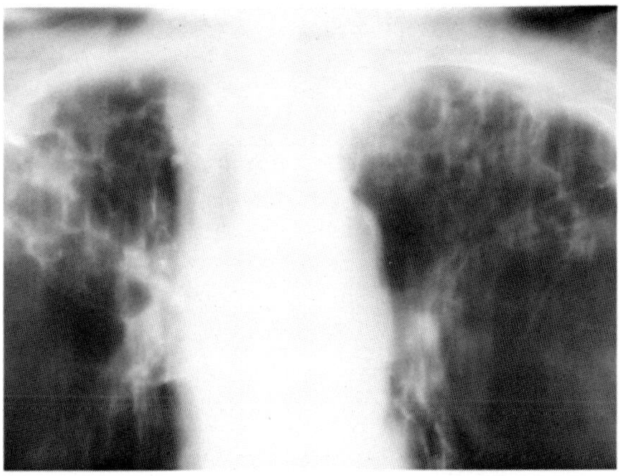

b

stinalstrukturen imponieren. Für die Rundschatten im Oberfeld muß allerdings einschränkend festgehalten werden, daß sie ebenso häufig von Bronchialkarzinomen verursacht werden wie von der Tuberkulose.

Pleurakuppenschwielen
(Abb. **302**)
Schwarten der Pleura apicalis können auf die Pleura mediastinalis übergreifen und mehrere Zentimeter dick werden. In der Regel sind sie girlandenförmig begrenzt. Ihre häufigste Ursache ist eine Spitzentuberkulose, die entsprechende strangartige Verschattung und Gefäßverziehung im Lungenparenchym aufweist.

Aspergillom
Aspergillome sind bis zu pflaumengroße Kugeln aus Pilzmyzelien, die sich in präformierten Höhlen entwickeln. Da in den Oberfeldern häufig Emphysemblasen und tuberkulöse Kavernen lokalisiert sind, erklärt sich der Prädilektionsort von Aspergillomen in den Oberfeldern (s. Abb. **109**).

Oberlappenpneumonie
(Abb. **303**)
Segmentpneumonien im Oberlappen bzw. im apikalen Segment rechts und im apikoposterioren Segment links führen zu einer dreieckigen para-

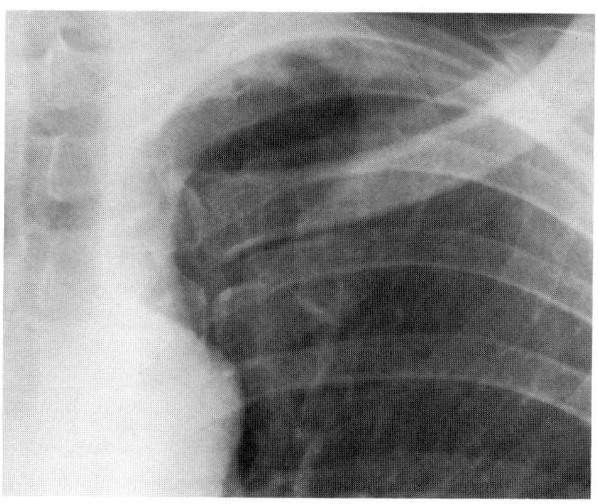

Abb. **302** Pleurakuppenschwiele. ▷

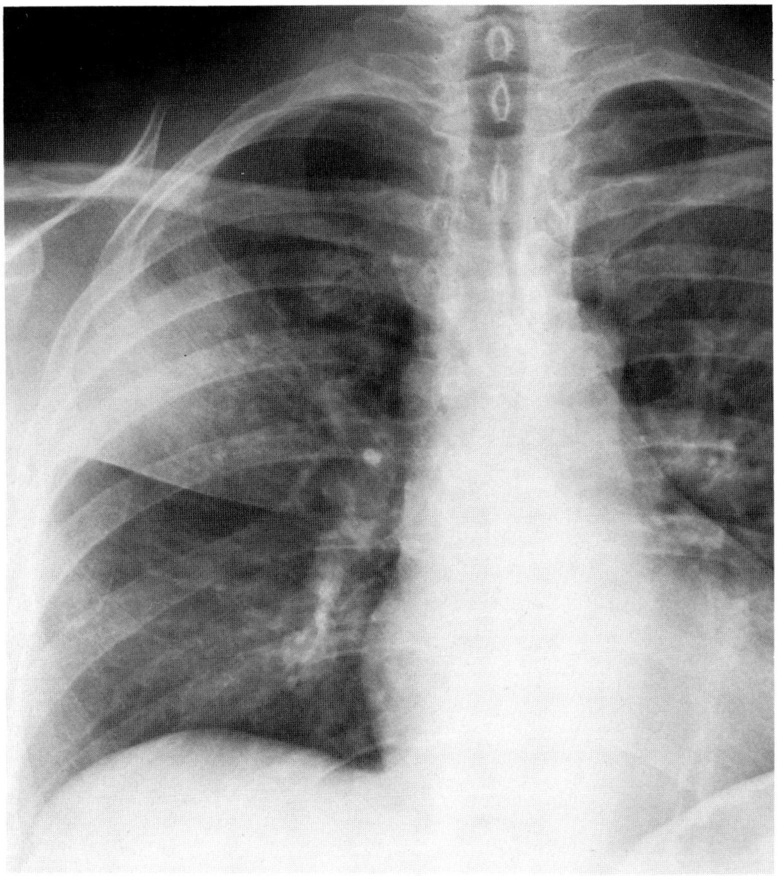

Abb. **303** Pneumonie im anterioren Oberlappensegment. Die Begrenzung durch den kleinen Lappenspalt erlaubt die Identifikation des Segmentes.

mediastinalen Verschattung, oft mit positivem Pneumoalveolo- und Pneumobronchogramm. Die Diagnose ergibt sich durch die klinische Symptomatik und die bakteriologische Sputumanalyse.

Bronchialkarzinome
(Abb. **304**)
Bronchialkarzinome sind gar nicht selten im Bereich des Sulcus superior der Lungenspitze lokalisiert. Oft infiltrieren sie die Nachbarschaft (Pancoast-Tumor); auf der Nativaufnahme ist dann eine Rippenosteolyse nachweisbar; der Ein-

a 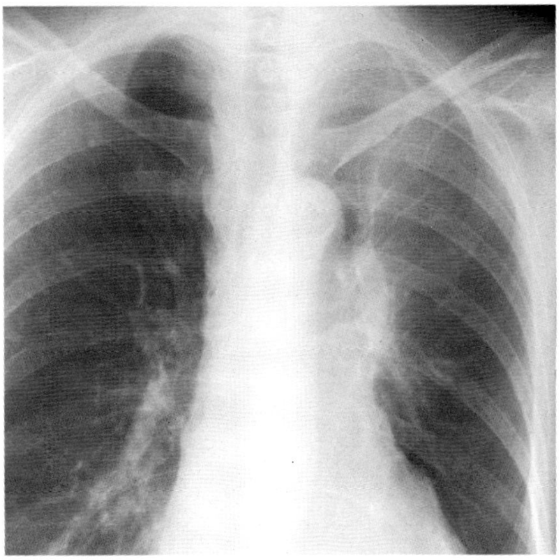 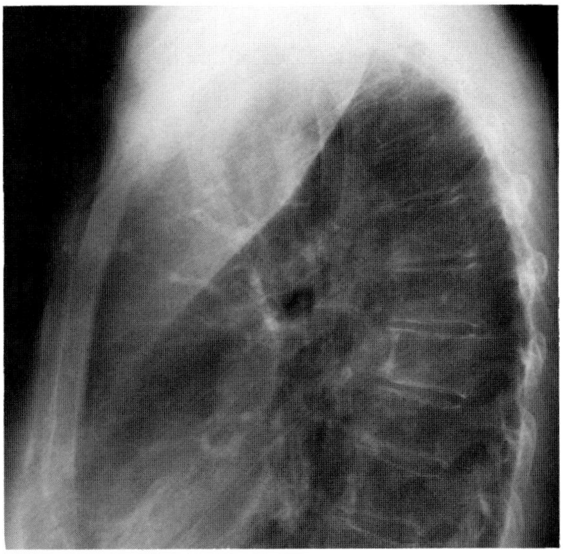 b

Abb. **304 a–b** Oberlappenatelektase bei zentralem Bronchialkarzinom.

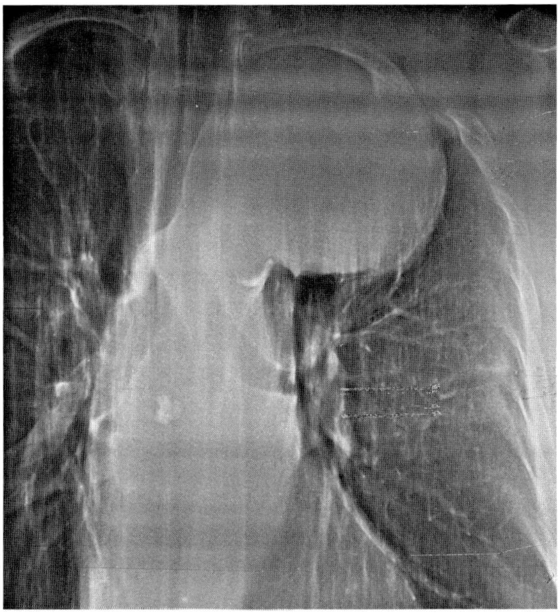

a

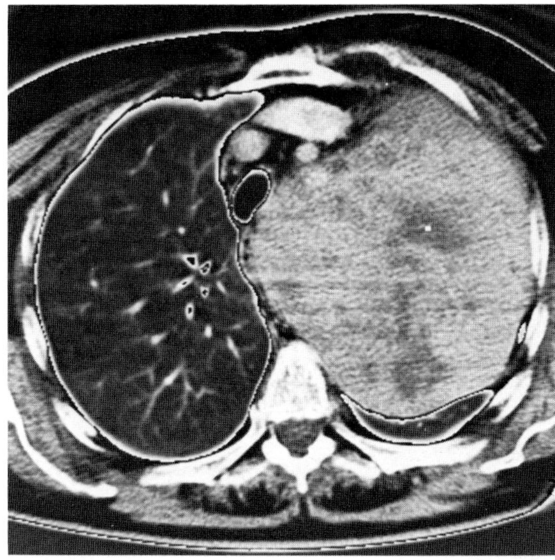

b

c

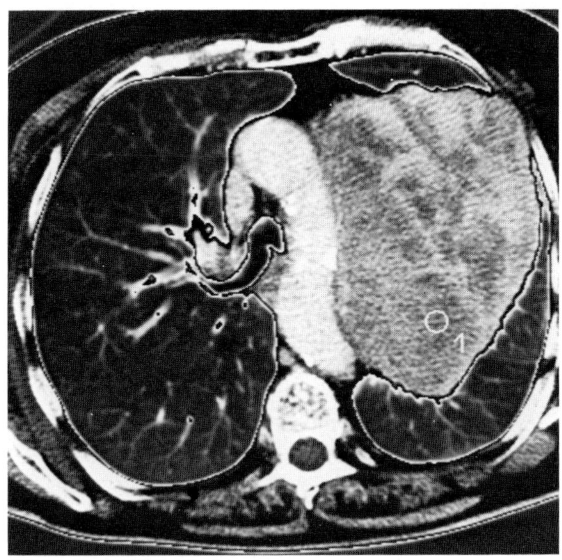

Abb. **305 a–c** Medialstinaltumor. Histologisch Teratom.

bruch des Tumors in die oberen Mediastinalgefäße kann venographisch dokumentiert werden. Die Diagnose ergibt sich bronchoskopisch und zytologisch.

Mediastinaltumoren
(Abb. **305**)
Siehe Mediastinalverbreiterung S. 188 und Tab. **22**, S. 189.

Struma substernalis
Das obere Mediastinum ist becherförmig und mehr oder weniger symmetrisch verbreitert. Die Trachea kann eingeengt oder verlagert sein. Gelegentlich sind Schilddrüsenknoten schollig verkalkt. Die Diagnose ergibt sich aus der Palpation und der Schilddrüsenszintigraphie (s. Abb. **265**).

Lobus venae azygos
(Abb. **306**)
Ein Lobus v. azygos (S. 14f.) ist oft dystelektatisch und imponiert als homogener, nach lateral konvex berandeter Schatten. Spätestens im Tomogramm zeigt sich die scharfe, kommaförmige Pleuralinie, die den Schatten nach lateral begrenzt.

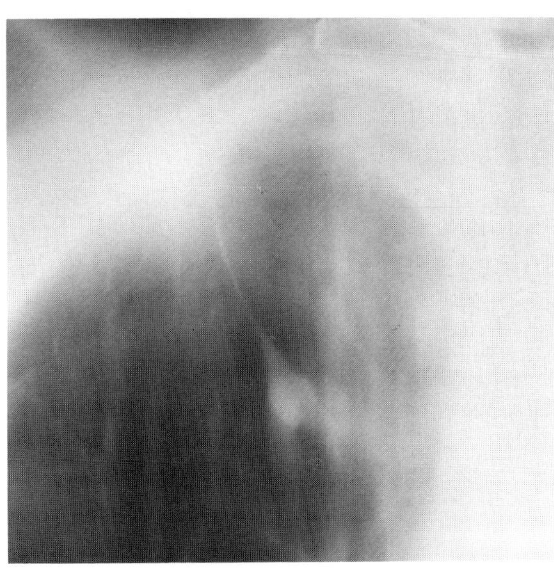

Abb. **306** Lobus v. azygos. ▷

Oberlappenatelektase
Eine Atelektase der Oberlappen bzw. des apikalen Segmentes rechts und des apikoposterioren Segmentes links führt zu einer Verschattung der Lungenspitze, die bis an das Mediastinum heranreicht. Die Ursache ist meist ein Bronchialkarzinom, das tomographisch, computertomographisch und vor allem bronchoskopisch gesichert wird.

Silikose
Die fibröse nodöse und schwielige Form der Silikose befällt in der Regel alle Lungenfelder gleichmäßig. Gelegentlich kann aber eine Konzentrierung der Knötchen in den Oberfeldern beobachtet werden. Besonders die progressive massive Fibrose mit ihren oft hühnereigroßen Schwielen bevorzugt diese Region.

Apikales bullöses Emphysem
Das genuine bullöse Emphysem manifestiert sich besonders häufig in den Oberfeldern bilateral. Auf der Übersichtsaufnahme sind die Lungenspitzen hypertransparent und von zarten bogigen Linien durchzogen. Die Tomographie zeigt diese Septen, die oft große Blasen umschließen, genauer. Die Entwicklung des Emphysems wird mit dem Eigengewicht der Lunge erklärt, das beim aufrechten Gang eine Zugwirkung auf die Lungenspitze ausübt (s. Abb. **144**).

Histiozytose X
Die Histiozytose X befällt im kleinknotigen Stadium und später im Stadium der Lungenfibrose meist alle Lungenfelder gleichmäßig, gelegentlich kommt es aber zu einer Häufung der Granulome in den Oberfeldern. Deswegen entwickelt sich auch die Fibrose apikal besonders stark.

Mukozele
Die kongenitale Bronchusatresie wird überwiegend im apikoposterioren Segmentbronchus des linken Oberlappens beobachtet. Hinter der Atresie erweitert sich das Bronchialsystem und ist mit Schleim gefüllt. Die Schleimmassen (Mukozele) imponieren als längliche, teils verzweigte Verschattungen im linken Oberfeld (s. Abb. **75, 337**).

Verschattungen im Unterfeld und im Herz-Zwerchfell-Winkel

Verschattungen im Unterfeld der Lungen und im Herz-Zwerchfell-Winkel können durch die unterschiedlichsten pulmonalen, pleuralen, diaphragmalen und mediastinalen Prozesse zustandekommen (386, 428, 429) (Abb. **307**). Zur diagnostischen Abklärung werden eingesetzt:
- die Seitenaufnahme die den Prozeß im Thoraxraum lokalisiert;
- die Tomographie, die den Ausgangsort der Verschattung oft erkennen läßt;
- die Computertomographie, die Flüssigkeit, Fett und Narbengewebe differenzieren kann;
- die Sonographie, die basale Pleura- und Perikardergüsse erfaßt;
- die Angiographie, die evtl. pathologische Gefäße nachweist;
- die Kontrastmitteluntersuchung des Magen-Darm-Traktes, die transdiaphragmale Hernien beweist.

Differentialdiagnose

Tabelle **27** Ursachen einer Verschattung im Unterfeld und im Herz-Zwerchfell-Winkel

Pulmonal
– Gefäßstauchung
– Plattenatelektase
– basale Pneumonie
– basales Lungenödem
– Unterlappenatelektase oder -infiltration
– Mittellappenatelektase oder -infiltration
– Sequestration
– Scimitar-Syndrom
Pleural-diaphragmal
– Pleuraerguß
– Pleuraschwarte
– Pleuratumor
– Zwerchfellinsertionszacken
– Zwerchfellbuckel
– Zwerchfellbruch mit Hernien
– Zwerchfelltumoren
Mediastinal
– V. hepatica
– V. cava
– Fettbürzel des Herzens
– Perikardzyste
– Perikarderguß
– Mediastinaltumoren
– Senkungsabszeß
– Wirbelkörperdeformation

Basale Gefäßstauchung
(s. Abb. **33**)
In Exspirationsstellung und bei mangelhafter Inspiration wegen Adipositas oder Aszites werden die basalen Gefäße gestaucht, und es kommt zu einer vermehrten Streifenzeichnung beiderseits basal. Das exspiratorisch verminderte Thoraxvolumen und das breit dem Zwerchfell aufgelagerte Herz machen die Ursache wahrscheinlich.

Plattenatelektasen
(Abb. **308**)
Die horizontalen bis 3 mm breiten und bis 10 cm langen Streifen laufen in den Unterfeldern meist horizontal. Sie finden sich bei Belüftungsstörung und Zwerchfellhochstand.

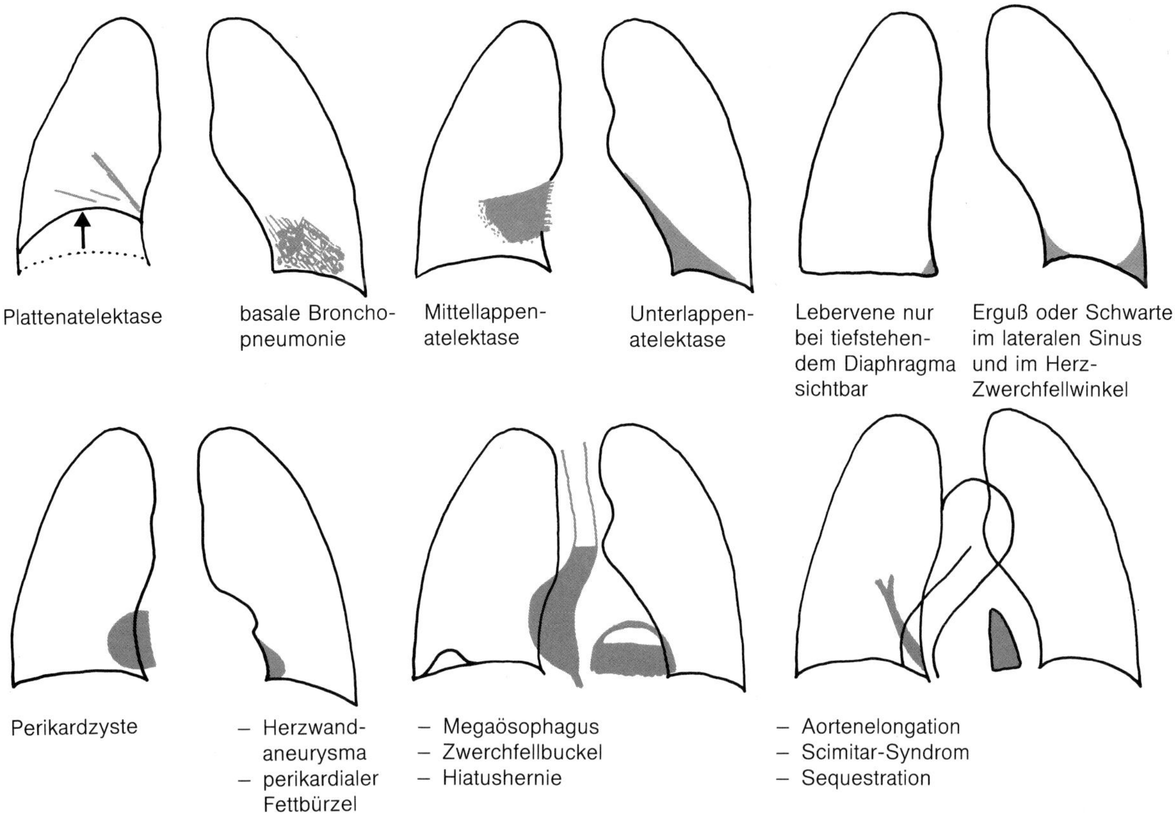

Abb. **307** Einige Ursachen basaler Verschattungen.

Basale Pneumonie
(s. Abb. **89**)
Bronchopneumonien entstehen oft in den schlecht belüfteten hypostatischen Lungenarealen. Es zeigt sich eine basal vermehrte Fleck- und Streifenzeichnung bei einem entsprechenden klinischen Fieber-Husten-Auswurf-Syndrom.

Basales Lungenödem
Infolge des höheren hydrostatischen Druckes beginnt ein Lungenödem oft in den basalen Lungenfeldern. Es zeigen sich konfluierende Fleckschatten von der Größe eines Azinus, gleichzeitig finden sich Kerley-Linien, Lungengefäßverbreiterung und eine Vergrößerung des Herzschattens.

Mittellappenatelektase bzw. -infiltration
(Abb. **309**)
Die Verschattung liegt parakardial rechts und löscht oft die rechte Herzkontur partiell aus. Meist ist aber der kardiodiaphragmale Winkel noch transparent. Auf der Seitenaufnahme findet sich die typische keilförmige Verschattung, die von der vorderen Brustwand zum Hilus zieht.

Unterlappenatelektase bzw. -infiltration
(Abb. **310**)
Die dreieckige Verschattung im kardiodiaphrag-

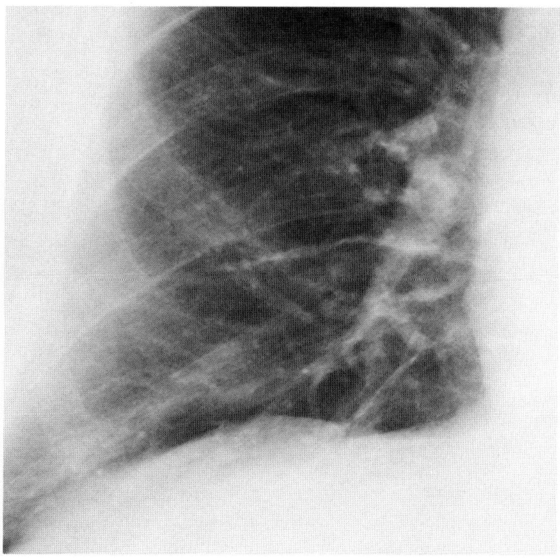

Abb. **308** Plattenatelektasen durch Hypoventilation bei einem operierten Patienten.

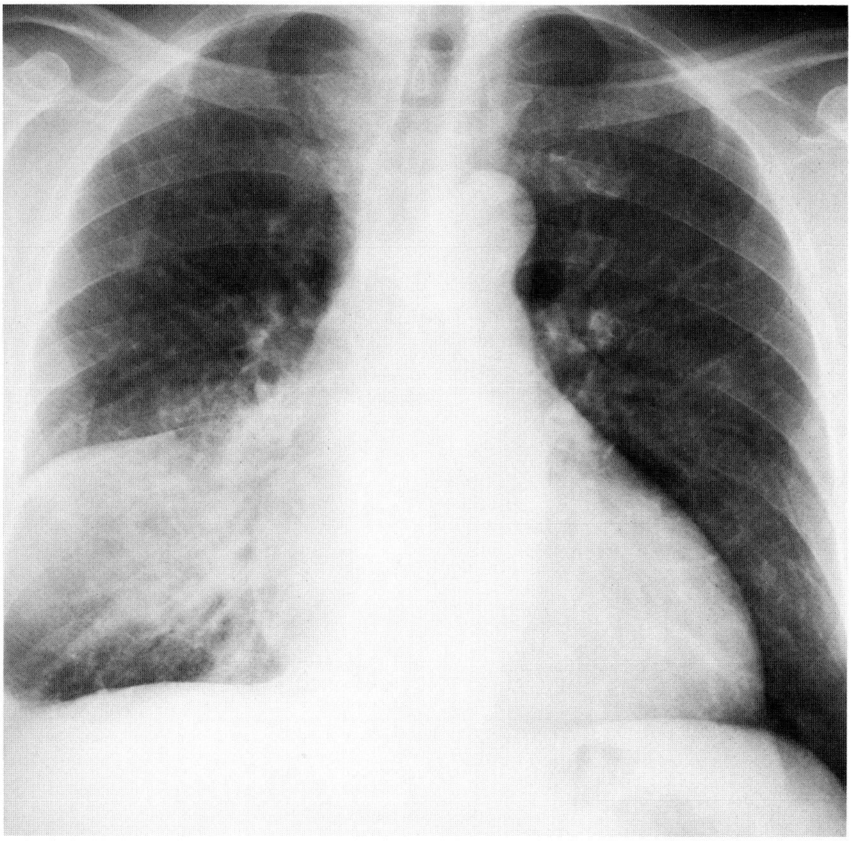

a

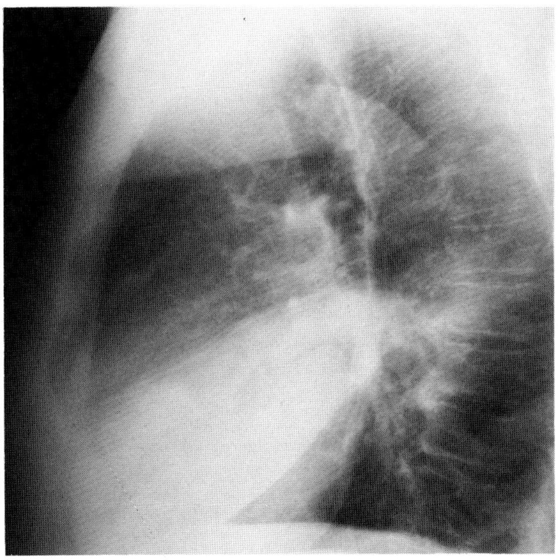

b

Abb. **309 a–b** Mittellappenpneumonie.

malen Winkel ist nach außen oft konvex berandet. Der Herzrand bleibt scharf (Silhouettenzeichen). Im Seitenbild ist die Verschattung dorsal lokalisiert.

Lungensequestration
Lungensequestrationen sind vorwiegend im Zwerchfell-Wirbelsäulen-Winkel lokalisiert. Sie führen zu homogenen bis apfelgroßen Verschattungen, die auch den kardiodiaphragmalen Winkel ausfüllen können. Im Seitenbild sind sie dorsal lokalisiert. Die Angiographie und die Computertomographie klären die Diagnose.

Scimitar-Syndrom
Im Rahmen einer Mißbildung kann die rechte Unterlappenvene in die V. cava inferior bzw. den rechten Vorhof einmünden und zeigt dann eine säbelförmige Verschattung im Herz-Zwerchfell-Winkel rechts (s. Abb. **78**).

Basaler Pleuraerguß
(Abb. **98, 311**)
Im Stehen sinkt der Erguß nach kaudal. Es kommt zuerst zu einer Verschattung des dorsalen Sinus phrenicocostalis, der auf dem Seitenbild beurteilt werden kann, später zu einer Verschattung des lateralen Sinus phrenicocostalis auf der p.-a. Aufnahme. Die Verschattung steigt nach lateral an und ist zur Lunge hin konkav konturiert. Zur Abgrenzung von einer Randwinkelschwarte eignet sich die Aufnahme in Seitenlage, bei der der Erguß nach kranial abfließt. Auch die transhepatische Sonographie erfaßt den basalen Erguß als echofreies Flüssigkeitsband.

Basale Pleuraschwarte
Oft ist der Sinus phrenicocostalis an die laterale Thoraxwand herangerafft und verschattet. Die Zwerchfellkontur kann sich kleinzipflig in die Lunge vorziehen. Die Abgrenzung gegen einen basalen Pleuraerguß erfolgt am besten mit der Aufnahme in Seitenlage.

Abb. **310 a–b** Unterlappenpneumonie. Eine Woche nach antibiotischer Therapie komplette Resorption.

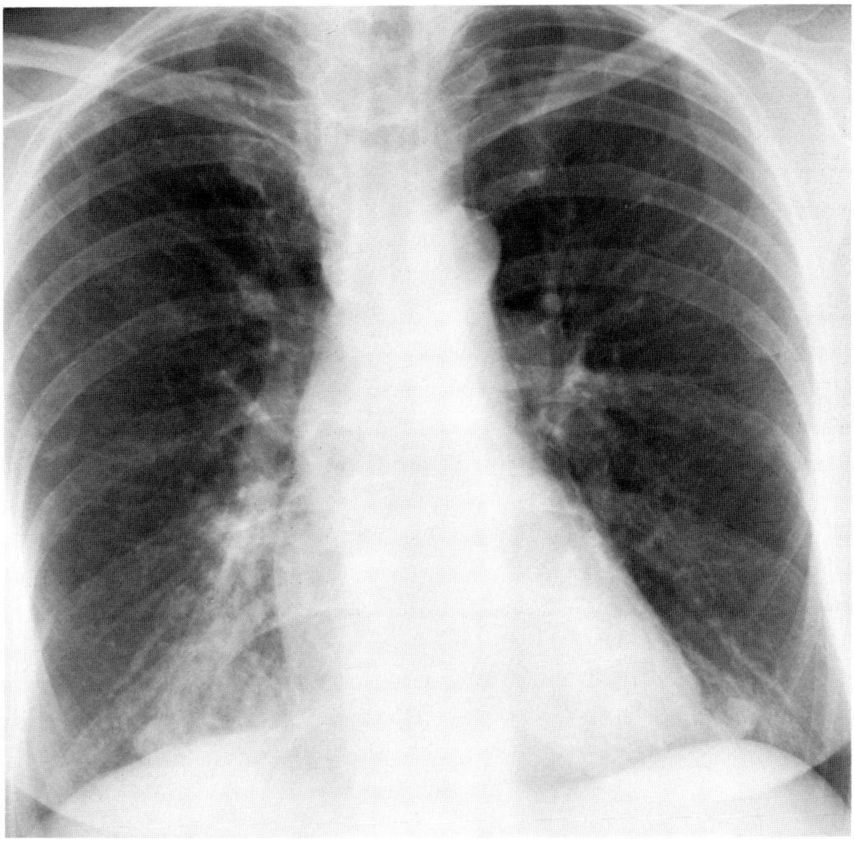

a

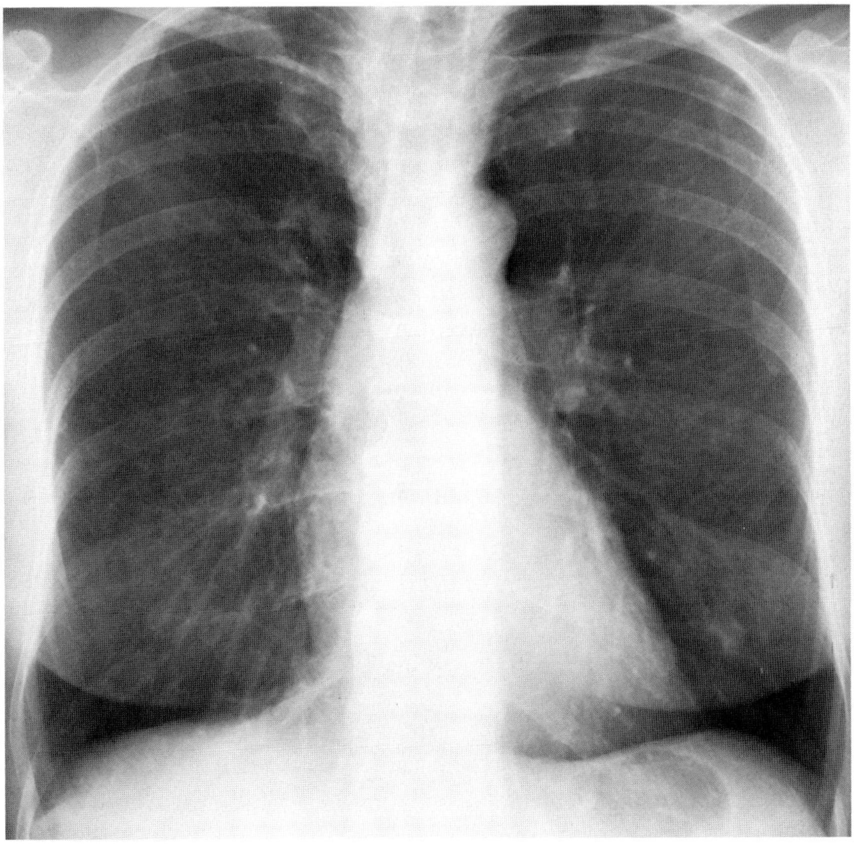

b

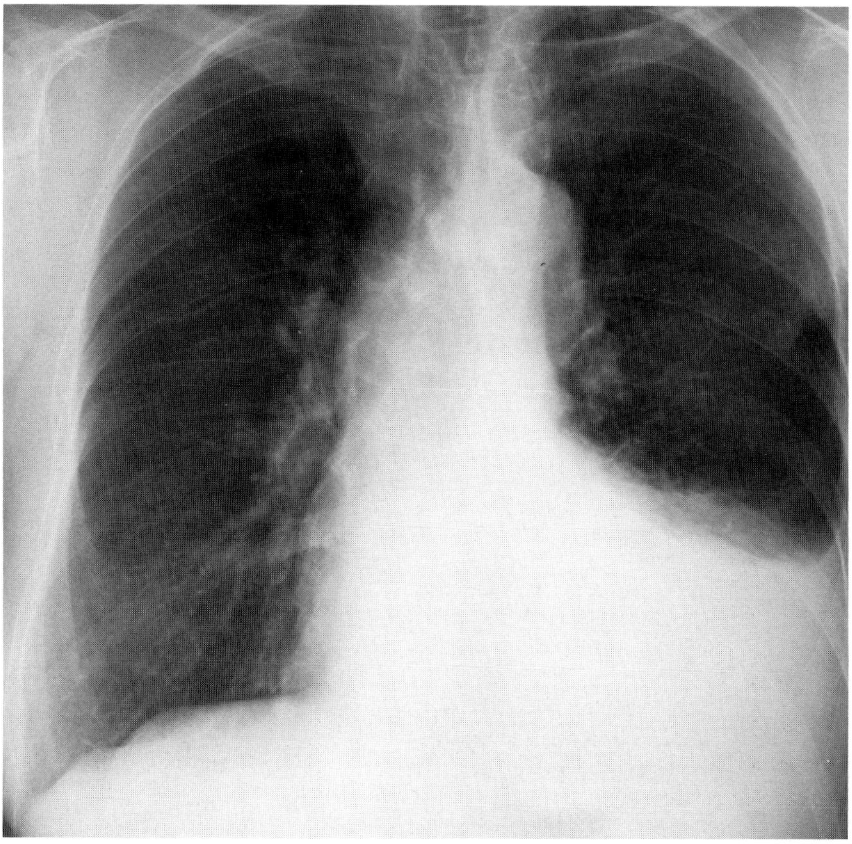

Abb. **311** Basaler Pleuraerguß links.

Zwerchfellinsertionszacken
Beim Emphysem finden sich hypertrophierte Muskelstränge, die besonders in den Sinus phrenicocostales einzeln und stufenförmig konturbildend werden (s. Abb. **139, 140**).

Zwerchfellbruch mit Hernien
Hiatushernie, Bochdalek-Hernie und Morgagni-Hernie (S. 196) werden durch die Magen-Darm-Kontrastmitteluntersuchung bewiesen.

Zwerchfelltumoren
Sie imponieren als Zwerchfellbuckelung, bilden sich computertomographisch und sonographisch als solide Prozesse ab und können nur thorakoskopisch und bioptisch gesichert werden.

Pleuramesotheliom
Die Tumoren gehen oft von der Pleura diaphragmatica aus und führen zu einer entsprechenden basalen Verschattung. Der Verdacht ergibt sich bei Asbestexposition und muß thorakoskopisch und bioptisch gesichert werden (s. Abb. **258, 259**).

Vena hepatica
Die V. hepatica zieht nach ihrem Durchtritt durchs Zwerchfell schräg nach oben medial zur V. cava inferior. Besonders bei tiefstehenden Zwerchfellen kann dadurch eine Verschattung im rechten Herz-Zwerchfell-Winkel entstehen.

Vena cava inferior
Auf der Seitenaufnahme wird bei tiefer Inspiration die V. cava inferior sichtbar, die den Winkel zwischen hinterer Herzkontur und Zwerchfell homogen ausfüllt.

Fettbürzel des Perikards
(Abb. **312**)
Besonders bei Adipösen kann der Herz-Zwerchfell-Winkel durch Fett verschattet sein. Die Computertomographie zeigt die für Fett charakteristischen niedrigen CT-Werte.

Perikardzyste
Perikarddivertikel sind bis zu apfelgroße, mit seröser Flüssigkeit gefüllte Zysten, die oft vom rechten Vorhof ausgehen und den Herz-Zwerchfell-Winkel verschatten. Sie sind glatt und rund berandet. Die Computertomographie zeigt serumäquivalente Dichtewerte.

Perikarderguß
Die Herzsilhouette ist insgesamt vergrößert und hat Dreiecks- oder Bocksbeutelform. Die Sonographie und die Computertomographie klären die Diagnose.

Aortenelongation und -aneurysma
Eine elongierte und ektatische Aorta kann sich z. T. rechts von der Wirbelsäule befinden und

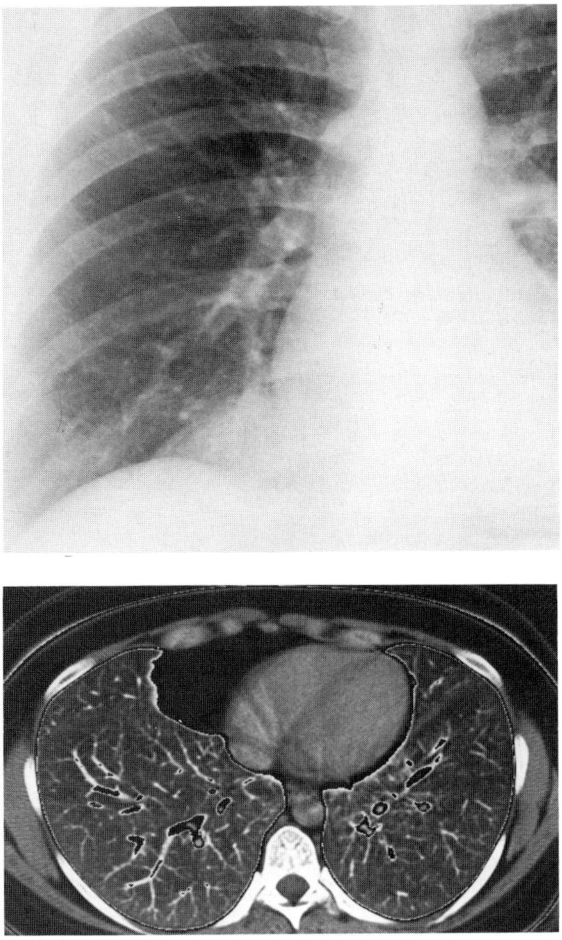

a

b

Abb. **312 a–b** Verschattung im rechten Herz-Zwerchfell-Winkel. Das Computertomogramm zeigt einen Fettbürzel des Herzens.

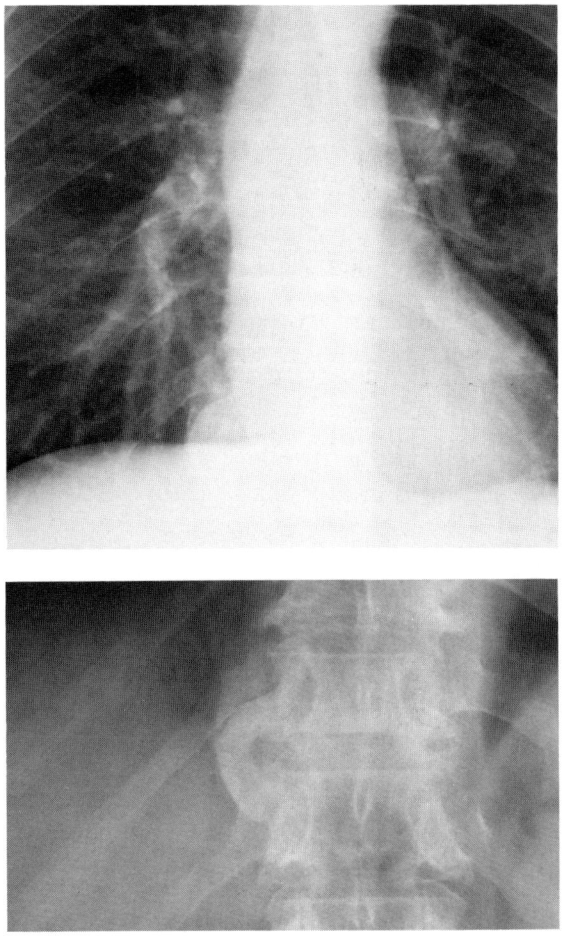

a

b

Abb. **313 a–b** Rundliche Verschattung im rechten Herz-Zwerchfell-Winkel. Die Aufnahme mit Knochentechnik zeigt einen monströsen Osteophyten der BWS.

dann den Herz-Zwerchfell-Winkel verschatten. Meist ist gleichzeitig auch eine Ektasie in den oberen Anteilen der Aorta thoracica zu erkennen. Die Durchleutung, die Computertomographie und die Angiographie klären die Diagnose.

Epiphrenales Ösophagusdivertikel
Die Divertikel können bis zu apfelgroß werden und dann den kardiophrenischen Winkel verschatten. Der Kontrastmittelbreischluck klärt die Diagnose.

Wirbeldeformation
(Abb. **313**))
Kräftige spondylotische Randzacken, skoliotische Verkrümmungen und andere Wirbelkörperdeformationen können sich auf dem p.-a. Bild in den Herz-Zwerchfell-Winkel projizieren.

Senkungsabszeß
Die Verschattung liegen paravertebral. Ihre Ursache ist oft eine Spondylitis mit röntgenologisch nachweisbarer Wirbeldestruktion.

Mediastinaltumoren
Siehe S. 188.

Hilusschattenverbreiterung

Es ist eine der verantwortungsvollsten Aufgaben der Thoraxbildanalyse, einen verplumpten und vergrößerten Hilusschatten zu erkennen und zu deuten. Dahinter verbergen sich nämlich oft ernste Erkrankungen mit z. T. erheblicher therapeutischer Konsequenz. Die Schwierigkeit ergibt sich vor allem daraus, daß Form und Größe der gesunden Hilusstrukturen von Individuum zu Individuum stark schwanken (386).

Eine Formkonstanz des Hilus ist schon deshalb nicht zu erwarten, da er ein Summationsbild zahlreicher Venen und Arterien ist. Die normale Form und Größe des Hilusschattens wird dadurch gekennzeichnet, daß
- seine Kontur nach lateral konkav ist,
- der Durchmesser der A. intermedia rechts weniger als 16 mm beträgt und
- die Kontur des Pulmonalisbogens weniger als 4 cm von der Mittellinie entfernt ist (S. 150).

Die Kriterien geben aber lediglich Hinweise und sind im konkreten Einzelfall unzuverlässig.
Eine Vergrößerung des Hilusschattens wird bedingt durch:
- erweiterte Gefäße (z. B. Lungenstauung, pulmonale Hypertonie, senile Pulmonalisektasie usw.),
- Lymphome (z. B. Morbus Hodgkin, Sarkoidose, Metastasen),
- Bronchialtumoren,
- hilusnahe Pneumonie und
- Mediastinaltumoren.

Diagnostisches Vorgehen

Verbreiterte Pulmonalisgefäße identifiziert man in der Regel schon mit der rotierenden Durchleuchtung. Einerseits pulsieren die Gefäße, andererseits aber – und das ist wichtiger, weil Pulsationen auch Tumoren mitgeteilt werden können – lösen sich die in der a.-p. Projektion rund erscheinenden Schatten beim Drehen in schlauchförmige Gebilde auf. Genauer läßt sich die Gefäßform mit der Tomographie in zwei Ebenen erkennen, wenn man den Schatten von Schicht zu Schicht verfolgt. In Zweifelsfällen ist eine Pulmonalisangiographie angezeigt.
Hiläre Lymphome werden in der Regel tomographisch durch ihre polyzyklische Berandung diagnostiziert. Die Computertomographie dient zum Nachweis gleichzeitig vorhandener mediastinaler Lymphome. Die Artdiagnose dieser Lymphome ist röntgenologisch nicht möglich, und man muß zur genauen Abklärung – klinische serologische und bioptische Befunde heranziehen.
Ein zentrales Bronchuskarzinom wird am hilären Tumorkernschatten, an der Atelektase und tomographisch an der Bronchialstenose erkannt; es wird bronchoskopisch und bioptisch verifiziert.

Differentialdiagnose

Tabelle **28** Ursachen verbreiterter Hilusschatten

Vaskulär
- Normvariante Ektasie
- verlagerte Hilusebene
- Linksherzinsuffizienz
- pulmonale Hypertonie
- Rezirkulationsvitium
- seitendifferente Perfusion
- Pulmonalisaneurysma

Lymphadenopathie
- malignes Lymphom (Morbus Hodgkin und Morbus Non-Hodgkin)
- Sarkoidose
- hiläre Metastasen
- bakterielle und virale Lymphadenitis
- tuberkulöse Lymphadenitis
- Mononukleose
- mykotische Lymphadenitis
- Silikose

Neoplasie
- zentrales Bronchialkarzinom
- Mediastinaltumoren

Superprojektion
- Mediastinaltumoren
- Aortenaneurysma
- Pneumonie (Lungenkern, anteriores Oberlappen- und apikales Unterlappensegment)
- Wirbelsäulendeformation (Spondylose, Skoliose)
- Brustwandprozesse

Normvariante Ektasie der Pulmonalarterie
Eine Normvariante Ektasie oder Elongation kann eine Buckelung eines Hiluspols bzw. eine Verplumpung der gesamten Hilusstrukturen verursachen. Besonders beim alten Menschen ist infolge des Elastizitätsverlustes eine Ektasie häufig.

Verlagerte Hilusebene
Eine einseitige Hilusprominenz kann durch eine schlechte, nichtorthograde Aufnahmetechnik zustande kommen. Die Gefäße ziehen nämlich vom Hilus nicht nur nach lateral, sondern auch nach dorsal und werden bei leichter Rotation deshalb auf einer Seite vergrößert abgebildet. Eine ähnliche Seitendifferenz resultiert, wenn durch eine Kammerhypertrophie das Herz und die großen Gefäße um die Körperlängsachse rotieren.

Linksherzinsuffizienz
(Abb. **314**)
Die zentralen Gefäße sind verbreitert und durch ein perivasales Ödem oft unscharf. Gleichzeitig beobachtet man andere Zeichen der Herzinsuffizienz: vermehrte periphere Gefäßschatten, Kerley-Linien, basale Pleuraergüsse und eine Herzvergrößerung.

Pulmonale Hypertonie
Die zentralen Gefäße sind erweitert, die peripheren Gefäße rarefiziert, und tomographisch zeigt sich ein Kalibersprung an den Segmentarterien

Abb. **314** Herzinsuffizienz. Kaliberstarke zentrale Gefäßschatten mit unscharfen Grenzen („verwaschener Hilus").

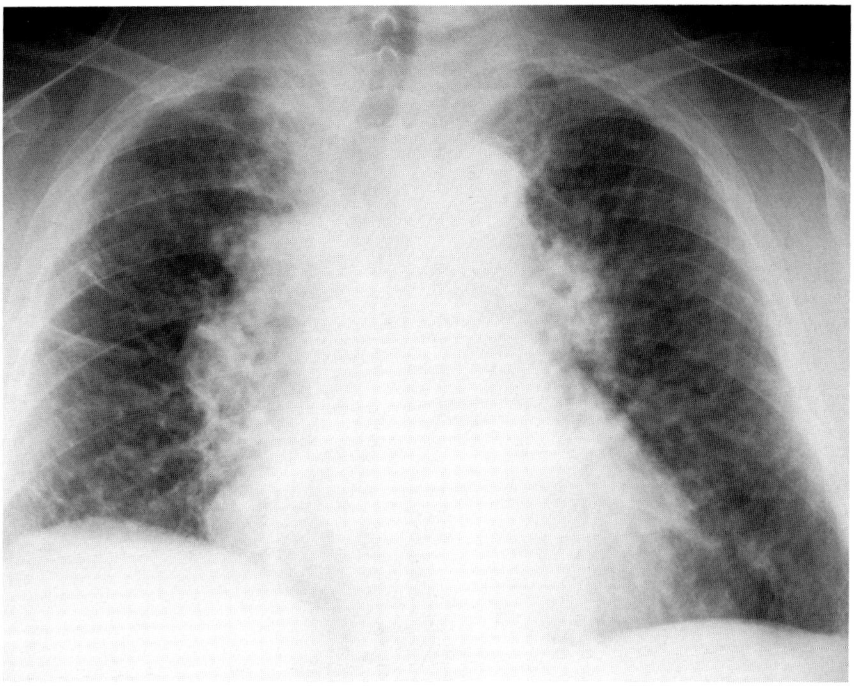

(S. 150). Ursache einer Hypertonie ist meist ein Emphysem (Volumen pulmonum auctum der Lungen) oder eine Thrombembolie (keilförmige Nuklidminderbelegung im Szintigramm) oder seltener ein genuiner Hypertonus (S. 151). Die gleichzeitig vorhandene Rechtsherzhypertrophie führt zur Rotation des Herzens nach links und damit zu einer Prominenz des Pulmonalissegmentes.

Rezirkulationsvitium
Die zentralen Gefäße sind erweitert und geschlängelt; ebenso sind die peripheren Gefäßschatten vermehrt. Bei der Durchleuchtung pulsieren die Hilusgefäße stark (tanzende Hili). Ursache ist ein Links-rechts-Shunt (z. B. Vorhof- oder Ventrikelseptumdefekt, Ductus Botalli usw.), der kardiographisch und mit Herzkathetermessungen genauer abgeklärt werden muß.

Seitendifferente Perfusion
Ist die Durchblutung eines Lungenflügels herabgesetzt, so wird kompensatorisch die Gegenseite stärker perfundiert, was zu einer Gefäßdilatation führt. Ursachen solcher Perfusionsdifferenzen sind einseitige Gefäßverschlüsse (kongenitale Hypoplasie, Thrombembolie) oder eine einseitige Minderventilation mit reflektorischem Gefäßspasmus, wie sie z. B. bei der Bronchialstenose des Karzinoms, beim Swyer-James-Syndrom und bei einseitigem Emphysem beobachtet wird (s. auch paradoxes Hiluszeichen S. 132).

Aneurysma der Arteria pulmonalis
Die angeborenen Aneurysmen sind extrem selten. Gelegentlich kann bei einer Pulmonalarterienstenose eine Wirbelbildung die Arterie poststenotisch aufweiten. Die Diagnose muß angiographisch geklärt werden.

Malignes Lymphom
(Abb. **315**)
Die Hilusstrukturen sind bilateral, aber asymmetrisch verbreitert und nach lateral polyzyklisch begrenzt. Meist ist gleichzeitig der Mediastinalschatten verbreitert. Die Diagnose wird durch die Biopsie extrathorakaler bzw. mediastinaler Lymphknoten gesichert.

Sarkoidose
(Abb. **316**)
Hiläre Lymphknoten sind meist bilateral symmetrisch vergrößert. Die Patienten sind asymptomatisch oder es besteht ein fieberhafter Infekt mit Erythema nodosum. Oft ist ein Übergang zum Stadium II der Sarkoidose mit einer Miliarzeichnung besonders perihilär zu erkennen. Die Diagnose wird bioptisch gesichert. Der Kveim-Test ist positiv.

Hiläre Lymphknotenmetastasen
(Abb. **317**)
Die Lymphknotenvergrößerung ist in der Regel asymmetrisch. Häufigste Primärtumoren sind periphere Bronchialkarzinome und Mammakarzinome. Nicht selten finden sich strahlige, hilifugale Ausläufer infolge einer Lymphangiosis carcinomatosa. Der Nachweis des Primärtumors oder die transbronchiale Biopsie sichern die Diagnose.

Bakterielle und virale Lymphadenitis
Zahlreiche Infektionserkrankungen der Lunge führen auch zu einer Lymphadenitis der Hilusre-

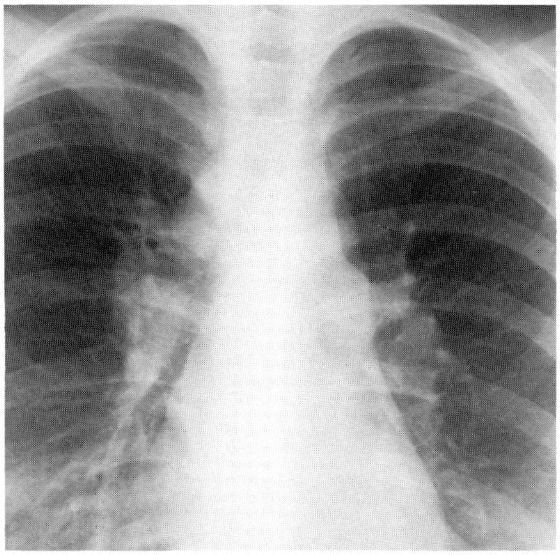
a

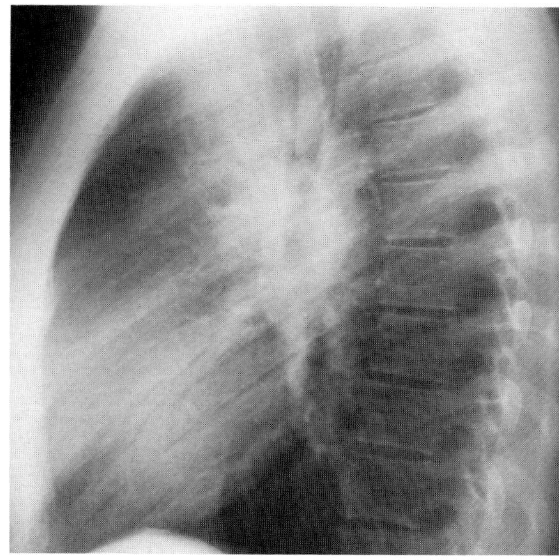
b

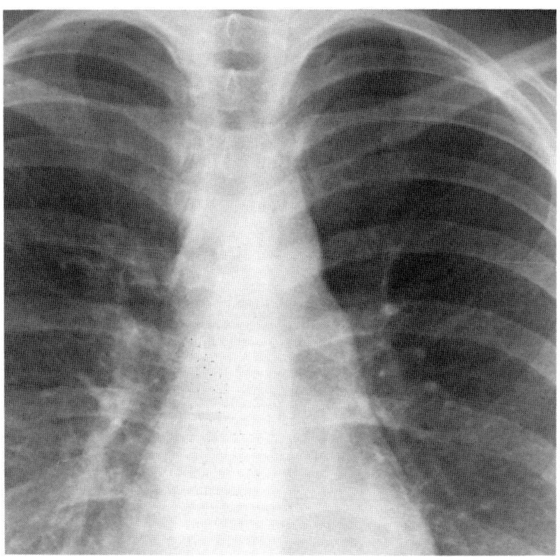
c

Abb. **315 a–c** Morbus Hodgkin. Bihiläre und mediastinale Lymphome. Remission nach Strahlentherapie (**c**).

gion. Allerdings steht meist die parenchymatöse Infiltration im Vordergrund der Röntgensymptomatik, und die Lymphknotenschwellung ist relativ gering. Der Nachweis der Bakterien im Sputum und die Komplementbindungsreaktion sichern bei entsprechender klinischer Symptomatik die Diagnose.

Lymphknotentuberkulose

Besonders beim Kind können einseitig große Lymphknotenschwellungen infolge einer Lymphadenitis tuberculosa entstehen und sogar einen Mittelbronchus komprimieren, was zur Atelektase führt. Die Diagnose ergibt sich aus der positiven Tuberkulinreaktion und dem Nachweis von Tuberkulosebakterien im Sputum.

Mononukleose
(Abb. **318**)

Sie zeigt eine ausgeprägte bilateral symmetrische hiläre Lymphadenitis und oft auch eine Lymphknotenvergrößerung im Mediastinum. Die Erkrankung befällt meist junge Menschen (kissing disease) und ist mit einer Angina tonsillaris und einer Splenomegalie kombiniert. Die Diagnose wird durch den Antikörpernachweis im Serum gesichert.

Mykotische Lymphadenitis

Histoplasmose, Kokzidioidomykose und Sporotrichose können zu unilateralen oder bilateralen hilären Lymphknotenschwellungen führen. Die Erkrankung ist in Deutschland extrem selten und wird durch den bioptischen Nachweis der Pilze sowie durch den Titeranstieg präzipitierender Antikörper im Serum gesichert.

Silikose

Vor allem die bronchopulmonalen Lymphknoten können bei der Silikose symmetrisch vergrößert sein, was meist mit einer diffusen nodulären Parenchymsilikose kombiniert ist. Die Lymphknoten können eierschalenartig verkalken (s. Abb. **168**).

Abb. **316** Sarkoidose. Bihiläre Lymphadenopathie.

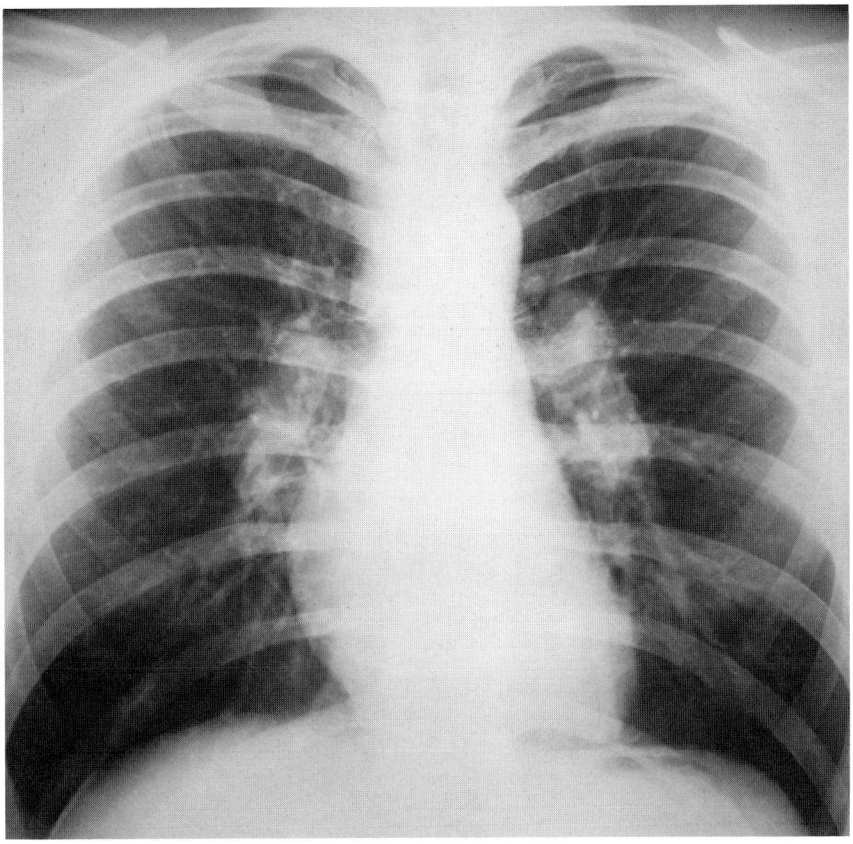

Bronchialkarzinom
(Abb. **319, 320**)
Die Hilusstruktur ist verplumpt und zeigt evtl. besenreiserartige hilifugale Ausläufer. Die Tomographie deckt evtl. eine Bronchialstenose auf. Die Diagnose wird bronchoskopisch und bioptisch gesichert.

Perihiläre Pneumonie
Einige interstitielle Pneumonien (Mykoplasmen, Viren) manifestieren sich besonders im Lungenkern und können eine Hilusverplumpung vortäuschen. Aber auch Segmentpneumonien (besonders im anterioren Oberlappensegment und im apikalen Unterlappensegment) können sich mit ihrem Schatten auf den Hilus projizieren. Die Diagnose wird durch den Nachweis des Erregers bzw. durch einen Antikörpertiteranstieg gestellt.

Mediastinaltumoren
Tumoren im vorderen, mittleren und hinteren Mediastinum können sich auf der p.-a. Aufnahme auf den Hilus projizieren. Auch umschriebene Aortenaneurysmen können bei unzureichender Belichtungstechnik einen Hilustumor vortäuschen. Die extrahiläre Lage wird mit der Seitenaufnahme, tomographisch und computertomographisch, bewiesen.

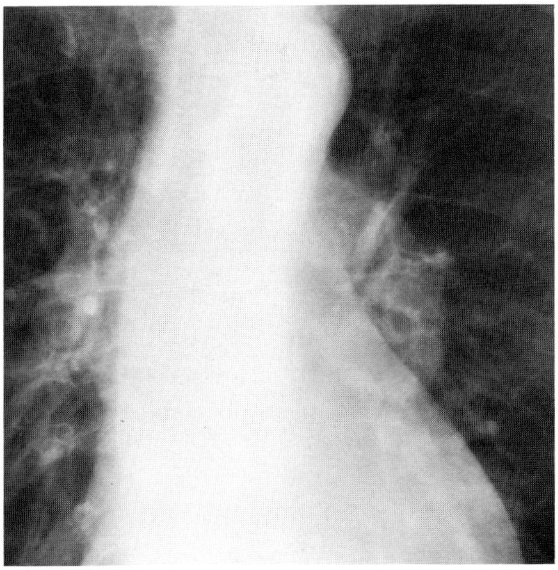

Abb. **317** Hiläre Lymphknotenmetastase bei Mammakarzinom.

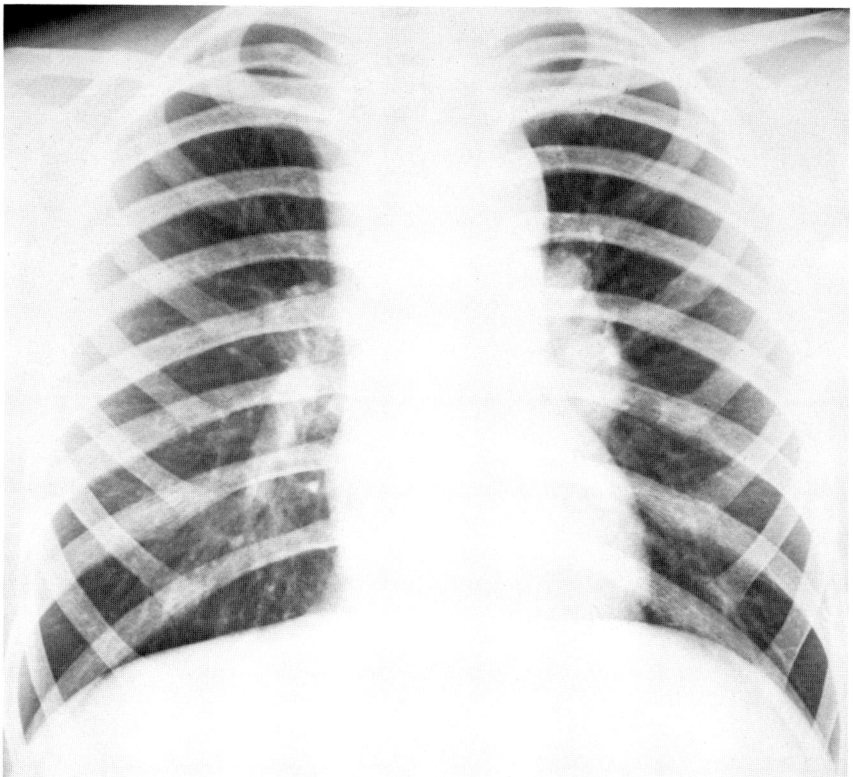

Abb. **318** Mononukleose. Lymphknotenvergrößerung hilär und mediastinal bei einem 11jährigen Jungen.

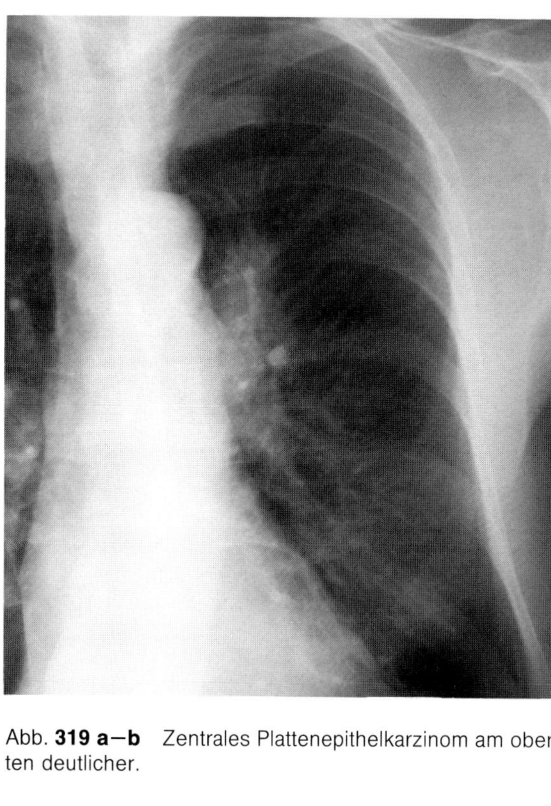

a

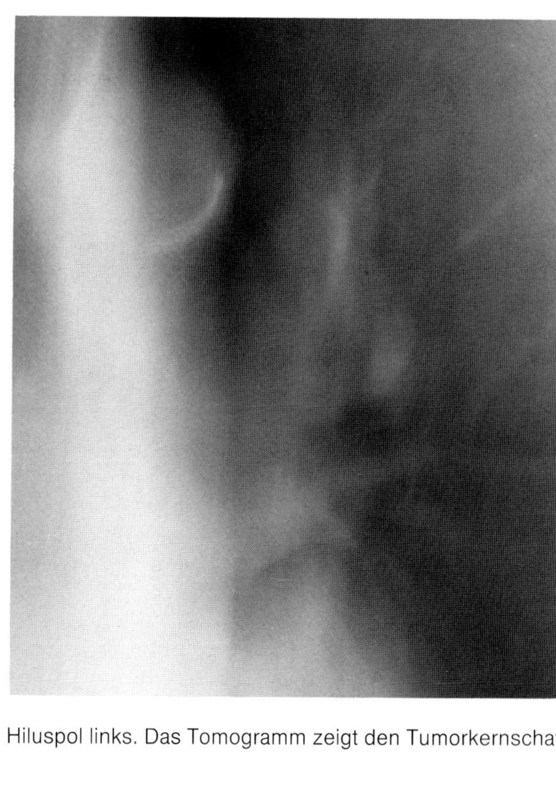

b

Abb. **319 a–b** Zentrales Plattenepithelkarzinom am oberen Hiluspol links. Das Tomogramm zeigt den Tumorkernschatten deutlicher.

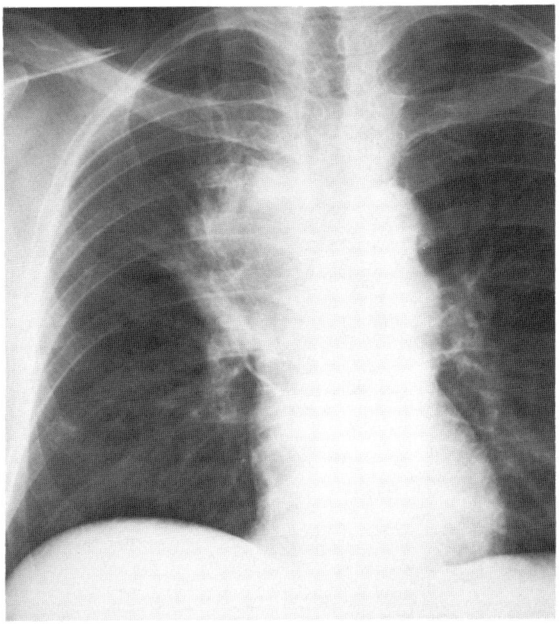

Abb. **320** Zentrales Bronchialkarzinom. Besenreiserartige Ausläufer durch Dystelektase und Lymphangiosis.

Schatten ohne anatomische Grenzen

Nichtsegmentale Flächenschatten (bzw. regional-konfluierende Fleckschatten)

Flächenschatten sind homogene Verdichtungen ohne segmentale Ausdehnung. Sie haben einen Durchmesser von mindestens 2 cm, oft nehmen sie aber ein Viertel, die Hälfte oder mehr eines Lungenfeldes ein. Ihre Konturen sind charakteristischerweise unscharf, und sie können ein positives Pneumobronchogramm und ein positives Pneumoalveologramm aufweisen. Ihr pathologisches Substrat ist röntgendichtes Material, das dic intraalveoläre Luft ersetzt, wie z. B. ödematöse Flüssigkeit, entzündliches Exsudat, Blutungen, Tumorzellen oder auch Narbengewebe.
Eine klare Abtrennung der Flächenschatten von konfluierenden Fleckschatten, Rundherden oder segmentalen Verschattungen kann im Einzelfall unmöglich sein, da die Übergänge fließend sind.

Diagnostisches Vorgehen

Die häufigste Ursache eines Flächenschattens ist die akute Pneumonie, deren Diagnose meist eindeutig ist, wenn ein Husten-Fieber-Auswurf-Syndrom mit einem röntgenologisch nachgewiesenen Parenchyminfiltrat zusammentrifft. Die therapeutisch wichtige Bestimmung des Erregers erfolgt im Sputum oder durch den serologischen Nachweis eines Antikörpertiteranstiegs.

Bildet sich ein akutes Lungeninfiltrat unter einer angemessenen Antibiotikatherapie nicht innerhalb von 10 Tagen zurück, so muß ein chronisches Infiltrat angenommen werden; die Differentialdiagnose reicht dann von der Tuberkulose über die chronisch karnifizierende Pneumonie, die Pilzpneumonie bis hin zu den Neoplasien. Um ein chronisches Infiltrat abzuklären, benötigt man serologische Untersuchungen, zytologische Sputumanalysen, Bronchoskopie und selten auch die Lungenbiopsie.
Bei anderen Ursachen der Flächenschatten ist die klinisch Anamnese richtungsweisend, wie z. B. bei der Lungenkontusion, der Strahlenpneumonitis oder bei der pneumokoniotischen Narbenbildung.

Differentialdiagnose

Tabelle **29** Ursachen der Flächenschatten

Entzündlich
– Herdpneumonien
– Aspirationspneumonie
– Lungenabszeß
– tuberkulöse Pneumonie
– mykotische Pneumonie
– chronisch karnifizierende Pneumonie
– Löffler-Syndrom
– chronisch eosinophile Pneumonie
– Wegener-Granulomatose
– allergische Granulomatose Churg-Strauss
Vaskulär und hämorrhagisch
– lokalisiertes Ödem
– Infarkt
– Kontusionsblutung
– Goodpasture-Syndrom
– idiopathische Hämosiderose (Morbus Ceelen)
Tumorös
– pneumonisches Karzinom
– pneumonische Metastase
– Hodgkin- und Non-Hodgkin-Infiltrat
– primäres pulmonales Pseudolymphom
Varia
– Strahlenpneumonitis
– Silikose (PMF)
– Mukozele

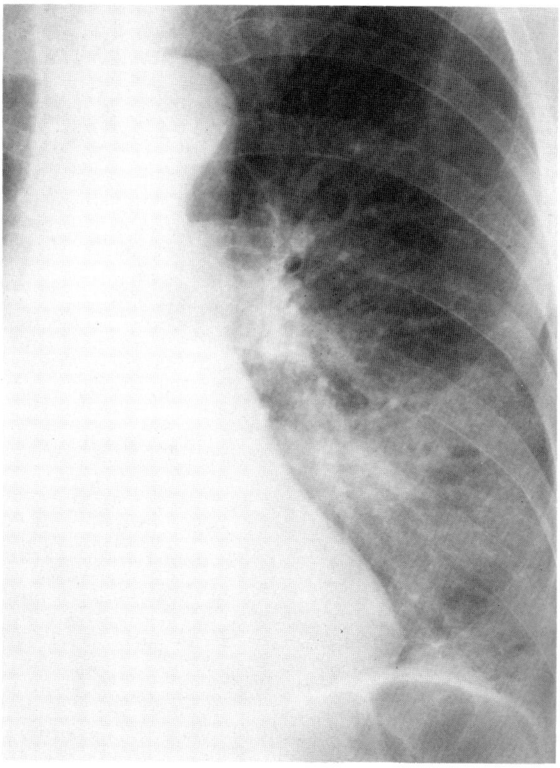

a

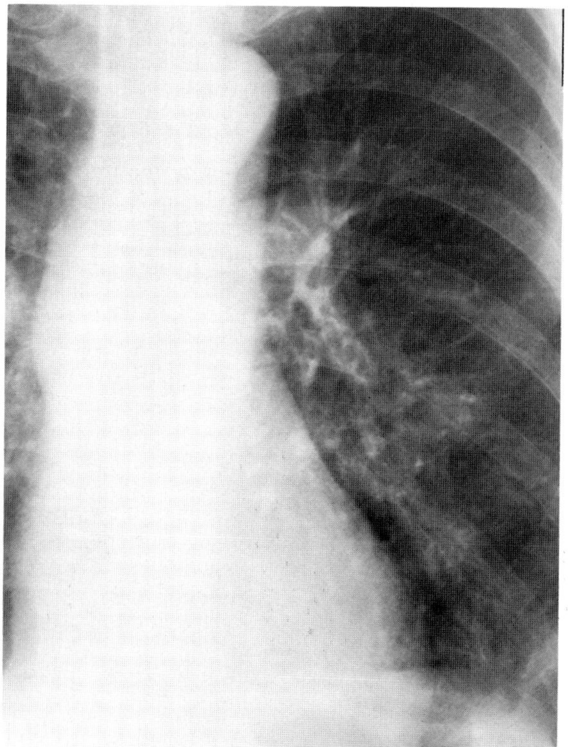

b

Abb. **321 a–b** Pneumonie im linken Unterfeld. 10 Tage nach Antibiotikatherapie fleckige Restinfiltrate.

Akute Herdpneumonie

(Abb. **321**)

Es zeigen sich konfluierende Fleckschatten. Das Zentrum der Verschattung ist dicht und weist gelegentlich ein Pneumobronchogramm und ein Pneumoalveologramm auf.

Die typische klinische Symptomatik umfaßt Husten, Fieber, Schüttelfrost und Auswurf. Die akute Herdpneumonie wird meist von Bakterien verursacht, kann aber auch von Viren und Pilzen hervorgerufen werden. Die Diagnose ergibt sich aus dem Erregernachweis im Sputum.

Aspirationspneumonie

Die bis zu faustgroßen Flächenschatten finden sich besonders in den Unterlappen und den dorsalen Lungenpartien. Im Vergleich zu anderen Pneumonien sind sie oft dichter und neigen schnell zur Abszedierung. Der Verdacht ergibt sich durch die Anamnese (postoperativ, nach zerebralen Synkopen und nach Alkoholdelir).

Lungenabszeß

Lungenabszesse entwickeln sich aus Infarkten, Aspirationspneumonien und anderen Pneumonien. Die Verschattungen sind zunächst sehr dicht und homogen. Die Diagnose wird in der Regel erst gestellt, wenn der Abszeß in den Bronchus einbricht und ein Teil des Eiters ausgehustet wird, so daß sich röntgenologisch ein Spiegel zeigt (s. Abb. **92, 93**).

Tuberkulöse Pneumonie
Bei einer geringen klinischen Symptomatik mit subfebrilen Temperaturen, Husten und Abgeschlagenheit finden sich großflächige Infiltrate meist in den Oberfeldern. Röntgenologische Begleitzeichen sind Kavernen, die am besten tomographisch nachgewiesen werden. Der Röntgenaspekt der tuberkulösen Pneumonie ändert sich innerhalb von Wochen, im Gegensatz zu den unspezifischen Pneumonien, bei denen das Bild innerhalb von Tagen wechselt. Die Tuberkulinreaktion ist positiv. Der Nachweis von Mykobakterien im Sputum sichert die Diagnose.

Mykotische Pneumonie
In Deutschland sind es vor allem die sekundären Pneumomykosen – Kandidiasis und Aspergillose –, die bei Immungeschwächten (Marasmus, Alkoholismus, Toxikomanie, Leukose) auftreten. Der Röntgenaspekt der Pilzpneumonie unterscheidet sich nicht von dem einer unspezifischen Pneumonie. Erst wenn unter einer Antibiotikatherapie die Verschattung progredient ist, ergibt sich der Verdacht, der durch den Pilznachweis im Bronchusaspirat gesichert wird.

Karnifizierende Pneumonie
Manchmal heilt eine Pneumonie mit einem Granulationsgewebe aus, das ein größeres Narbenfeld zurückläßt. Der Flächenschatten ist meist streifig-strähnig strukturiert, kann aber im Zentrum auch homogen dicht sein.

Löffler-Infiltrat
Es finden sich flüchtige flächige Infiltrate, die ihre Lage in der Lunge ändern (Pneumonia migrans). Die Patienten sind asymptomatisch. Das Infiltrat wird von Wurmerkrankungen verursacht, in unseren Breiten meist von Askariden, bei Ausländern und Touristen auch durch Strongyloides stercoralis, Ancylostoma duodenale oder Mercator americanus. Eine hohe Bluteosinophilie (z. B. mehr als 20%) läßt den Verdacht entstehen, der durch den Wurmnachweis im Stuhl und evtl. im Sputum gesichert wird.

Chronische eosinophile Pneumonie
Im Gegensatz zum Löffler-Infiltrat wandert der Flächenschatten nicht und ist stationär. Diagnostische Hinweise geben die chronische Bluteosinophilie und die gute Rückbildung des Infiltrates unter Corticoidtherapie. Den endgültigen Beweis liefert die Lungenbiopsie.

Wegener-Granulomatose
Es zeigen sich multiple großflächige Infiltrate aus konfluierenden Fleckschatten. Im Verlauf entwickeln sich sehr bald Kavernen. Die Diagnose ergibt sich aus der Biopsie der gleichzeitig vorhandenen granulomatösen Prozesse im Nasen-Rachen-Raum sowie aus der Nierenbiopsie.

Allergische Granulomatose Churg-Strauss
Es finden sich transitorische rezidivierende pneumonische Infiltrate. Die Diagnose ergibt sich bioptisch.

Lokalisiertes Lungenödem
Das Ödem bei kardialer Insuffizienz ist meist über alle Lungenpartien generalisiert. Hat der Patient lange Zeit auf einer Seite gelegen, so kann sich das Ödem in den abhängigen Partien sammeln und dann eine einseitige Lungenverdichtung durch konfluierende Fleckschatten verursachen. Auch beim Emphysem ist das Lungenödem oft besonders stark in umschriebenen Lungenregionen ausgebildet, und zwar in denen, die infolge einer geringeren Destruktion stärker durchblutet sind.

Infarkt
Nach einer Thrombembolie bildet sich der Infarkt nur aus, wenn eine Lungenstauung zusätzlich vorhanden ist. Die flächigen Infiltrate können die Form eines Keiles haben, dessen abgestumpfte Sitze hiluswärts zeigt. Eine Superinfektion mit Abszedierung ist häufig. Der Verdacht ergibt sich aus der plötzlich einsetzenden klinischen Symptomatik mit Thoraxschmerz und Dyspnoe bei bekannter peripherer Thrombose. Das Szintigramm zeigt keilförmige Nuklidausfälle, die zahlreicher und größer als die röntgenologische Verschattung sind. Die Diagnose kann angiographisch bewiesen werden.

Lungenkontusion
Auf der Seite der Gewalteinwirkung finden sich fleckig konfluierende großflächige Verschattungen, die intraalveolären Ödemen und Blutungen entsprechen. Die Diagnose ergibt sich aus der Anamnese. Die Verschattungen bilden sich in 2–4 Tagen zurück, es sei denn, sie superinfizieren sich. Beim chronischen Verlauf muß auch an eine vorbestehende Pneumonie oder an andere Erkrankungen gedacht werden.

Goodpasture-Syndrom
Im Hämorrhagiestadium der Erkrankung finden sich konfluierende Verschattungen mit Luftbronchogramm, die innerhalb von 2–3 Wochen resorbiert werden. Klinisch bestehen Hämoptysen, eine Niereninsuffizienz und eine arterielle Hypotonie. Die Diagnose ergibt sich durch den Immunfluoreszenznachweis von Antikörpern gegen Biopsiematerial.

Idiopathische Lungenhämosiderose (Morbus Ceelen)
Die Erkrankung befällt vorwiegend Kinder und Jugendliche. Im Hämorrhagiestadium kommt es zu großflächigen Lungenblutungen.

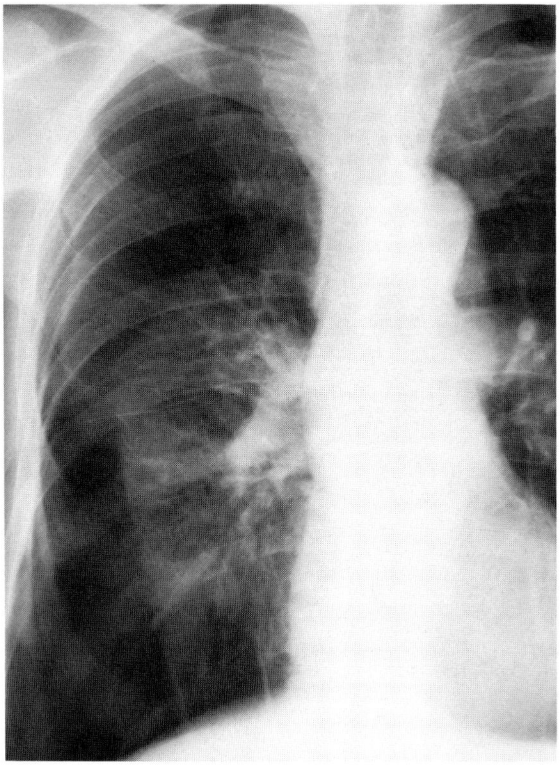

Abb. **322** Dystelektase bei zentralem Bronchialkarzinom. Eine eindeutige Segmentzuordnung ist nicht möglich.

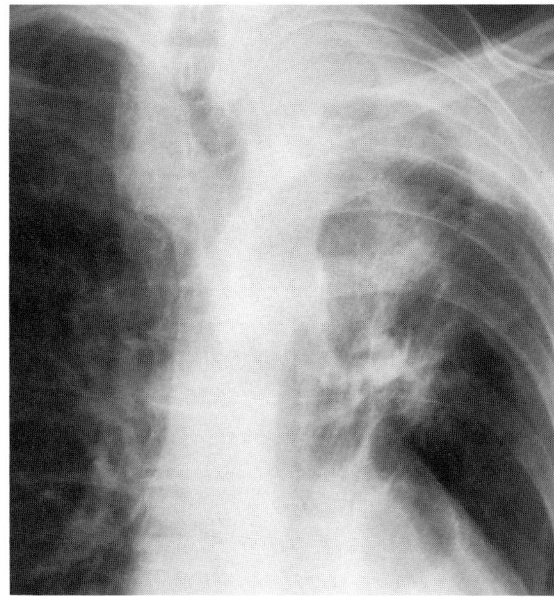

Abb. **323** Strahlenpneumonitis nach Behandlung eines zentralen Oberlappenbronchuskarzinoms.

Pneumonisches Karzinom
(Abb. **322**)
Einige Bronchialkarzinome, insbesondere das bronchioalveoläre Karzinom, wachsen im Alveolarraum und sind deshalb von pneumonischen Infiltraten nicht zu unterscheiden. Auch Lungenmetastasen können sich gelegentlich in dieser Weise manifestieren. Der Verdacht ergibt sich, wenn die Rückbildung einer zunächst angenommenen Pneumonie ausbleibt, und wird durch die Sputumzytologie und die Biopsie gesichert (s. Abb. **190**).

Pulmonales Hodgkin-Infiltrat
Gelegentlich kann ein malignes Lymphom, besonders das Non-Hodgkin-Lymphom, als einzige Manifestation eine umschriebene pulmonale Infiltration aufweisen, die sich als Flächenschatten mit unscharfen Konturen manifestiert. Dieses chronische Infiltrat wird diagnostisch mit Hilfe der Biopsie abgeklärt. Oft sind aber weitere Manifestationen eines Morbus Hodgkin wie hiläre und mediastinale Lymphome sowie periphere Lymphome vorhanden und erleichtern die Diagnose.

Pulmonales Pseudolymphom
Es handelt sich um ein chronisches lymphozytäres Lungeninfiltrat. Die hilären und mediastinalen Lymphknoten sind nicht vergrößert, nur die Lungenbiopsie bringt die Diagnose dieser seltenen Erkrankung (419).

Strahlenpneumonitis und -fibrose
(Abb. **323**)
Im Bestrahlungsfeld entstehen zunächst Fleck- und Streifenzeichnungen, die konfluieren (Pneumonitis). Später schrumpft der Prozeß und führt zur flächigen, dichten Luftwegskonsolidierung, die oft ein positives Pneumobronchogramm aufweist.

Silikose
Bei der progressiven massiven Fibrose finden sich ovale, dichte Flächenschatten meist in den Oberfeldern, die strahlige Ausläufer (Pseudopodien) besitzen. Diese Schwielen ziehen sich schrumpfend im Laufe von Jahren zum Hilus hin. Sie verursachen ein Narbenemphysem. Eine Kavernisierung der Schwiele kann ein Hinweis auf Tuberkulose sein.

Mukozele
(Abb. **324**)
Eingedickter Schleim treibt ein Bronchiallumen monströs auf und manifestiert sich als homogene Verschattung mit verzweigter oder ovaler Form. Die seltene Veränderung findet sich bei allergischer Aspergillose und Asthma sowie distal von Bronchialstenosen.

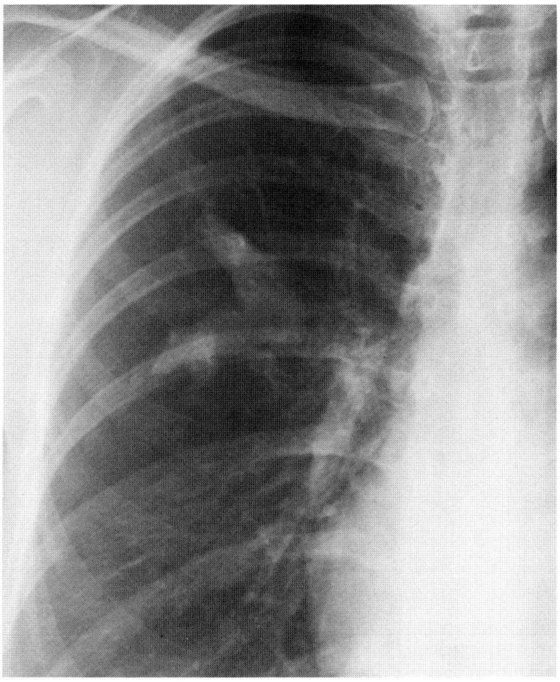

Abb. **324** Mukozele. Aufgeweitete, mit Schleim gefüllte Bronchialverzweigungen.

Rundschatten (solitär, multipel)

Es handelt sich um homogene Schatten, die annähernd kugelförmig sind und verhältnismäßig scharfe Konturen besitzen. Im Gegensatz zu den disseminierten Fleckschatten sind die Rundherde weniger zahlreich und größer; im Gegensatz zu den Flächenschatten sind sie homogener und schärfer konturiert.

Obwohl allen Prozessen gemeinsam ist, daß sie bei möglichst großem Volumen eine kleinstmögliche Oberfläche einnehmen, ist das pathologische Substrat sehr unterschiedlich und reicht von Tumoren, Tuberkulomen und anderen Granulomen über Rundherdpneumonien, Infarkten, Hämatomen, Rundherdatelektasen bis hin zu Mukozelen (Tab. **30**).

Für das diagnostische und auch therapeutische Vorgehen ist es wichtig, ob die Rundherde solitär oder multipel in der Lunge vorkommen. Solitäre Rundherde sind häufig primäre Lungengeschwülste, so daß man bei allgemeiner Operabilität des Patienten möglichst schnell eine Resektion anstrebt. Demgegenüber gestaltet sich die Diagnostik bei multiplen Rundherden nicht primär invasiv, da ihnen oft Granulome oder Metastasen zugrunde liegen. Im übrigen zeigt aber die Tab. **32**, daß aus der Ein- bzw. Mehrzahl der Herde keine sicheren artdiagnostischen Schlüsse gezogen werden dürfen, obwohl einige Entitäten vorwiegend solitär vorkommen.

Das große klinische Interesse am solitären pulmonalen Rundherd rührt vor allem daher, daß ihm oft ein primäres Malignom zugrunde liegt, dessen Frühdiagnose und Resektion die Prognose verbessern würde. In größeren Statistiken wird angegeben, daß nur 5% der auf Thoraxaufnahmen entdeckten Rundherde bösartig, daß aber etwa 50% der schließlich resezierten Knoten maligne sind. Es werden also in der Praxis nicht alle Rundherde reseziert, und die Entscheidung zur Operation ist verantwortungsvoll, zumal die präoperative Artdiagnose letztlich nie ganz sicher ist und sich auf wenige, teils unzuverlässige Kriterien stützt (417, 418):

Tabelle **30** Ursachen von Rundherden (Sammelstatistik nach *Linder* u. *Jagdschian*)

Gesamtzahl der Rundherde	2057	
Maligne Tumoren	658	= 31,9%
– Bronchialkarzinome	544	
– Metastasen	96	
– Lungensarkome	18	
Sonstige Tumoren	298	= 14,5%
– Hamartome	165	
– Bronchusadenome	71	
– Mesotheliome	17	
– Neurofibrome	45	
Entzündliche Erkrankungen	1044	= 50,8%
– Tuberkulome	882	
– chronische Pneumonien und Abszesse	44	
– Bronchuszysten	100	
– Echinokokkuszysten	18	
Varia	57	

- *Altersverteilung.* Beim Jugendlichen ist der Rundherd nur ausnahmsweise maligne; hingegen nimmt der Prozentsatz der Malignome vom 40. Lebensjahr an schnell zu (Abb. **325**).

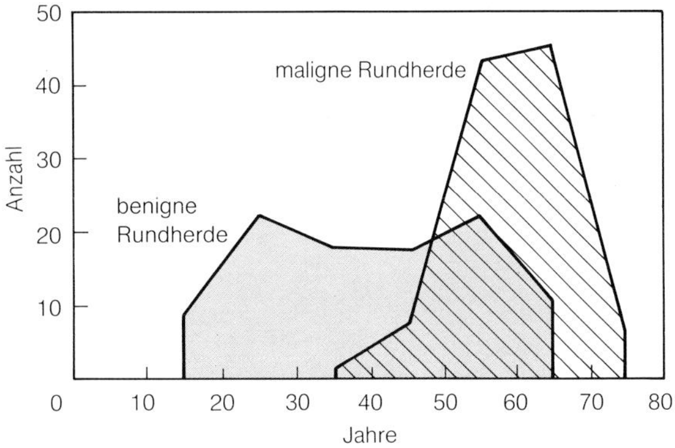

Abb. **325** Altersverteilung von 200 Patienten mit operierten Rundherden, Zunahme des Rundherdkarzinoms jenseits des 40. Lebensjahrs (nach *Rübe*).

- *Kontur* (Abb. **326**). Die Kontur eines Rundherdes kann scharf oder unscharf, glatt oder lobuliert sein. Strahlige Ausläufer können vorhanden sein oder fehlen. Scharfe glatte Konturen finden sich vor allem bei gutartigen Tumoren und Granulomen, aber auch bei Metastasen. Unscharfe, verwaschene Konturen sind eher Ausdruck einer chronischen Pneumonie, eines primären Lungen-

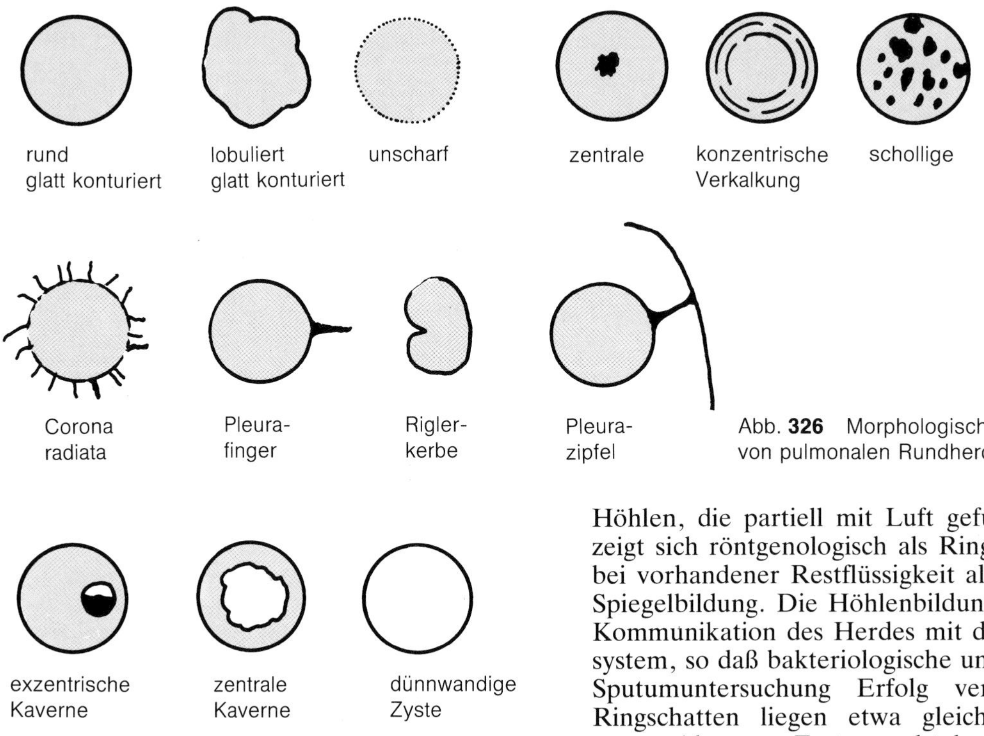

Abb. **326** Morphologische Charakteristika von pulmonalen Rundherden.

malignoms oder auch einer Metastase mit gleichzeitiger Lymphangiosis maligna. Einige Kontureigenschaften werden gesondert benannt:

– Die Corona radiata besteht aus multiplen, strahligen Ausläufern, die Ausdruck einer tumorösen Invasion des Interstitiums (Krebsfüßchen) ist oder aber auch narbige Reaktionen im Interstitium anzeigt, wie z. B. bei Silikomen.

– Das Rigler-Nabelzeichen ist eine Kontureinkerbung am Eintrittsort der Gefäße, das vor allem bei Malignomen vorkommt.

– Der Pleurafinger ist eine strangartige Verdichtung des Interlobiums, die von lappenrandnahen Malignomen induziert wird (418).

– Der narbige Pleurazipfel ist ein Narbenstrang, der von subpleural gelegenen Tuberkulomen zur Pleura zieht.

– Der kaliberstarke Gefäßstrang entspricht hypertrophierten Arterien und Venen beim Angiom, was tomographisch und angiographisch bewiesen werden kann (Abb. **327**).

● *Verkalkungen.* Kalkeinschlüsse in benignen Rundherden sind mit ca. 50% recht häufig und bei malignen Herden mit ca. 14% seltener.

– Grobschollige und puffmaisartige Verkalkungen sind typisch für Chondrohamartome.

– Zwiebelschalenartige Verkalkungen deuten auf appositinell wachsende Granulome hin wie Tuberkulome, Histoplastome und Kokzidioidomykome.

● *Kavernen.* Teile des Rundherdes können einschmelzen; die teils soliden, teils liquiden Nekrosemassen können in einen Bronchus eindringen und dann ausgehustet werden. Es resultieren Höhlen, die partiell mit Luft gefüllt sind. Dies zeigt sich röntgenologisch als Ringschatten bzw. bei vorhandener Restflüssigkeit als Kaverne mit Spiegelbildung. Die Höhlenbildung beweist eine Kommunikation des Herdes mit dem Bronchialsystem, so daß bakteriologische und zytologische Sputumuntersuchung Erfolg verheißen. Den Ringschatten liegen etwa gleichhäufig Karzinome, Abszesse, Zysten und tuberkulöse Kavernen zugrunde. Unter den Malignomen ist es vor allem das Plattenepithelkarzinom, das zu Einschmelzung neigt.

● *Wachstumsgeschwindigkeit.* Die Wachstumsgeschwindigkeit kann nur mit Verlaufskontrollen festgestellt werden (Tab. **31**). Zur Quantifizierung werden die Radien der Herde gemessen und ihr Volumen nach der Kugelformel $\frac{4}{3}\,r^3$ berechnet. Werden mindestens zwei Volumina in ein Zeit-Volumen-Diagramm eingetragen, so kann die Zeit extrapoliert werden, in der der Tumor sein Volumen verdoppelt hätte (Abb. **328**). Bei Verdopplungszeiten zwischen einer Woche und einem Jahr überwiegen maligne Tumoren. Kürzere Zeiten finden sich bei Entzündungen, längere Zeiten bei gutartigen Tumoren und Granulomen (Abb. **329**).

Tabelle **31** Schwankungsbreite des Durchmessers von Lungenherden (nach *Anacker* u. *Stender*)

Tuberkulom	1,0– 5,0 cm
Herdpneumonie	3,0– 6,0 cm
Peripheres Lungenkarzinom	1,0– 8,0 cm
Gutartiger Lungentumor	2,0–10,0 cm
Lungenmetastase	0,5– 5,0 cm
Geschlossene Lungenzyste	1,0–15,0 cm
Aspergillom	2,0– 5,0 cm

Auch die Rückbildung eines Rundherdes unter antibakterieller oder antineoplastischer Therapie kann für die Artdiagnose wichtig sein.

Die Wachstumsgeschwindigkeit sollte immer beurteilt werden, wenn Voraufnahmen greifbar sind. Fehlen diese, so stellt sich die Frage, ob man

a
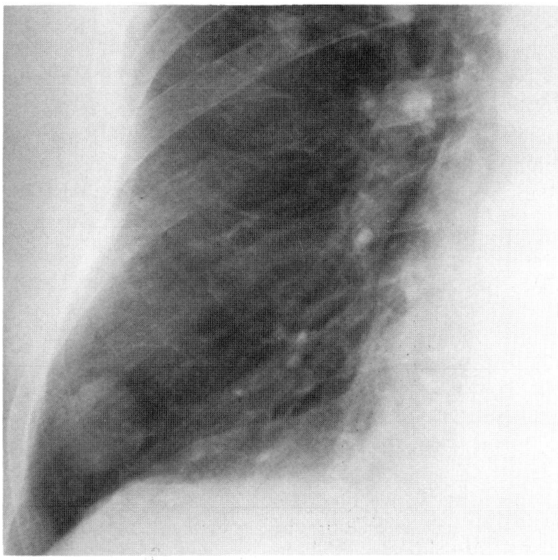

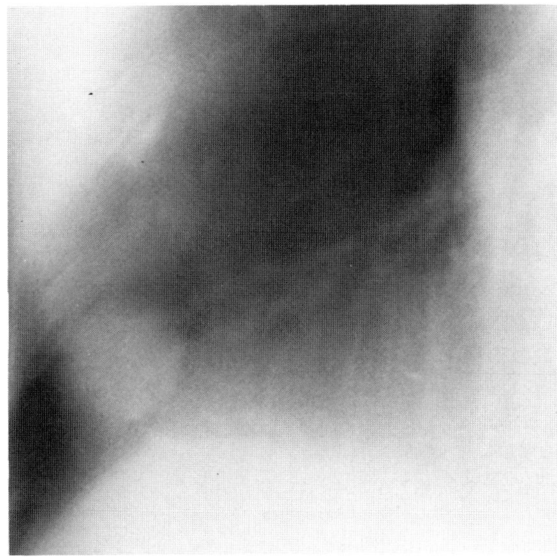
b

Abb. **327 a–b** Hämangiom. Die Tomographie zeigt das zu- und abführende Gefäß.

a
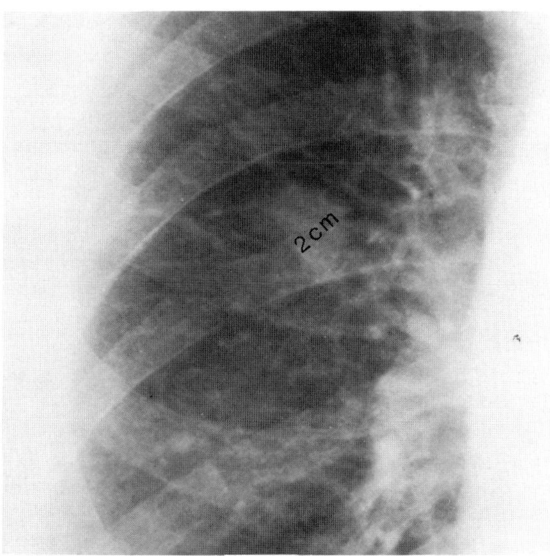

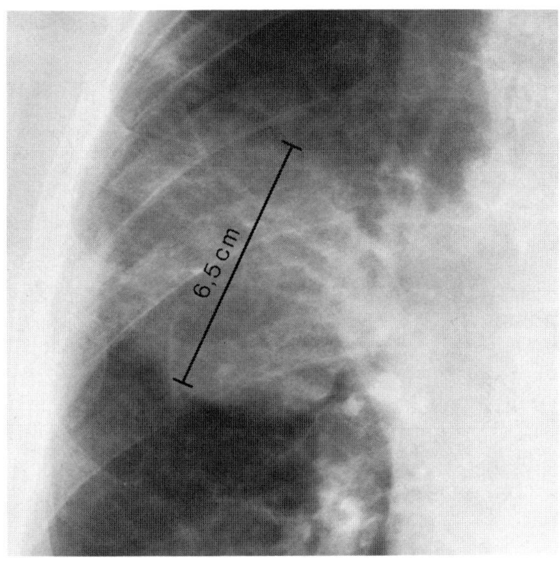

b

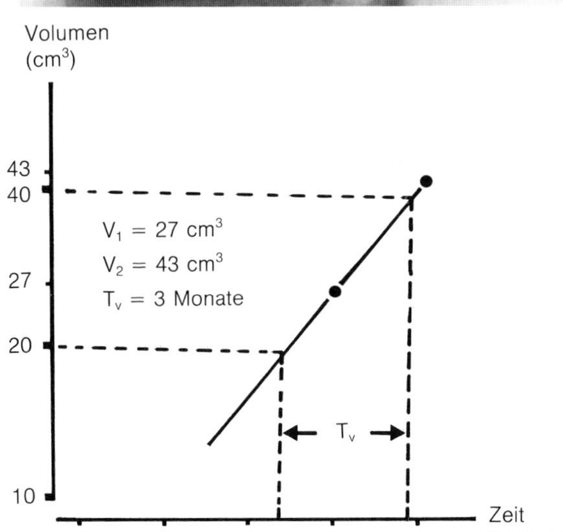

c

Abb. **328 a–c** Bestimmung der Verdopplungszeit. Auf zwei konsekutiven Röntgenbildern wird der Tumorschattenradius gemessen und die beiden Volumina berechnet. Im semilogarithmischen Maßstab werden die Volumina über der Zeit aufgetragen und dann die Zeit abgelesen, in der der Tumor sein Volumen verdoppelt hätte.

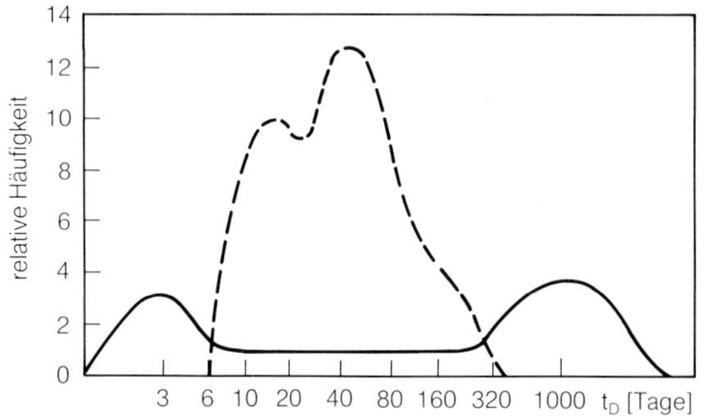

Abb. **329** Verdopplungszeiten von Lungenrundherden. Ausgezogene Kurve: benigne Prozesse, gestrichelte Kurve: maligne Tumoren (nach *Rübe*).

über Verlaufskontrollen auf diese Information warten soll. Der apodiktische Satz „nicht die Zeit, sondern der Arzt soll die Diagnose stellen" ist nicht allgemein gültig, denn der Allgemeinzustand des Patienten, die Erkrankungsprognose und das Risiko einer Thorakotomie sollten immer berücksichtigt werden. Auf der anderen Seite droht die Gefahr, die Diagnose zu verschleppen und dadurch die Heilungschancen zu verringern. Nur der erfahrene Röntgenologe und Kliniker wird diese Entscheidung im konkreten Einzelfall richtig fällen. Lehrbücher können dafür letztlich keine Richtlinien vermitteln.

- *Extrafokale Begleitzeichen.* Oft sind pulmonale Rundherde von anderen sichtbaren Veränderungen begleitet, was die Differentialdiagnose einengt (Abb. **330**).

– Trabantenherde kennzeichnen gelegentlich Tuberkulome; sie können aber auch bei Karzinomen vorkommen.

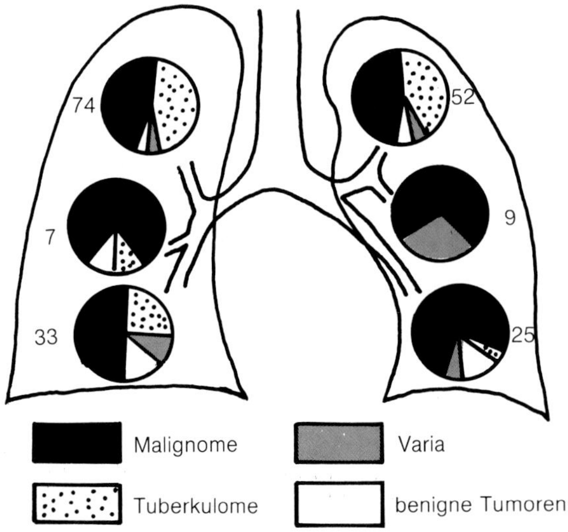

Abb. **330** Rundherdlokalisation und Artdiagnose. Aus der Lokalisation kann die Artdiagnose nicht abgeleitet werden (nach *Rübe*).

– Hiläre und mediastinale Lymphome können Ausdruck einer Lymphadenitis sein. Bei voluminösen Lymphomen sind aber Metastasen häufiger, und der relativ kleine pulmonale Rundherd in Kombination mit großen Lymphomen ist geradezu charakteristisch für das kleinzellige Bronchialkarzinom („Der Tod lauert in der Kulisse" [21]). Hilustomographie und Computertomographie gehören deshalb zur vollständigen Abklärung eines pulmonalen Rundherdes.

– Eine narbige Streifenzeichnung findet sich oft bei Tuberkulomen und Silikomen und ist Ausdruck der Grunderkrankung. Allerdings können sich auf dem Boden von Narben auch Karzinome entwickeln.

– Disseminierte Fleck- und Rundschatten zeigen sich unter anderem bei Metastasen, pyämischen Abszessen, Tuberkulose und Silikose.

– Ein Pleuraerguß kommt vor allem bei Abszessen und Karzinomen vor.

Diagnostisches Vorgehen

Ein Rundherd ist in der Regel asymptomatisch und wird nur zufällig auf einer aus anderen Gründen angefertigten Thoraxaufnahme entdeckt. Ausnahmen sind z. B. pleuranahe Entzündungsherde, die Schmerzen verursachen, Abszesse, die mit Fieber und allgemeinen Entzündungszeichen einhergehen, sowie Malignome und Tuberkulomen die eine Hämoptyse auslösen.

Die rotierende Durchleuchtung sichert zunächst die intrapulmonale Lage des Herdes (Abb. **331**); mit der Tomographie werden die Eigenschaften des Rundherdes (s. oben) genauer analysiert; die Computertomographie klärt fragliche Mediastinallymphome, und die Angiographie kann bei Angiomen die Gefäßkonvolute beweisen.

Vom Kliniker werden bakteriologische und zytologische Sputumanalysen sowie Kutantests mit Tuberkulin und Histoplasmin veranlaßt.

Invasive Verfahren sind nur dann sinnvoll, wenn das potentielle diagnostische Ergebnis auch therapeutische Konsequenzen hat. Die transbronchiale Punktion eignet sich für Rundherde, die in der Nähe von Bronchien liegen, die transthorakale Punktion für periphere Herde. Oft kann die endgültige Diagnose nur durch eine Thorakotomie mit Teil- oder Segmentresektion geklärt werden. Die Entscheidung, ob eine Resektion indiziert ist, kann sich an folgenden Leitsätzen orientieren (395):

1. Hat ein Knoten seit zwei Jahren seine Größe nicht verändert, kann er als gutartig angesehen werden. Sicherheitshalber sollten halbjährige Kontrollen erfolgen.
2. Grobe Kalzifikationen sprechen für Gutartigkeit. Diskrete Kalkherde schließen allerdings ein Malignom nicht aus.
3. Fehlen die Kriterien 1 und 2, ist der Patient operabel und älter als 35 Jahre, wird eine Exzision empfohlen.

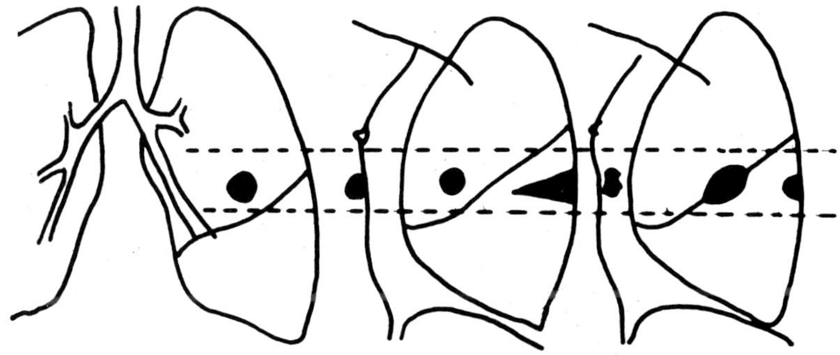

Abb. **331** Verschiedene Ursachen eines Rundschattens auf der p.-a. Aufnahme. Die seitliche Aufnahme deckt Lage und Form der Verschattung auf (Hauttumor, Rippenosteom, pulmonaler Rundherd, Interlobärerguß, segmentales Infiltrat, pleuraler Tumor) (nach *Rübe*).

Differentialdiagnose

Tabelle **32** Ursachen der Rundschatten

Extrapulmonale Herde	
– Artefakte: Kontrastmittelflecke auf Haut oder Stativ, Zopf, Amulett, EKG-Elektrode usw.	
– Hautveränderungen: Mamille, Fibrome, Papillome, Lipome	
– Mammatumoren und -verkalkungen (z. B. Adenome)	
– Rippenosteome	
– Angulus inferior scapulae	
– Rippenknorpelkalk	
– Pleuraplaques	
– Pleuratumoren (z. B. Mesotheliom)	
– Interlobärerguß	
Pulmonale Herde	
s = solitär, m = multipel; in der Reihenfolge der Häufigkeit angegeben	
Neoplastisch	
m, s	Metastasen
s, (m)	Bronchialkarzinom
s, (m)	Hamartom
s	Adenom
s, (m)	Morbus Hodgkin
s, (m)	Sarkom
s	seltene gutartige Tumoren (s. Tab. **12,** S. 127)
s, (m)	Plasmozytom
Entzündlich	
s, m	Tuberkulom
s, (m)	Herdpneumonien
s, m	Abszeß
s	karnifizierte Pneumonie
s	Aspergillom
s	Mukoidimpaktion
s, m	Histoplasmom
m, s	Silikom
m, s	Wegener-Granulom
m, s	Rheumaknoten
s, m	Echinokokkuszyste
Vaskulär	
s, (m)	Infarkt
s, (m)	Hämatom
Kongenital	
s, m	bronchogene Zyste
s	Sequestration
Varia	
s, m	orthograder Gefäßschatten
s	Pseudolymphom
s	Amyloidtumor
s	Plasmazellgranulom
s	Rundatelektase

Extrapulmonale Herde – Hauttumoren, Mamillen, Rippenosteome, Pleuraplaques usw. – können gelegentlich pulmonale Rundherde vortäuschen. Die rotierende Durchleuchtung und die Aufnahme in der zweiten Ebene klären meist eindeutig die Lokalisation. Nur selten – wenn nämlich der Rundherd bei der Durchleuchtung nicht wiederzufinden ist – muß die Tomographie oder sogar die Computertomographie bemüht werden.

Artefakte

Kontrastmittelflecke auf Film, Kassette oder Stativ, Zöpfe, Salbenverbände, Amulette, EKG-Elektroden und vieles andere mehr klären sich von selbst, wenn der Arzt den Patienten inspiziert.

Haut- und Mammatumoren

(Abb. **332**)
Die Fibrome, Papillome und Lipome der Haut werden bei der Inspektion erkannt. Mammatumoren bilden sich auf der Thoraxaufnahme nur ab, wenn sie verkalkt sind. Hingegen imponiert die Mamille häufig als Rundherd und muß im Zweifelsfall mit der rotierenden Durchleuchtung von intrapulmonalen Herden abgegrenzt werden.

Rippenosteome

(Abb. **333**)
Bei der Atemexkursion unter Durchleuchtung ändert der Herd seine Lage zur Rippe nicht.

Pleuraplaques

Die Herde liegen in der kostalen Pleura. Sie sind flach, meist nur pfenniggroß und oft verkalkt.

Pleuratumoren und abgekapselte Ergüsse

Die extrapulmonale Lage wird tomographisch und computertomographisch verifiziert. Die Sonographie unterscheidet zwischen soliden und liquiden Prozessen. Die Artdiagnose ergibt sich durch die transthorakale Punktion.

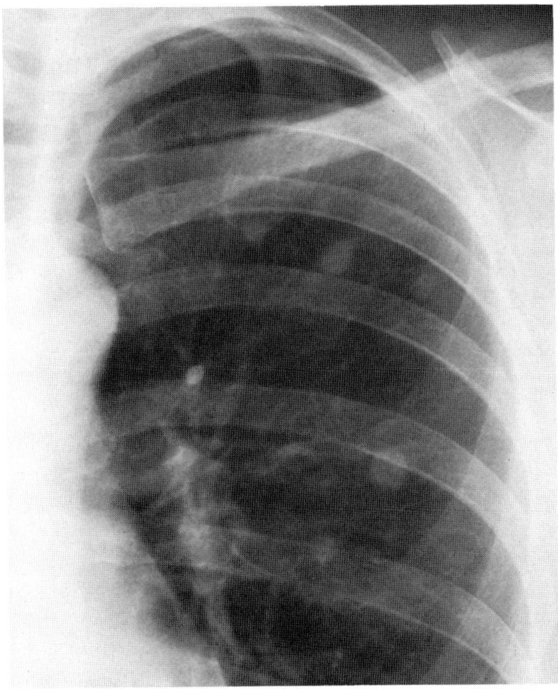

Abb. **332** Multiple Rundherde in Projektion auf die Lunge bei Neurofibromatose Recklinghausen.

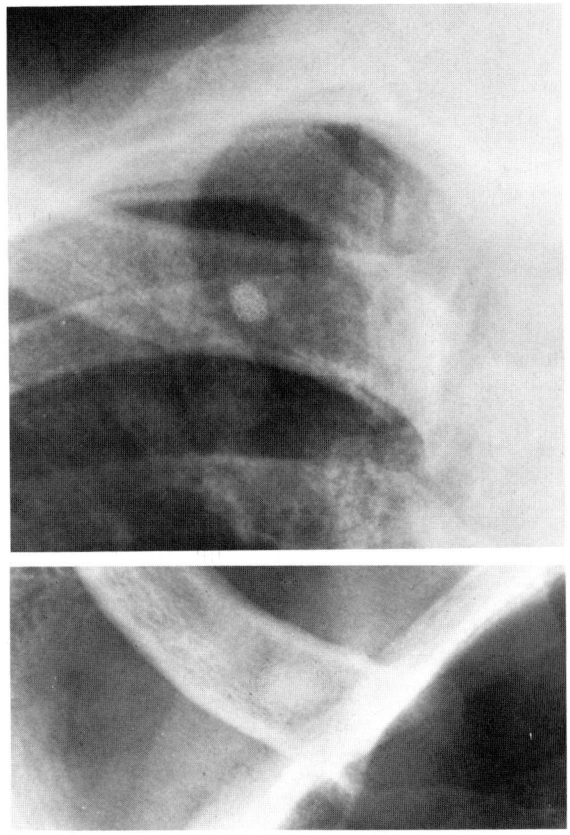

Abb. **333 a–b** Enostom der Klavikula. Die gedrehte Aufnahme beweist die Lokalisation.

Interlobärerguß
(Abb. **334**)
Mit der Seitenaufnahme oder im Tomogramm wird die Beziehung zum Interlobium deutlich, da die Verschattung meist spindelförmig ist und in den Lappenspalt einmündet.

Metastasen
Der Rundherd ist homogen und meist scharf konturiert. Tomographie und Computertomographie können weitere Herde aufdecken. Nur Metastasen von Osteo- oder Chondrosarkomen verkalken. Die Diagnose ergibt sich aus dem Nachweis eines Primärtumors oder bioptisch.

Bronchialkarzinom
(Abb. **335**)
Die Rundherde haben eine unscharfe (Corona radiata), gekerbte und gelappte Kontur, sie sind selten verkalkt. 2–10% haben Kavernen und sind dann meist Plattenepithelkarzinome. Wichtigstes Begleitzeichen ist die Vergrößerung der hilären

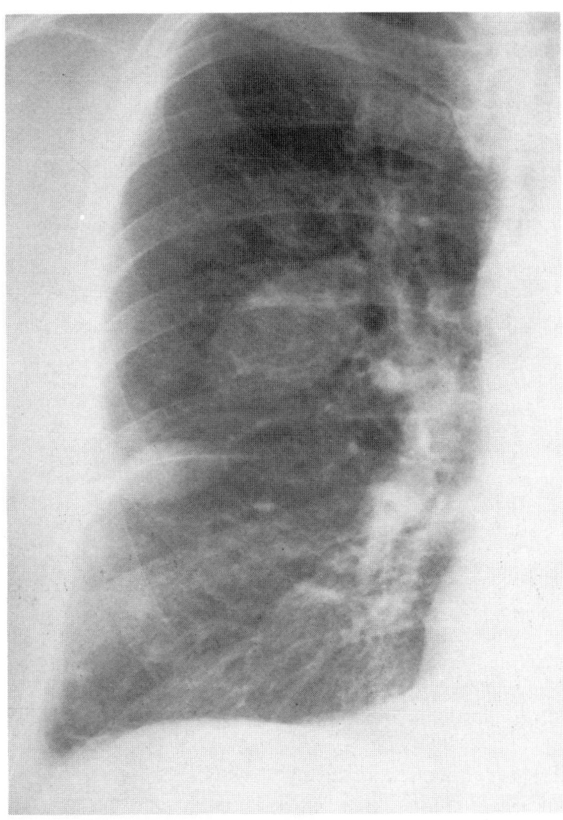

Abb. **334** Interlobärergüsse mit typischer Zitronenform. ▷

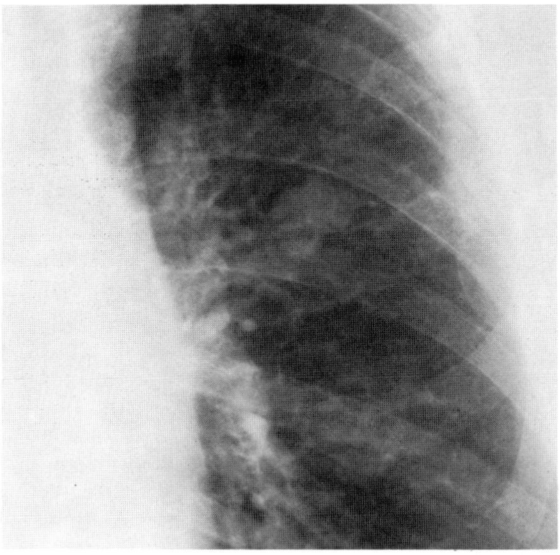

a

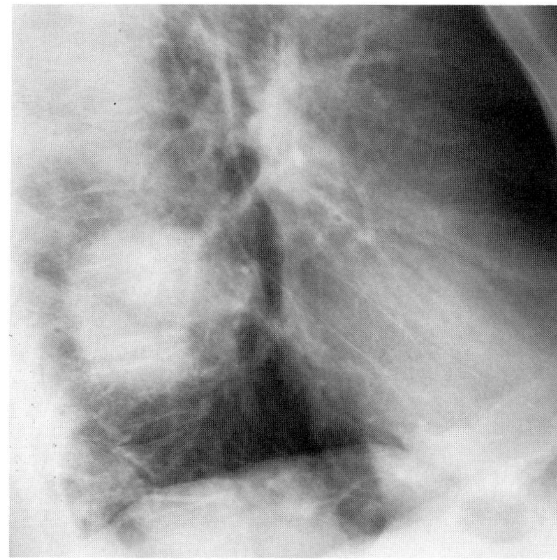

b

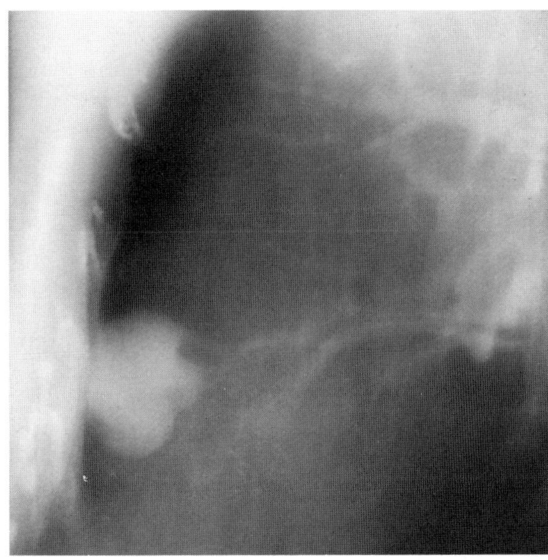

c

Abb. **335 a–c** Verschiedene primäre Bronchialkarzinome. Im Tomogramm (**c**) Einkerbung des Herdes im Sinne eines Rigler-Nabels.

und mediastinalen Lymphknoten. Die Diagnose ergibt sich aus dem Nachweis maligner Zellen im Sputum oder bioptisch.

Hamartom
Die leicht lobulierten peripheren Rundherde haben eine geringe Wachstumsgeschwindigkeit. Nur selten haben sie die charakteristische puffreisartige und schollige Verkalkung (s. Abb. **174, 175**).

Bronchialadenome
Sie wachsen meist im Lumen der Bronchien und selten als homogene, glattkonturierte periphere Rundherde (s. Abb. **177**).

Malignes Lymphom
Isolierte pulmonale Rundherde sind extrem selten und dann unscharf konturiert. Meist können tomographisch oder computertomographisch zusätzlich hiläre und mediastinale Lymphome nachgewiesen werden.

Andere Lungentumoren
Die seltenen Tumoren wie Fibrome, Lipome, Neurinome, Teratome, Sarkome, Plasmozytome, Fibroxanthome, Pseudolymphome, Amyloidtumoren (405) und Plasmazellgranulome unterscheiden sich röntgenmorphologisch nicht vom peripheren Bronchialkarzinom und vom Hamartom und werden allein histologisch diagnostiziert. Allenfalls ist die Artdiagnose beim großen Lipom mit niedrigen Dichtewerten computertomographisch möglich.

Tuberkulom
Die glattberandeten Rundherde sind vorwiegend in den Oberfeldern lokalisiert, und ihr Durchmesser ist kleiner als 4 cm. Die Tomographie deckt oft Trabantenherde, Verkalkungen oder zentrale

Höhlen auf. Begleitzeichen sind die Pleurakuppenschwielen und eine apikale fibrozirrhotische Streifenzeichnung. Die Diagnose wird bakteriologisch oder bioptisch gesichert.

Rundherdpneumonie
Die Herde sind unscharf und unregelmäßig konturiert. Sie sind inhomogen, und ihr Aspekt ändert sich innerhalb von Tagen. Klinisch bestehen Husten, Fieber und Auswurf.

Chronische Pneumonie
Eine nicht resorbierte Pneumonie wird fibrös organisiert und schrumpft zu dichten, homogenen Herdschatten. Falls Verlaufskontrollen fehlen, kann die Diagnose letztlich nur bioptisch gestellt werden.

Lungenabszeß
(s. Abb. **343**)
Im Anschluß an eine Pneumonie entstehen homogene, große Rundschatten, die ihren Aspekt innerhalb von wenigen Tagen verändern und oft einschmelzen. In der Regel sind die klinischen Allgemeinsymptome schwer.

Aspergillom
(Abb. **336**)
Die homogenen Rundschatten liegen innerhalb einer Kaverne und sind deshalb gelegentlich von einer Luftschicht überkuppelt.

Mukozele
(Abb. **337**)
Im Drainagegebiet eines obturierten Bronchus entsteht ein Schleimpfropf, der zunächst V- und Y-förmig im Bronchiallumen wächst, später aber durch Aufweitung der Bronchien Kugelform annimmt (Mukozele). Oft besteht gleichzeitig eine Aspergillose.

Histoplasmom
Die Herde sind scharf konturiert, meist kleiner als 3 cm, zentral verkalkt (Schießscheibenaspekt) und bevorzugen die Unterfelder. Oft sind auch die hilären Lymphknoten verkalkt. Die Verdachtsdiagnose ergibt sich vor allem bei Bewohnern der Endemiegebiete in Nordamerika und wird durch den positiven Histoplasminhauttest bestätigt (s. Abb. **112**).

Silikom
Die dichten Rundschatten mit strahligen Ausläufern sind meist von Fleck- und Streifenzeichnung in anderen Lungenpartien begleitet. Die Berufsanamnese ist richtungsweisend (s. Abb. **167**).

Wegener-Granulom
Die meist multiplen, unscharf berandeten Herde schmelzen oft ein. Gleichzeitig sind die Nieren und Nasennebenhöhlen erkrankt.

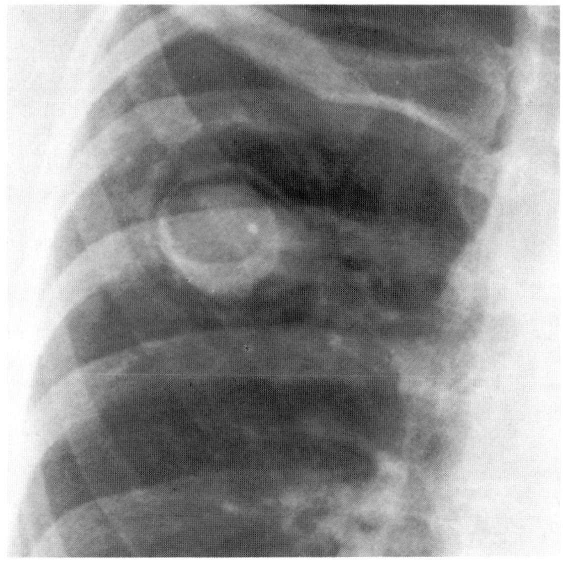

Abb. **336** Aspergillom. In einer gereinigten Kaverne ein kirschgroßer Fungusball.

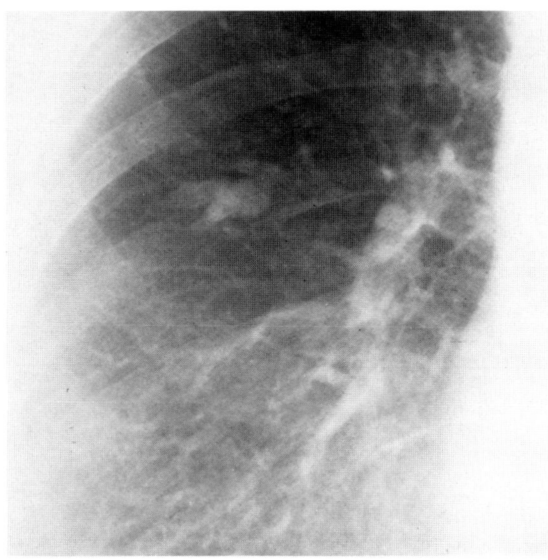

Abb. **337** Mukozele. Die Verschattung entspricht einer aufgeweiteten, schleimgefüllten Bronchialverzweigung.

Rheumaknoten
Die 3–7 mm großen subpleuralen Herde erscheinen und verschwinden zusammen mit den subkutanen Knoten und der Arthritis.

Echinokokkuszyste
Die scharf konturierten und homogenen Herde, die selten verkalken und einschmelzen, sind vor allem im rechten Unterlappen lokalisiert. Der Verdacht ergibt sich bei Bewohnern aus Endemiegebieten. Meist ist auch die Leber befallen (Sonographie!) (s. Abb. **120**).

Infarkt
Infarkte haben typischerweise eine Keilform. Seltener zeigen sie sich als unscharfe, inhomogene Rundherde, die sich innerhalb von Wochen zurückbilden. Die Szintigraphie zeigt einen Perfusionsausfall, der größer als der Röntgenschatten ist, und deckt zusätzlich weitere Embolieherde auf.

Hämatom
(Abb. **338**)
Posttraumatisch und bei Gerinnungsstörung entstehen rundliche, homogene intrapulmonale Verschattungen, die sich innerhalb von Wochen zurückbilden.

Arteriovenöses Aneurysma
In den homogenen, lobulierten Herd zieht ein hypertrophiertes Gefäß hinein, das tomographisch nachweisbar ist. Die Diagnose wird angiographisch gesichert.

Bronchogene Zyste
Der glattberandete, homogene Herd hat einen Durchmesser von mehreren Zentimetern und liegt meist im mittleren Drittel des Unterlappens. Die Veränderung ist kongenital. Symptome bilden sich meist erst im Erwachsenenalter infolge von Infektion und Einschmelzung.

Lungensequester
Homogener Herd im epidiaphragmalen Unterlappen. Der Herd ist meist größer als 6 cm. Oft schmilzt er ein.

Orthograd getroffenes Gefäß
(Abb. **339**)
Der Rundschatten ist meist kleiner als 2 cm und perihilär gelegen. Die rotierende Durchleuchtung und die Seitenaufnahme klären den Befund. Nur selten ist eine Tomographie nötig.

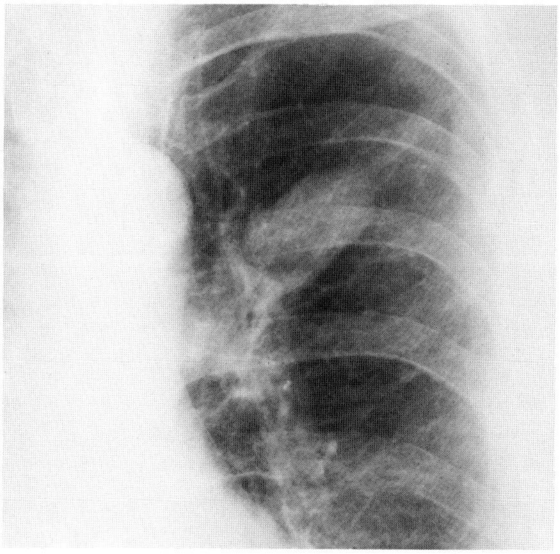

Abb. **338** Postoperatives Hämatom. Bei einer Kontrolle nach 3 Wochen war das Hämatom resorbiert.

Infizierte Emphysemblasen
Emphysemblasen können mit Eiter vollaufen und als Rundherde imponieren. Meist besteht ein starkes Krankheitsgefühl, und eine schnelle Änderung des Röntgenaspektes wird beobachtet.

Rundatelektase
(Abb. **340**)
Bei freien Pleuraergüssen kommt es zu einer Entspannungsatelektase der Lungenbasis. Der kau-

a
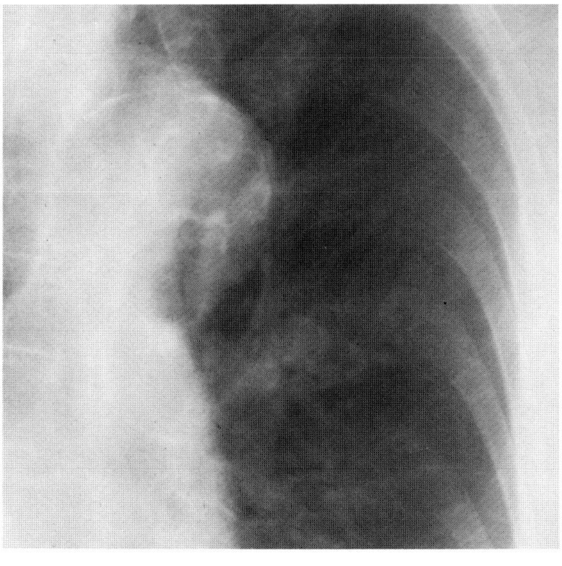
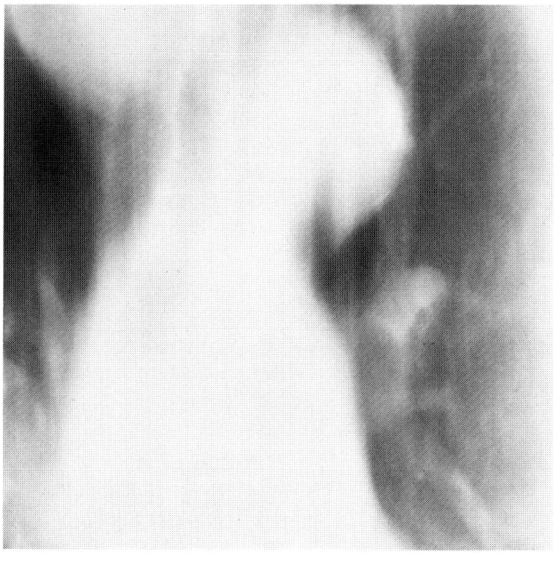
b

Abb. **339 a–b** Orthograd getroffenes Gefäß. Die Tomographie beweist die Ursache des Rundschattens.

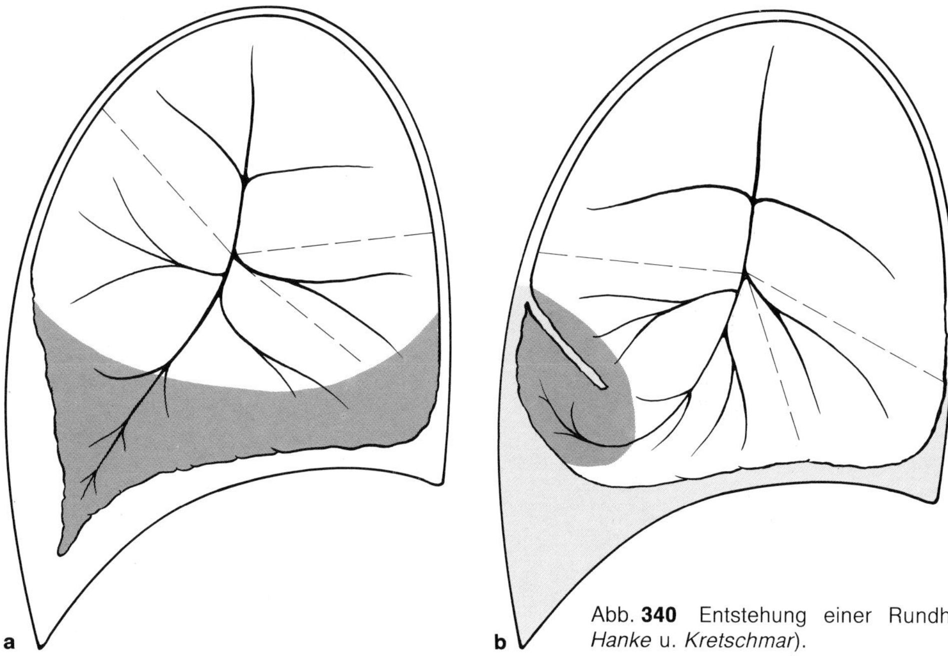

Abb. **340** Entstehung einer Rundherdatelektase (nach *Hanke* u. *Kretschmar*).

dalste Zipfel des Lungengewebes kann nach kranial umschlagen und dort fibrinös fixiert werden. Hat sich der Erguß zurückgebildet, so bleibt eine Rundatelektase. Röntgenologisch finden sich pleuranahe Rundherde im unteren Lungendrittel, die entweder breit der Thoraxwand anliegen oder über einen verdichteten Strang mit der Pleura in Verbindung stehen, wenn sie nämlich durch Schrumpfung in Richtung auf den Lungenkern gezogen wurden. Tomographisch und angiographisch zeigt sich der pathognomonische bogenförmige Verlauf der Lungengefäße, die zur Atelektase ziehen (398).

Disseminierte Fleckschatten (nodulär, miliar)

Disseminierte Fleckschatten sind rundliche und ovale, maximal 1 cm große Verdichtungen, die über alle Lungenpartien verteilt sein können, jedoch meist in einzelnen Regionen dichter stehen als in anderen. Nach ihrer Größe unterscheidet man:

- Die *grobfleckige* oder *noduläre Verschattung* mit einem Durchmesser von 3–10 mm. Das Epitheton nodulär leitet sich von Nodulus = kleiner Knoten ab.

- Die *feinfleckige* oder *miliare Verschattung* mit einem Durchmesser von bis zu 3 mm; das Wort miliar kommt von Milium = das Hirsekorn. Trotz einiger experimenteller Arbeiten ist die Entstehung des miliaren Musters bisher nicht zufriedenstellend erklärt. Es könnte sein, daß ein miliarer Fleckschatten auf dem Röntgenbild keinem einzelnen Herd entspricht, sondern daß die Zeichnung allein durch Summation vieler kleiner durchstrahlter Herde zustandekommt. Andererseits wird aber auch die Meinung vertreten, daß die sichtbaren Flecken doch einzelne – vielleicht filmnah gelegene – Herde repräsentieren, die sich auf die summierte Untergrundszeichnung projizieren (411).

Das pathologische Substrat der Fleckschatten ist recht unterschiedlich:

- *Intraalveoläre Herde* (Tab. **33**). Es können Fleckschatten resultieren, wenn der Luftraum benachbarter Alveolen mit ödematöser Flüssigkeit, mit Exsudat, mit Blut oder mit neoplastischem Gewebe ausgefüllt ist. Ehe die Infiltrate röntgenologisch erkannt werden, müssen sie mindestens einen Durchmesser von 5 mm haben, d. h., sie präsentieren sich dann als noduläre Fleckzeichnung. Die Ränder der Flecken sind unscharf, da das infiltrierte Alveolenareal sich unregelmäßig in das benachbarte belüftete Lungengewebe vorbuckelt. Liegen mehrere Fleckschatten nebeneinander, so kann ein gesprenkeltes Muster aus abwechselnd belüfteten und unbelüfteten Alveolen (Pneumoalveologramm) entste-

Tabelle **33** Röntgenzeichen der Alveolarraumverschattung (nach *Felson*)

– Unscharf berandete Fleckschatten
– Konfluierende Fleckschatten
– Segmentale oder lobäre Anordnung
– Schmetterlingsförmige Anordnung im Lungenkern
– Pneumobronchogramm und Pneumoalveologramm
– Peribronchioläre (azinäre) Schatten, Durchmesser bis zu 6 mm
– Schnelle Änderung des Befundes

hen, was besonders gut auf Tomogrammen zu erkennen ist. Alveoläre Infiltrationen neigen zum Konfluieren. Dabei entstehen größere Fleckschatten, die den Aufbaueinheiten des Lungengewebes entsprechen:

- azinäre Schatten mit einem Durchmesser von 4–6 mm;
- lobuläre Fleckschatten mit einem Durchmesser von 1–3 cm;
- subsegmentale Schatten mit einem Durchmesser von 4–6 cm, die dann schon wegen ihrer Größe zu den Flächenschatten (S. 231) überleiten.

● *Interstitielle Herde.* Multiple, im Interstitium gelegene Granulom-, Narben- oder Tumorknötchen verursachen ebenfalls Fleckschatten. Wenn diese Knötchen groß genug sind, um röntgenologisch erkannt zu werden, haben sie bereits benachbarte Alveolen komprimiert. Die interstitielle Herde können miliar oder auch nodulär sein, ihre Kontur zu den angrenzend belüfteten Alveolen ist aber in der Regel scharf.

Diagnostisches Vorgehen

Die *akuten* Erkrankungen mit disseminierten Fleckschatten, wie z. B. das Lungenödem, die Pneumonie, die Schocklunge oder Lungenblutung lassen sich mit Hilfe der typischen Anamnese und der klinischen Symptomatik diagnostizieren. Röntgenologisch spricht für die Akuität der Erkrankung das azinäre Muster mit unscharf berandeten konfluierenden Fleckschatten, das seinen Aspekt innerhalb von Tagen ändert (s. Tab. **33**). Röntgenologische Begleitzeichen wie Herzvergrößerung, Gefäßdilatation und ein gleichzeitig vorhandenes interstitielles Ödem können weitere diagnostische Hinweise geben.

Die *chronischen* Erkrankungen mit disserminierten Fleckschatten sind ätiologisch oft unklar und schwierig zu diagnostizieren. Die Größe der Fleckschatten kann dann einen differentialdiagnostischen Hinweis geben, da die kleinfleckigen Schatten z. B. bei der miliaren Tuberkulose, bei der Sarkoidose, bei der exogenen Alveolitis und bei der Hämosiderose vorkommen, während großfleckige Schatten eher für Metastasen, maligne Lymphome, Pneumokoniosen oder die produktive Tuberkulose typisch sind.

Röntgenologische *Begleitzeichen* wie hiläre und mediastinale Lymphome, Pleuraergüsse oder Verkalkungen engen die Differentialdiagnose weiter ein. Ebenso führen bakteriologische und mykologische Sputumanalysen, die Tuberkulinhautreaktion und andere laborchemische Parameter oft zur Diagnose. Meist bringt aber erst die Lungenbiopsie das endgültige Ergebnis.

Differentialdiagnose

Tabelle **34** Ursachen disseminierter grobfleckiger (nodulärer) Schatten

Vaskulär
– Lungenödem
– Schocklunge
– Lungenblutungen
Entzündlich
– Herdpneumonien
– tuberkulöse Herdpneumonien
– pyämische Abszesse
– Löffler-Syndrom
– exogene allergische Alveolitis
– Kollagenosen (z. B. Morbus Wegener)
– Sarkoidose
Tumorös
– Metastasen
– Morbus Hodgkin
– Lungenadenomatose
– Leiomyomatosis maligna
Varia
– Pneumokoniose, Silikoproteinose
– Histiozytose
– alveoläre Proteinose

Tabelle **35** Ursachen disseminierter kleinfleckiger (miliarer) Schatten (s. auch interstitielles Muster S. 255 f. und Tab. **39**, S. 257)

Entzündlich
– miliare Bronchopneumonien
– miliare Tuberkulose
– Sarkoidose
– exogene allergische Alveolitis
Kollagenose (z. B. Panarteriitis nodosa, rheumatoide Arthritis)
– Histoplasmose
Tumorös
– miliare Karzinose, Lymphangiosis carcinomatosa
– bronchiloalveoläres Karzinom
– malignes Lymphom
Varia
– Pneumokoniose
– Metallstaublunge
– Hämosiderose
– Histiozytose X
– Amyloidose
– multiple Mikroaneurysmen

Lungenödem (s. Abb. **225, 226**)
Die azinären konfluierenden Fleckschatten finden sich vorwiegend in den basalen Feldern oder als Schmetterlingsödem im Lungenkern. Meist kommen sie zusammen mit einem interstitiellen Ödem vor. Beim kardialen Ödem ist in der Regel der Herzschatten vergrößert, und die Lungengefäßkaliber sind breit. Bei nichtkardialen Ödemen führen die Anamnese und die klinische Symptomatik zur Ätiologie wie Heroinintoxikation, Magensaftaspiration (Mendelson-Syndrom), Giftgasinhalation (Phosgen, SO_2, NO_2), postiktales Ödem, Urämie, Höhenödem bei Bergsteigern u. a.

Akutes Atemnotsyndrom (Schocklunge) (Abb. **341**)

Im akuten Exsudationsstadium finden sich in allen Lungenpartien, aber regional gehäuft, grobfleckig konfluierende Verschattung. Sie treten im Anschluß an einen hämorrhagischen Schock, an ein Lungentrauma, bei Pankreatitis oder Heroinvergiftung auf. Der Röntgenaspekt ändert sich schnell innerhalb von Stunden und wenigen Tagen.

Lungenblutungen

Disseminierte Lungenblutungen manifestieren sich mit konfluierenden azinären Schatten. Oft hustet der Patient Blut. Die Ursachen der Hämorrhagie sind vielfältig und reichen von Antikoagulantienüberdosierung, hämorrhagischer Diathese, Lungenkontusion, Goodpasture-Syndrom bis zur idiopathischen Lungenhämosiderose Morbus Ceelen.

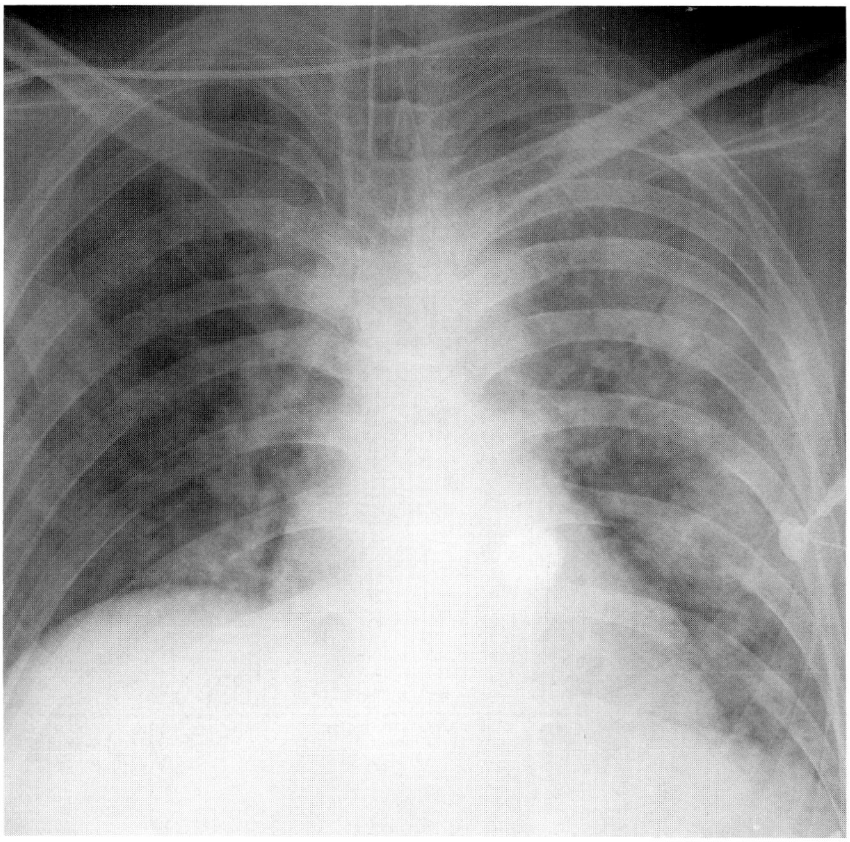
a

b
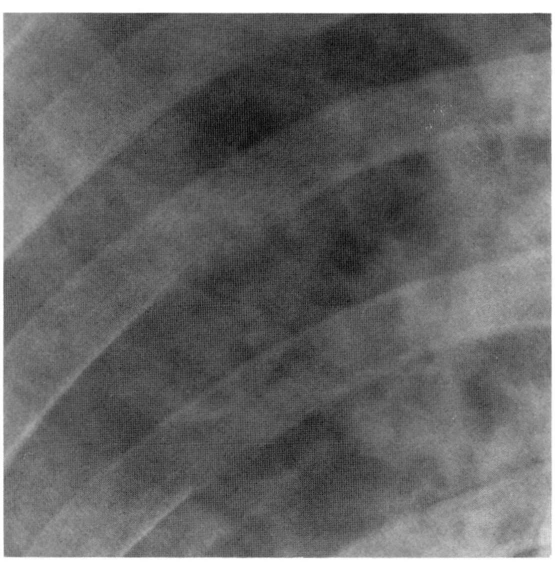

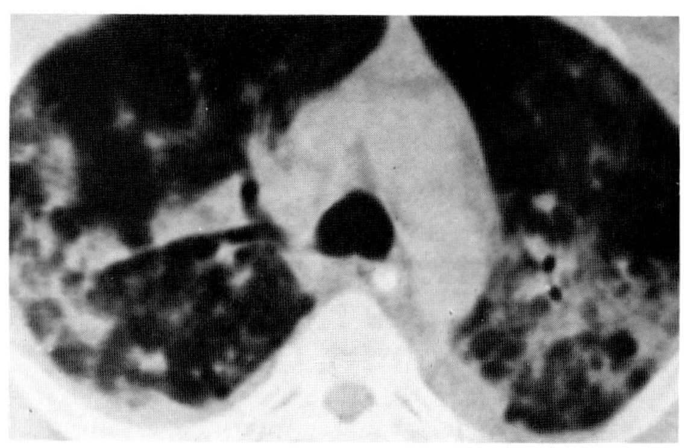
c

Abb. **341 a–c** Schocklunge. Disseminierte, konfluierende Fleckschatten. Teilweise haben sie die Größe eines Azinus (0,5 cm). Ebenfalls Infiltrate im Computertomogramm.

Multifokale Herdpneumonie
Die disseminierten Fleckschatten konfluieren und sind oft in den basalen (hypostatischen) Regionen besonders stark ausgeprägt. Die Diagnose ergibt sich aus der klinischen Symptomatik mit Husten, Fieber, Auswurf und Rasselgeräuschen sowie aus der Änderung des Röntgenmusters innerhalb von wenigen Tagen. Die Erreger – Bakterien, Mykoplasmen, Viren oder Pilze – werden mit Sputumuntersuchungen oder serologischem Titeranstieg identifiziert.

Tuberkulöse Herdpneumonien
(Abb. **342**)
Bei der hämatogenen Streuung können grobknotige, tuberkulöse Herde in allen Lungenarealen vorkommen; diese Form der hämatogenen Aussaat ist aber wesentlich seltener als die miliare. Dagegen ist die grobfleckige Verschattung für die bronchogene Streuung der Tuberkulose typisch; dabei bilden sich multiple azinonodöse Herde mit einem Durchmesser von 3 mm, die zu käsigen, tuberkulösen Herdpneumonien konfluieren. Die Herde sind in den Oberfeldern zahlreicher und nehmen nach basal hin ab. Die Tomographie deckt oft Kavernen in den Lungenspitzen auf. Die Diagnose wird durch den Nachweis von Mykobakterien gesichert.

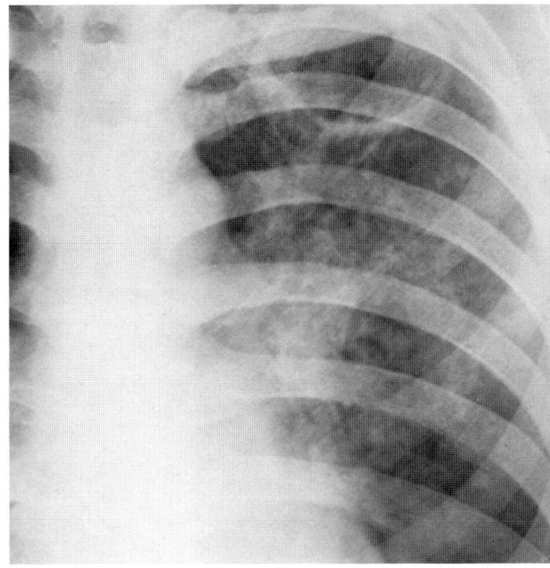

Abb. **342** Kavernöse Tuberkulose. Im linken Spitzenfeld zeigt sich eine große Kaverne, und im linken Mittelfeld sind zahlreiche exsudative (azinonodöse) Herde zu sehen, die durch bronchogene Aussaat entstanden sind.

Pyämische Abszesse
(Abb. **343**)
Es finden sich einige oder multiple, bis kirschgroße, unscharf konturierte Fleckschatten in allen Lungenarealen. Die Diagnose ergibt sich aus der Klinik mit septischen Temperaturen und bekanntem Streuherd wie Zahngranulom, Tonsillitis, abdominalen Abszessen. Die Röntgensymptoma-

Abb. **343 a–b** Multiple pyämische Abszesse nach Zahnextraktion. 10 Tage nach Beginn der Antibiotikatherapie weitgehende Rückbildung der Herde.

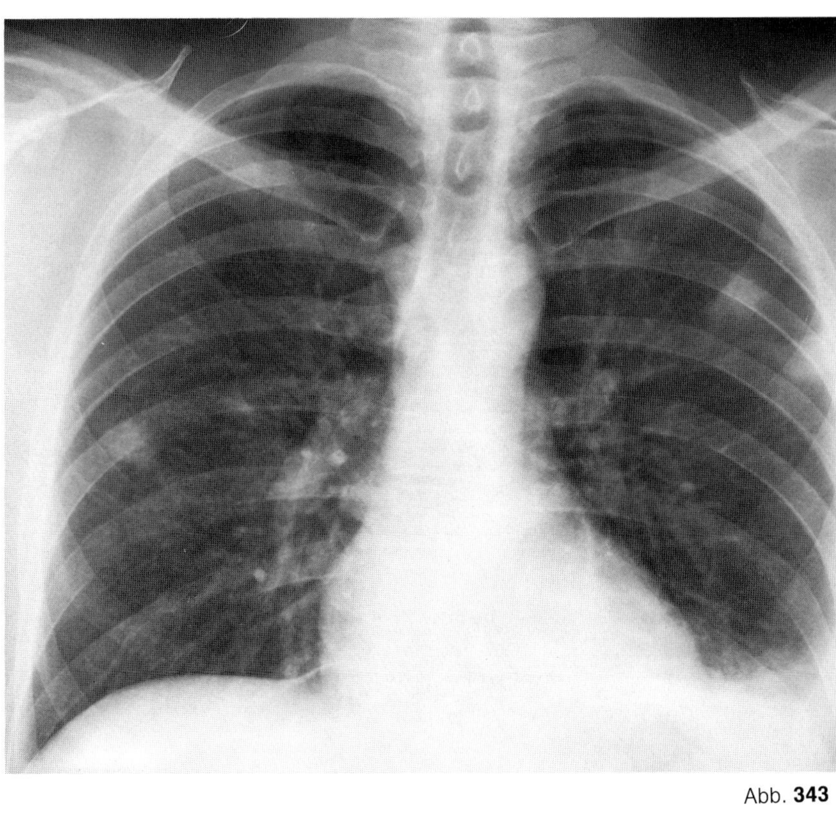

a

Abb. **343 b** ▷

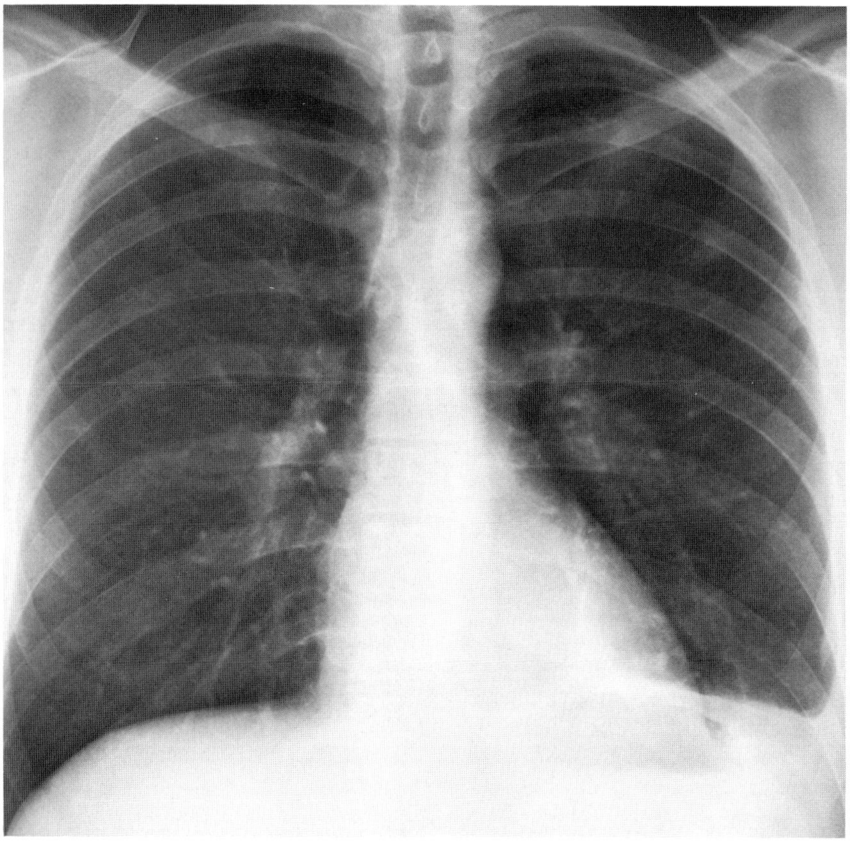

Abb. **343 b**

tik ändert sich innerhalb von wenigen Tagen. Die Diagnose wird durch Blutkulturen und den Erfolg einer Antibiotikatherapie gesichert.

Löffler-Syndrom
Bei der idiopathischen und auch bei der symptomatischen Form können zahlreiche grobfleckige Verschattungen in allen Lungenarealen vorkommen, deren Lokalisation sich bei Verlaufskontrollen ändert (Pneumonia migrans). Der Verdacht ergibt sich durch die bestehende Bluteosinophilie. Die symptomatischen Formen werden durch den Nachweis von Parasiten in Stuhl und Sputum gesichert.

Exogene allergische Alveolitis
Die Erkrankung ist in der Regel röntgenologisch durch ein interstitielles Muster gekennzeichnet. Bei massiver Allergenexposition können aber auch konfluierende azinäre Schatten beobachtet werden.

Wegener-Granulomatose
Es finden sich grobknotige multiple Infiltrate, die später einschmelzen. Die Patienten sind schwer erkrankt und haben gleichzeitig eine Sinusitis und eine Hämaturie. Die Diagnose ergibt sich durch die Biopsie der ulzerösen Nasenprozesse und der pulmonalen Herde.

Sarkoidose
(Abb. **344**)
Im miliaren Stadium der Sarkoidose kommen gelegentlich auch großfleckige Schatten disseminiert besonders im Lungenkern vor. Teilweise entstehen diese Schatten auch durch Summation von kleineren miliaren Herden. Oft sind zusätzlich die hilären und mediastinalen Lymphknoten vergrößert.

Metastasen
(Abb. **345**)
Kleinknotige Metastasen finden sich besonders häufig beim Mammakarzinom, beim Schilddrüsenkarzinom und beim Pankreaskarzinom. Die kleinen Rundherde sind in allen Lungenarealen disseminiert und stehen in den basalen Lungenfeldern besonders dicht. Ihre unscharfen Konturen werden durch perifokale Blutungen oder durch Tumorausläufer in den Lymphangien verursacht.

Morbus Hodgkin und Morbus Non-Hodgkin
Im Organstadium des Morbus Hodgkin können sich multiple grobfleckige bis knotige Verschattungen in allen Lungenarealen finden. Meist ist zusätzlich das Mediastinum durch Lymphome vergrößert, was computertomographisch gesichert wird. Die Diagnose ergibt sich aus der Biopsie von Lymphknoten, die meist auch in der Peripherie vorhanden sind.

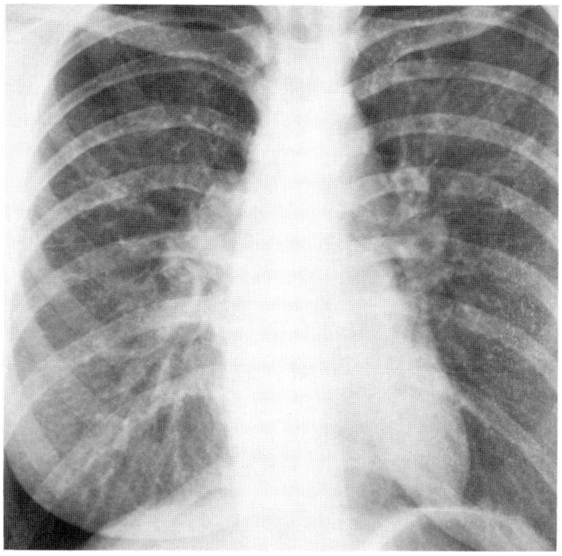

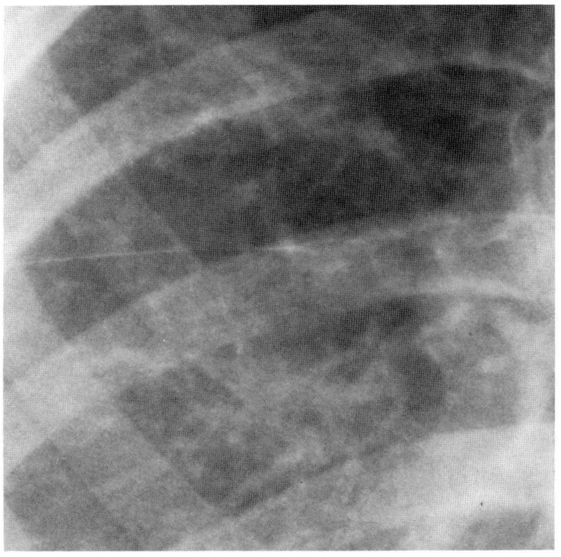

Abb. **344 a–b** Sarkoidose Stadium I–II. Perihilär findet sich ein kleinknotiges, miliares Muster.

Bronchioloalveoläres Karzinom (Lungenadenomatose)
Es zeigen sich multiple unscharfe und konfluierende Herde in allen Arealen. Der Patient hustet oft Blut und produziert charakteristischerweise voluminöse schaumige Schleimmassen. Die Diagnose ergibt sich aus der Sputumzytologie und der transbronchialen Biopsie (s. Abb. **191**).

Leiomyomatosis maligna
(Abb. **346**)
Die sehr seltene hamartoblastomatöse Lungenerkrankung geht von den Muskelzellen der Gefäße der Bronchien und der Alveolarsepten aus. Die Erkrankung kann unter dem klinischen Bild einer respiratorischen Insuffizienz innerhalb von wenigen Jahren zum Tode führen. Oft ist gleichzeitig

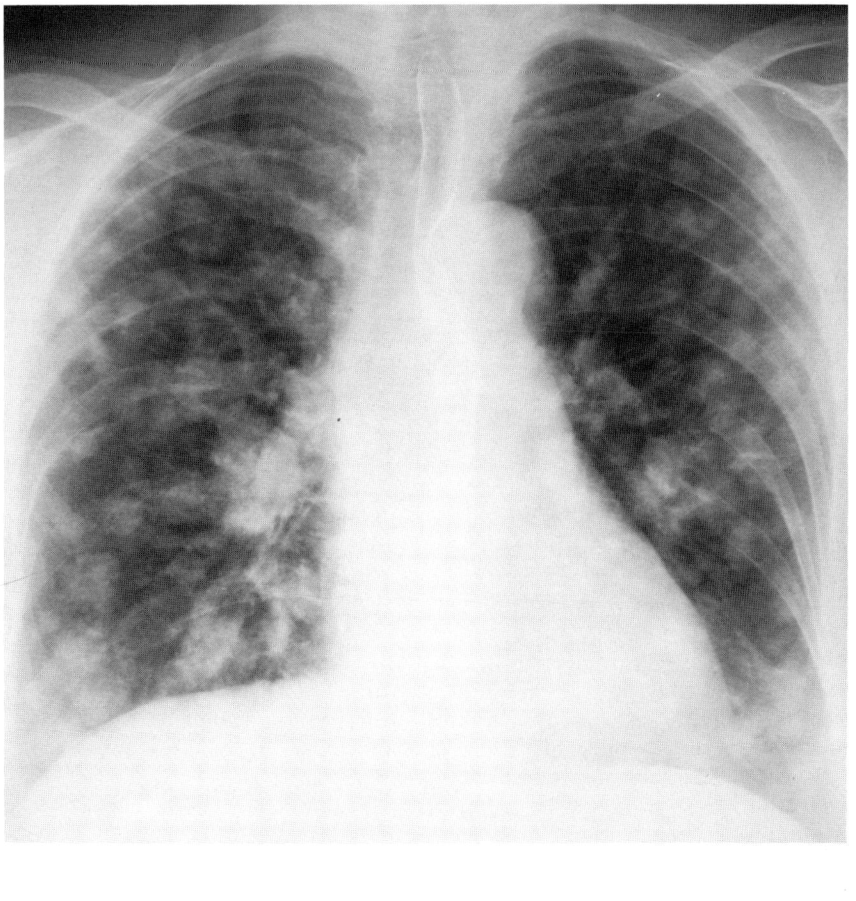

Abb. **345** Multiple Metastasen bei bekanntem Kolonkarzinom.

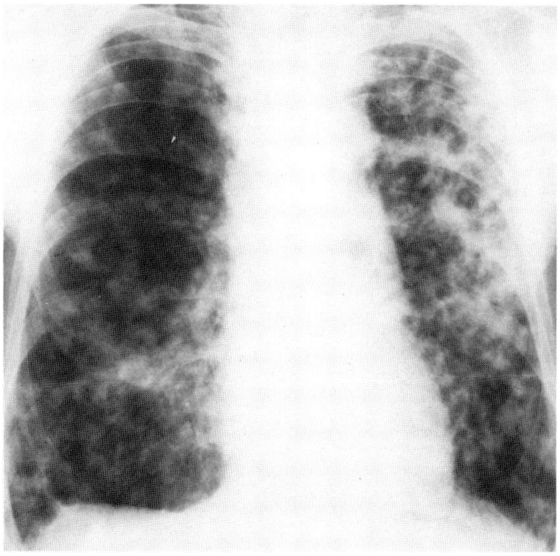

Abb. **346** Maligne Leiomyomatose. Autoptisch gesichert.

die Pleura befallen, und es entwickelt sich ein chylöser Erguß. Das Röntgenbild zeigt multiple 5–9 mm große konfluierende Fleckschatten im Lungenparenchym, oft auch ein interstitielles Muster und einen Honigwabenaspekt. Die Diagnose wird bioptisch gestellt.

Pneumokoniose
Bei der nodösen Form der Silikose finden sich multiple scharfe Rundherde mit einem Durchmesser von 1–10 mm, oft in Kombination mit Lungenfibrose und Narbenemphysem.

Silikoproteinose
Die akute Silikoproteinose ist sehr selten und kommt nur bei massiver Staubexposition, z. B. bei Sandstrahlbläsern, vor. Die intraalveolären proteinhaltigen Infiltrate manifestieren sich röntgenologisch als konfluierende azinäre Schatten.

Histiozytose X
Im granulomatösen Stadium zeigen sich multiple Knötchen von 1–10 mm Durchmesser bilateral symmetrisch vorwiegend in den Oberfeldern. Die Krankheit manifestiert sich oft auch an den Knochen. Sie verläuft chronisch und kann nur bioptisch gesichert werden.

Alveoläre Proteinose
Diese seltene Erkrankung ist ätiologisch bisher nicht geklärt, obwohl eine hereditäre Störung bei der Produktion des Surfactant-Faktors diskutiert wird. Pathologisch-anatomisch sind die Alveolen massiv mit protein- und lipidreichem Material ausgefüllt. Die Erkrankung befällt vorwiegend Männer zwischen dem 20. und 50. Lebensjahr. Sie heilt meist aus, kann aber auch in etwa 30% der Fälle unter Belastungsdyspnoe und infolge einer Superinfektion (oft mit Pilzen) zum Exitus letalis führen. Röntgenologisch finden sich konfluierende azinäre Schatten meist bilateral symmetrisch im Lungenkern, die einem Schmetterlingsödem ähnlich sind. Diese massiven Verschattungen ohne Herzvergrößerung können zum röntgenologischen Verdacht führen, der bioptisch und durch die Bronchiallavage gesichert werden kann.

Streifenschatten (Gefäßschatten, Linienschatten)

Die normale Lungenzeichnung setzt sich vorwiegend aus *Streifenschatten* zusammen, die das Gefäßsystem der Lunge repräsentieren. Sind die Gefäße infolge einer Hyperämie dilatiert, so werden auch Gefäße sichtbar, die vorher unter dem Auflösungsvermögen des Röntgenbildes lagen. Es resultiert eine vermehrte Streifenzeichnung. Dies kann man bei der kardiogenen Lungenstauung bzw. auch bei der Lungenhyperämie durch Links-rechts-Shunt beobachten. Die Gefäßschatten können aber auch dann vermehrt erscheinen, wenn sie infolge einer Lungenkompression näher aneinanderrücken. Dies findet man auf der Exspirationsaufnahme in den basalen Lungenfeldern, die durch den Zwerchfellhochstand gestaucht sind. Auch in der Nachbarschaft von großen Emphysemblasen wird das Lungenparenchym gestaucht, und die Gefäße stehen enger (Signalgefäße).
Linienschatten sind homogene strich- oder bandförmige Verdichtungen, die sich relativ scharf gegen die transparente Lunge abheben. Im Gegensatz zu der vaskulären Streifenzeichnung sind die Linienschatten schärfer konturiert und imponieren oft als solitäre Strukturen. Sie repräsentieren u. a. (Abb. **347, 348**):
- Strukturen der Brustwand, die sich auf die Lunge projizieren,
- orthograd getroffene Interlobien,
- pulmonale Narben,
- Streifenatelektasen,
- verdickte Interlobärsepten (Kerley-A- und Kerley-B-Linien),
- verdickte Bronchialwände.

Differentaldiagnose

Tabelle **36** Ursachen vaskulärer Streifenschatten

- Normale Gefäßzeichnung der Lungenfelder
- Normvariante Vermehrung der Gefäßzeichnung
- Pulmonale Stauung
- Pulmonale Hyperämie
- Basale Gefäßstauchung bei Zwerchfellhochstand
- Gefäßstauchung bei raumfordernden Prozessen (z. B. Emphysemblasen)

Tabelle **37** Ursachen der Linienschatten

Brustwand
- Margo medialis scapulae
- Margo lateralis scapulae
- Manubrium sterni
- Klavikulabegleitschatten
- Rippenbegleitschatten
- subpleurale Fettlinie
- Hautfalten

Pleural
- pleurale Umschlagsfalten (S. 11)
- Interlobium
- pleuraler Narbenstrang
- Pneumothorax
- akzessorisches Diaphragma

Pulmonal
- Segmentatelektase
- Plattenatelektase
- Lungennarbe
- Bronchiektase
- Kerley-A-Linien
- Kerley-B-Linien

Margo medialis scapulae
(Abb. **349**)
Dieser Linienschatten entspricht der Kortikalisverdickung in der Margo medialis und projiziert sich symmetrisch in die lateralen Partien der Oberfelder. Der Schatten geht nach unten in den Angulus scapulae über und ist dadurch zu identifizieren.

Margo lateralis scapulae
(Abb. **8**)
Auf der seitlichen Thoraxaufnahme projizieren sich die lateralen Kortikalisverdichtungen des Schulterblattes als dichte, vertikale Streifen auf oder vor die obere Brustwirbelsäule.

Manubrium sterni
Die Kortikalis des Manubrium sterni projiziert sich als vertikaler Streifen beiderseits in die Gegend des Tracheobronchialwinkels. Dieser Streifen ist bei Osteoporose besonders deutlich. Da er in das Sternoklavikulargelenk übergeht, kann er leicht identifiziert werden.

Klavikulabegleitschatten
Am Oberrand der Klavikula bildet sich ein horizontales ca. 4 mm breites Schattenband ab, das

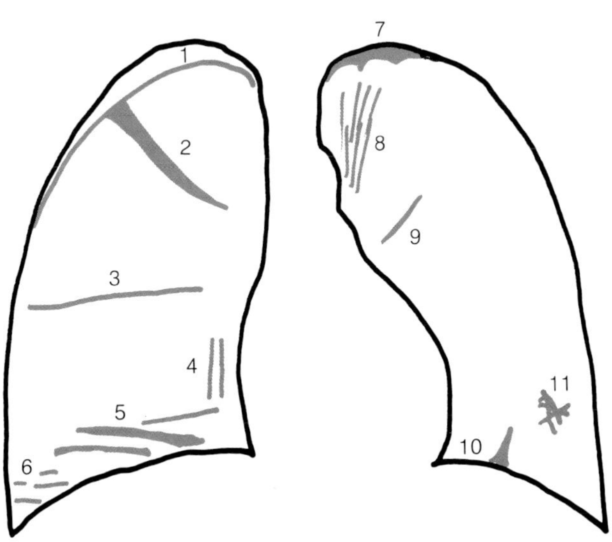

Abb. **347** Einige Ursachen von Linienschatten (nach *Teschendorf, Anacker* u. *Thurn*).
1 Pneumothorax
2 Atelektase
3 Interlobium
4 Bronchiektase
5 Plattenatelektase
6 Kerley-B-Linie
7 Pleurakuppenschwiele
8 apikohiläre Narbenstränge
9 Kerley-A-Linie
10 Pleuraumschlagsfalte des großen Lappenspaltes
11 pulmonales Narbenfeld

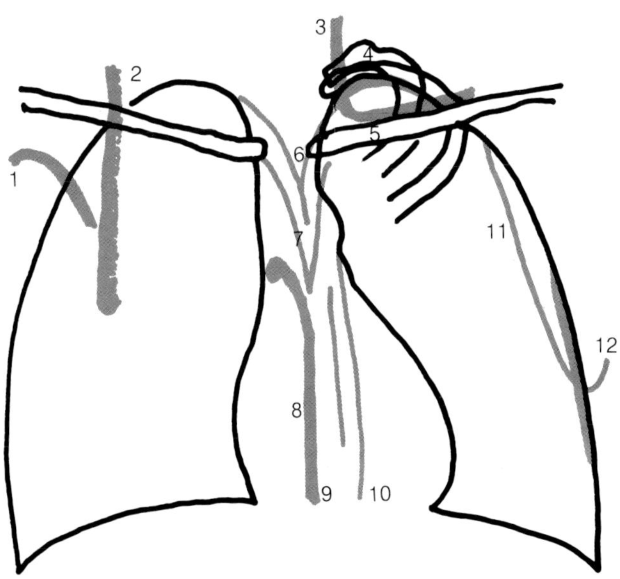

Abb. **348** Weitere Ursachen von Linienschatten (nach *Teschendorf, Anacker* u. *Thurn*).
1 Axillarfalte
2 Hautfalte
3 M.sternocleidomastoideus
4 Rippenbegleitschatten
5 Klavikularbegleitschatten
6 hintere Pleuraumschlagsfalte
7 vordere Pleuraumschlagsfalte
8 azygoösophagealer Streifen
9 paravertebraler Streifen
10 paraaortaler Streifen
11 Margo medialis scapulae
12 subpleuraler Fettstreifen

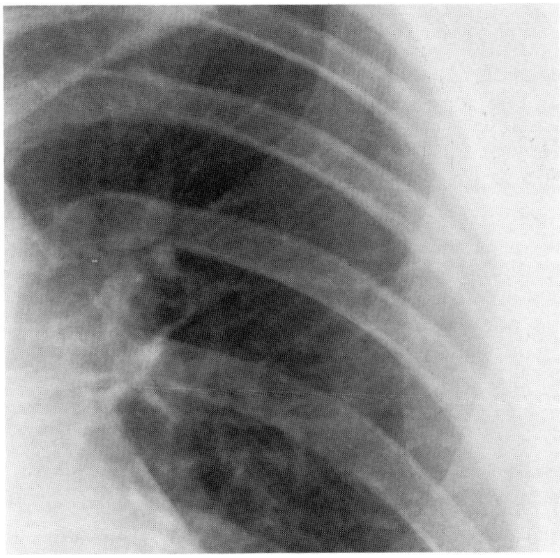

Abb. **349** Vertikaler Linienschatten durch die Margo medialis scapulae.

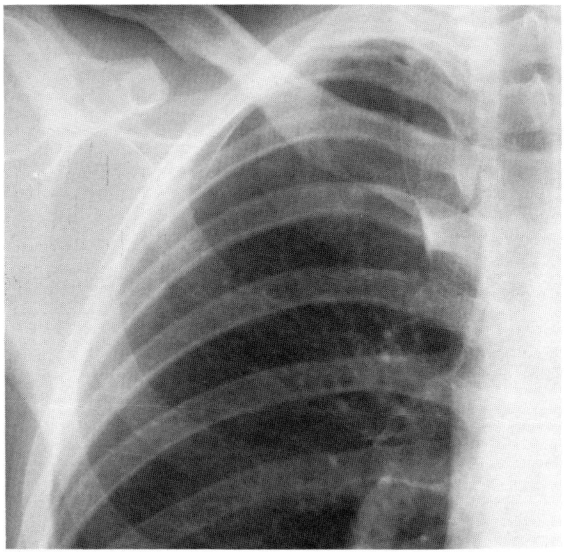

Abb. **350** Pleuralinie bei Lobus v. azygos.

der tangentialen Haut über dem Schlüsselbein entspricht. Der Schatten schlägt medial oft bogenförmig in den senkrechten Schatten des M. sternocleidomastoideus um.

Kostaler Begleitschatten
Am Unterrand der dorsalen Rippe II findet sich meist links ein Begleitschatten, der der A. subclavia entspricht. Dieser Schatten läuft nicht streng parallel zur Rippe und geht nach medial in den supraaortalen Mediastinalschatten über. Er ist glatt konturiert und kann damit von Pleurakuppenschwielen unterschieden werden, die in der Regel arkadenförmig wellig und mit zipfligen Ausziehungen an das Lungenparenchym grenzen.

Subpleurale Fettlinien
Eine Fettlage lateral von der Pleura parietalis kann als Begleitschatten der Thoraxwand imponieren. Er wird besonders an der Pleurakuppe und an der seitlichen Thoraxwand beobachtet. Dadurch, daß dieser Streifen nach kaudal schmaler wird, unterscheidet er sich von geringen Pleuraergüssen.

Hautfalten
Besonders bei kachektischen Patienten, die im Liegen geröntgt wurden, finden sich Hautfalten, die als vertikale Verdichtungslinien imponieren. Der Schatten überschreitet oft die Lungengrenzen, im Gegensatz zur Pleuralinie beim Pneumothorax.

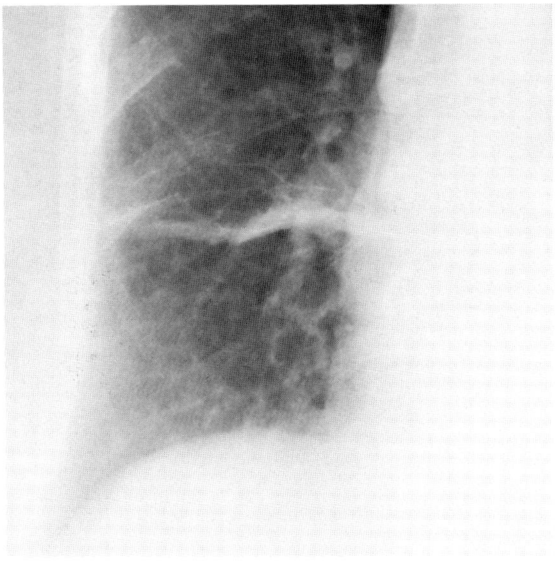

a

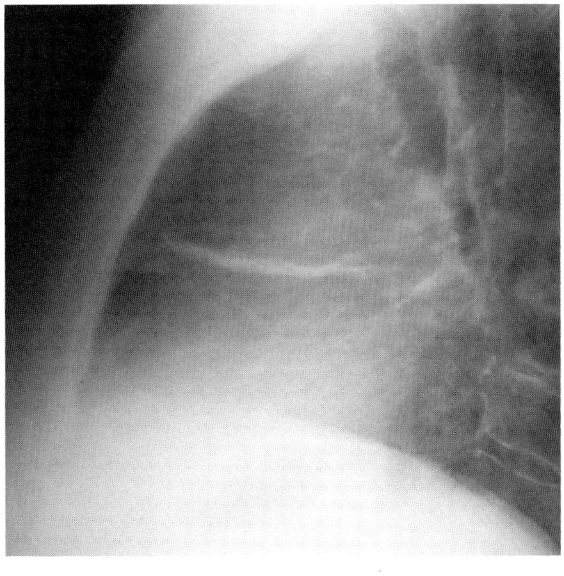

b

Abb. **351 a–b** Interlobärschwiele.

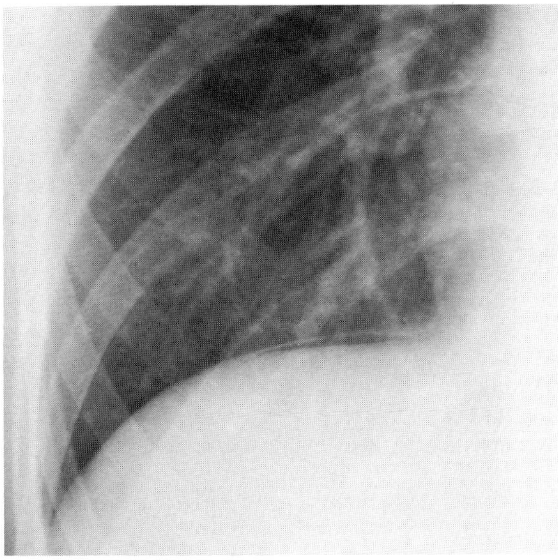

Abb. **352** Pneumoperitoneum. Die Luftunterkupplung des Zwerchfells bedingt den schmalen diaphragmalen Streifen.

Interlobien

Auf 15–20% der Thoraxaufnahmen sind interlobäre Pleuralinien sichtbar. Dazu muß der Röntgenstrahl die Pleura mehrere Zentimeter lang orthograd getroffen haben. Deutlicher werden diese Schatten, wenn eine Pleuritis interlobaris, eine Fibrose oder ein subpleurales Ödem den Schatten verdickt hat. Vor allem sind es die großen Lappenspalten und der Obermittellappenspalt, die so zur Abbildung kommen. Aber auch intersegmentale Pleuraspalten werden ausnahmsweise gesehen (Abb. **350, 351**).

Pleuraler Narbenstrang

Im Anschluß an eine Pleuritis können Fibrosen entstehen, die durch die Bewegung der Pleurablätter strangförmig ausgezogen sind. Es handelt sich meist um vertikale oder schräge Streifen, die – wie die rotierende Durchleuchtung zeigt – brustwandnah gelegen sind.

Pneumothorax

Beim kleinvolumigen Mantelpneumothorax bildet sich die Pleura visceralis als Haarlinie ab, die fast parallel zur Brustwand verläuft. Peripher von dieser Linie fehlt die Lungenstruktur.

Pneumoperitoneum
(Abb. **352, 353**)

Infolge einer Luftunterkupplung erscheint das Zwerchfell als schmaler horizontaler, apikalkonvexer Bogen im Lungenunterfeld besonders rechts.

Akzessorisches Diaphragma

Diese Mißbildung ist sehr selten. Dabei zieht ein zusätzliches Diaphragma segelartig durch den

Abb. **353** Exzessives Pneumoperitoneum nach Gastroskopie bei perforiertem Ulkus. Beachte auch die Linienschatten der Axillarfalten.

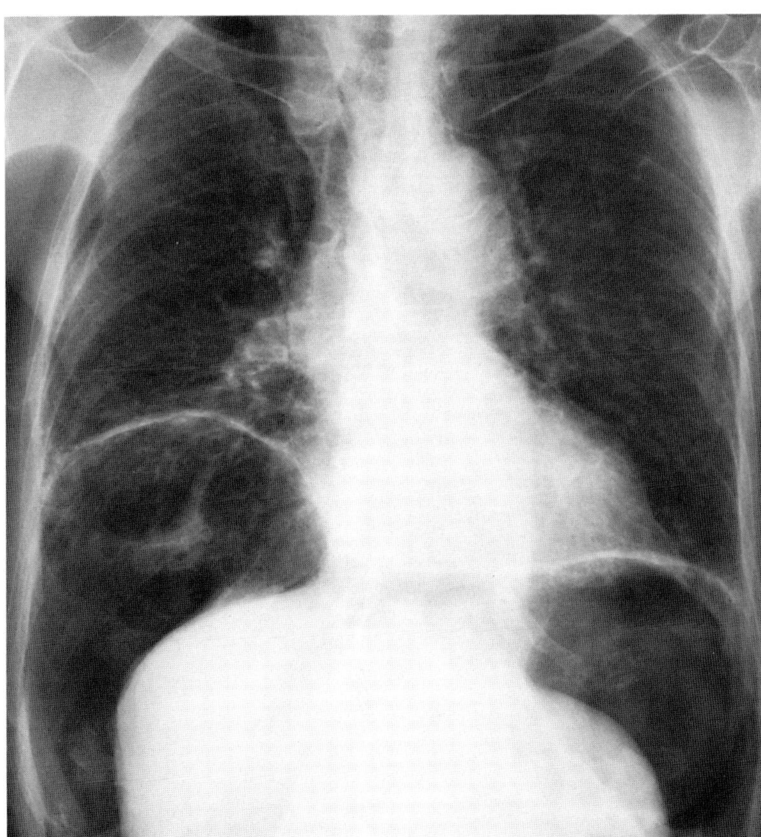

rechten Unterlappen. Der Röntgenbefund wird meist mit Interlobärschwielen verwechselt und unterscheidet sich von diesen nur durch den atypischen Verlauf (399).

Segmentatelektasen
Beim Verschluß eines Segmentbronchus kann eine sehr schmale Atelektase entstehen, die als Linienschatten imponiert. Der Schatten ist dort, wo er ans Interlobium grenzt, scharf. Besonders die Segmente S 3, S 2 und S 8 bilden sich derart ab.

Plattenatelektasen
(Abb. **354–356**)
Es handelt sich um 1–3 mm breite und 4–10 cm lange Streifen, die in den Unterfeldern meist horizontal, in den Mittelfeldern von unten medial nach oben lateral verlaufen. Sie finden sich bei Zwerchfellhochstand und Belüftungsstörungen z. B. auch postoperativ. Das pathologische Substrat ist bisher nicht sicher geklärt, obwohl es sich um einen sehr häufigen Röntgenbefund handelt. Zum einen wird eine Invagination der Pleura visceralis angenommen (Abb. **354**). Zum anderen werden bandförmige Atelektasen in der Nachbarschaft von Bindegewebssepten postuliert; der Lungenkollaps müßte dann Folge einer umschriebenen Alveolitis mit Verlust des Surfactant-Faktors sein, denn wegen der reichen Kollateralventilation dürfte ein Bronchusverschluß allein die Atelektase nicht verursachen.

Lungennarben
Die unterschiedlichsten Lungenerkrankungen wie Pneumonien, Tuberkulose, Traumen und Stauberkrankungen führen zu schrumpfenden Parenchymnarben. Die Narbenstränge imponieren als Linienschatten, die oft hiliradiär angeordnet sind. Besonders bei der Oberlappentuberkulose zeigt sich eine vermehrte apikohiläre Streifenzeichnung. Die Narben sind oft mit Verlagerung von Gefäßen und Interlobien vergesellschaftet, und in ihrer Nachbarschaft kann ein Emphysem nachgewiesen werden.

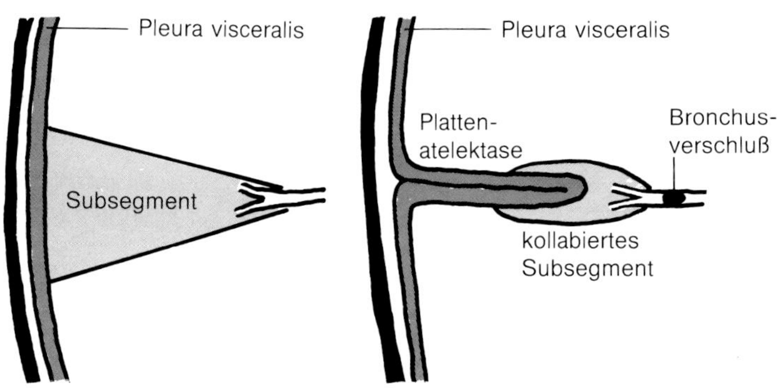

Abb. **354** Pleurahypothese der Plattenatelektasenbildung. Die Schrumpfung des Subsegmentes nach Bronchusobstruktion bewirkt eine Duplikatur der Pleura visceralis, die dem röntgenologischen Streifenschatten entspricht (nach *Fraser* u. *Paré*).

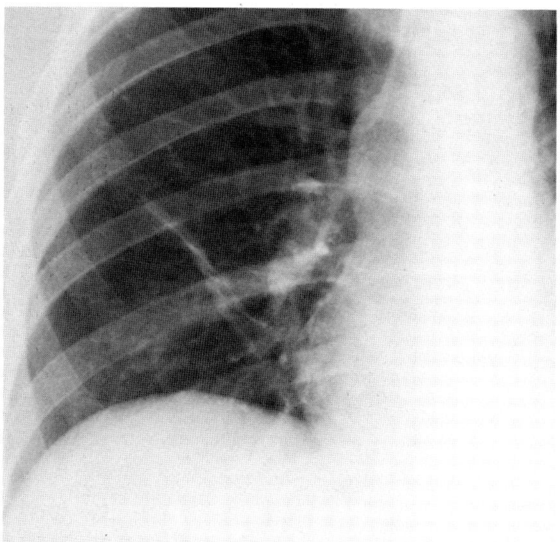

Abb. **355** Plattenatelektase bei postoperativer Minderventilation.

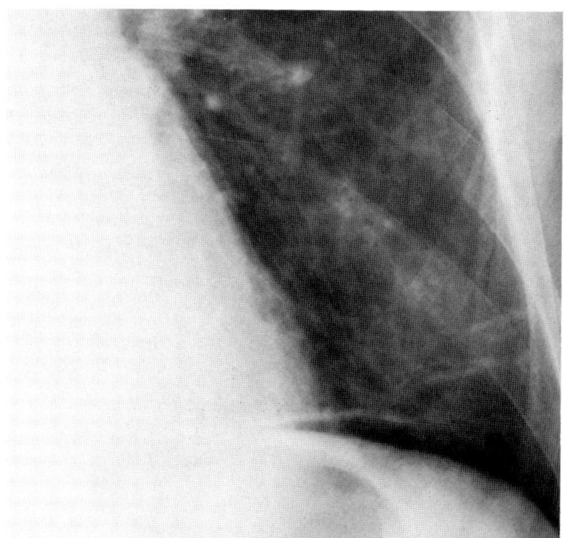

Abb. **356** Plattenatelektase bei Pankreatitis.

Abb. **357 a–b** Akute Herzinsuffizienz. Der Ausschnitt zeigt die Netzzeichnung und angedeutet Kerley-Linien als Ausdruck des interstitiellen Ödems.

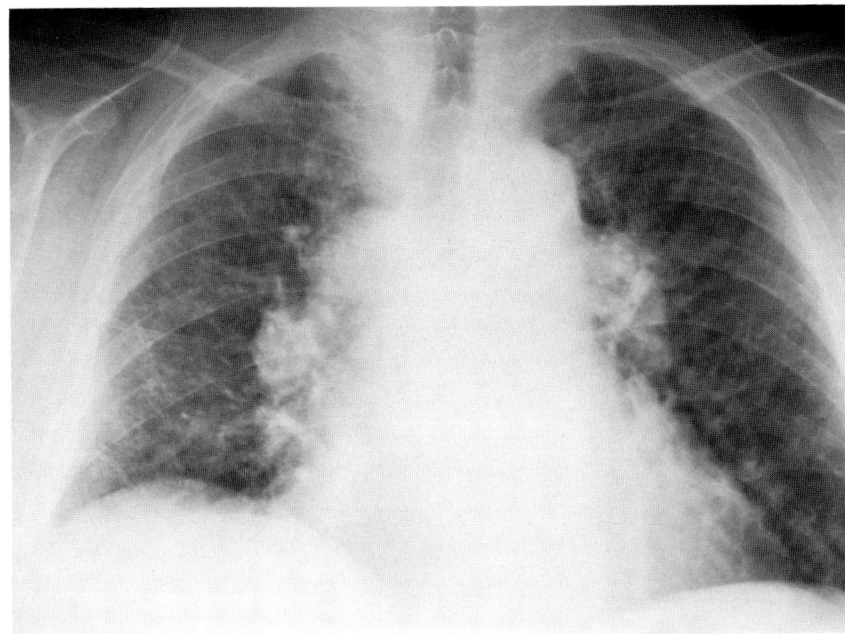

a

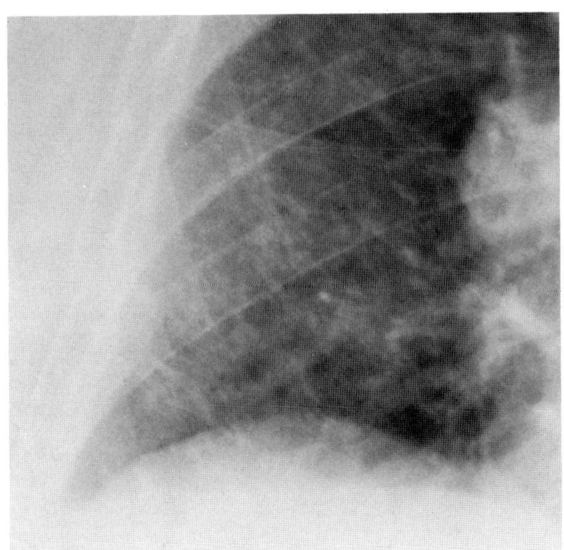

b

Bronchiektasen

Bei den zylindriformen Bronchiektasen kann gelegentlich eine parallele Streifenzeichnung (Schienengleisphänomen) auf dem Übersichtsbild erkannt werden, die den parallel verlaufenden Bronchialwänden bei erweitertem Lumen entspricht. Besonders deutlich wird der Befund meist rechts parakardial und ist oft mit einer vermehrten basohilären Streifenzeichnung vergesellschaftet. Das Zeichen ist aber für Bronchiektasen unsicher, und diese lassen sich nur bronchographisch sichern.

Kerley-Linien
(Abb. **357**)

Sie repräsentieren Interlobulärsepten, die infolge eines Ödems, einer zellulären Infiltration oder einer Fibrose verdickt sind. Die häufigeren Kerley-B-Linien sind 1 cm lange, horizontale Linien, die besonders gut in den lateralen Sinus phrenicocostales zu erkennen sind. Die selteneren Kerley-A-Linien sind schmale, bis 5 cm lange, hilifugale Linien, die besonders in den Lungenoberfeldern beobachtet werden. Im Gegensatz zu den Gefäßstreifen sind sie schmaler und verzweigen sich nicht. Sie repräsentieren die verdickten Interlobulärsepten der ventralen Oberlappenpartien. Das retikuläre Muster (S. 256) wird gelegentlich Kerley-C-Linien genannt.

Netzschatten (interstitielles Muster)

Zahlreiche und sehr unterschiedliche pathologische Prozesse manifestieren sich am interstitiellen Bindegewebe der Lunge. Sie werden Lungengerüsterkrankung genannt. Dazu gehören einerseits akute Erkrankungen mit interstitiellen Ödemen und entzündlich zellulären Exsudaten sowie neoplastischen Infiltrationen, zum anderen die chronischen Lungenfibrosen, die durch eine vermehrte Kollagenfaserbildung im Interstitium gekennzeichnet sind und das Endstadium von vielen Lungenerkrankungen darstellen (413, 423).

Das Interstitium der gesunden Lunge ist in der Regel auf Röntgenbildern nicht zu erkennen. Es durchzieht als dreidimensionales Netz das gesamte Lungenparenchym. Die Komponenten dieses Netzes sind das perivenöse Bindegewebe, das Bindegewebe um die bronchoarteriellen Bündel, die interlobulären Bindegewebssepten, die Basalmembran der Alveolen und die subpleuralen Bindegewebslagen. Da das perivasale Binde-

gewebe zur Peripherie hin abnimmt, ist der Anteil des Interstitiums im Lungenkern höher als der Anteil im Lungenmantel.
Die pathologischen Veränderungen am Interstitium müssen sehr weit fortgeschritten sein, ehe man sie röntgenologisch erfaßt. Es kommt deshalb immer wieder vor, daß bei normalem Röntgenbild klinisch und spirometrisch erhebliche restriktive Ventilationsstörungen vorhanden sind oder aber pathologisch-anatomisch Lungengerüsterkrankungen eindeutig diagnostiziert werden (422–424).
Das die Lungengerüsterkrankung kennzeichnende interstitielle Röntgenmuster besteht aus mehreren Komponenten (390) (Tab. **38**):

- *Retikuläres Muster.* Es handelt sich um eine feinmaschige Netzzeichnung, die sich diffus auf alle Lungenfelder erstrecken kann. Sie entsteht dadurch, daß die verdickten interlobulären Septen aufeinander projiziert werden. Dieses Muster wird gelegentlich auch als Kerley-C-Linien bezeichnet.

- *Kerley-B-Linien.* Es handelt sich um bis zu 1 mm dicke, horizontale, etwa 1 cm lange Linien, die besonders gut in den lateralen Sinus phrenicocostales zu sehen sind. Sie entsprechen den verdickten interlobulären Septen der Lungenperipherie. Anatomische Studien zeigten, daß die interlobulären Septen in den ventralen und lateralen Partien der Unterfelder sowie in den ventralen Partien der Oberfelder besonders dicht und regelmäßig stehen, während sie im Lungenkern spärlicher vorkommen und unregelmäßig angeordnet sind.

- *Kerley-A-Linien* (s. Abb. **224**). Es handelt sich um schmale, bis zu 5 cm lange, hilifugale Linien in den Lungenoberfeldern. Sie entsprechen den verdickten Interlobulärsepten der ventralen Oberlappenpartien. Sie werden sehr viel seltener als die Kerley-B-Linien gesehen.

- *Retikulomikronoduläres Muster.* Innerhalb der Netzzeichnung finden sich kleinste miliare Fleckschatten. Diese entsprechen einerseits knötchenförmigen Ablagerungen im Interstitium, zum andern entstehen sie aber durch eine Summation der sich kreuzenden Linienschatten.

- *Unscharfe Hilus- und Gefäßstrukturen.* Die Infiltration bzw. die Verdickung des perivaskulären Bindegewebes, das auch auf die anliegenden Alveolen übergreift, macht die Grenze zwischen den Gefäßschatten und benachbarten lufthaltigen Lungenregionen unscharf.

- *Verdicktes Interlobium.* Eine Infiltration bzw. Fibrosen der subpleuralen Bindegewebsschichten lassen die Interlobien und akzessorischen Pleuralinien deutlicher erscheinen.

- *Honigwabenmuster.* Es handelt sich um eine grobmaschige Netzzeichnung, die sich über alle Lungenfelder erstrecken kann, besonders deutlich aber in den Unterfeldern zu erkennen ist. Die Maschen haben einen Durchmesser von mindestens 5 mm. Das Muster charakterisiert das Endstadium einer chronischen Lungenfibrose. Es besteht dann schon ein generalisiertes bronchioläres Emphysem mit bis zu 1 cm großen Zysten, die mit Alveolarepithelien austapeziert sind.

Tabelle **38** Das interstitielle Muster (nach *Felson*)

- Kerley-A-B-C-Linien
- Miliare Knötchen
- Späte röntgenologische Erstmanifestation, oft erst nach jahrelanger klinischer Symptomatik
- Honigwabenmuster
- Verdickte bronchovaskuläre Bündel

Diagnostisches Vorgehen

Von den zahlreichen Lungengerüsterkrankungen lassen sich nur wenige klinisch und röntgenologisch eindeutig klären.
Anhand von Voraufnahmen sollte zunächst entschieden werden, ob das interstitielle Muster akut oder chronisch ist, weil das die Differentialdiagnose einengt. Auch die oft vorhandenen röntgenologischen Begleitzeichen wie Gefäßschattenverbreiterungen, Lymphknotenvergrößerungen, ein Pleuraerguß oder ein Emphysemaspekt können Hinweise auf die Ursache der Erkrankung geben. Andere radiologische Verfahren wie Tomographie, Computertomographie, Szintigraphie oder NMR versprechen keine wesentlichen Zusatzinformationen.
Auch die anamnestischen und klinischen Angaben können für die Diagnose richtungsweisend, wie z. B. Inhalation von toxischen Dämpfen, Staubexposition, plötzlicher oder schleichender Krankheitsbeginn, Fieber, Husten, Hämoptysen und extrapulmonale Beschwerden z. B. an den Gelenken und an der Haut.
Meist ist die Diagnose aber nur mit der transbronchialen Biopsie zu klären, wobei auch damit die Ätiologie oft ungewiß bleibt. Bei den stationären chronischen Lungenfibrosen hat die Kenntnis der Ursache aber keine wesentliche therapeutische Konsequenz.

Differentialdiagnose

Tabelle **39** Ursachen der Netzschatten (nach *Felson*)

Akute Lungengerüsterkrankungen
- Vaskulär
  - Lungenstauung
  - Schocklunge
- Entzündlich
  - akute interstitielle Pneumonie
  - miliare Tuberkulose
  - Sarkoidose
  - Arzneimittelpneumonitis
  - exogene allergische Alveolitis
  - Pilzpneumonie
- Tumorös
  - Lymphangiosis carcinomatosa
  - Morbus Hodgkin und Morbus Non-Hodgkin
  - Lungenadenomatose
  - Leukämie
- Varia
  - Lipoidolembolie

Chronische Veränderungen
- Normvariante
- Entzündlich
  - chronische Bronchitis (dirty lung)
  - Kollagenosen
  - chronische interstitielle Pneumonie
- Vaskulär
  - Fibrose bei chronischer Stauung
  - Hämosiderose
  - Goodpasture-Syndrom
  - idiopathische Hämosiderose Morbus Ceelen
- Varia
  - Pneumokoniose
  - Sarkoidose
  - Hamman-Rich-Syndrom
  - Histiozytose X
  - Amyloidose
  - Lymphangiomyomatose
  - Mikroaneurysmen

Akutes interstitielles Muster

Interstitielles Lungenödem bei Herzinsuffizienz (s. Abb. **224, 357**)
Der Hilus und die Gefäßschatten sind unscharf konturiert, und besonders in den abhängigen dorsobasalen Lungenpartien zeigt sich eine verstärkte Netzzeichnung. Oft ist die Herzsilhouette vergrößert, und die Lungengefäße sind verbreitert. Beim Übergang zum intraalveolären Ödem zeigen sich auch konfluierende Fleckschatten (azinäre Schatten). Die Diagnose ergibt sich aus der akut einsetzenden klinischen Symptomatik mit Dyspnoe, Ödem, Nykturie und Zyanose und der meist schnellen Besserung unter einer Diuretika- und Kardiakatherapie.

Schocklunge
Bei der Schocklunge, die anfangs durch alveoläre Infiltrate und Ödeme gekennzeichnet ist, kann sich ab dem 7. Tag eine Fibrose mit retikulärer Zeichnung entwickeln. Oft wird in diesem Stadium die Erkrankung durch umschriebene pneumonische Infiltrate kompliziert. Die Diagnose ergibt sich aus der Anamnese und dem Atemnotsyndrom (s. Abb. **240**).

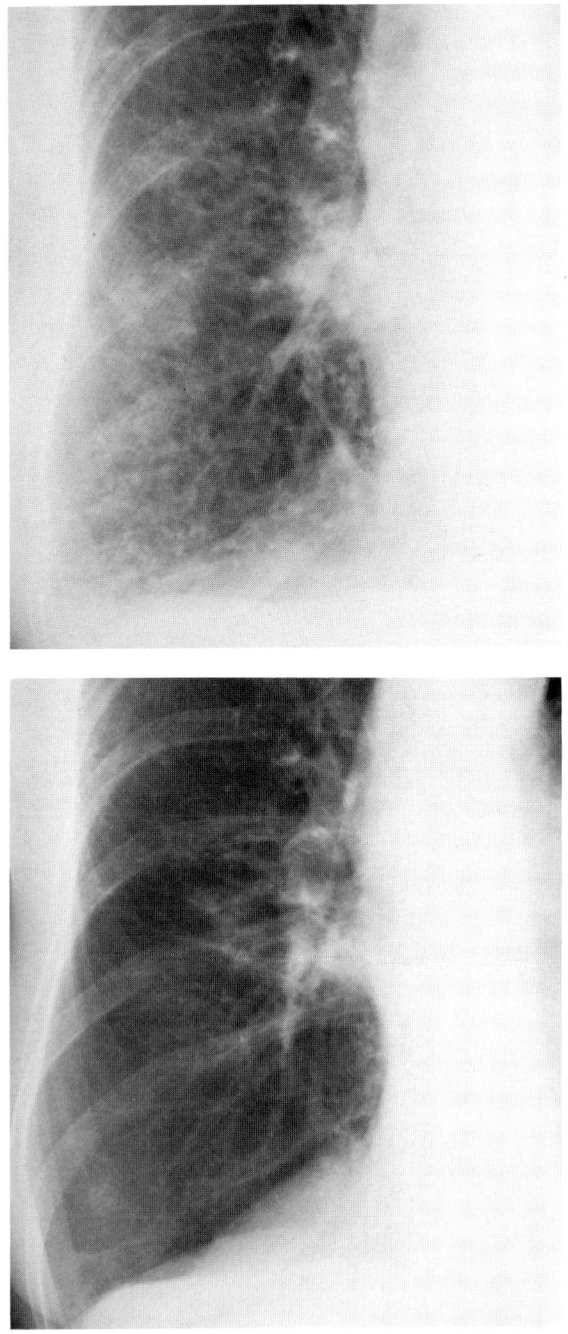

Abb. **358 a–b** Interstitielle Pneumonie bei Emphysem. Nach Antibiotikatherapie Rückbildung der Netzzeichnung.

Akute interstitielle Pneumonie (Abb. **358**)
Das Netz- und Streifenmuster ist besonders stark im Lungenkern zu erkennen. Oft zeigen sich aber auch regionale konfluierende Streifenmuster. Die

Erkrankung beginnt akut mit Fieber, Husten, Dyspnoe. Ihre Erreger sind Mykoplasmen und zahlreiche Viren, die über einen Titeranstieg der Komplementbindungsreaktion bzw. in Kulturen nachgewiesen werden können.

Miliare Tuberkulose
Die Netzzeichnung ist mit disseminierten miliaren Knötchen kombiniert, deren Konzentration von der Lungenspitze zur Lungenbasis abnimmt. Oft zeigen sich alte spezifische Spitzenherde. Die Tuberkulinreaktion und der Nachweis von Tuberkelbakterien im Sputum diagnostizieren die Erkrankung.

Sarkoidose
Im Stadium II der Erkrankung finden sich miliare Knötchen und eine retikuläre Zeichnung, die besonders stark im Lungenkern ausgeprägt sind. Oft sind bihiläre Lymphome nachweisbar, die besonders deutlich tomographisch dargestellt werden. Im Stadium III der Erkrankung besteht eine Lungenfibrose mit Honigwabenmuster. Die Diagnose ergibt sich aus der Lymphknoten- oder Lungenbiopsie. Der Kveim-Hauttest ist positiv.

Arzneimittelpneumonitis
Sie entwickelt sich heute vor allem nach Zytostatikaapplikation wie Busulfan, Bleomycin, Adriamycin, Methotrexat. Die akute interstitielle zelluläre Infiltration geht bald in eine chronische Lungenfibrose über.

Exogene allergische Alveolitis
Es findet sich ein interstitielles Muster diffus über alle Lungenareale ausgebreitet, das bei chronischer Allergenexposition in eine Lungenfibrose übergeht. Die akute Erkrankung ist mit Fieber und Dyspnoe verbunden. Die Diagnose ergibt sich aus dem Inhalationsbelastungstest und dem Antikörpertiteranstieg im Serum (s. Tab. 9, S. 121).

Pilzpneumonien
Es handelt sich in der Regel um die Manifestation von primären Pneumomykosen (Kokzidioidomykose, Kryptokokkose, Blastomykose, Histoplasmose), die bei einer hämatogenen Streuung ein diffuses interstitielles Muster mit miliaren Knötchen verursachen. Die Erkrankung ist in Europa extrem selten und findet sich in den amerikanischen und afrikanischen Endemiegebieten.

Lymphangiosis carcinomatosa
(Abb. **359**)
In den basalen Lungenregionen oder perihilär findet sich ein interstitielles Muster. Meist führt die Erkrankung schnell zum Pleuraerguß, aus dessen Punktion sich die Malignität ergibt. Primärtumoren sind unter anderem Mamma-, Magen- und Prostatakarzinome.

Morbus Hodgkin und Morbus Non-Hodgkin
Das Tumorgewebe wächst als Lymphangiosis blastomatosa per continuitatem aus den hilären und mediastinalen Lymphknoten in die Lunge ein. Es finden sich perihiläre und paramediastinale Streifen- und Netzzeichnungen, aber auch disseminierte miliare Fleckschatten können vorkommen. Das Röntgenmuster kann einer Lymphangiosis carcinomatosa ähnlich sehen. Oft finden sich mediastinale und hiläre Lymphknoten und in 30% Pleuraergüsse. Die Diagnose ergibt sich aus der Lymphknotenbiopsie.

Lungenadenomatose (Alveolarzellkarzinose)
Das diffuse bronchioloalveoläre Karzinom manifestiert sich meist mit nodulären und miliaren

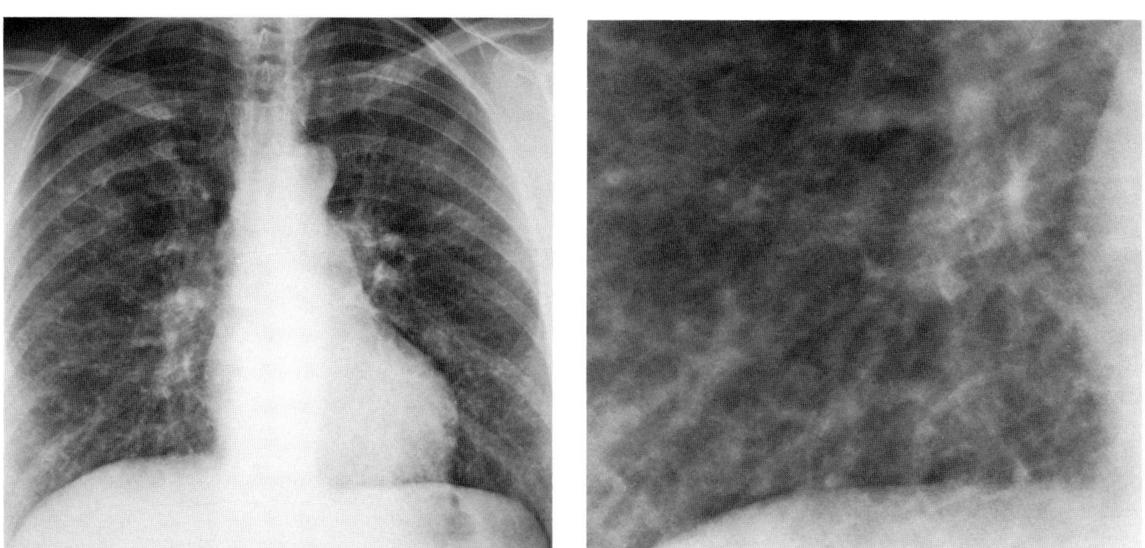

a b

Abb. **359 a–b** Lymphangiosis carcinomatosa bei metastasierendem Mammakarzinom.

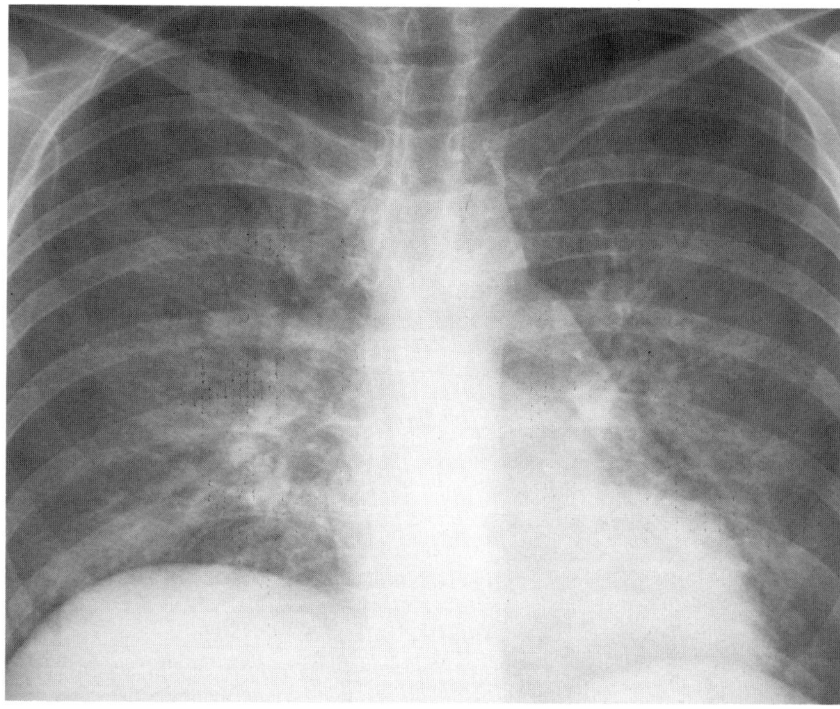

Abb. **360** Leukotische Infiltrate bei akuter Blastenleukämie.

Fleckschatten. Es können aber auch infolge einer Lymphangiosis carcinomatosa diffuse retikuläre Zeichnungen vorhanden sein. Die Diagnose ergibt sich aus dem Nachweis von malignen Zellen im Sputum und im Lungenbiopsat (s. Abb. **191**).

Leukämie
(Abb. **360**)
Leukämische Infiltrate des Lungengerüstes kommen in der Regel nur im terminalen Erkrankungsstadium vor. Es zeigt sich ein Netzmuster besonders im Lungenkern. Mediastinale und hiläre Lymphknoten können vergrößert sein.

Lipiodolembolie
Nach Lymphographie mit öligen Kontrastmitteln können miliare Kontrastmittelknötchen im Lungenparenchym nachgewiesen werden, die innerhalb von wenigen Wochen resorbiert werden.

Chronisches interstitielles Muster

Normvarianten
Das interstitielle Muster mit Kerley-B-Linien und verstärkter Netzzeichnung kann als Normvariante beobachtet werden und hat dann natürlich keinen Krankheitswert.

Chronische Bronchitis
Die chronisch rezidivierende Bronchitis und die „small airway disease“ kann eine peribronchiale Fibrose verursachen und damit röntgenologisch ein interstitielles Muster bieten, das vor allem in den Unterfeldern sichtbar wird. Oft besteht gleichzeitig ein Emphysemaspekt der Lungen mit verbreitertem Retrosternalraum, tiefstehenden Zwerchfellkuppen und kaliberstarken zentralen Pulmonalgefäßen. Die Patienten leiden an chronischem Husten mit Auswurf und an einer obstruktiven Ventilationsstörung.

Kollagenosen
Kollagenosen sind Erkrankungen des Bindegewebes, die sich u. a. an der Lunge mit einer interstitiellen Exsudation und später einer interstitiellen Fibrose manifestieren. Röntgenologisch zeigt sich meist eine starke Netzzeichnung im Lungenkern und in der Lungenbasis. Meist bestehen andere Symptome (Arthritis, Karditis, Myositis, Nephritis), die für die Diagnostik ebenso richtungsweisend sind wie die serologische Zeichen der Autoimmunerkrankung. Die Diagnose ergibt sich aus der Biopsie.

Chronische interstitielle Pneumonie
(Abb. **361**)
Die chronische interstitielle Pneumonie gilt als uniformes Reaktionsmuster auf zahlreiche sehr unterschiedliche und teilweise auch unbekannte Noxen. Nach einer serösen interstitiellen und intraalveolären Exsudation kommt es zu einer lymphozytären und monozytären Infiltration des Interstitiums und schließlich zur progredienten Lungenfibrose. Klinisch steht eine restriktive Ventilationsstörung im Vordergrund der Beschwerden. Das Röntgenbild zeigt ein interstitiel-

a
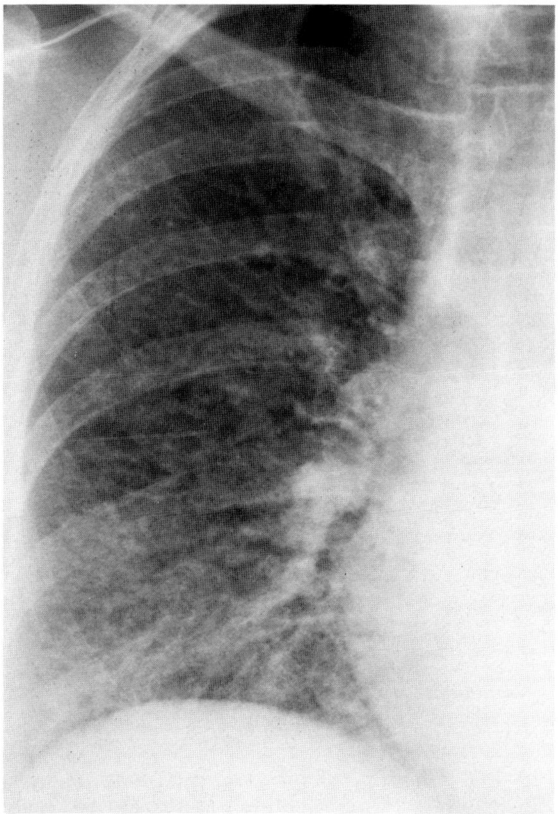
b
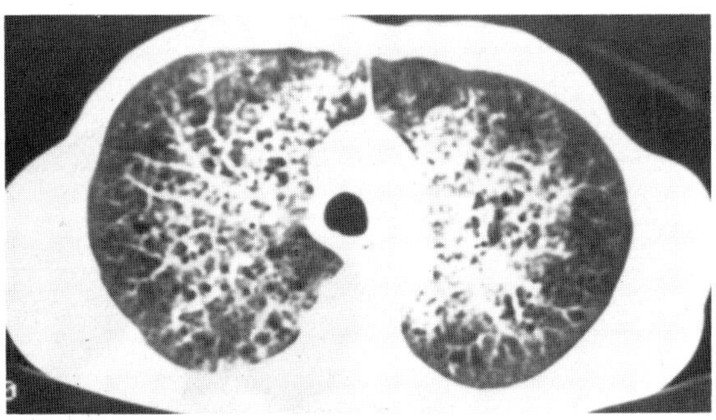

Abb. **361 a–b** Chronische interstitielle Pneumonie. Auch im Computertomogramm verstärkte Lungengerüstzeichnung. Bioptisch gesichert.

les Muster und im Endstadium ein Honigwabenmuster (Abb. **362**). Die endgültige Diagnose stellt die Biopsie, mit der auch die histologischen Typen identifiziert werden: die häufige einfache interstitielle Pneumonie, die seltene desquamative interstitielle Pneumonie, die Bronchiolitis obliterans, die diffuse fibrosierende Alveolitis, die lymphozytäre interstitielle Pneumonie und die Riesenzellen interstitielle Pneumonie.

Chronische Lungenstauung und Hämosiderose
Die chronisch rezidivierenden Ödeme führen zur Bindegewebsneubildung im Lungengerüst. Es zeigt sich ein relativ grobes Netzmuster in Mittel- und Unterfeldern, meist bei Mitralstenose mit entsprechend mitralkonfigurierten Herzschatten. Gelegentlich können auch mikronoduläre Schatten in den Unter- und Mittelfeldern Hinweis auf eine Hämosiderose sein.

Goodpasture-Syndrom und idiopathische Hämosiderose
Im Hämorrhagiestadium zeigen sich großflächige, konfluierende Verschattungen, die innerhalb von Wochen resorbiert werden und dann in ein mikronoduläres retikuläres Muster übergehen.

Pneumokoniosen
Fast alle anorganischen Stauberkrankungen führen zur Lungenfibrose. Je nach Art des Staubes können zusätzlich verkalkende, disseminierte Knoten im Lungenparenchym, Lymphknotenkalzifikationen (Silikose) sowie Pleuraverkalkungen (Asbestose und Talkose) vorkommen.

Hamman-Rich-Syndrom
Die diffuse progressive interstitielle Lungenfibrose beginnt mit trockenem Reizhusten und Brustschmerzen und geht später in eine progressive Dyspnoe mit Zyanose und Polyglobulie über. Röntgenologisch entwickelt sich von den Unterfeldern aufsteigend ein mikronoduläres retikuläres Muster. Die Prognose der Erkrankung ist ungünstig. Es scheint heute zweifelhaft, ob dieses Syndrom überhaupt von der chronisch interstitiellen Pneumonie abzugrenzen ist.

Mukoviszidose
Es zeigt sich ein grobes Netzmuster diffus über allen Lungenarealen. Es bestehen gleichzeitig Bronchiektasen. Die Erkrankung ist angeboren und manifestiert sich u. a. am Pankreas und an den Schweißdrüsen.

Histiozytose X
(Abb. **363**)
Im granulomatösen Stadium zeigen sich disseminierte Knötchen bilateral. Im Fibrosestadium entwickelt sich ein grobretikuläres, honigwabenartiges Muster mit Betonung der Oberfelder. Die gleichzeitig vorhandenen Knochen- und Hautläsionen ergeben den Verdacht auf die Erkrankung, die durch die Lungenbiopsie gesichert wird.

Bronchopulmonale Amyloidose
Die sekundäre Amyloidose ist häufiger als die primäre und entwickelt sich bei chronischen eiternden Prozessen, bei der rheumatoiden Arthritis und bei malignen Tumoren. Bei der diffusen alveolären und septalen Form wird das Amyloid in den alveolären Septen und im paravasalen Interstitium abgelagert. Röntgenologisch zeigt sich ein interstitielles Muster mit Netzzeichnung und miliaren Knötchen. Die hilären und mediastinalen Lymphknoten können vergrößert und gelegentlich verkalkt sein. Die Diagnose ergibt sich aus der Biopsie.

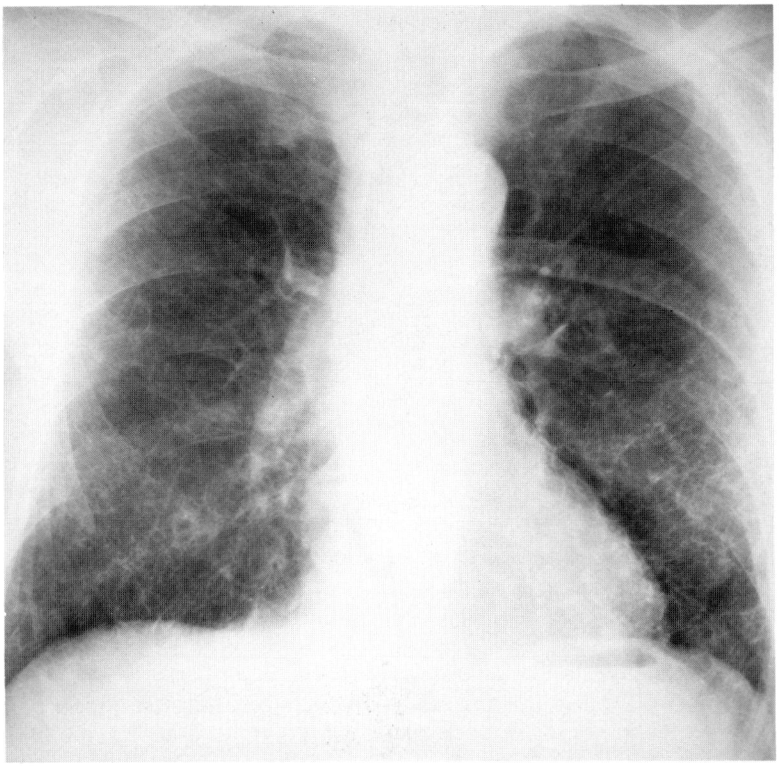

b

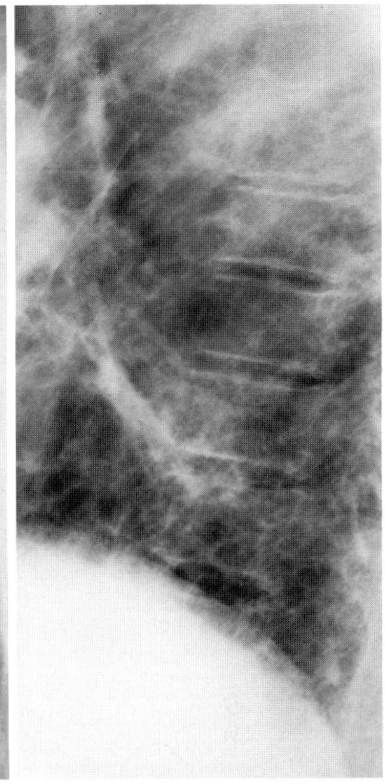

c

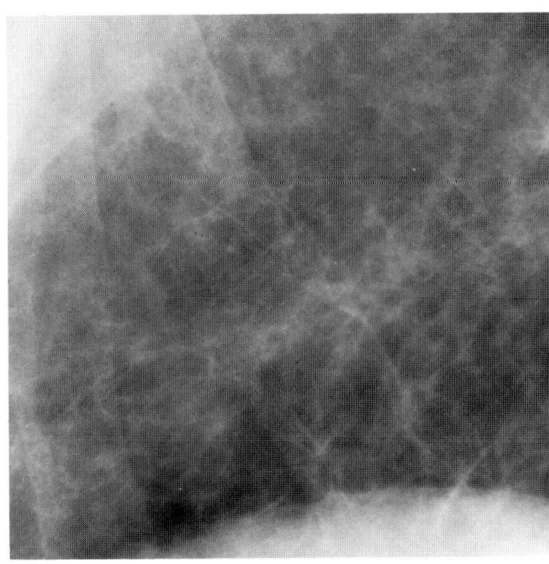

a

Abb. **362 a–c** Chronische Lungenfibrose mit Narbenemphysem. Honigwabenmuster.

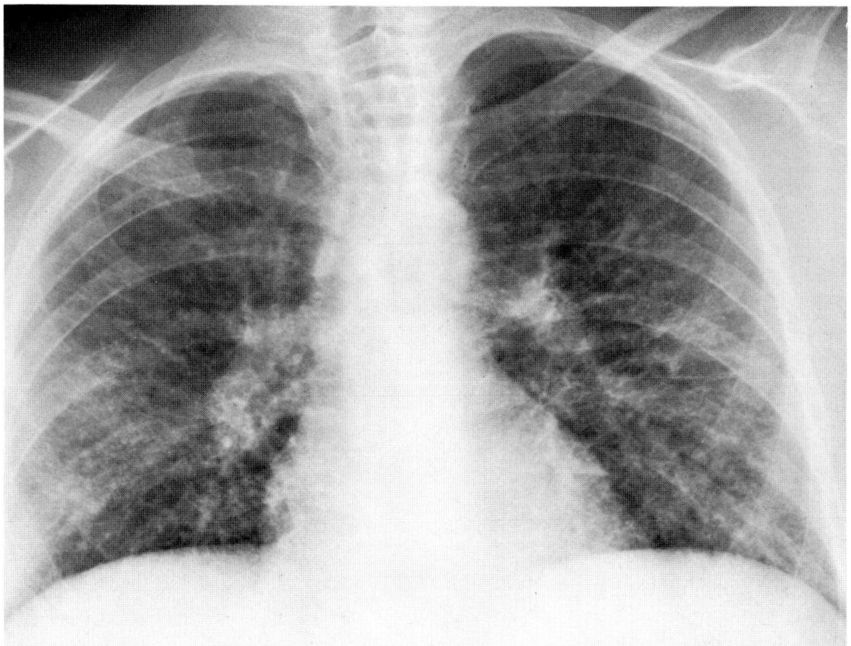

Abb. **363 a–b** Histiozytose X mit starker restriktiver Ventilationsstörung. Bioptisch gesichert.

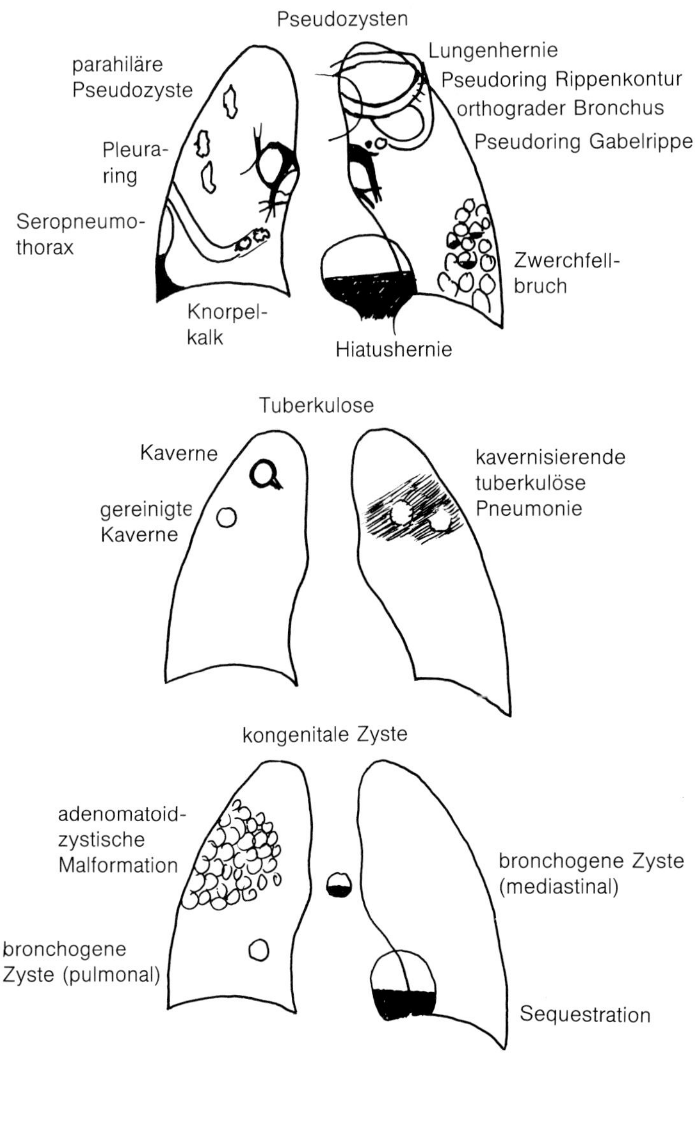

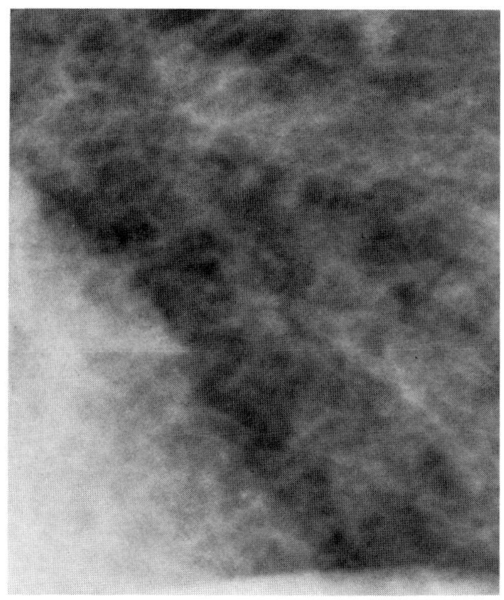

Abb. **363 b**

◁ Abb. **364** Einige Ursachen von ▷ Ringschatten.

Lymphangiomyomatose
Es handelt sich um eine Proliferation von glatten Muskelfasern in der Pleura, in den alveolären Septen, in den Bronchien und im lymphatischen System. Es finden sich eine progressive diffuse Gerüsterkrankung der Lungen, rezidivierende chylöse Pleuraergüsse und rezidivierende Pneumothoraces. Die Lymphangiomyomatose manifestiert sich fast nur bei Frauen im gebärfähigen Alter. Pathologisch-anatomisch finden sich multiple kleine Zysten, deren Wand aus glatter Muskulatur und Bronchialepithel besteht, sowohl in der Lunge als auch in der Pleura.
Röntgenologisch besteht ein Honigwabenmuster der Lunge.

Mikroaneurysmen
Bei Leberzirrhose, beim Morbus Osler und bei der Schistosomiasis können multiple, kleine Lungenhämangiome vorkommen, die auch infolge eines Kurzschlusses zur arteriellen Hypoxämie führen können. Röntgenologisch zeigen sich besonders in den Unterfeldern unregelmäßig geformte, kleinfleckige Verschattungen. Größere Aneurysmen können angiographisch nachgewiesen werden.

Ringschatten, Zysten und Kavernen

Bei vielen und recht unterschiedlichen Erkrankungen enthält das Lungenparenchym luftgefüllte Höhlen, deren Durchmesser einige Millimeter bis mehrere Zentimeter beträgt (Abb. **364**). Sie stellen sich als Ringschatten dar, wenn sie von belüftetem Lungengewebe umgeben sind. Liegen die Höhlen aber innerhalb von pathologischen Verdichtungen, so imponieren sie als radiotransparente Löcher. Es lassen sich unterscheiden (401):

- *Blasen,* die z. B. Emphysembullä oder luftgefüllten Zysten entsprechen und die mit einer relativ dünnen Wand gegen lufthaltiges Lungengewebe abgegrenzt sind. Sie können solitär sein, aber auch multipel vorkommen – regional lokalisiert oder über das gesamte Lungenparenchym ausgedehnt (Wabenlunge).

- *Höhlen,* die dadurch entstehen, daß der Eiter eines entzündlichen Prozesses oder die verflüssigte Nekrose einer Neoplasie in einen Bronchus perforiert und dann ausgehustet wird. Wird die Flüssigkeit nicht vollständig expektoriert, so kann röntgenologisch ein Spiegel nachgewiesen werden. Eine Höhlenbildung in einem tuberkulösen

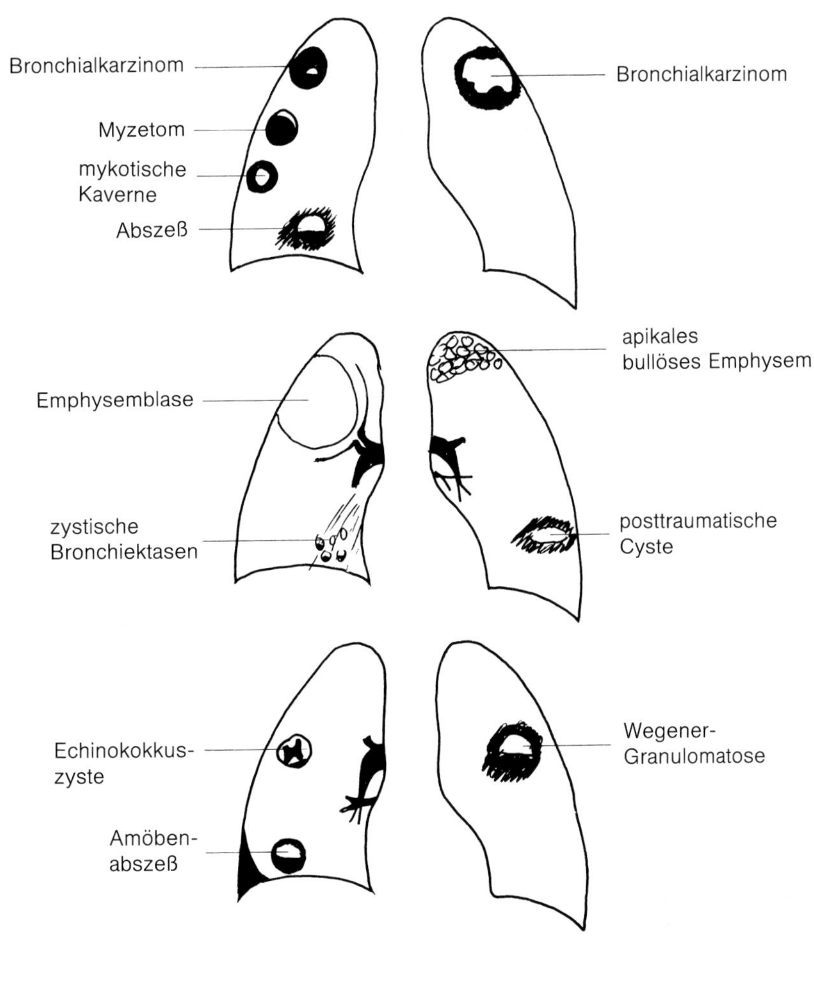

Infiltrat oder in einem Tuberkulom nennt man Kaverne.

● *Pseudokavernen.* Extrapulmonale Strukturen wie Pleuraringe oder Zwerchfellhernien können Höhlen und Blasen vortäuschen. Auch große orthograd getroffene Bronchiallumina und ein bogiger Gefäßverlauf können gelegentlich zur Fehlinterpretation führen.
Blasen und Höhlen neigen zu charakteristischen Komplikationen:
– *Superinfektion.* Die Höhlenwand ist im Vergleich zu Voraufnahmen verdickt, und in der Höhle sammelt sich Flüssigkeit.
– *Gefäßarrosion.* Eine Arterie in der Höhlenwand wird arrodiert, was zu Einblutung und zu Hämoptyse führt.
– *Pleuraperforation.* Eine subpleural gelegene Blase kann platzen, oder eine progrediente Einschmelzung kann die Pleura visceralis arrodieren. Es resultiert ein Pneumothorax, ein Pyopneumothorax oder ein Hämatopneumothorax.
– *Spannungszyste und Blähkaverne.* Über einen Ventilmechanismus im Drainagebronchus dehnt sich die Kaverne oder die Zyste, und sie verdrängt als raumfordernder Prozeß Lungengefäße, Bronchien und sogar Mediastinalstrukturen.
– *Pilzbesiedlung.* In den Höhlen wachsen die Pilze rasenartig an der Innenwand bzw. füllen sie als Pilzballen (Myzetome) die Höhle aus. Röntgenologisch zeigt sich in der Höhle eine rundliche Verschattung, die von einer kranialen Luftsichel begrenzt ist (Meniskuszeichen). In Kopftieflage ändert sich die Position des Myzetoms in der Höhle. Die Diagnose ergibt sich aus dem Nachweis des Pilzes (Aspergillus fumigatus im Sputum oder im Biopsat).

Diagnostisches Vorgehen

Mit der rotierenden Durchleuchtung lassen sich extrapulmonale Strukturen identifizieren, die Blasen oder Höhlen vortäuschen.
Dünnwandige Emphysemblasen und Wabenlungen haben besonders auf dem Tomogramm einen so eindeutigen Röntgenaspekt, daß sich weitere diagnostische Methoden erübrigen. Bei den dickwandigen Kavernen gibt die Innenkontur Hinweise auf ihre Genese: Bakterielle Abszesse und infizierte Emphysemblasen sind meist glattwandig; eingeschmolzene Neoplasien, Echinokokkuszysten und mykotische Abszesse haben eine höckrige, unregelmäßige Innenkontur. Aufnahmen in Seiten- und Kopftieflage können klären, ob der Zysteninhalt flüssig oder strukturiert ist, wie z. B. bei Myzetomen. Um die endgültige Diagnose zu erreichen, müssen aber bakteriologische, mykologische und zytologische Sputumanalysen und serologische Blutuntersuchungen durchgeführt werden.
Den Verdacht auf zystische Bronchiektasen klärt die Bronchographie, der Verdacht auf eingeschmolzene Lungensequestrationen wird mit der Aortographie bestätigt oder unwahrscheinlich gemacht.

Differentialdiagnose

Tabelle **40** Ursachen von Ringschatten

Pseudokavernen, Pseudozysten
– Rippenanomalie und Knorpelkalk
– ringförmige Pleuranarben
– abgekapselter Pneumothorax
– Zwerchfellhernien
– orthogrades Bronchiallumen
– Superprojektion von bogigen Gefäßen
Entzündliche Kavernen
– Lungenabszeß
– tuberkulöse Kaverne
– abszedierende Infarktpneumonien
– mykotischer Abszeß (Aktinomykose, Histoplasmose, Kokzidioidomykose)
– Amöbenabszeß
– Echinokokkuszyste
– Wegener-Granulomatose
– Rheumaknoten
– massive progressive Fibrose bei Silikose
– Sarkoidose
Tumorkaverne
– Bronchialkarzinom (besonders Plattenepithel)
– Morbus Hodgkin
– Metastase
Mißbildungen
– bronchogene Zyste
– adenomatoidzystische Degeneration
– Lungensequestration
Varia
– Emphysemblase
– zystische Bronchiektase
– traumatische Zyste
– Pneumatozele

Rippenanomalien
Gabelrippen, Brückenrippen, *Srb*-Anomalien betreffen vor allem die ersten vier Rippen und können Ringschatten vortäuschen. Beim älteren Menschen kann der Rippenknorpel girlanden- und kokardenartig verkalken. Die rotierende Durchleuchtung lokalisiert und klärt die Veränderungen (s. Abb. **281**).

Pleuraringe
Es handelt sich um kokarden- oder girlandenförmige, recht dicht kalzifizierte Ringe. Sie entstehen wahrscheinlich dadurch, daß umschriebene pleuritische Verklebungen an den Randpartien verkalken. Die Durchleuchtung, die Tomographie und schließlich die Computertomographie klären den Befund.

Abgekapselter Pneumothorax
Bei pleuritischen Verklebungen und beim Seropneumothorax kann die interpleurale Luft mit ihrer Begrenzung als Ringschatten imponieren.

Zwerchfellhernien
Kongenitale oder posttraumatische Zwerchfellükken lassen Dünndarmanteile in den intrathorakalen Raum eintreten, und die intestinale Luft täuscht pulmonale Zysten vor. Auch eine große Hiatushernie kann als luftgefüllte Höhle imponieren. Die Kontrastmittelpassage des Darms klärt die Diagnose.

Orthograder Bronchus
Der Röntgenstrahl trifft bei der Seitenaufnahme die Hauptbronchien und die Oberlappenbronchien orthograd, bei der p.-a. Aufnahme gelegentlich die anterioren Oberlappensegmentbronchien. Die charakteristische Lage und das Kaliber der Ringschatten lassen meist keine Schwierigkeiten aufkommen.

Kavernöse Tuberkulose
(Abb. **365**)
Die tuberkulösen Kavernen liegen vor allem in den Oberfeldern (S. 74). Eingeschmolzene Tuberkulome imponieren als Ringschatten mit relativ glatten Außen- und Innenkonturen. Die Tomographie zeigt einen infiltrativ verdickten Drainagebronchus. Kavernen in tuberkulösen Pneumonien sind glattrandige, transparente Löcher in großflächig konfluierenden Fleckschatten.
Im Spätstadium ist die gereinigte Kaverne ein dünnwandiger Ringschatten, der aber gelegentlich durch Narbenstränge entrundet und verkleinert wird (Strangkaverne).
Ein kavernöser Prozeß in den Oberfeldern muß bis zum Beweis des Gegenteils als Tuberkulose angesehen werden. Die Diagnose ergibt sich durch die positive Tuberkulinprobe und wird durch den Nachweis von Mykobakterien im Sputum gesichert.

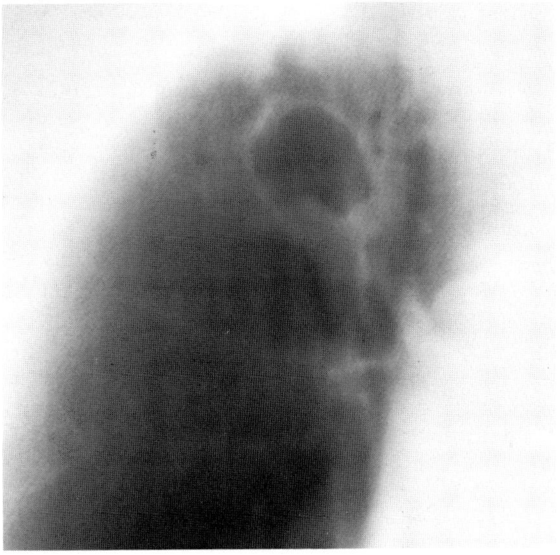

Abb. **365** Tuberkulöse Kaverne.

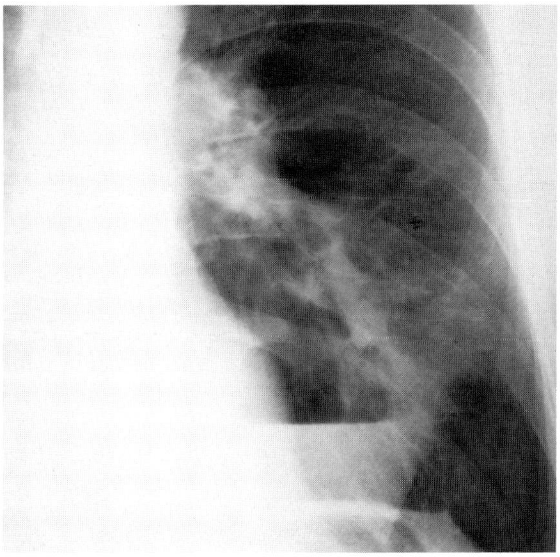

Abb. **366** Abszeß nach Aspirationspneumonie.

Abszeß
(Abb. **366**)
Der meist dickwandige Ringschatten hat eine unscharfe Außenkontur durch pneumonische Infiltrate und eine relativ scharfe Innenkontur durch die Abszeßmembran. Oft finden sich in der Abszeßhöhle Luft und Eiter, so daß beim stehenden Patienten ein horizontaler Spiegel röntgenologisch nachweisbar ist. Die Abszesse entstehen postpneumonisch und häufig bei Infarktpneumonien und Aspirationspneumonien sowie auf dem Boden von Bronchiektasen. Die vorangegangenen fieberhafte Erkrankung und das vorher nachgewiesene pneumonische Infiltrat sind für die Diagnose richtungsweisend. Der Röntgenaspekt des Abszesses ändert sich in wenigen Tagen. Die Erreger werden im Sputum nachgewiesen.

- *Mykotischer Abszeß.* Beim marantischen und resistenzgeschwächten Patienten können Pilze, die gewöhnlich nur als Saprophyten im Respirationstrakt wachsen, zu abszedierenden Pneumonien führen. Es zeigen sich disseminierte pneumonische Infiltrate mit Höhlenbildungen. Der Verdacht ergibt sich, wenn der Befund unter Breitbandantibiotikatherapie progredient ist, und wird durch den Nachweis von Pilzen (Candida, Aspergillus, Actinomyces) gesichert.

Primäre Pilzinfektionen kommen in Europa kaum vor: sie sind aber in den USA, in Afrika und Asien endemisch (Histoplasmose, Kokzidioidomykose, Nokardiose, Blastomykose, Mukormykose, Sporotrichiose).

- *Amöbenabszeß.* Die Erkrankung ist in mediterranen Gebieten endemisch. Am Thorax manifestiert sie sich als eine epidiaphragmal rechtsseitig gelegene abszedierende Verschattung mit

Pleurabegleiterguß. Computertomographie und Sonographie decken Leberabszesse auf. Amöben werden in Stuhlproben und im Sputum nachgewiesen. Im Blut besteht eine Eosinophilie.

Echinokokkuszyste
Die Erkrankung ist in Mittelmeergebieten, in Australien und in Afrika endemisch. Im Lungenkern finden sich einzelne, selten auch multiple homogene Rundherde von 1–10 cm. Die Perizyste kann ins Bronchiallumen perforieren; die eingedrungene Luft umgibt die Endozyste halbmondartig (Meniskuszeichen). Nach der Ruptur der Endozyste kann die zusammengefallene Chitinmembran auf der Flüssigkeit schwimmen (Wasserlilienzeichen). Meist sind auch Leberzysten sonographisch nachweisbar. Selten können mikroskopisch Häkchen der Scolices im Sputum erfaßt werden (s. Abb. **120**).

Wegener-Granulomatose
Die akute Autoimmunerkrankung zeigt im Thoraxbild multiple nekrotisierende Granulome, die in 50% dickwandige Kavernen bilden. Die Diagnose ergibt sich durch die Biopsie von den gleichzeitig vorhandenen Nasen-Rachenraum-Granulomen, der Nieren- oder der Lungenherde.

Rheumaknoten
Bei einer akuten rheumatischen Arthritis können selten multiple, meist subpleurale, im Unterlappen gelegene Knoten mit einem Durchmesser von wenigen Zentimetern vorkommen, die zu dickwandigen Kavernen einschmelzen können. Diese Knoten schwellen und schwinden gleichzeitig mit den oft vorhandenen subkutanen Knoten. Die Diagnose ergibt sich aus den positiven serologischen Tests und der Lungenbiopsie.

Schwielenkaverne bei massiver pulmonaler Fibrose
Die massive pulmonale Fibrose bei der Silikose und der Kohlenhauererkrankung kann in den Oberlappen zu großen konfluierenden Narbenherden führen. Gleichzeitig bestehen narbige Schrumpfung des Lungenparenchyms und evtl. verkalkte Hiluslymphknoten. Eine Kavitation der Schwiele ist meist Ausdruck einer zusätzlichen Tuberkulose, nur in seltenen Fällen auch Ausdruck einer Schwielenautolyse. Wiederholte Sputumuntersuchungen sind deshalb unerläßlich.

Sarkoidose
neben den typischen diffusen retikulonodulären Lungeninfiltraten finden sich sehr selten größere Knoten, die einschmelzen können. Es ist wichtig, alle anderen potentiell einschmelzenden Erkrankungen auszuschließen, ehe man die Sarkoidose als alleinige Ursache akzeptiert.

Bronchialkarzinom
(Abb. **367, 368**)
Periphere Bronchialkarzinome schmelzen häufiger ein als zentrale. Meist sind es Plattenepithelkarzinome, fast nie kleinzellige Karzinome. Die Höhle ist dickwandig und die Innenkontur höckrig unregelmäßig. Röntgenologische Begleitzeichen sind Hilus- und Mediastinalmetastasen. Die Sputumzytologie bzw. die Biopsie liefert den Beweis.

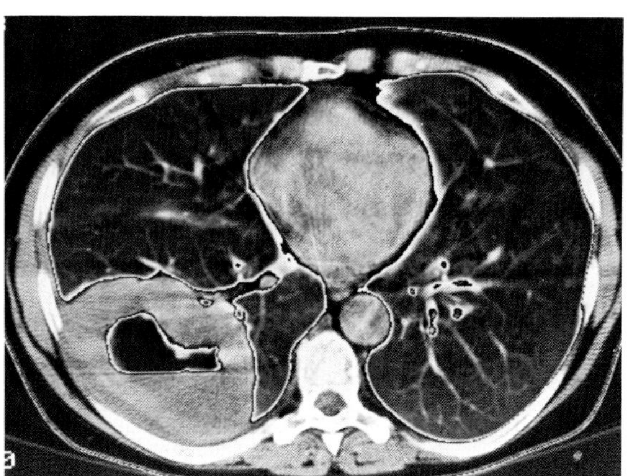

Abb. **367** Abszedierendes Plattenepithelkarzinom mit Spiegelbildung.

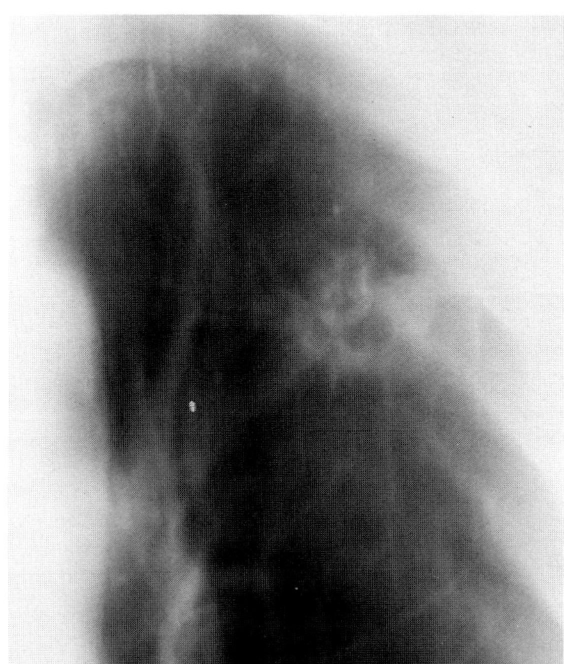

Abb. **368** Plattenepithelkarzinom mit Einschmelzungshöhlen.

Malignes Lymphom
Periphere Hodgkin- und Non-Hodgkin-Herde können gelegentlich einschmelzen. Die Höhlen sind dickwandig und haben eine unregelmäßige Innenkontur. Röntgenologische Begleitzeichen sind Hilus- und Mediastinallymphome. Die Lymphknotenbiopsie liefert die Diagnose.

Metastasen
Nur in 4% bilden Metastasen Höhlen, dann aber besonders jene von Plattenepithelkarzinomen aus dem HNO-Bereich, von Adenokarzinomen des Gastrointestinaltraktes und von Sarkomen. Meist finden sich zusätzlich multiple Rundherde. Der Nachweis des primären Karzinoms macht die Diagnose wahrscheinlich.

Bronchogene Zyste
(Abb. **369**)
Der solitäre, glatte, dünne Ringschatten hat einen Durchmesser von 2–5 cm und liegt meist im mittleren Drittel der Lunge und oft im Lungenunterlappen. Eine Superinfektion kann das perizystische Gewebe infiltrieren und zur Flüssigkeitsansammlung in der Zyste führen. Die Diagnose ergibt sich aus dem typischen Röntgenaspekt, der bei Verlaufskontrollen stationär bleibt.

Adenomatoidzystische Degeneration
(Abb. **69**)
Die multilokulären Zysten durchsetzen meist einen ganzen Lappen, gelegentlich auch größere Lungenabschnitte. Der Prozeß ist überbläht und raumfordernd (S. 52).

Lungensequestration
Die Lungensequestrationen sind meist epidiaphragmal im Zwerchfell-Wirbelsäulen-Winkel gelegen und links doppelt so häufig wie rechts lokalisiert. Die homogenen, glatt konturierten, ovalen Schatten mit einem Durchmesser von 2–6 cm können sich im Laufe des Lebens superinfizieren und einschmelzen. Die Höhlen sind dann glatt berandet und teilweise mit Flüssigkeit gefüllt. Die Aortographie zeigt die arterielle Versorgung der Lungensequestration.

Emphysemblasen
Die multiplen, aneinanderliegenden, dünnwandigen Ringschatten sind oft in der Lungenspitze lokalisiert und besonders deutlich tomographisch darzustellen. Das Emphysem ist meist ein röntgenologischer Zufallsbefund, kann aber durch Superinfektion oder durch Rupturen mit Pneumothorax Symptome verursachen. Vom genuinen Emphysem abzugrenzen ist das ebenfalls häufig im Apex lokalisierte Narbenemphysem auf dem Boden einer fibrozirrhotischen Lungentuberkulose; dabei finden sich zusätzlich Narbenfelder mit Raffung der Gefäße und Hilusstrukturen.

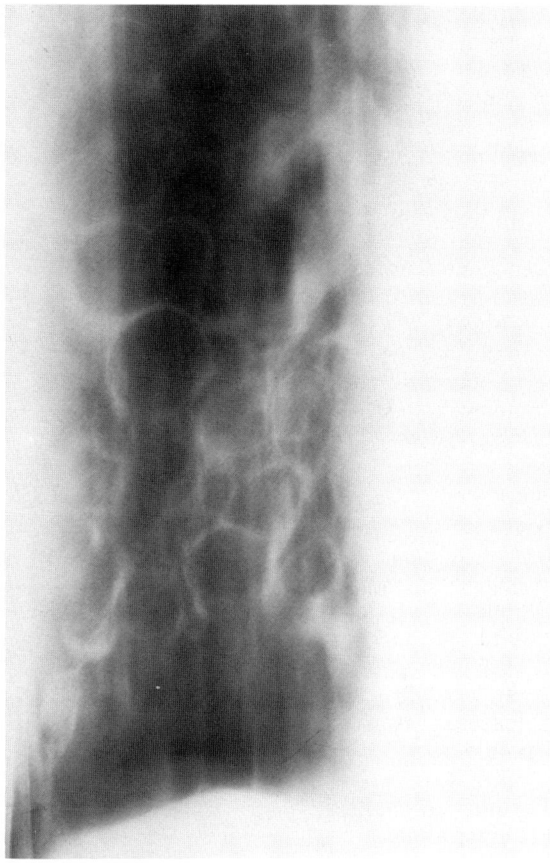

Abb. **369** Multiple kongenitale Zysten.

Zystische Bronchiektasen
Die multiplen, dünnwandigen Ringschatten haben einen Durchmesser bis zu 3 cm, sie entsprechen stark dilatierten Segmentbronchien, und sind vorwiegend in den Unterfeldern lokalisiert. Sie neigen zur Superinfektion und Spiegelbildung. Die Bronchographie sichert die Diagnose.

Traumatische Zyste
Infolge von Lungenrissen, die meist subpleural lokalisiert sind, entstehen zunächst Einblutungen mit Flächenschatten, später luftgefüllte, ovale Höhlen. Die Anamnese und die oft gleichzeitig vorhandenen Kontusionsblutungen in der Lunge machen die Diagnose wahrscheinlich.

Pneumatozele
Infolge eines Ventilmechanismus entstehen Riesenzysten, die mehr als ein Drittel eines Lungenflügels einnehmen und die Gefäße und das Mediastinum verlagern. Pneumatozelen entwickeln sich vor allem bei Kindern und Jugendlichen im Verlauf von Staphylokokkenpneumonien. Sie können aber auch bei infizierten Lungenzysten und bei Lungenabszessen auftreten. In der Regel ist die Prognose günstig. Es kommt zur Restitutio ad integrum (389).

Thorakale Kalkschatten

Kalkherde sieht man auf Thoraxaufnahmen sehr häufig, bei sorgfältiger Beobachtung bei mehr als 60% der Fälle (392). Sie absorbieren wegen ihrer hohen mittleren Ordnungszahl Röntgenstrahlen stärker als gleichgroße Weichteilherde. Meist wird die Verkalkung aber daran erkannt, daß sie schollige, krümelige und stippchenförmige Formationen bildet, so daß eine Verwechslung mit Weichteilherden und Narbensträngen in der Regel nicht vorkommt (Abb. **370**). Pathophysiologisch unterscheidet man die häufigen dystrophischen Verkalkungen, die – von Ausnahmen abgesehen – Zeichen einer Inaktivität und Konsolidierung des Prozesses sind, von den metastatischen Verkalkungen, die sehr viel seltener sind und bei Störung des Calciumstoffwechsels vorkommen.

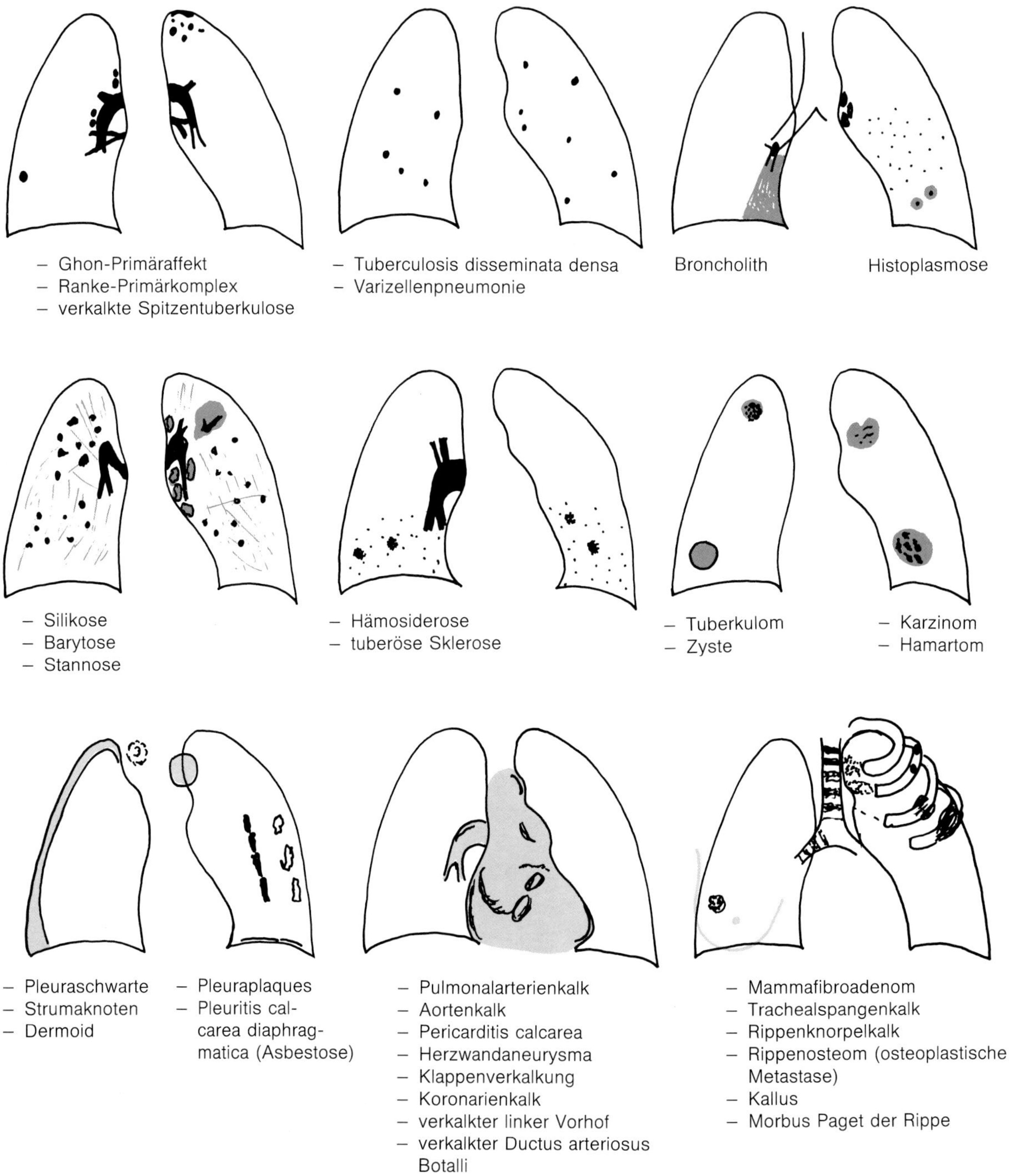

Abb. **370** Einige Ursachen thorakaler Kalzifikationen.

Diagnostisches Vorgehen

Mit Hilfe der Durchleuchtung und evtl. der Tomographie wird der Kalkherd zunächst lokalisiert und der Brustwand, der Pleura, dem Mediastinum oder den Lungen zugeordnet.
Pulmonale Kalkherde ohne Begleitzeichen sind meist harmlose Folgezustände von abgeheilten Prozessen. Die diagnostische Abklärung ist von rein akademischem Interesse und hat keine therapeutischen Konsequenzen. Ganz etwas anderes ist aber eine Verkalkung, die nur Begleitzeichen von anderen Röntgenbefunden wie z. B. Rundherden, Flächenschatten oder Zysten ist. Dann sollte eine weiterführende Diagnostik zur Klärung des Prozesses angestrebt werden.

Intrapulmonale Kalkherde

● *Ghon-Herd.* Der linsen- bis erbsgroße, schollig bis homogen verkalkte Rundherd liegt meist peripher im Unter- oder Mittellappen. Es handelt sich um den verkalkten tuberkulösen Primäraffekt.

● *Ranke-Primärkomplex.* Der Ghon-Herd kann kombiniert mit scholligen Verkalkungen der hilären Lymphknoten auftreten und repräsentiert dann den abgeheilten Primärkomplex. Gelegentlich zeigen sich auch diskrete Narbenstränge, die die beiden Herde verbinden.

● *Tuberkulöse Spitzenherde.* In beiden Spitzenfeldern finden sich krümelige und herdförmige Verkalkungen, die meist mit narbigen Strängen (fibrozirrhotische Tuberkulose) und Pleurakuppenschwielen vergesellschaftet sind.

● *Tuberkulom* (Abb. **371**). Die bis zu pflaumengroßen Rundherde sind homogen oder fleckig verkalkt.

● *Tuberculosis disseminata densa* (Abb. **372**). Als Sonderform der Tuberkulose können mehrere erbsgroße, dichte Herde über alle Lungenfelder verteilt sein.

● *Verkalkte Lungennarben.* Strangartige und sternförmige Narbenherde können gelegentlich Kalk einlagern. Sie finden sich als Folgezustand von karnifizierenden Pneumonien, Infarkten und Hämatomen.

● *Histoplasmose.* Die Erkrankung ist in den USA häufig, in Deutschland sehr selten. Sie zeigt im abgeheilten Stadium multiple, erbsgroße Kalkherde im Lungenparenchym, die oft mit verkalkten, hilären Lymphknoten vergesellschaftet sind.

● *Windpockenpneumonie.* Die bis erbsgroßen Kalkschatten verteilen sich auf alle Lungenfelder. Im Gegensatz zur Tuberkulose und Histoplasmose sind die Hiluslymphknoten nicht verkalkt.

● *Parasitosen.* Es finden sich disseminierte miliare bis erbsgroße Kalkschatten meist nur bei Menschen, die lange in Entwicklungsländern leb-

Differentialdiagnose

Tabelle **41** Ursachen thorakaler Kalkschatten

Pulmonale Kalkherde
Entzündlich
– Tuberkulose (Ghon-Herd, Primärkomplex, Tuberkulom)
– Lungennarbe (nach Entzündung, Infarkt, Blutung)
– Histoplasmose
– Kokzidioidomykose
– Varizellenpneumonie
– Parasitosen (Paragonismus, Zystozerken, Echinokokken, Guineawurm
– Sarkoidose
– Broncholith
– Kavernolith
Tumorös
– Hamartom
– Chondrom
– Bronchialkarzinom
– Metastasen (besonders bei Osteosarkom, Chondrosarkom, Ovarial- und Schilddrüsenkarzinom)
Vaskulär
– Pulmonalsklerose
– Thrombus
– Hämosiderose
– tuberöse Sklerose
Varia
– Bronchialknorpelverkalkung
– Pneumokoniose
– Fremdkörper (Zähne, Granatsplitter, Operationsklips)
– Kontrastmittel (Lymphographie, Bronchographie)
– bronchogene Zysten
– Mukozele
– metabolische Kalzifikation
– Thibièrge-Weissenbach-Syndrom
– alveoläre Mikrolithiasis
– idiopathische Lungenossifikation
Pleura
– Pleuraschwarte
– Pleuraplaques
– Asbestose und Talkose
Mediastinum
– senile Trachealknorpelverkalkung
– Aortenverkalkung
– Mitral- und Aortenklappen
– Koronararterien
– Thromben in Vorhof und Kammer
– Herzwandaneurysma
– Ductus arteriosus
– Strumaknoten
– Teratome
– Thymome
– bronchogene Zysten
– bestrahlte Hodgkin-Lymphome
Brustwand
– Brustwandhämatom
– Brustwandnarben
– Mammatumoren (Fibroadenome, Mastopathia cystica, Fettgewebsnekrosen)
– Myositis ossificans (posttraumatisch)
– Rippenknorpelkalk
– Rippenfrakturen mit Kallusbildung
– Osteosarkom der Rippen
– osteoplastische Metastasen
– Morbus Paget der Rippe

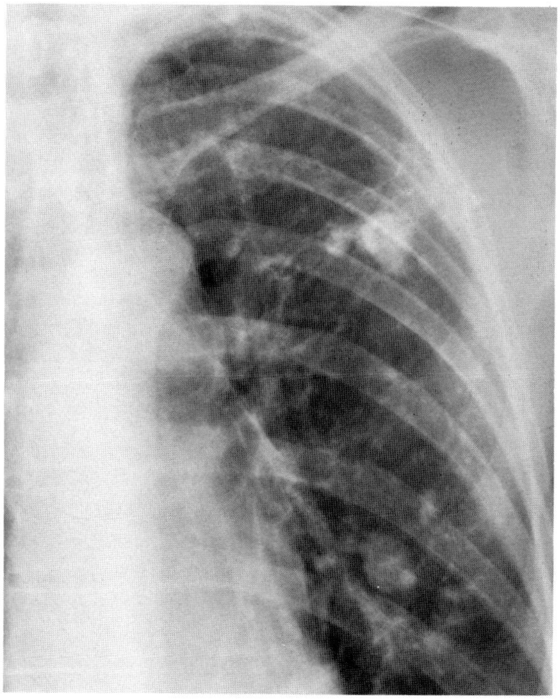

Abb. **371** Verkalktes Lungentuberkulom apikal.

ten (Zystizerkose, Bilharziose, Paragonimiasis (Abb. **373**), Orocephalus armilatus). Echinokokkuszysten können ebenfalls verkalken, und zwar schalenartig. Bei ihnen steht aber die Rundherdsymptomatik im Vordergrund.

- *Sarkoidose.* Nur ausnahmsweise verkalken hiläre Lymphknoten bei der Sarkoidose.

- *Broncholith.* Die bis zu linsengroßen Steine, die eingedicktem und verkalktem Bronchialsekret entsprechen, sind oft mit Bronchiektasen vergesellschaftet (427).

- *Kavernolith.* Die bis zu bohnengroßen Kavernensteine entstehen durch verkalkte Gewebssequester und verkalkte Pilzmyzelien. Gelegentlich sind sie in der Kaverne frei beweglich, was durch Umlagern geprüft werden kann.

- *Verkalkter Rundherd.* Pulmonale Rundherde verkalken gelegentlich, wobei der Kalk entweder zentral oder peripher gelegen ist und eine stippchenförmige, krümelige oder grobschollige Formation hat. Es handelt sich um Tuberkulome, Hamartome, Zysten, Metastasen, Karzinome (s. Rundherd S. 235).

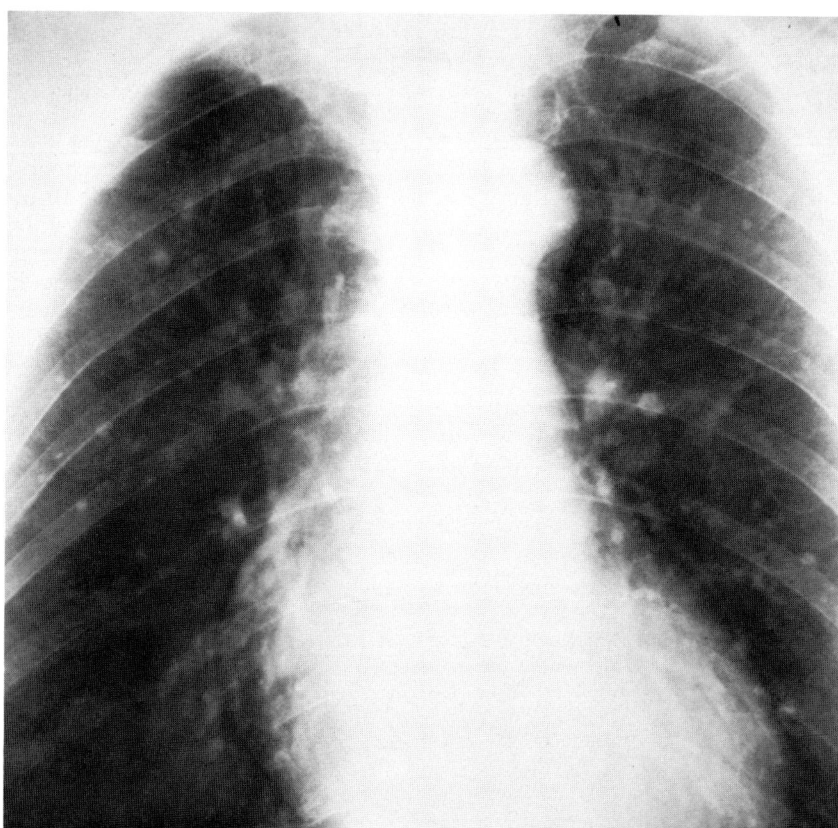

Abb. **372** Tuberculosis disseminata densa.

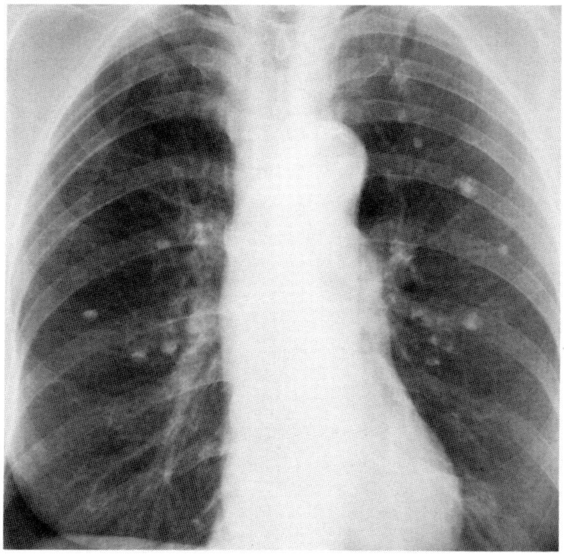
a

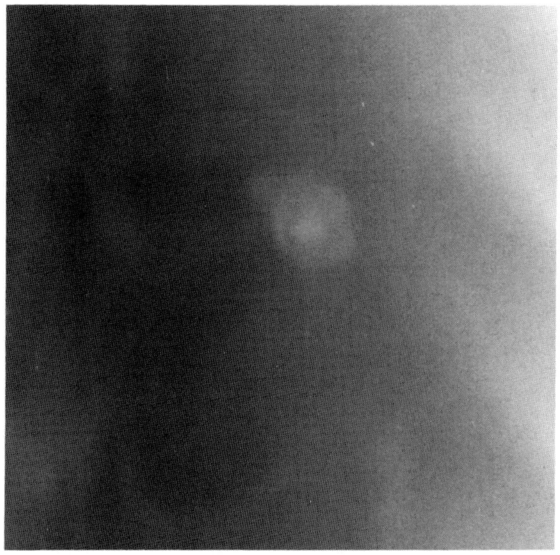
b

Abb. **373 a–b** Paragonimiasis. Verkalkte Granulome nach Lungenegelinfektion, teilweise mit schießscheibenartiger Kalkanordnung.

● *Pulmonalarteriosklerose.* Beim langjährigen pulmonalen Hypertonus sind die zentralen Gefäße stark ektatisch und können gelegentlich auch schalenförmig verkalken (z. B. bei Vorhof- oder Ventrikelseptumdefekt und beim chronischen Cor pulmonale).

● *Thrombembolie.* Verkalkte Thromben nach Embolie sind wahrscheinlich häufig, können aber von anderen Verkalkungen nicht unterschieden werden, es sei denn, sie haben eine zylindrische oder verzweigte Form.

● *Hämosiderose.* Bei der chronischen Lungenstauung, wie z. B. bei der Mitralstenose, entwickeln sich besonders in den Unterfeldern kleine, verkalkende Hämosideringranulome, die als entzündliche Reaktion auf kleine Parenchymblutungen aufzufassen sind. Meist findet sich gleichzeitig eine typische Herzfehlkonfiguration und eine basale Lungenfibrose mit interstitiellem Muster.

● *Tuberöse Sklerose.* Als Sonderform einer Hämosiderose können in den Unterfeldern erbsgroße, schollige Kalkherde vorkommen, die größeren verkalkten Granulomen entsprechen.

● *Tracheobronchialknorpel-Verkalkungen.* Beim alten Menschen und als Normvariante auch beim jungen können die Knorpelspangen stark verkalken, so daß das Tracheobronchialsystem bis zu den Subsegmentbronchien auf der Übersichtsaufnahme dargestellt ist.

● *Pneumokoniose* (407) (Abb. **374**). Die intrapulmonalen silikotischen Granulome können verkalken, und es finden sich gleichzeitig oft eierschalenförmige, hiläre Lymphknotenkalzifikationen. Auch bei der Barytose und Stannose kommt es zu multiplen, kleinkörnigen, sehr dichten Kalkeinlagerungen im gesamten Lungenparenchym.

● *Metalldichte Schatten und Kontrastmittelablagerungen.* Granatsplitter und Operationsklips sind an ihrer typischen Form leicht zu erkennen. Vereinzelt wurde über aspirierte Quecksilberkügelchen (aus einem zerbissenen Thermometer) und über in suizidaler Absicht intravenös injiziertes Quecksilber berichtet. Die Abb. **375** zeigt intrapulmonal gelegene Metallklammern, die sich ein Psychopath intravenös applizierte.

● *Kontrastmittelreste.* Nach einer Bronchographie auch nach Bariumbreiaspiration ist die Bronchialwand kontrastiert. Nach Lymphographien mit einem öligen Kontrastmittel können miliare, jodhaltige Fettembolien auftreten, die besonders gut mit einer Weichstrahlaufnahme erfaßt werden.

● *Metabolische Kalzifikation.* Histologisch kann man bei gestörtem Calciumstoffwechsel (primärer und sekundärer Hyperparathyreoidismus, Hypervitaminose D, Sarkoidose, therapeutische Calciumapplikation) häufig eine Lungenverkalkung feststellen. Die Verkalkung ist aber so diffus, daß sie röntgenologisch nur ausnahmsweise erkannt wird und dann besonders, wenn sie sich in pneumonischen Exsudaten und Sarkoidosegranulomen niederschlägt.

● *Sklerodermie.* Ein Thibièrge-Weissenbach-Syndrom im Rahmen einer Sklerodermie kann selten miliare pulmonale Kalkherde verursachen.

● *Alveoläre Mikrolithiasis.* Es handelt sich um eine Erkrankung unklarer Genese, die familiär gehäuft auftritt. In sehr zahlreichen Alveolen fin-

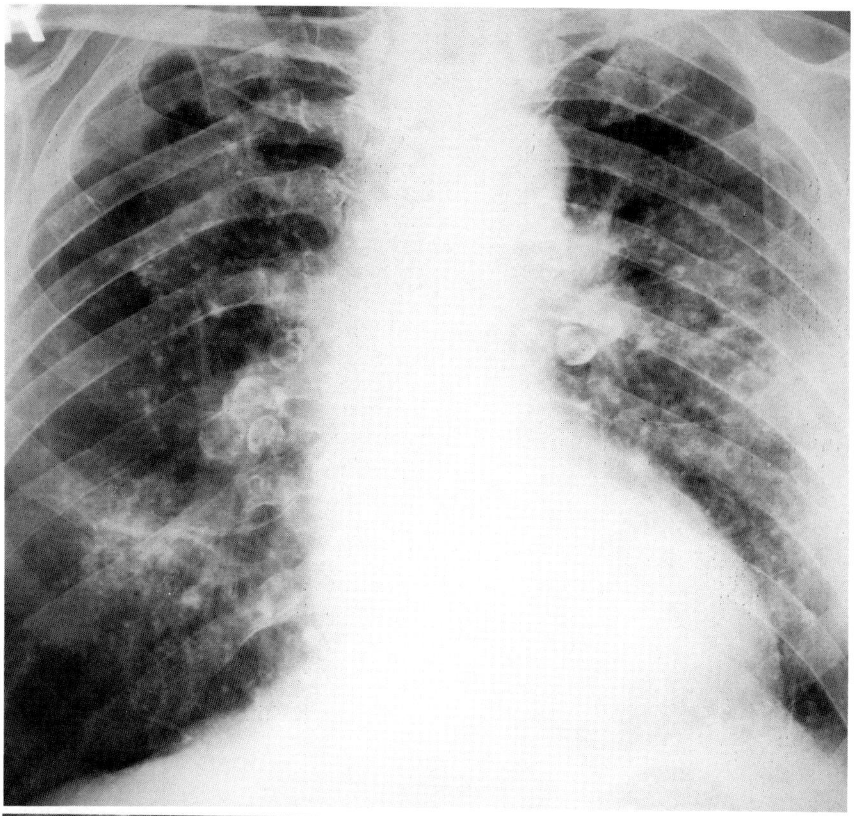

a

b

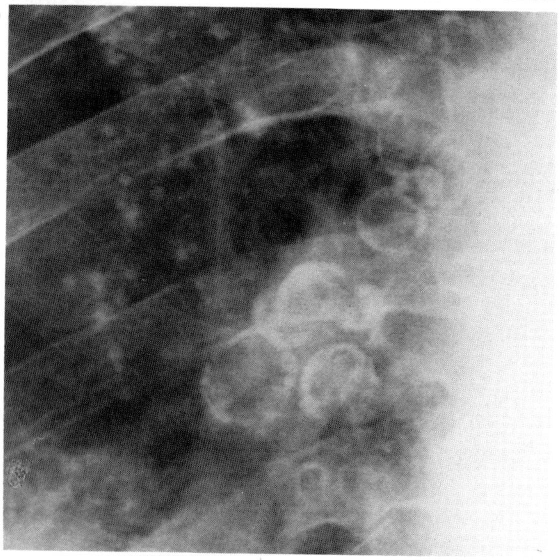

Abb. **374 a–b** Silikose. Eierschalenförmige Verkalkung der vergrößerten hilären Lymphknoten sowie disseminierte Lungenverkalkungen.

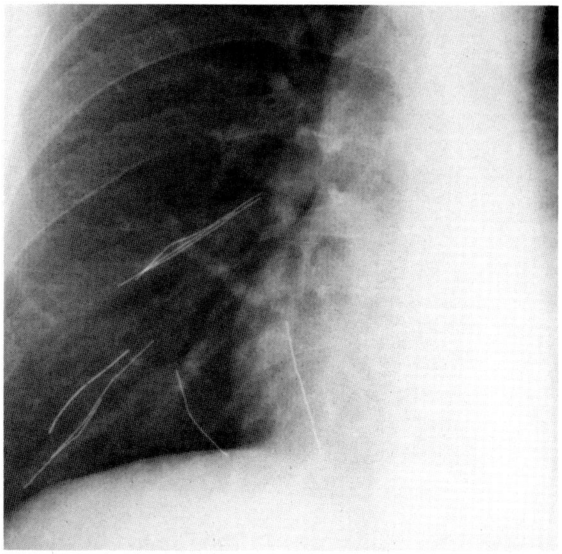

a

b

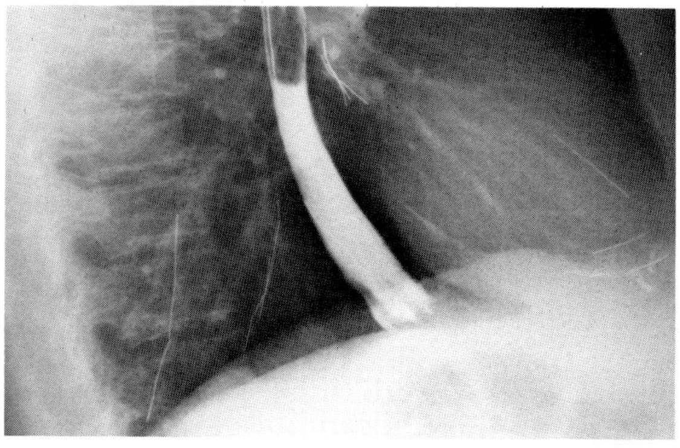

Abb. **375 a–b** Intrapulmonale Fremdkörper. Ein Psychopath hatte sich Büroklammern in die Kubitalvene praktiziert, die ohne Symptome zu verursachen in den Pulmonalarterien und im Herzen abgelagert wurden. ▷

den sich calciumphosphathaltige Corpora amylacea. Röntgenologisch zeigen sich diffuse Infiltrate mit oft massiver Ausdehnung, ohne daß die Patienten klinisch Beschwerden haben. Gelegentlich soll sich die Pleura gegen die verkalkte Lunge als relativ radiotransparenter Streifen absetzen (Zeichen des „schwarzen Pleurastreifens" nach Felson; 394).

- *Idiopathische pulmonale Ossifikation.* Diese seltene, auch als ossifizierende Pneumonitis bezeichnete Erkrankung befällt vorwiegend ältere Männer. Es finden sich in verschiedenen Lungenregionen netzförmige Kalkeinlagerungen (419).

Pleuraverkalkungen

- *Pleuraschwarten* (Abb. **376**). Pleuraschwarten, die Folge einer Pleuritis, eines Empyems, eines Hämatothorax oder eines therapeutischen Pneumothorax sind, verkalken oft an ihrer Grenze zur Lunge.

- *Pleuraplaques.* Pleuraplaques sind umschriebene flächige Verklebungen der Pleurablätter, die hyalin umgewandelt werden und verkalken können. Röntgenologisch finden sich pfennig- bis handtellergroße, dichte pleurale Platten, die auch kokarden- oder girlandenartig geformt sein können.

- *Asbestose und Talkose.* Die inhalierten Asbestfasern durchspießen die Pleura visceralis und verursachen kleine Hämatome, die schließlich verkalken. Besonders beim Befall der Pleura diaphragmatica ergibt sich der Verdacht, der durch die Berufsanamnese und evtl. durch eine Lungenbiopsie gesichert werden kann.

Mediastinalverkalkungen

- *Herzverkalkung.* Verkalkung der Mitralis- und Aortenklappen, Verkalkungen der Coronararterien, verkalkte Thromben im Vorhof und in den Herzkammern, verkalkte Herzwandaneurysmen

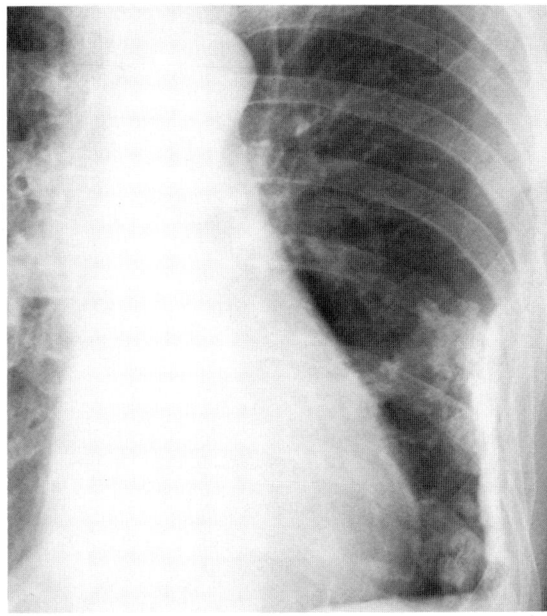

a

b

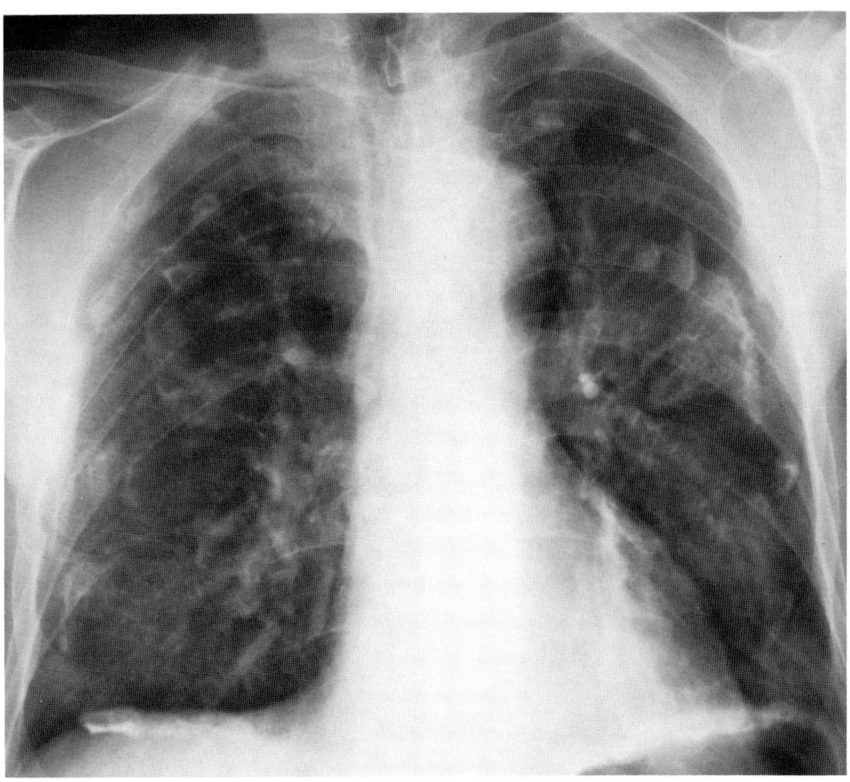

Abb. **376 a–b** Pleuritis calcarea nach Hämatothorax (**a**) und bei Asbestose (**b**).

und ein verkalkter Ductus arteriosus können meist am besten mit der Durchleuchtung identifiziert werden, da sich die bei der Weichstrahltechnik gut sichtbaren Kalkherde auch noch mit dem Herzschatten bewegen.

- *Aortenverkalkung.* Bei der Atheromatose findet sich die Kalksichel anfangs an der kranialen Umschlagstelle des Aortenbogens. Es müssen dann differentialdiagnostisch paraaortale tuberkulöse Lymphknoten (Most-Nebenkette) ausgeschlossen werden. Später kalzifiziert die gesamte Aortenwand, so daß der Aortenschatten von Kalkrändern gesäumt ist.

- *Trachealknorpel.* Besonders bei alten Frauen verkalken und verknöchern die Tracheal- und Bronchialspangen. Der Paries membranaceus bleibt frei.

- *Struma nodosa.* Schilddrüsenadenome verkalken grobschollig, Schilddrüsenzysten schalenartig. Meist ist zusätzlich das obere Mediastinum verbreitert, und die Trachea ist verlagert. Das Szintigramm oder die Schilddrüsensonographie klärt den Befund.

- *Mediastinaltumoren.* Prinzipiell können alle Mediastinaltumoren auch Kalk enthalten, z. B. Teratome, Neurinome, Thymome und bestrahlte Hodgkin-Lymphome (S. 189).

Hypertransparenzen

Es sind vor allem die Gefäßschatten, die die Transparenz der Lungen und die Dichte ihrer Streifenzeichnung ausmachen. Eine Hypertransparenz – generalisiert oder regional – entsteht einerseits durch eine Einengung und Rarefizierung des Gefäßbaumes, zum anderen aber auch durch eine Lungenüberblähung, weil dadurch die Gefäßschatten auseinandergedrängt werden und weniger dicht stehen. Allerdings ist eine Hypertransparenz von Lungenabschnitten nicht ohne weiteres aus der Schwärzung des Röntgenfilms abzulesen. Diese Schwärzung hängt nämlich zum großen Teil von der Belichtung und der Röntgenabsorption der Thoraxwand ab. Eine Hypertransparenz kann deshalb sicherer beurteilt werden, wenn man die Kaliber der Gefäße und die Zahl der Gefäßschatten pro Quadratzentimeter analysiert. Man muß aber beachten, daß kleine Gefäßschatten „überstrahlt" werden können und daß deshalb z. B. auf der Seite einer Mastektomie scheinbar weniger Gefäßstrukturen dargestellt sind als kontralateral.
Echte Hypertransparenzen können alle Lungenareale betreffen wie z. B. beim generalisierten Emphysem, sie können sich in nur einem Lungenflügel manifestieren (einseitig helle Lunge) und auch umschrieben auftreten (regionale Hypertransparenz). Zystische Aufhellungen werden auf S. 236 abgehandelt (395, 400, 413).

Die Lungenstruktur kann im wesentlichen aus folgenden Gründen aufgehellt erscheinen:

- Extrapulmonale Ursache: Belichtung, Weichteilmantel.

- Überblähung der Lungen. Dies führt zu einer Auseinanderdrängung der Gefäße und damit zur geringeren Absorption. Bei einer chronischen Überblähung gehen darüber hinaus einzelne Gefäße zugrunde.

- Oligämie: eine Stenose oder ein Verschluß zentral im Gefäßbaum führt zur Kontraktion der distal davon gelegenen Gefäßäste, und es resultiert eine Gefäßrarefizierung mit Hypertransparenz. Gelegentlich kommt es auch reflektorisch zu Gefäßkontraktionen bei Minderbelüftung. So kann z. B. hinter einer partiellen Bronchusstenose das Lungenparenchym ausreichend mit Luft gefüllt sein, obwohl der ventilatorische Austausch reduziert ist; auch dann resultiert durch die Gefäßkonstriktion eine lokale Hypertransparenz.

Differentialdiagnose

Tabelle **42** Ursachen der hypertransparenten Lungenfelder (s. auch Zysten, Kavernen S. 236)

- Extrapulmonale Faktoren
  - Überbelichtung
  - defokussierter Röntgenstrahl
  - Thoraxasymmetrie (Skoliose, Mastektomie, kongenitale Pektoralisaplasie, einseitige Weichteilkompression)
- Pneumothorax
- Emphysematös
  - generalisiertes Emphysem
  - lokalisiertes Emphysem (Narbenemphysem, bulöses Emphysem der Lungenspitze, progressive Lungendystrophie, neonatales Lobäremphysem, Antitrypsinmangelemphysem)
  - vikariierendes Emphysem (Atelektase, Lobektomie)
  - poststenotisches Emphysem (Fremdkörperaspiration, Bronchialtumoren, entzündliche Strikturen)
  - Swyer-James-Syndrom
  - Honigwabenlunge
  - Pneumatozele
- Vaskulär
  - Thrombembolie
  - Pulmonalarterienhypoplasie

Überbelichtung
Beide Lungenfelder sind übermäßig geschwärzt, ebenso sind die Weichteile der Brustwand und des Mediastinums zu stark belichtet.

Defokussierte Röntgenröhre
Ein Film wird seitendifferent geschwärzt, wenn der Röntgenstrahl nicht auf die konvergierenden Lamellen des Bucky-Rasters justiert ist (in der

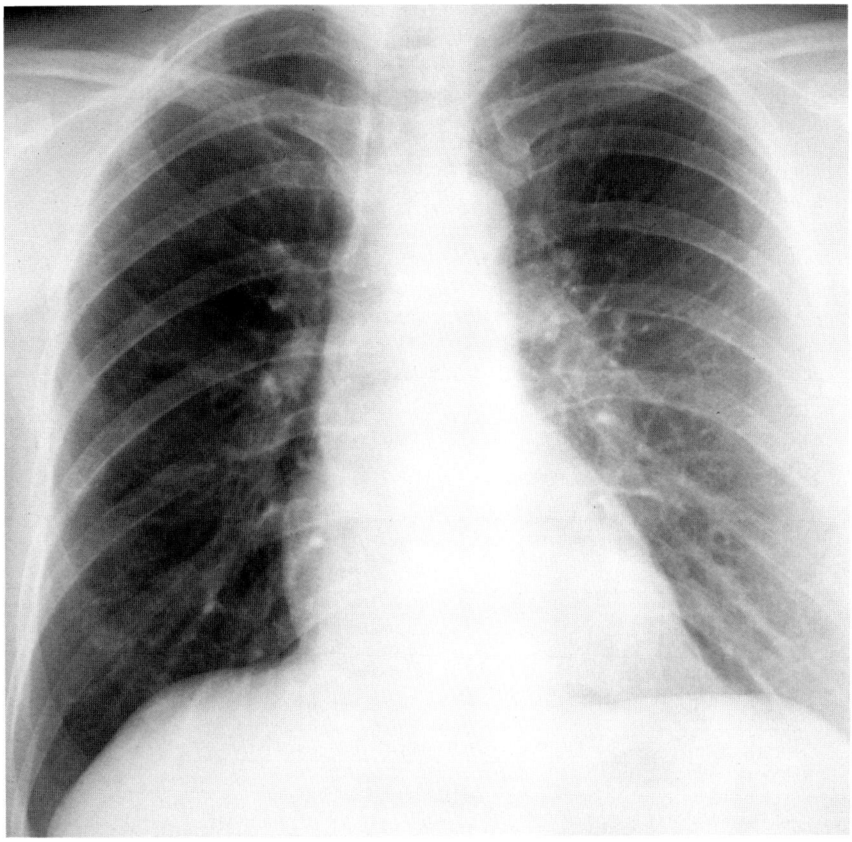

Abb. **377** Mastektomie rechts.

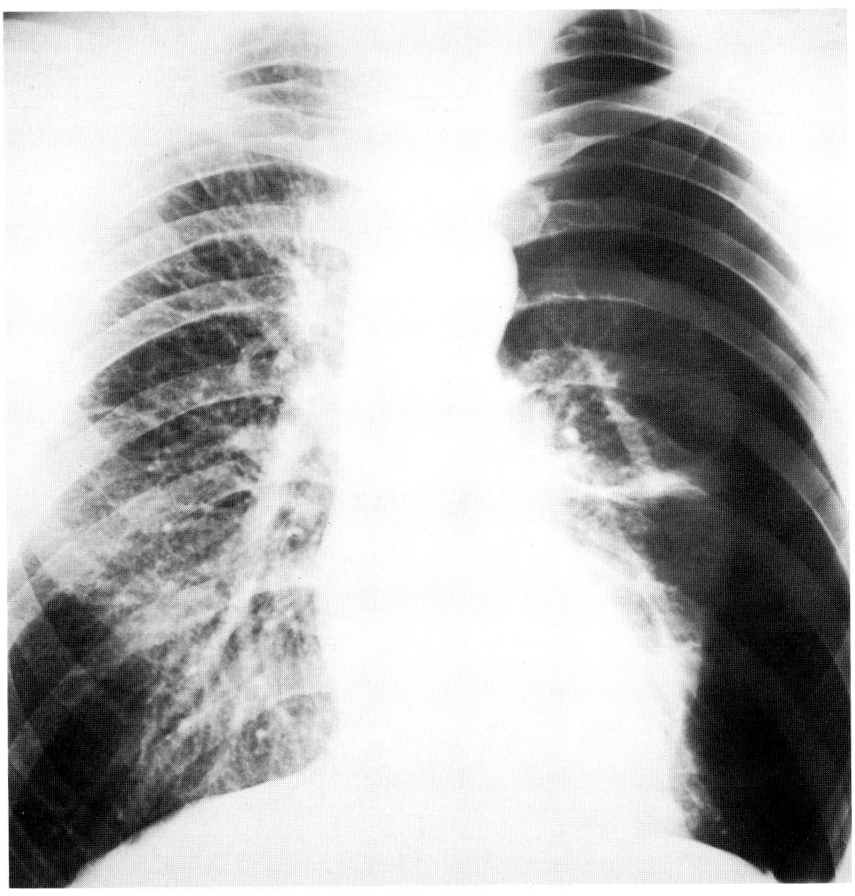

Abb. **378** Pneumothorax.

Praxis kommt dies am häufigsten bei einer Entjustierung des Lichtvisiers vor). Eine Lungenerkrankung ist schon deshalb unwahrscheinlich, weil auch die Weichteile von der asymmetrischen Schwärzung betroffen sind.

Thoraxasymmetrien
Schwere Skoliosen, Mastektomien (Abb. **377**) oder kongenitale Pektoralisaplasien führen selbstverständlich zu einer unterschiedlichen Schwärzung der Lungenflügel. Es genügt aber oft schon, daß der Patient oder die Patientin die eine Seite der Brustwand etwas stärker gegen das Stativ drückt als die andere Seite, um eine seitendifferente Absorption des Thorax zu verursachen.

Pneumothorax
(Abb. **378**)
Die Pleura visceralis ist als Haarlinie sichtbar, peripher von ihr fehlt die Gefäßzeichnung vollständig. Bei einem ausgedehnten Pneumothorax oder gar Spannungspneumothorax ist die kollabierte Lunge dicht, der Hemithorax transparent und der Mediastinalschatten nach kontralateral verlagert.

Generalisiertes Emphysem
Es finden sich die Zeichen des Volumen pulmonum auctum wie Faßthorax, abgeflachte, tiefstehende Zwerchfellkuppen, verbreiterter Retrosternalraum und verbreiterte Interkostalräume. Oft ist gleichzeitig ein pulmonaler Hypertonus vorhanden, der sich an den verbreiterten zentralen Gefäßschatten bei Rarefikation der peripheren Gefäßzeichnung manifestiert. Die Veränderungen sind symmetrisch.

Lokalisiertes Emphysem
(Abb. **379**)
Mehr als die Hälfte aller Emphyseme sind regional unterschiedlich ausgeprägt bzw. auf bestimmte Lungenareale beschränkt. Sonderformen des lokalisierten Emphysems sind die progressive Lungendystrophie, das neonatale Lobäremphysem, das Antitrypsinmangelsyndrom.

Vikariierendes Emphysem
Bei einer Atelektase und nach einer Lobektomie (Abb. **380**) füllen gesunde Lungenareale das Volumen auf und blähen sich deshalb, so daß ihr Gefäßbild rarefiziert erscheint. Bei umschriebenem Emphysem sollte man deshalb stets nach Atelektasen fahnden, die auch im Mediastinalschatten versteckt sein können.

Poststenotisches Emphysem
Bei einer Bronchusstenose wird einerseits die Belüftung eingeschränkt, und es kommt reflektorisch zur Gefäßrarefizierung. Zum anderen kann die Stenose auch als Ventil wirken und das poststenotische Parenchym überblähen. Der Befund

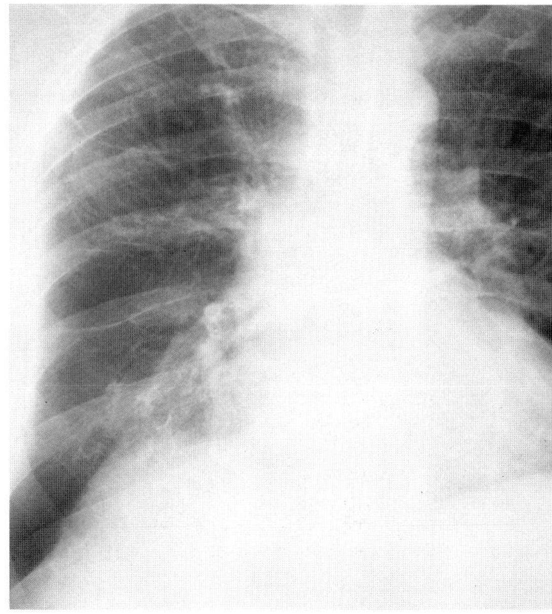

Abb. **379** Narbenemphysem im rechten Unterfeld mit deutlich rarefizierter Gefäßstruktur.

wird bei der Exspirationsaufnahme deutlicher. Das Perfusionsszintigramm zeigt oft eine unerwartet niedrige Perfusion. Die Bronchusstenose und ihre Ursache müssen bronchoskopisch geklärt werden (394).
Ursachen sind u. a. Fremdkörperaspiration, Bronchialkarzinome, gutartige Bronchustumoren, epibronchiale Lymphome sowie Bronchusstrikturen nach Schleimhauttuberkulose und Sarkoidose.

Pneumatozele
Eine große Luftblase kann den ganzen Hemithorax einnehmen. Sie entsteht im Anschluß an Staphylokokkenpneumonien besonders bei Kindern und marantischen Erwachsenen. Das Volumen ändert sich innerhalb von wenigen Tagen. Die Tomographie zeigt die Wand der Pneumatozele.

Honigwabenlunge
Das Endstadium einer interstitiellen Lungenfibrose kann eine verminderte Gefäßzeichnung zeigen, die mit einem vermehrten, netzförmigen Streifenmuster kombiniert ist.

Swyer-James-Syndrom
(Abb. **381**)
Ein Lungenflügel ist hypertransparent. Es zeigt sich bei der Exspirationsaufnahme eine deutliche Luftretention. Szintigraphisch ist die Perfusion deutlich vermindert; die Bronchographie deckt auch zusätzlich kleinere Bronchiektasen auf. Als

Abb. **380** Lobektomie links.

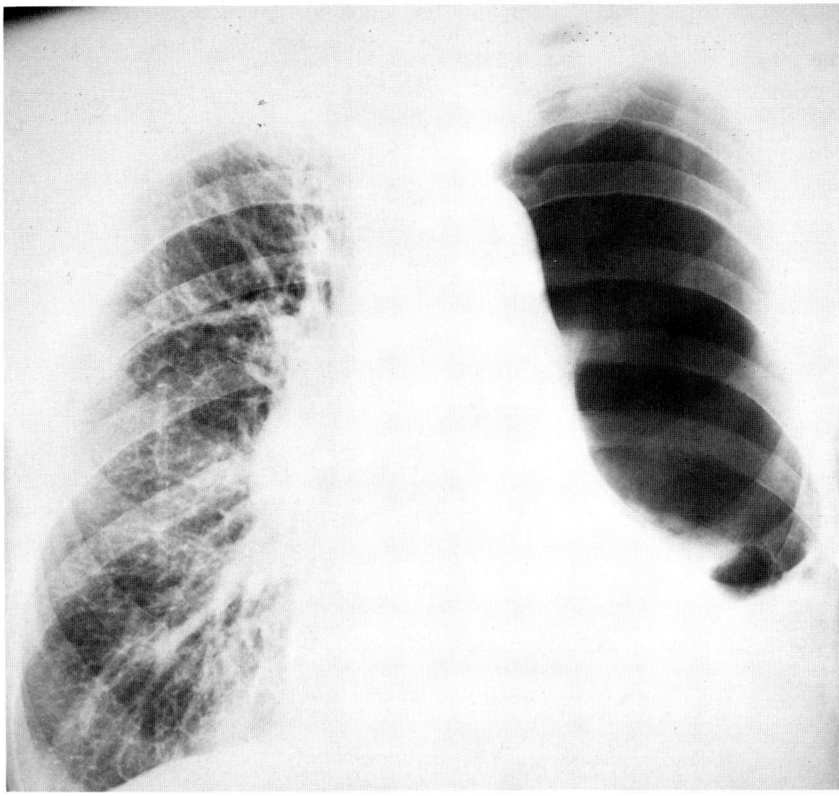

Abb. **381** Swyer-James-Syndrom. Deutlich rarefizierte Gefäßzeichnung links.

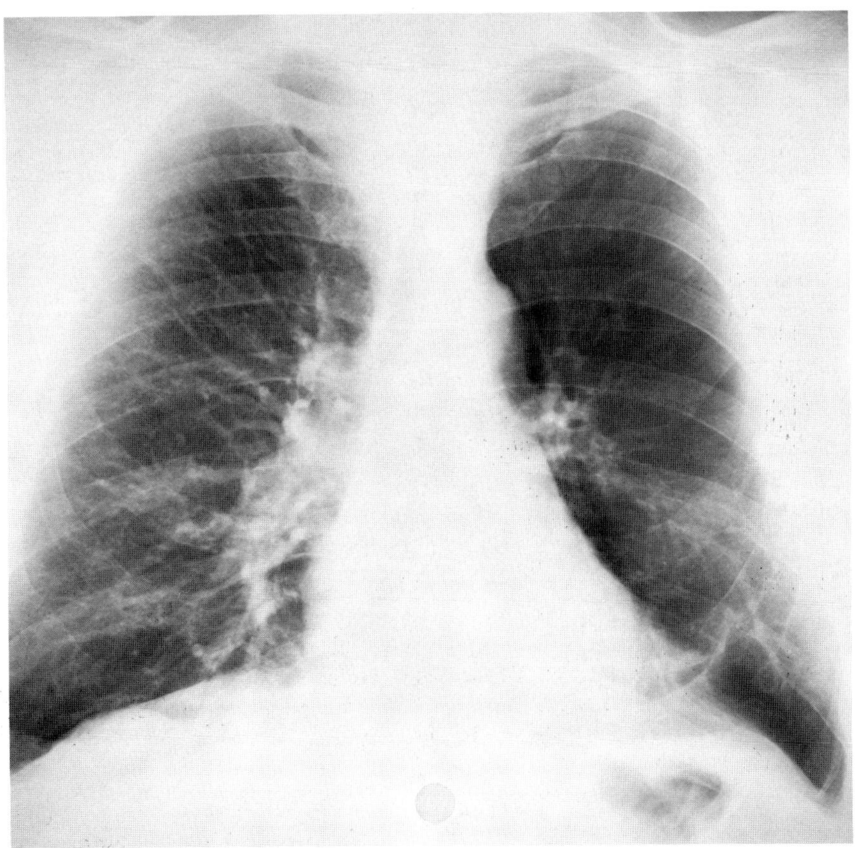

Ursache wird heute eine Bronchiolitis obliterans im Kindesalter angenommen.

Thrombembolie
Die meisten Thrombembolien haben kein röntgenmorphologisches Äquivalent. Es kann aber eine umschriebene Gefäßrarefizierung (Westermark-Zeichen) vorhanden sein. Die Diagnose ergibt sich aus der klinischen Symptomatik und dem Perfusionsszintigramm, das keilförmige Nuklidminderbelegungen aufweist.

Pulmonalarterienhypoplasie
Die kongenitale Veränderung zeigt meist eine einseitig helle Lunge und einen gering verschmälerten Hemithorax. Szintigraphisch findet sich eine extreme Perfusionsminderung. Die Exspirationsaufnahme zeigt im Gegensatz zum Swyer-James-Syndrom keine Ventilstenose. Arteriographisch sind die Gefäße vermindert und gelegentlich verschlossen. Im letzteren Fall wird das Lungenparenchym von Bronchialarterien versorgt.

Literatur

Lehrbücher

1 Baum, G. L.: Textbook of Pulmonary Diseases. Little, Brown, Boston 1974
2 Blaha, H.: Die Lungentuberkulose im Röntgenbild. Springer, Berlin 1976
3 Bohlig, H.: Lunge und Pleura, 2. Aufl. Thieme, Stuttgart 1975
4 Burgener, F. A., M. Kormano: Differential Diagnosis in Conventional Radiology. Thieme, Stuttgart 1985
5 Doerr, W.: Spezielle pathologische Anatomie, Bd. XVI: Pathologie der Lunge. Springer, Berlin 1983
6 Eisenberger, R. L.: Atlas of Signs in Radiology. Lippincott, Philadelphia 1984
7 Esser, C.: Topographische Ausdeutung der Bronchien im Röntgenbild, 2. Aufl. Thieme, Stuttgart 1957
8 Felson, B., A. S. Weinstein, H. B. Spitz: Röntgenologische Grundlagen der Thoraxdiagnostik. Thieme, Stuttgart 1984
9 Felson, B.: Chest Roentgenology. Saunders, Philadelphia 1973
10 Ferlinz, R.: Lungen- und Bronchialerkrankungen. Thieme, Stuttgart 1974
11 Fraser, R. G., J. A. P. Paré: Diagnosis of Diseases of the Chest, 2nd ed. Saunders, Philadelphia 1979
12 Fraser, R. G. J. A. P. Paré: Synopsis of the Diseases of the Chest. Saunders, Philadelphia 1983
13 Heitzman, E. R.: The Lung. Mosby, St. Louis 1973
14 Huzly, A., F. Böhm: Bronchus und Tuberkulose. Thieme, Stuttgart 1955
15 Light, R. W.: Pleural Diseases. Lea & Febiger, Philadelphia 1983
16 Mathys, H.: Pneumologie. Springer, Berlin 1982
17 Meschan, I.: Analyse der Röntgenbilder. Klinische Radiologie in 3 Bdn. Bd. II: Atemwege, Herz. Enke, Stuttgart 1981
18 Musshoff, K., J. Weinreich, H. Willmann: Differentialdiagnose seltener Lungenerkrankungen. Springer, Berlin 1979
19 Reed, J. C.: Chest Radiology. Patterns and Differential Diagnoses. Yearbook Medical Publishers, Chicago 1981
20 Reeder, M. M., B. Felson: Gamuts in Radiology. Audiovisual Radiology, Cincinnati 1975
21 Schinz, H. R., W. E. Baensch, W. Frommhold, R. Glauner, E. Uehlinger, J. Wellauer: Lehrbuch der Röntgendiagnostik, Bd. IV/1. Thieme, Stuttgart 1983
22 Spencer, H.: Pathology of the Lung. Pergamon, Oxford 1985
23 Stutz, E., H. Vieten: Die Bronchographie. Thieme, Stuttgart 1955
24 Taybi, H.: Radiology of Syndromes and Metabolic Disorders, 2nd ed. Yearbook Medical Publishers, Chicago 1983
25 Teschendorf, W., H. Anacker, P. Thurn: Röntgenologische Differentialdiagnostik, 5. Aufl., Bd. I. Thieme, Stuttgart 1975
26 Thurn, P., E. Bücheler: Einführung in die Röntgendiagnostik. Thieme, Stuttgart 1982
27 Yamashita, H.: Roentgenologic Anatomy of the Lung. Thieme, Stuttgart 1978

Untersuchungstechnik und Normalbefunde

28 Abrams, H.: Angiography. Little, Brown, Boston 1971
29 Bachofen, H., E. Voegeli, H. R. Siegrist: Die Lungengefäßkaliber im in- und exspiratorischen Thoraxübersichtsbild bei jungen und bei betagten Gesunden. Fortschr. Röntgenstr. 125 (1976) 325
30 Black, L. F.: The pleural space and pleural fluid. Mayo Clin. Proc. 47 (1972) 493
31 Bohlig, H.: Lunge und Pleura, 2. Aufl. Thieme, Stuttgart 1975
32 Christensen, E. E., G. W. Diezt: The supra clavicular fossa. Radiology 118 (1976) 37–39
33 Coussement, A., P.-J. Butori: Le poumon normal ses variantes et ses pièges. Coussement, Nice 1978
34 Davis, L. A.: The vertical fissure line. Amer. J. Roentgenol. 84 (1960) 451–453
35 Eastman, Kodak: Med. Radiogr. Photogr. 31 (1955) 2
36 Esser, C.: Der Hilus des Erwachsenen im Röntgenbild. Prax. Pneumol. 23 (1969) 743
37 Feine, U., K. zum Winkel: Nuklearmedizin, Szintigraphische Diagnostik, 2. Aufl. Thieme, Stuttgart 1980
38 Felson, B.: Chest Roentgenology. Saunders, Philadelphia 1973
39 Fochem, K., J. Klumair: Atlas der röntgenologischen Meßmethoden. Springer, Berlin 1976
40 Friedmann, G., E. Bücheler, P. Thurn: Ganzkörper-Computertomographie. Thieme, Stuttgart 1981
41 Fuchs, W. A., E. Voegeli: Röntgendiagnostik der Lunge. Huber, Bern 1973
42 Gilmartin, D.: Serratus anterior muscle on chest radiographs. Radiology 136 (1980) 689
43 Glazier, J. B.: Vertical gradient of alveolar size in lungs of dogs frozen intact. J. appl. Physiol. 23 (1967) 694
44 Günther, D., G. Müller: Der Lobus venae azygos und seine klinische Bedeutung. Fortschr. Röntgenstr. 132 (1980) 639
45 von Hayek, H.: Die menschliche Lunge, 2. Aufl. Springer, Berlin 1970
46 Heitzman, E. R.: The Lung. Mosby, St. Louis 1973
47 Heitzman, E. R.: Fleischner lecture: computed tomography of the thorax: current perspectives. Amer. J. Roentgenol. 136 (1981) 3

48 Jemelin, C., G. Candardjis: Retrosternal soft tissue: quantitative evaluation and clinical interest. Landmarks between normal and pathological aspects. Radiology 109 (1973) 7–11
49 Jost, R. G., S. S. Sagel, R. J. Stanley, R. G. Levitt: Computed tomography of the thorax. Radiology 126 (1978) 125
50 Keats, T. E.: The aortic-pulmonary stripe. Amer. J. Roentgenol. 116 (1972) 107
51 Kormano, M., J. Yrjana: Posterior tracheal band: correlation between computed tomography and chest radiography. Radiology 136 (1980) 689
52 Laubenberger, T.: Leitfaden der medizinischen Röntgentechnik. Deutscher Ärzteverlag, Köln 1980
53 McDonald, C. J., R. A. Castellino, R. A., N. Blank: The aortic nipple. Amer. J. Roentgenol. 116 (1972) 107–109
54 Meschan, I.: An Atlas of Anatomy Basic to Radiology. Saunders, Philadelpia 1975
55 Mills, St. R., D. C. Jackson, R. A. Ovder, D. K. Heaston, A. V. Moore: The incidence, etiologies, and avoidance of complications of pulmonary angiography in a large series. Radiology 136 (1980) 295–299
56 Milne, E.: Some new concepts of pulmonary blood flow and volume. Radiol. Clin. N. Amer. 16 (1978) 515
57 Möller, T., K. Anger, G. Brand, D. Meyer-Erkelenz: Quantitative Lungenperfusionsszintigraphie in der Lungenfunktionsdiagnostik. Fortschr. Röntgenstr. 139 (1983) 495
58 Nakhostan, J., D. Zavala: Atlas und Lehrbuch der flexiblen Bronchoskopie. Springer, Berlin 1983
59 Netter, F.: Atmungsorgane. Rieme, Stuttgart 1982
60 Ominsky, S., H.-S. Berinson: The suprasternal fossa. Radiology 122 (1977) 311–313
61 Osborne, D., P. Vock, J. D. Godwin, et al.: CT identification of bronchopulmonary segments: fifty normal subjects. Amer. J. Roentgenol. 142 (1984) 47–52
62 Proto, A. V.: Evaluation of the bronchi with CT. Semin. Roentgenol. 19 (1984) 199
63 Paré, J. A., R. G. Fraser: Synopsis of Diseases of the Chest. Saunders, Philadelphia 1983
64 Raider, L.: The retro-tracheal triangle. Chest 63 (1973) 835–838
65 Rauber, K., S. Tuengerthal, H. Riemann: Die digitale Subtraktionsangiographie der A. pulmonalis. Prax. Pneumol. 37 (1983) 295
66 Robbins, A. H., R. D. Pugatch, St. G. Gerzof, L. J. Faling, W. C. Johnson, R. Spira, D. R. Gale: Further observations of the medical efficacy of computed tomography of the chest and abdomen. Radiology 137 (1980) 719
67 Rosenblum, L. J., R. A. Mauceri, D. E. Wellenstein, F. D. Thomas, D. A. Bassano, B. N. Raasch, Ch. C. Chamberlain, E. R. Heitzman: Density patterns in the normal lung as determined by computed tomography. Radiology 137 (1980) 409
68 Savoca maj., C. J., J. H. M. Austin, H. I. Golberg: The richt paratracheal stripe. Radiology 122 (1977) 295–301
69 Schlungbaum, W.: Medizinische Strahlenkunde, 6. Aufl. de Gruyter, Berlin 1979
70 Shields, J. B., S. Holtz: Retrotracheal space. Radiology 120 (1976) 19
71 Stark, P.: Die normale Anatomie der Lungenhili im Computertomogramm. Fortschr. Röntgenstr. 137 (1982) 77
72 Stender, H.: Qualitätssicherung in der Röntgendiagnostik. In: Qualitätssicherung ärztlicher Leistungen. Deutscher Ärzteverlag, Köln 1981
73 Stutz, E., H. Vieten: Die Bronchographie. Thieme, Stuttgart 1955
74 Tobien, H.: Pulmonale Leitsymptome. Boehringer, Ingelheim 1969
75 Uthgenannt, H.: Streifenschatten. In Teschendorf, W., H. Anacker, P. Thurn: Röntgenologische Differentialdiagnostik, 5. Aufl., Bd. I/1. Thieme, Stuttgart 1975
76 Voegeli, E., H. R. Siegrist: Die Lungengefäßkaliber im in- und exspiratorischen Thoraxübersichtsbild bei jungen und bei betagten Gesunden. Fortschr. Röntgenstr. 123 (1976) 325
77 Wegener, O. H.: Ganzkörper-Computertomographie. Schering, Berlin 1981
78 Weiss, Th., P. Dorow, R. Felix: Alveoläre Disposition inhalierter Radioaerosolpartikel bei zentraler und peripherer Atemwegsobstruktion. Fortschr. Röntgenstr. 138 (1983) 716
79 West, J. B.: Ventilation, Blood Flow and Gas Exchange, 2nd ed. Blackwell, Oxford 1970
80 Yamashita, H.: Roentgenologic Anatomy of the Lung. Thieme, Stuttgart 1978
81 Zeitler, E.: Kernspintomographie. Deutscher Ärzteverlag, Köln 1984

Mißbildungen

82 Allen, R. P., R. Taylor, C. Reiquam: Congenital lobar emphysema with dilated septal lymphatics. Radiology 86 (1966) 929
83 Beitzke, A., G. Gypser, W. D. Sager: Scimitarsyndrom mit Hufeisenlunge. Fortschr. Röntgenstr. 136 (1982) 265
84 Boyden, E.: Developmental anomalies of the lungs. Amer. J. Surg. 89 (1955) 79
85 Cohen, A. M., E. H. Solomon, R. J. Alfidi: Computed tomography in bronchial atresia. Amer. J. Roentgenol. 135 (1980) 1097–1099
86 Cremin, B., H. Movsowitz: Lobar emphysema in infants. Brit. J. Radiol. 44 (1971) 692
87 Durnin, R. E., Z. Lababidi, C. Butler, A. Selke, J. B. Flege: Bronchopulmonary sequestration. Chest 57 (1970) 454
88 Fraser, R. G., J. A. P. Paré: Diagnosis of Diseases of the Chest. Saunders, Philadelphia 1979
89 Gomes, M., P. Bernatz: Arteriovenous fistulas: A review and ten-year experience at the Mayo Clinics. Mayo Clin. Proc. 45 (1970) 81
90 Grosse-Vorholt, R., W. Pfannmüller, N. Schad: Radiologische Diagnostik peripherer Pulmonalstenosen. Fortschr. Röntgenstr. 132 (1980) 184
91 Heymer, R., G. Benz-Bohm, G. Arnold: Röntgenbefunde bei kongenitalen zystischen Lungenveränderungen im Säuglingsalter. Fortschr. Röntgenstr. 137 (1984) 451
92 Hislop, A., L. Reid: New pathological findings in emphysema of childhood. 1. Polyalveolar lobe with emphysema. Thorax 25 (1970) 682
93 Iwai, K., G. Shindo, H. Hajikano, H. Tajima, M. Morimoto, T. Kosuda, R. Yoneuda: Intralobar pulmonary sequestration, with special reference to developmental pathology. Amer. Rev. resp. Dis. 107 (1973) 911
94 Jenny, H., E. Kotscher, E. Lobenwein, H. Schratter: Die intralobuläre bronchopulmonale Sequestration im Röntgenbild. Radiologe 14 (1974) 495
95 Jensen, F. O., A. D. Maclean: Intralobar sequestration of the lung with tension cysts: An unusual presentation of two cases with clinical and radiological evidence of tension phenomena. Aust. Radiol. 14, 1970, 269
96 Kleinmann, P.: Pleural telangiectasia and absence of pulmonary artery. Radiology 132 (1979) 281
97 Langer, R., M. Langer, K. A. Schumacher: Darstellbarkeit intrapulmonale a. v. Shunts unter besonderer Berücksichtigung der Computertomographie. Fortschr. Röntgenstr. 136 (1982) 563
98 O'Mara, Ch., R. Baker, K. Jeyasingham: Pulmonary sequestration. Surg. Gynec. Obstet. 147 (1978) 609
99 Ranniger, K., G. E. Valvassori: Angiographic diagnosis of intralobar pulmonary sequestration. Amer. J. Roentgenol. 92 (1964) 540
100 Rogers, L. F., J. C. Osmer: Bronchogenic cyst: A

review of 46 cases. Amer. J. Roentgenol. 91 (1964) 273
101 Roth, F. J., K. Ranninger: Selektive Arteriographie einer Nebenlunge. Fortschr. Röntgenstr. 119 (1973) 464
102 Stocker, J. T., J. E. Madewell, R. M. Drake. Congenital cystic adenomatoid malformation of the lung. Classification and morphologic spectrum. Hum. Path. 8 (1977) 155
103 Tsuji, S., S. Heki, Y. Kobara, A. Sato: The syndrome of bronchial mucocele and regional hyperinflation of the lung: Report of four cases. Chest 64 (1973) 444
104 Valle, A.: Agenesis of the lung. Amer. J. Surg. 89 (1955) 90
105 Vogel, M.: Mißbildungen und Anomalien der Lunge. In Doerr, W.: Pathologie der Lunge, Bd. I. Springer, Berlin 1983
106 Zaunberger, W., G. C. Robotti, P. Probst, M. Haertel, R. Schöpf: Zur Computertomographie der Lungenaplasie. Fortschr. Röntgenstr. 135 (1981) 682

Entzündungen

107 Austrian, R.: Current status of bacterial pneumonia with especial reference to pneumococcal infection. J. clin. Path. 21, Suppl. 2 (1968) 93
108 Baum, G. L. Textbook of Pulmonary Diseases. Little, Brown, Boston 1974
109 Bekerman, C., P. Szidon, St. Pinsky: The role of Gallium-67 in the clinical evaluation of sarcoidosis. Semin. Roentgenol. 20 (1985) 400
110 Berkmen, J.: Radiologic aspects of intrathoracic sarcoidosis. Semin. Roentgenol. 20 (1985) 356
111 Bianchi, F. A., A. R. Bistue, V. E. Wendt, H. E. Puro, M. K. Keech: Analysis of twenty-seven cases of progressive systemic sclerosis (including two with combined systemic lupus erythematosus) and a review of the literature. J. chron. Dis. 19 (1966) 953
112 Bohlig, H.: Lunge und Pleura, 2. Aufl. Thieme, Stuttgart 1975
113 Bulgrin, J. G., E. L. Dubois, G. Jacobson: Chest roentgenographic changes in systemic lupus erythematosus. Radiology 74 (1960) 42
114 Byrd, R. B., P. D. Kaplan, D. R. Gracey: Treatment of pulmonary tuberculosis. Chest 66 (1974) 560
115 Caplan, A.: Certain unusual radiological appearances in the chest of coal-miners suffering from rheumatoid arthritis. Thorax 8 (1953) 29
116 Carrington, C. B., W. W. Addington, A. M. Goff, I. M. Madoff, A. Marks, J. R. Schwaber, E. A. Gaensler: Chronic eosinophilic pneumonia. New Engl. J. Med. 280 (1969) 787
117 Castaneda-Zuniga, W. R., M. T. Hogan: Cavitary pulmonary nodules in systemic lupus erythematosus. Radiology 118 (1976) 45
118 Cervantes-Perez, P., A. H. Toro-Perez, P. Rodriguez-Jurado: Pulmonary involvement in rheumatoid arthritis. J. Amer. med. Ass. 243 (1980) 1715
119 Churg, J., L. Strauss: Allergic granulomatosis, allergic angiitis, and periarteritis nodosa. Amer. J. Path. 27 (1951) 277
120 Connell jr., J. V., J. R. Muhm: Radiographic manifestations of pulmonary histoplasmosis, a 10-year review. Radiology 121 (1976) 281
121 Conte, P., E. R. Heitzman, B. Markarian: Viral pneumonia: Roentgen pathological correlations. Radiology 95 (1970) 267
122 Curry, W. A.: Human nocardiosis. A clinical review with selected case reports. Arch. intern. Med. 140 (1980) 818
123 Curtis, A. McB., G. J. Walker Smith, C. E. Ravin: Air crescent sign of invasive aspergillosis. Radiology 133 (1979) 17
124 deLeon, E. P., M. Pardo de Tavera: Pulmonary schistosomiasis in the Philippines. Dis. Chest 53 (1968) 154
125 DeRemee, R. A., L. H. Weiland, T. J. McDonald: Respiratory vasculitis. Mayo Clin. Proc. 55 (1980) 492
126 Doerr, W.: Spezielle pathologische Anatomie, Bd. XVI. Springer, Berlin 1983
127 Doppman, J. L., G. W. Geelhoed, V. T. De Vita: Atypical radiographic features in pneumocystis carinii pneumonia. Radiology 114 (1975) 39
128 Ducloux, J. M., M. Ducloux, F. Calvez, R. Astruc, H. Fournier: Les pleuro-pneumopathies amibiennes. Étude radiologique. (Amebic pleuro-pneumopathies. A radiologic study.) Ann. Radiol. (Paris) 10 (1967) 341
129 Ellis, K., G. Renthal: Pulmonary sarcoidosis. Roentgenographic observations on course of disease. Amer. J. Roentgenol. 88 (1962) 1070–1083
130 Felson, B.: Chest Roentgenology. Saunders, Philadelphia 1973
131 Ferlinz, R.: Lungen- und Bronchialerkrankungen. Thieme, Stuttgart 1974
132 Finland, M.: Pneumonia and pneumococcal infections, with special reference to pneumococcal pneumonia. The 1979 J. Burns Amberson lecture. Amer. J. Rev. resp. Dis. 120 (1979) 481
133 Flynn, M. W., B. Felson: The roentgen manifestations of thoracic actinomycosis. Amer. J. Roentgenol. 110 (1970) 707
134 Ford, R. M.: Transient pulmonary eosinophilia and ashma. A review of 20 cases occuring in 5702 asthma sufferers. Amer. Rev. resp. Dis. 93 (1966) 797
135 Fraser, R. G., J. P. Paré: Diagnosis of Diseases of the Chest, 2nd ed. Saunders, Philadelphia 1979
136 Freimann, D. G.: The pathology of sarcoidosis. Semin. Roentgenol. 20 (1985) 327
137 Gaines, J. D., J. S. Remington: Diagnosis of deep infection with candida. A study of candida precipitins. Arch. intern Med. 132 (1973) 699
138 Garland, L. H., M. A. Sisson: Roentgen findings in the „collagen" diseases. Amer. J. Roentgenol. 71 (1954) 581
139 Geary, L., M. B. Kashlan, F. D. Hunker, R. G. Fraser: Diffuse lung disease in a compromised host. Invest. Radiol. 15 (1980) 85
140 Genereux, G. P., G. A. Stilwell: The acute bacterial pneumonias. Semin. Roentgenol. 15 (1980) 9
141 Gleason, T. H., W. B. Hamlin: Disseminated toxoplasmosis in the compromised host. A report of five cases. Arch. intern. Med. 134 (1974) 1059
142 Göbel, D.: Pneumocystis carinii – Pneumonien beim Erwachsenen. Med. Welt (N. F.) 26 (1976) 1493
143 Goodwin jr., R. A., R. M. Des Prez: Histoplasmosis. Amer. Rev. resp. Dis. 117 (1978) 929
144 Greendyke, W. H., D. L. Resnick, W. C. Harvey: The varied roentgen manifestations of primary coccidioidomycosis. Amer. J. Roentgenol. 109 (1970) 491
145 Greer, A. D.: Disseminating Fungus Diseases of the Lung. Thomas, Springfield/Ill. 1962
146 Gürtler, K.-F., W. Erbe, H. W. Kreysel, E. Bücheler: Röntgenologische Verlaufsbeobachtungen am Thorax bei progressiver Sklerodermie. Fortschr. Röntgenstr. 126 (1979) 97
147 Gullotta, U., S. Daum, G. Parzinger, H. Schlehe, V. Wuttke: Die mucoid impaction und das „Schleimbronchogramm". Fortschr. Röntgenstr. 132 (1980) 621
148 Haller, J., H. Czembirek, R. Schuster: Primäre Aspergillose der Lungen bei Leukosen. Fortschr. Röntgenstr. 138 (1983) 32
149 Harder, Th., H. H. von Burgsdorff: Änderung des Thoraxbildes beim Goodpasture-Syndrom. Fortschr. Röntgenstr. 136 (1982) 723
150 Hartung, W.: Pathologie und Pathomorphologie der Pneumonie. Atmungs- u. Lungenkrankh. 5 (1979) 324
151 Heitzman, E. R., R. A. Bornhurst, J. P. Russell: Disease due to anonymous mycobacteria: Potential for specific diagnosis. Amer. J. Roentgenol. 103 (1968) 533
152 Heitzman, E. R.: The Lung. Mosby, St. Louis 1973
153 Hernády, T., G. Gottwald: Radiologische Untersuchungen beim Goodpasture-Syndrom. Fortschr. Röntgenstr. 126 (1977) 108

154 Hofner, W., E. Lobenwein-Weinegg, N. Thumb: Lungenveränderungen bei chronischer Polyarthritis und Lupus erythematodes disseminatus. Radiologe 14 (1974) 501
155 Hunninghake, G. W., A. S. Fauci: Pulmonary involvement in the collagen vascular diseases. Amer. Rev. resp. Dis. 119 (1979) 471
156 Huzly, A.: Bronchus und Tuberkulose aus aktueller Sicht. Internist (Berl.) 4 (1973) 88
157 Janower, M. L., E. B. Weiss: Mycoplasmal, viral, and rickettsial pneumonias. Semin. Roentgenol. 15 (1980) 25
158 Janson, R., M. Thelen, W. Messerschmidt: Zur idiopathischen Lungenhämosiderose. Fortschr. Röntgenstr. 119 (1973) 717
159 Jay, S. J., W. G. Johanson jr., A. K. Pierce: The radiographic resolution of streptococcus pneumonia pneumonia. New Engl. J. Med. 293 (1975) 798
160 Joynson, D. H. M.: Pulmonary aspergilloma. Brit. J. clin. Pract. 31 (1977) 207
161 Kauffmann, G. W., W. D. Reinbold, M. Hagedorn: Röntgenmorphologische Befunde bei Sklerodermie. Fortschr. Röntgenstr. 138 (1983) 607
162 Kent, D. C.: Recurrent unilateral hilar adenopathy in sarcoidosis. Amer. Rev. resp. Dis. 91 (1965) 272
163 Klemencic, I., R. Kraus, R. Strnad, H. Eck: Verlaufsbeobachtungen eines Lungenechinokokkus mit Einbruch in das Bronchialsystem. Fortschr. Röntgenstr. 124 (1976) 40
164 Libshitz, H. I., J. J. Pagani: Aspergillosis and mucormycosis: Two types of opportunistic fungal pneumonia. Radiology 140 (1981) 301
165 Lim, K. H.: Bronchial stenosis due to sarcoidose. Tubercle 44 (1963) 174
166 Löfgren, S.: Primary pulmonary sarcoidosis. I. Early signs and symptoms. Acta med. scand. 145 (1953) 424–431
167 Löfgren, S.: Primary pulmonary sarcoidosis. II. Clinical course and prognosis. Acta med. scand. 145 (1953) 465–474
168 Lütgemeier, J., F. Wunschik: Computertomographische Diagnostik von Lungenabszessen und Pleuraempyemen. Fortschr. Röntgenstr. 138 (1983) 699
169 Maguire, R., A. S. Fauci, J. L. Doppman, S. M. Wolff: Unusual radiographic features of Wegener's granulomatosis. Amer. J. Roentgenol. 130 (1978) 233
170 McGahan, J. P., D. S. Graves, P. E. S. Palmer, R. C. Stadalnik, A. B. Dublin: Classic and contemporary imaging of coccidioidomycosis. Amer. J. Roentgenol. 136 (1981) 393
171 Ogakwu, M., C. Nwokolo: Radiological findings in pulmonary paragonimiasis as seen in Nigeria: A review based on one hundred cases. Brit. J. Radiol. 46 (1973) 699
172 Otto, H., H. Reinhard: Die Beteiligung der Lunge an der Sklerodermie. Prax. Pneumol. 34 (1970) 753
173 Popper, M. S., M. L. Bogdonoff, R. L. Hughes: Interstitial rheumatoid lung disease. A reassessment and review of the literature. Chest 62 (1972) 243
174 Quinn, E. L. E. J. Fisher, F. Cox jr., T. Madhavan: The clinical spectrum of toxoplasmosis in the adult. Clevel. Clin. Quart. 42 (1975) 71
175 Rabinowitz, J. G., J. Busch, W. R. Buttram: Pulmonary manifestations of blastomycosis. Radiological support of a new concept. Radiology, 120 (1976) 25
176 Reeder, M. M.: Gamut: pulmonary disease with eosinophilia. Semin. Roentgenol. 10 (1975) 3
177 Renner, R. R., A. P. Coccaro, E. R. Heitzman, E. T. Dailey, B. Markarian: Pseudomonas pneumonia: A prototype of hospital-based infection. Radiology 105 (1972) 555
178 Salfelder, K., G. Doehnet, H. R. Doehnet, K. Brass, E. Sauerteig: Histoplasmose. Zahl der Primärherde bei der Primärinfektion. Dtsch. med. Wschr. 95 (1970) 2125
179 Scadding, J. G.: The late stages of pulmonary sarcoidosis. Postgrad. med. J. 46 (1970) 530
180 Scherak, O., W. Hofner, P. Haber, F. Kummer: Zur Diagnose und Differentialdiagnose pulmonaler Manifestationen bei Kollagenosen. Prax., Pneumol. 33 (1979) 1168
181 Schermuly, W.: Differenzierung der Grundprozesse: Granulomatose und Fibrose bei der Sarkoidose. Radiologe 17 (1977) 26
182 Schermuly, W.: Granulomatose und Fibrose bei der Sarkoidose. Radiologe 17 (1977) 26
183 Schnabel, K., R. Siegl, U. Abel, W. Hofmann: Vergleich klinischer Untersuchungsmethoden zum Nachweis radiogener Lungenveränderungen. Fortschr. Röntgenstr. 138 (1983) 235
184 Seidl, G., W. Hofner, P. Korn, W. Küster, H. K. Stummvoll: Das Lungenbild bei genuiner Haemosiderose und Goodpasture-Syndrom. Radiologe 17 (1977) 52
185 Shafron, R.: Lung abscesses: a five-year evaluation. Dis. Chest 53 (1968) 12
186 Siltzbach, L. E.: Etiology of sarcoidosis. Practitioner 202 (1969) 613–618
187 Smellie, H., C. Hoyle: The natural history of sarcoidosis. Quart. J. Med. 29 (1960) 539-558
188 Spencer, H.: Pathology of the Lung, vol. I. Pergamon, Oxford 1977
189 Stadelmann, O., W. Frick, H. Breining: Goodpasture-Syndrom. Vergleich von röntgenologischem und morphologischem Befund. Fortschr. Röntgenstr. 108 (1968) 457
190 Stark, D. D., M. P. Federle, P. C. Goodman, et al.: Differentiating lung abscess and empyema: radiography and computed tomography. Amer. J. Roentgenol. 141 (1983) 163
191 Statistisches Bundesamt, Wiesbaden, Gesundheitswesen, Fachserie 12. Tuberkulose-Jahrbuch 1950/51 des DZK. Springer, Berlin 1952 (S. 51–59)
192 Stead, W. W., G. R. Kerby, D. P. Schlueter, C. W. Jordahl: The clinical spectrum of primary tuberculosis in adults: Confusion with reinfection in the pathogenesis of chronic tuberculosis. Ann. intern. Med. 68 (1968) 731
193 Stender, H. St.: Das röntgenologische Erscheinungsbild verschiedener Pneumonien. Med. Klin. 72 (1977) 2029
194 Sullivan jr., R. J., W. R. Dowdle, W. M. Marine, J. C. Hierholzer: Adult pneumonia in a general hospital. Etiology and host risk factors. Arch. intern. Med. 129 (1972) 935
195 Teates, Ch. D.: Radiographic changes in the irradiated lung. Radiology 134 (1980) 795
196 Teschendorf, W., H. Anacker, P. Thurn: Röntgenologische Differentialdiagnostik, Bd. I. Thieme, Stuttgart 1975
197 Tillmann, W., W. A. Fuchs, H. Bachofen: Lungen- und Pleurabefall bei Kollagenosen. Radiologe 17 (1977) 37
198 Uthgenannt, H., P. Lübbers, K. Gappmayer: Allergische Reaktionen der Lunge durch Arzneimittel. Fortschr. Röntgenstr. 122 (1975) 125
199 Volkmer, K.-J., H. Braband: Das Röntgenbild der afrikanischen Paragonimiasis. Fortschr. Röntgenstr. 122 (1975) 265
200 Wolf, K.-J., H. Fischbach: Lungenbefunde bei Wegenerscher Granulomatose. Fortschr. Röntgenstr. 124 (1976) 33
201 Wurm, K., H. Reindell: On the differential roentgenological diagnosis of sarcoidosis (Boeck's disease) and lymphogranulomatosis. Radiologe 2 (1962) 134

Chronisch obstruktive Lungenerkrankungen

202 Bates, D. V., C. A. Gordon, G. I. Paul, R. E. G. Place, D. P. Snidal, C. R. Woolf: Chronic bronchitis: report on the third and fourth stages of the coordina-

ted study of chronic bronchitis in the Department of Veteran Affairs. Med. Serv. J. Can. 22 (1966) 1–59
203 Baum, G. L.: Textbook of Pulmonary Diseases. Little, Brown, Boston 1974
204 Bentivoglio, L. G., F. Beerel, P. B. Stewart, A. C. Bryan, W. C. Ball jr., D. V. Bates: Studies of regional ventilation and perfusion in pulmonary emphysema using xenon^{133}. Amer. Rev. resp. Dis. 88 (1963) 315
205 Bühlmann, A. A.: Lungenemphysem, Einteilung nach klinischen, röntgenologischen und funktionellen Gesichtspunkten. Münch. med. Wschr. 116 (1974) 1627
206 Burke, R. M.: Vanishing lungs. Radiology 28 (1937) 367
207 Campbell, A. H., I. F. Young: Tracheobronchial collapse, a variant of obstructive respiratory disease. Brit. J. Dis. Chest 57 (1963) 174
208 Caughey, J. E., R. F. Wilson, J. Borrie: Peripheral neuropathy with bronchiectasis. Thorax 13 (1958) 59
209 Ciba Guest Symposium: Terminology, definitions and classification of chronic pulmonary emphysema and related conditions. A report of the conclusions of a Ciba guest symposium. Thorax 14 (1959) 286–299
210 Clark, N. S.: Bronchiectasis in childhood. Brit. med. J. 1963/I, 80
211 Deutsche Forschungsgemeinschaft: Forschungsbericht Chronische Bronchitis und Staubbelastung am Arbeitsplatz. Forschungsbericht Chronische Bronchitis, Teil 2. Boldt, Boppard 1975, 1981
212 Doerr, W.: Organpathologie. Thieme, Stuttgart 1974
213 Fiore, D., P. R. Biondetti, F. Sartori, et al.: The role of computed tomography in the evaluation of bullous lung disease. J. Comput. assist. Tomogr. 6 (1982) 105–108
214 Fraser, R. G., R. S. Fraser, J. W. Renner, C. Bernard, P. J. Fitzgerald: The rontgenologie diagnosis of chronic bronchitis: A reassessment with emphasis on parahilar bronchi seen end-on. Radiology 120 (1976) 1
215 Fraser, R. G., J. A. P. Paré: Synopsis of Diseases of the Chest. Saunders, Philadelphia 1983
216 Greene, R., G. L. Lechner: „Saber-sheath" trachea: A clinical and functional study of marked coronal narrowing of the intrathoracic trachea. Radiology 115 (1975) 265
217 Hartung, W.: Morphologie des bullösen Emphysems, seine Abgrenzung gegen Lungendystrophie. Beitr. Klin. Tuberk. 119 (1958) 343
218 Hartung, W.: Lungenemphysem. Morphologie, Pathogenese und funktionelle Bedeutung. Springer, Berlin 1964
219 Hartung W.: Krankheiten des Bronchialsystems. In Doerr, W.: Pathologie der Lunge, Bd. I. Springer, Berlin 1983
220 Heilmeyer, L., F. Schmid: Die progressive Lungendystrophie. Dtsch. med. Wschr. 81 (1956) 1293
221 Heine, F.: Das bullöse Lungenemphysem. Beitr. Klin. Tuberk. 119 (1958) 298
222 Heitzman, E. R.: The Lung. Mosby, St. Louis 1973
223 Hofner, W., W. Küster, G. Seidl, F. Kummer: Röntgenologische Aspekte beim Emphysem. Fortschr. Röntgenstr. 127 (1977) 520
224 Hossain, S.: Quantitative measurements of bronchial muscle in man with asthma. Amer. Rev. resp. Dis. 107 (1973) 99
225 Huzly, A.: Bronchiektasen. In Hornbostel, H., W. Kaufmann, W. Siegenthaler: Innere Medizin in Praxis und Klinik, Bd. I. Thieme, Stuttgart 1973 (S. 3)
226 Kartagener, M.: Die Bronchitiden. Die Bronchiektasen. In: Handbuch der inneren Medizin, 4. Aufl., Bd. IV/2. Springer, Berlin 1956
227 Knolle, H.: Die pathologische Anatomie der progressiven Lungendystrophie. Zbl. allg. Path. path. Anat. 102 (1961) 76
228 Kröker, P.: Zur Frage der sogenannten progressiven Lungendystrophie. Fortschr. Röntgenstr. 93 (1960) 1
229 Lourenço R. V., R. Loddenkemper, R. W. Carton: Patterns of distribution and clearance of aerosols in patients with bronchiectasis. Amer. Rev. resp. Dis. 106 (1972) 857
230 Maurer, H.-J., M. Bieber: Planimetrische Bestimmung des Lungenvolumens und seine Bedeutung für die Röntgendiagnostik des Lungenemphysems. Fortschr. Röntgenstr. 139 (1983) 188
231 Milne, E. N. C., H. Bass: Roentgenologic diagnosis of early chronic obstructive pulmonary disease. J. Canad. Ass. Radiol. 30 (1969) 3
232 Naidich, D. P., D. I. McCauley, N. F. Khouri, et al.: Computed tomography of bronchiectasis. J. Comput. assist. Tomogr. 6 (1982) 437–444
233 National Tuberculosis Association: Chronic Obstructive Pulmonary Disease. A Manual for Physicians. National Tuberculosis Association, New York 1965
234 O'Dell jr., Ch. W., A. Taylor, Ch. B. Higgins, W. L. Ashburn, R. F. Schillaci, N. P. Alazraki: Ventilation-perfusion lung images in the Swyer-James syndrome. Radiology 121 (1976) 423
235 Otto, H.: Bedeutung, Morphologie und Entstehungsprinzipien des chronischen destruktiven Lungenemphysems. Atemwegs- u. Lungenkrankh. 2 (1976) 95
236 Pepys, J.: Immunopathology of allergic lung disease. Clin. Allergy 3 (1973) 1
237 Rawlings jr., W., P. Kreiss, D. Levy, B. Cohen, H. Menkes, S. Brashears, S. Permutt: Clinical, epidemiologic, and pulmonary function studies in alpha$_1$-antitrypsin-deficient subjects of PiZ type. Amer. Rev. resp. Dis. 114 (1976) 945
238 Rebuck, A. S.: Radiological aspects of severe asthma. Aust. Radiol. 14 (1970) 264
239 Reid, L.: Reduction in bronchial subdivision in bronchiectasis. Thorax 5 (1950) 233
240 Reid, L.: Measurement of the bronchial mucous gland layer: A diagnostic yardstick in chronic bronchitis. Thorax 15 (1960) 132
241 Reid, L.: The Pathology of Emphysema. Lloyd-Luke, London 1967
242 Simon, G., N. Pride: Relation between abnormalities in the chest radiograph and changes in pulmonary function in bronchitis and emphysema. Thorax 28 (1973) 15
243 Thurlbeck, W. M., J. A. Henderson, R. G. Fraser, D. V. Bates: Chronic obstructive lung disease. A comparision between clinical, roentgenoligic, functional and morphologic criteria in chronic bronchitis, emphysema, asthma and bronchiectasis. Medicine (Baltimore) 49 (1970) 82–145
244 Thurlbeck, W. M., G. Simon: Radiographic appearance of the chest in emphysema. Amer. J. Roentgenol. 130 (1978) 429
245 Turpin, R., J. Cany: Bronchiectasies et malformations congénitales: syndrome d'ectasie broncho-oesophagiennes avec fistule oesophago-trachéale et malformations vertébro-costales. Arch. franç. Pédiat. 13 (1956) 1
246 Ulmer, W. T.: Die obstruktiven Atemwegserkrankungen. In: Handbuch der inneren Medizin, Bd. IV/2. Springer, Berlin 1979
247 Williams, E., K. N. McNicol: Prevalence, natural history, and relationship of wheezy bronchitis and asthma in children. An epidemiological study. Brit. med. J. 1969/IV. 321
248 Williams, H., P. Campbell: Generalized bronchiectasis associated with deficiency of cartilage in the bronchial tree. Arch. Dis. Childh. 35 (1960) 182
249 World Health Organization Report of an Expert Committee. Definition and diagnosis of pulmonary disease with special referent to chronic bronchitis and emphysema in chronic cor pulmonale. Wld. Hlth. Org. techn. Rep. Ser. 213 (1961) 14–19

Inhalationsschäden und Pneumokoniosen

250 Baum, G. L.: Textbook of Pulmonary Diseases. Little, Brown, Boston 1974

251 Bohlig, H.: Die Bedeutung der Herdwanderung für das Erscheinungsbild kleinfleckiger Lungenerkrankungen am Beispiel der Silikose. Radiologe 19 (1979) 486
252 Bohlig, H., E. Hain, H. Valentin, H.-J. Woitowitz: Die Weiterentwicklung der Internationalen Staublungenklassifikation und ihre Konsequenzen für die arbeitsmedizinischen Vorsorgeuntersuchungen staubgefährdeter Arbeitnehmer (ILO 1980/Bundesrepublik). Prax. Pneumol. 35 (1981) 1134–1139
253 Brünger, I., M. Reither: Die exogene allergische Alveolitis im Kindesalter. Fortschr. Röntgenstr. 128 (1978) 295
254 Capitanio, M. A., J. Kirkpatrick: The lateral decubitus film: an aid in determining air-trapping in children. Radiology 103 (1972) 460
255 Davis, C. M.: Inhaled foreign bodies in children. An analysis of 40 cases. Arch. Dis. Chilh. 41 (1966) 41
256 Fletcher, D. E., J. R. Edge: The early radiologic changes in pulmonary and pleural asbestosis. Clin. Radiol. 21 (1970) 355–365
257 Fraser, R. G., J. A. P. Paré: Extrensic allergic alveolitis. Semin. Roentgenol. 10 (1975) 31
258 Fraser, R. G., J. A. P. Paré: Synopsis of Diseases of the Chest. Saunders, Philadelphia 1983
259 Heitzman, E. R.: The Lung. Mosby, St. Louis 1973
260 Katz, D., L. Kreel: Computed tomography in pulmonary asbestosis. Clin. Radiol. 30 (1979) 207–213
261 Mathys, H.: Pneumologie. Springer, Berlin 1982
262 Mearns, A. J., R. M. England: Dissolving foreign bodies in the trachea and bronchus. Thorax 30 (1975) 461

Neoplasien

263 Bohlig, H.: Lunge und Pleura. Thieme, Stuttgart 1975
264 Brenner, J., P. P. Sordillo, G. B. Magill, R. B. Goldbey: Malignant mesothelioma of the pleura: review of 123 patients. Cancer 49 (1982) 2431–2435
265 Donahue, J. K., R. F. Weichert, J. L. Ochsner: Bronchial adenoma. Ann. Surg. 167 (1968) 873
266 Feinstein, A. R., N. A. Gelfman, R. Yesner, O. Auerbach, D. B. Hackel, P. C. Pratt: Observer variability in the histopathologic diagnosis of lung cancer. Amer. Rev. resp. Dis. 101 (1970) 671
267 Fontana, R. S.: Early diagnosis of lung cancer. Amer. Rev. resp. Dis. 116 (1977) 399–402
268 Fraser, R. G., J. A. P. Paré: Synopsis of Diseases of the Chest. Saunders, Philadelphia 1983
269 Hartung, W.: Gesichtspunkte für die Begutachtung des Narbenkarzinoms der Lunge. Prax. Pneumol. 31 (1977) 160–164
270 Heilmann, H. P., E. Doppelfeld: Ergebnisse der Strahlenbehandlung des Bronchialkarzinoms. Dtsch. med. Wschr. 101 (1976) 1557
271 Heitzman, E. R.: Bronchogenic carcinoma: radiologic-pathologic correlations. Semin. Roentgenol. 12 (1977) 165
272 Heuck, F., F. W. Roloff: Die kleinfleckigen Formen primärer und sekundärer Lungengeschwülste. Radiologe 19 (1979) 475
273 Hofner, W., W. Küster, P. Plötzi: Intrapulmonale Veränderungen bei M. Hodgkin. Fortschr. Röntgenstr. 130 (1979) 144
274 Janower, M. L., J. B. Blennerhassett: Lymphangitic spread of metastatic cancer to the lung: A radiologic-pathologic classification. Radiology 101 (1971) 267
275 Karstens, J. H., G. Durben, J. Ammon, W. Frik, R. Lindenfelser: Lymphangiosis carcinomatosa der Lungen beim Prostatakarzinom. Häufigkeit, röntgenologisches Erscheinungsbild und klinische Bedeutung. Fortschr. Röntgenstr. 130 (1979) 629
276 König, R., G. van Kaick, G. Lüllich, I. Vogt-Moykopf: Computertomographische Beurteilung mediastinaler Lymphknoten beim Bronchialkarzinom. Fortschr. Röntgenstr. 138 (1983) 682
277 Lange, S., C. Minck: Die Lymphangiosis carcinomatosa der Lungen bei metastasierten Mammakarzinomen. Fortschr. Röntgenstr. 140 (1983) 411
278 Madewell, J. E., D. S. Feigin: Benign tumors of the lung. Semin. Roentgenol. 12 (1977) 175
279 Marsh, B. R., J. K. Frost, Y. S. Erozan, D. Carter: Diagnosis of early bronchogenic carcinoma. Chest 73 (1978) 716–717
280 Melamed, M., B. Flehinger, D. Miller, et al.: Preliminary report of the lung cancer detection program in New York. Cancer 39 (1977) 369–382
281 Meschan, I.: Analyse der Röntgenbilder. Klinische Radiologie in 3 Bdn. Bd. II: Atemwege, Herz. Enke, Stuttgart 1981
282 Molinedo, J., A. Stempinskie: Klinische Aspekte seltener Bronchustumoren. Prax. Pneumol. 35 (1981) 979
283 Müller, K. H.: Lungentumoren. In Doerr, W.: Spezielle pathologische Anatomie, Bd. XVI. Springer, Berlin 1983
284 North, L. B., L. M. Fuller, F. B. Hagemeister, R. W. Rodgers, R. W. Butler, C. C. Shullenberger: Importance of initial mediastinal adenopathy in Hodgkin disease. Amer. J. Roentgenol. 138 (1982) 229
285 Rassiga, A. L.: Advances in adult non-Hodgkin's lymphoma. Current concepts of classification, diagnosis, and management. Arch. intern. Med. 140 (1980) 1647
286 Rigler, L. G.: An overview of cancer of the lung. Semin. Roentgenol. 12 (1977) 161
287 Roiksch, E., D. Krause: Die Hamartochondrome der Lunge. Z. Erkr. Atmungsorg. 138 (1973) 285
288 Schlungbaum, W.: Bronchialtumoren. In Schinz, H. R., W. E. Baensch, W. Frommhold, R. Glauner, E. Uehlinger: Lehrbuch der Röntgendiagnostik, Bd. IV/1. Thieme, Stuttgart 1968
289 Schubert, G. E.: Pathologie des Bronchuskarzinoms. Klassifizierung nach den WHO-Richtlinien. Therapiewoche 37 (1975) 5080–5086
290 Schulze, W.: Geschwülste der Bronchien, Lungen und Pleura. In Diethelm, L., F. Heuck, O. Olsson, K. Ranniger, F. Strnad, H. Vieten, A. Zuppinger: Handbuch der medizinischen Radiologie, Bd. IV/4 a, b. Springer, Berlin 1974
291 Stark, P.: Das adenoidzystische Karzinom (Zylindrom) der Trachea. Eine Analyse von 9 Fällen. Fortschr. Röntgenstr. 136 (1982) 31
292 Stolberg, H. O., N. L. Patt, K. F. MacEwen, O. H. Warwick, T. C. Brown: Hodgkin's disease of the lung: roentgenologic-patholotic correlation. Amer. J. Roentgenol. 92 (1964) 96
293 UICC: TNM-Atlas. Springer, Berlin 1982
294 Weiss, W., K. E. Boucot, D. A. Cooper: The Philadelphia pulmonary neoplasm research project. Survival factors in bronchogenic carcinoma. J. Amer, med. Ass. 216 (1973) 2119–2123
295 Wouters, E. F. M., T. K. Oei, J. M. A. Van Engelshoven, H. A. J. Lemmens, L. H. Greve: Evaluation of the contribution of computed tomography to the staging of non-oat-cell primary bronchogenic carcinoma. A retrospective study. Fortschr. Röntgenstr. 137 (1982) 540
296 Wynder, E. L., M. H. Mushinsky, J. C. Spivak: Tobacco and alcohol consumption in relation to the development of multiple primary cancers. Cancer 40 (1977) 1872–1878

Gefäßerkrankungen

297 Baum, G. L.: Textbook of Pulmonary Diseases. Little, Brown, Boston 1974
298 Caldini, P., G. G. Gensini, M. S. Hoffman: Primary pulmonary hypertension with death during right heart catheterization: A case report and a survery of reported fatalities. Amer. J. Cardiol. 4 (1959) 519
299 Calenoff, L., G. D. Kruglik, A. Woodruff: Unilateral pulmonary edema. Radiology 126 (1978) 19
300 Chen, J. T. T., M. P. Capp, I. S. Johnsrude, et al.: Roentgen appearance of pulmonary vascularity in the

diagnosis of heart disease. Amer. J. Roentgenol. 112 (1971) 559–570
301 Fishman, A. P., G. G. Pietra: Primary pulmonary hypertension. Ann. Rev. Med. 31 (1980) 421
302 Fleischner, F. G.: Roentgenology of the pulmonary infarct. Semin. Roentgenol. 2 (1967) 61
303 Rochem, K., J. Klumair: Atlas der röntgenologischen Meßmethoden. Springer, Wien 1976
304 Fowler, N. O., B. Black-Schaffer, R. C. Scott, M. Gueron: Idiopathic and thromboembolic pulmonary hypertension. Amer. J. Med. 40 (1966) 331
305 Fraser, R. G., J. A. P. Paré: Synopsis of the Diseases of the Chest. Saunders, Philadelphia 1983
306 Freiman, D. G., J. Suyemoto, S. Wessler: Frequency of pulmonary thromboembolism in man. New Engl. J. Med. 272 (1965) 1278
307 Gorham, L. W.: A study of pulmonary embolism: Part II. The mechanism of death; based on a clinicopathological investigation of 100 cases of massive and 285 cases of minor embolism of the pulmonary artery. Arch. intern. Med. 108 (1961) 189
308 Greenspan, R. H.: Die Röntgendiagnostik der Lungenembolie. In Fuchs, W. A., E. Voegeli: Aktuelle Probleme der Röntgendiagnostik, Bd. II: Röntgendiagnostik der Lunge. Huber, Bern 1973
309 Hampton, A. O., B. Castleman: Correlation of postmortem chest teleroentgenograms with autopsy findings. With special reference to pulmonary embolism and infarction. Amer. J. Roentgenol. 43 (1940) 305
310 Holley, H. S., J. Milic-Emili, M. R. Becklake, D. V. Bates: Regional distribution of pulmonary ventilation and perfusion in obesity. J. clin. Invest. 46 (1967) 475
311 Imhoff, H.: Die Röntgenmorphologie des Lungenödems und sein klinisches und atemphysiologisches Korrelat. Röntgen-Bl. 28 (1975) 586
312 Jaschke, W., G. Kempmann, E. Wetzel, et al.: Computertomographischer Nachweis der zentralen Lungenembolie. Fortschr. Röntgenstr. 135 (1981) 399–403
313 MacGollack, P. J., Th. G.Rudd, M. M. Figley, J. P. Wilhelm: What becomes of pulmonary infarcts? Amer. J. Roentgenol. 133 (1979) 1039
314 Mellins, R. B., H. H. Balfour jr., G. M. Turino, R. W. Winters: Failure of automatic control of ventilation (Ondine's curse). Report of an infant born with this syndrome and review of the literature. Medicine (Baltimore) 49 (1970) 487
315 Meschan, I.: Analyse der Röntgenbilder. Klinische Radiologie in 3 Bdn. Bd. II: Atemwege, Herz. Enke, Stuttgart 1981
316 Milne, E. N. C.: Die röntgenologische Diagnose der Linksinsuffizienz. In Fuchs, W. A., E. Voegeli: Aktuelle Probleme der Röntgendiagnostik. Röntgendiagnostik der Lunge. Huber, Bern 1973
317 Mittermayer, Ch.: Perfusionsstörungen. In Doerr, W.: Spezielle pathologische Anatomie, Bd. XVI. Springer, Berlin 1983
318 Sharp, J. T.: Diaphragmatic function and respiratory failure. Chest 71 (1977) 566
319 Shinnick, J. P., O. Cudkowicz, G. Blanco, C. Calderon, M. Haskin, R. Johnston, L. Kauffman, M. Najmi, T. Oslick, B. Segal, D. Shirley: A problem in pulmonary hypertension. Part 1: The clinical course. Chest 65 (1974) 65–69
320 Shinnick, J. P., L. Cudkowicz, M. Saldana, I. Brodsky: A problem in pulmonary hypertension. Part 2: The final course and autopsy findings. Chest 65 (1974) 192
321 Simon, G.: Further observations on the long line shadow across a lower zone of the lung. Brit. J. Radiol. 43 (1970) 327
322 Sinner, W. N.: Computed tomography of pulmonary thromboembolism. Europ. J. Radiol. 2 (1982) 8–13
323 Sleeper, J. C., E. S. Orgain, H. D. McIntosh: Primary pulmonary hypertension: Review of clinical features and pathologic physiology with a report of pulmonary hemodynamics derived from repeated catheterization. Circulation 26 (1962) 1358
324 Steinbrunn, W.: Lunge und Herzinsuffizienz. Schweiz. Rdsch. Med. 65 (1976) 903
325 Talbot, S., B. S. Worthington, E. J. Roebuck: Radiographic signs of pulmonary embolism and pulmonary infarction. Thorax 28 (1973) 198
326 Thompson, P., C. McRae: Familial pulmonary hypertension. Evidence of autosomal dominant inheritance. Brit Heart J. 32 (1970) 758
327 Uhland, H., L. M. Goldberg: Pulmonary embolism: A commonly missed clinical entity. Dis. Chest 45 (1964) 533
328 Wagenvoort, C. A., N. Wagenvoort: Primary pulmonary hypertension. A pathologic study of the lung vessels in 156 clinically diagnosed cases. Circulation 42 (1970) 1163–1184
329 Wagenvoort, C. A.: Vasoconstrictive primary pulmonary hypertension and pulmonary veno-occlusive disease. Cardiovasc. Clin. 4 (1972) 97–113
330 West, J. B., C. T. Dollery, B. E. Heard: Increased pulmonary vascular resistance in the dependent zone of the isolated dog lung caused by perivascular edema. Circulat. Res. 17 (1965) 191
331 Westermark, N.: On the roentgen diagnosis of lung embolism. Acta radiol. (Stockh.) 19 (1938) 357
332 Wolfe, W. G., D. C. Sabiston jr.: A study of changes in the roentgenogram of the chest in experimental pulmonary embolism. Surg. Gynec. Obstet. 127 (1968) 492

Thoraxverletzungen

333 Burke, J. F.: Early diagnosis of traumatic rupture of the bronchus. J. Amer. med. Ass. 181 (1962) 682
334 Fraser, R. G., J. A. P. Paré: Synopsis of Diseases of the Chest. Saunders, Philadelphia 1983
335 Greenfield, L. J., V. M. Barkett, J. J. Coalson: The role of surfactant in the pulmonary response to trauma. J. Trauma 8 (1968) 735
336 Gullotta W., H. Wenzl: Posttraumatische Lungenhämatome und Pneumatozelen. Fortschr. Röntgenstr. 121 (1974) 35
337 Hermanutz, K. D., E. Bücheler: Traumatische, nichtperforierende Verletzungen der thorakalen Aorta und der intrathorakalen Aortenbogenäste. Fortschr. Röntgenstr. 120 (1974) 156
338 Kauffmann, G. W., W. Vogel, K.-H. Rühle, H. H. Friedburg, X. Papacharalampous: Verlaufsbeobachtungen bei überlebter Schocklunge. (ARDS). Fortschr. Röntgenstr. 138 (1983) 292
339 Kumpe, D. A., K. S. Oh, S. M. Wyman: A characteristic pulmonary finding in unilateral complete bronchial transection. Amer. J. Roentgenol. 110 (1970) 704
340 Light, R. W.: Pleural Diseases. Lea & Febiger, Philadelphia 1983
341 Ostendorf, P., H. Birzle, W. Vogel, C. Mittermayer: Pulmonary radiographic abnormalities in shock. Roentgen-clinical-pathological correlation. Radiology 115 (1975) 257
342 Peters, D., G. Gamsu: Displacement of the right paraspinous interface: a radiographic sign of acute traumatic rupture of the thoracic aorta. Radiology 134 (1980) 599
343 Petty, T. L., D. G. Ashbaugh: The adult respiratory distress syndrome. Clinical features, factors influencing prognosis and principles of management. Chest 60 (1971) 233
344 Rovner, A. J., J. L. Westcott: Pulmonary edema and respiratory insufficiency in acute pancreatitis. Radiology 118 (1976) 512
345 Schumacher, K. A., W. Trost, G. Bargon: Die Bedeutung der Thoraxübersichtsaufnahme bei anamnestisch-klinischem Verdacht auf traumatische Aortenruptur. Fortschr. Röntgenstr. 138 (1983) 28

346 Sutton, F. D., L. D. Hudson, T. L. Petty: Recognition and management of the adult respiratory distress syndrome. Chest 66, Suppl. (1974) 34
347 Thelen, M., K. Rommelsheim, R. Ajnson, H. J. Biersack, F. J. Bistel, H. G. Straaten, B. Louven: Röntgenologische Lungenveränderungen bei progressiver pulmonaler Insuffizienz, sog. Schock-Lunge. Fortschr. Röntgenstr. 124 (1976) 110
348 Toombs, B. D., C. M. Sandler, R. G. Lester: Computed tomography of chest trauma. Radiology 140 (1981) 733
349 Voegele, E., M. Bachofen: Wichtige radiologische Befunde nach stumpfem Thorax-Trauma. Röntgen-Bl. 29 (1976) 313
350 Walter, E., K.-H. Hübener: Computertomographische Charakteristika raumfordernder Prozesse im vorderen Mediastinum und ihre Differentialdiagnose. Fortschr. Röntgenstr. 133 (1980) 391
351 Wiot, J. F.: The radiologic manifestations of blunt chest trauma. J. Amer. med. Ass. 231 (1975) 500

Pleuraerkrankungen

352 Ayvazian, L.: Diagnostic aspects of pleural effusion. Bull. N. Y. Acad. Med. 53 (1977) 532
353 Bower, G. C.: Chylothorax. Chest 46 (1964) 464
354 Cederkreutz, C.: Rechtsseitiger Cholothorax nach Zerreißung der Leber und des Zwerchfells. Nord. Med. 56 (1956) 1200
355 Collins, J. D., et al.: Minimal detectable pleural effusions. Radiology 105 (1972) 51–53
356 Davis, S., F. Gardner, G. Qvist: The shape of a pleural effusion. Brit. med. J. 1963/I, 436–437
357 Dihlmann, W.: Beitrag zur Pleurakuppenschwiele. Fortschr. Röntgenstr. 122 (1975) 461
358 Fleischner, F. G.: Atypical arrangement of free pleural effusion. Radiol. Clin. N. Amer. 1 (1963) 347
359 Greene, R., Theresa C. McLoud, P. Stark: Pneumothorax. Semin. Roentgenol. 12 (1977) 313
360 Hauger, W.: Über den Wert der röntgenologischen Aussage: Pleurakuppenschwiele. Fortschr. Röntgenstr. 121 (1974) 53
361 Huzly, A.: Der Spontanpneumothorax. Therapiewoche 19 (1969) 387
362 Lange, S., W. Anhuth: Das maligne Pleuramesotheliom. Fortschr. Röntgenstr. 141 (1984) 402
363 Light, R. W.: Pleural Diseases. Lea & Febiger, Philadelphia 1983
364 Lochner, B., R. Loddenkemper, C. Claussen, O. H. Wegener: Thorakoskopische und computertomographische Befunde beim Pleuramesotheliom. Fortschr. Röntgenstr. 138 (1983) 570
365 Moskowitz, H., R. T. Platt, R. Schachar, H. Mellins: Roentgen visualization of minute pleural effusion. Radiology 109 (1973) 33–35
366 Mulvey, R. B.: The effect of pleural fluid on the diaphragm. Radiology 84 (1965) 1080–1085
367 Pugatch, R. D., L. J. Faling, A. H. Robbins, G. L. Snider: Differentiation of pleural and pulmonary lesions using computed tomography. J. Comput. assist. Tomogr. 2 (1978) 601–606
368 Rigler, L. G.: An overview of diseases of the Pleura. Semin. Roentgenol. 12 (1977) 265
369 Rudikoff, J. C.: The pulmonary ligament and subpulmonic effusion. Chest 80 (1981) 505–507
370 Sahebjami, H., R. G. Loudon: Pleural effusion: Pathophysiology and clinical features. Semin. Roentgenol. 12 (1977) 269

Mediastinale Erkrankungen, Zwerchfellerkrankungen und Brustwanderkrankungen

371 Bochshoff, H., G. Canigini, L. Diethelm, et al.: Erkrankungen des Mediastinums. In Frommhold, W., P. Gerhardt: Klinisch-radiologisches Seminar, Bd. IV. Thieme, Stuttgart 1975
372 Christ, F., R. Janson, C. Engel: Zwerchfellverletzungen aus radiologischer und klinischer Sicht. Fortschr. Röntgenstr. 135 (1981) 301
373 Felix, W.: Zur Genese der Relaxatio diaphragmatica. Langenbecks Arch. klin. Chir. 276 (1953) 444
374 Günther, E., Ch. Steinmeyer, A. Herzer: Vena-cava-superior-Syndrom bei idiopathischer fibröser Mediastinitis. Fortschr. Röntgenstr. 122 (1975) 434
375 Gürtler, K.-F., W. C. Janzen, J. Hagemann, H. F. Otto: Computertomographie des Mediastinums bei Myasthenia pseudoparalytica. Normalbefund – Thymushyperplasie – Thymustumoren. Fortschr. Röntgenstr. 136 (1982) 35
376 Kurpat, D., G. Rothe, R. Haupt: Zysten des Mediastinums. Z. Erkr. Atmungsorg. 140 (1974) 159
377 Meschan, I.: Analyse der Röntgenbilder. Klinische Radiologie in 3 Bdn. Bd. II: Atemwege, Herz. Enke, Stuttgart 1981
378 Rau, W. S., W. Wenz, X. Papacharalompous: Zur Röntgendiagnostik seltener Mediastinal-„Tumoren". Radiologe 19 (1979) 528
379 Schmidt, M.: Idiopathische fibröse Mediastinitis. Fortschr. Röntgenstr. 119 (1973) 723
380 Schwörer, I.: Die Mediastinalhernie. Pathophysiologie und Röntgenkriterien. Röntgenpraxis 27 (1974) 225
381 Semmia, W.: Zur Differentialdiagnose der Tumoren des vorderen Mediastinums. Arch. chir. austriaca 8 (1976) 1
382 Steinmeyer, Ch., D. Günther: röntgensymptomatik mediastinaler Gefäßprozesse. Radiologe 15 (1975) 111
383 Teschendorf, W., H. Anacker, P. Thurn: Röntgenologische Differentialdiagnostik, Bd. I. Thieme, Stuttgart 1975
384 Wegener, O. H.: Ganzkörper-Computertomographie. Schering, Berlin 1981
385 Wenz, W., G. Geipert: Röntgenologie und Klinik der Srbschen Rippen-Sternum-Anomalie. Radiologe 7 (1967) 53

Radiologische Zeichen und Differentialdiagnose

386 Anacker, H., H. Stender: Krankheiten der Lunge. In Haubrich, R.: Klinische Röntgendiagnostik innerer Krankheiten, Bd. I. Springer, Berlin 1963
387 Burgener, F. A., M. Kormano: Differential Diagnosis in Conventional Radiology. Thieme, Stuttgart 1985
388 Chang, C. H. J., Th. W. Zinn: Roentgen recognition of enlarged hilar lymph nodes: anatomical review. Radiology 120 (1976) 291
389 Erbe, W., K.-P. Buchwald, W. Bücheler: Die traumatische Pneumatozele im Röntgenbild. Pathogenese und Verlauf. Fortschr. Röntgenstr. 125 (1976) 6
390 Felson, B.: Disseminated interstitial diseases of the lung. Ann. Radiol. 9 (1966) 325–345
391 Felson, B.: The roentgen diagnosis of disseminated pulmonary alveolar diseases. Semin. Roentgenol. 2 (1967) 3–21
392 Felson, B.: Thoracic calcifications. Chest 56 (1969) 330–343
393 Felson, B.: Röntgendiagnostik der alveolären und interstitiellen Lungenerkrankungen. In Fuchs, W. A., E. Voegele: Aktuelle Probleme der Röntgendiagnostik, Bd. II: Röntgendiagnostik der Lunge. Huber, Bern 1973
394 Felson, B.: Chest Roentgenology. Saunders, Philadelphia 1973
395 Fraser, R. G., J. A. P. Paré: Diagnosis of Diseases of the Chest. Saunders, Philadelphia 1979
396 Genereux, G. P.: Bronchial atresia: A rare cause of unilateral lung hypertranslucency. J. Canad. Ass. Radiol. 22 (1971) 71
397 Hamm, J., A. Gaensler: Einseitig helle Lunge. Radiologe 2 (1962) 222–347
398 Hanke, R., R. Kretschmar: Die Rundatelektase. Fortschr. Röntgenstr. 138 (1983) 151

399 Hartmann, C. A., S. Lange: Das akzessorische Diaphragma. Fortschr. Röntgenstr. 137 (1982) 103
400 Heckmann, K.: Der aplikale Pleuraerguß. Fortschr. Röntgenstr. 124 (1976) 39
401 Heine, F.: Erworbene (sekundäre) lufthaltige Lungenzysten. Prax. Pneumol. 29 (1975) 278
402 Hekali, P., P. Halttunen, O. Korhola, T. Korppi-Tommola: Chronic unilateral hyperlucent lung – a consecutive series of 40 patients. Fortschr. Röntgenstr. 136 (1982) 41
403 Hengst, W., M. Fischer: Das Lungenperfusionsszintigramm bei partiell heller Lunge, hier Swyer-James-Syndrom. Fortschr. Röntgenstr. 127 (1977) 601
404 Huzly, A.: Cystische Lungenerkrankungen. Pneumologie 143 (1970) 148
405 Keiler, A., A. Stoften, H. Wawne: Zur Röntgenmorphologie der isolierten, tumorförmigen Lungenamyloidose. Fortschr. Röntgenstr. 123 (1975) 6
406 Klemencic, I., R. Kraus: Lobuläre Schattenstrukturen im Röntgenbild der Lunge. Fortschr. Röntgenstr. 120 (1974) 406
407 Kölling, K.: Die Tracheobronchopathia osteoplastica. Fortschr. Röntgenstr. 125 (1976) 22
408 Kowal, L. E., L. R. Goodman, V. J. Zarro, et al.: CT diagnosis of broncholithiasis: case report. J. Comput. assist. Tomogr. 7 (1983) 321–323
409 Küster, W., W. Jofner, G. Seidl: Differentialdiagnostische Erwägungen bei heller Lunge. Prax. Pneumol. 32 (1978) 95
410 Linder, F., V. Jagdschian: Der pulmonale Rundherd. Mkurse ärztl. Fortbild. 5 (1960) 210
411 Numberger, J.: Das miliare Röntgenbild der Lunge, Untersuchungen über die Röntgenmanifestation von Lungenerkrankungen mit miliaren Weichteilherden. Fortschr. Med. 92 (1974) 245
412 O'Keefe, M. E., C. A. Good, J. R. McDonald: Calcification in solitary nodules of the lung. Amer. J. Roentgenol. 77 (1957) 1023
413 Otto, H.: Morphologie der interstitiellen Lungenparenchymerkrankungen. Radiologe 17 (1977) 17
414 Proto, A. V., I. Tocino: Radiographic manifestations of lobar collapse. Semin. Roentgenol. 15 (1980) 117
415 Putman, Ch. E., J. D. Godwin, P. M. Silverman, W. L. Foster: CT of localized lucent lung lesions. Semin. Roentgenol. 19 (1984) 173
416 Reeder, M., B. Felson: Gamuts in Radiology. Audivisual Radiology, Cincinnati 1975
417 Rübe, W.: Der Lungenrundherd. Thieme, Stuttgart 1967
418 Rübe, W.: Rundherde der Lunge. In Teschendorf, W., H. Anacker, P. Thurn: Röntgenologische Differentialdiagnostik. Thieme, Stuttgart 1975
419 Schmitt, W. G., V. Menges, H. Kühn: Disseminierte verästelte Lungenverknöcherung, kombiniert mit heterotoper Knochenneubildung im Bereich der Muskulatur. Fortschr. Röntgenstr. 128 (1978) 300
420 Sinner, W. N.: Pleuroma – a cancer-mimicking atelectatic pseudotumor of the lung. 55 consecutive cases studied by high KV radiography, bronchography, selective pulmonary angiography and needle biopsy. Fortschr. Röntgenstr. 133 (1980) 578
421 Stark, P.: Das Plasmazellgranulom – ein entzündlicher Pseudotumor der Lunge. Fortschr. Röntgenstr. 134 (1981) 265
422 Stender, H. St.: Das Röntgenbild der interstitiellen Pneumonie und allergischen Alveolitis. Radiologe 17 (1977) 21
423 Stender, H. St.: Röntgendiagnostik interstitieller Lungenerkrankungen, Röntgen-Bl. 30 (1977) 558
424 Stender, H., A. Majewski: Feinfleckige Lungenverschattungen bei entzündlichen und granulomatösen Prozessen. Radiologe 19 (1979) 461
425 Teschendorf, W., H. Anacker, P. Thurn: Röntgenologische Differentialdiagnostik, Bd. I. Thieme, Stuttgart 1975
426 Tocino, I.: Gamut: localized alveolar shadows, solitary or multiple. Semin. Roentgenol. 15 (1980) 4
427 Vix, V. A.: Radiographic manifestations of broncholithiasis. Radiology 128 (1978) 295–299
428 Weber, I., G. Schaefer: Ein Beitrag zur röntgenologischen Differentialdiagnose von Befunden im Herz-Zwerchfell-Winkel. Radiol. diagn. (Berl.) 15 (1974) 433
429 Wellauer, J.: Die Lungensequestration und die Herz-Zwerchfell-Winkel. Radiologe 2 (1962) 74
430 Werta, D.: Der Schleimpfropf, Phantomgeschwulst der großen Luftwege. Fortschr. Röntgenstr. 122 (1975) 428
431 von Wichert, P., V. Sill, H. Wieners: Einseitige Hilusvergrößerung bei Sarkoidose. Fortschr. Röntgenstr. 128 (1978) 405

Register

A

B

C

L

M

N

O

P

Q

R

S

T